科学出版社“十三五”普通高等教育本科规划教材

供食品卫生与营养学专业使用

基础营养学

主　编　张立实　吕晓华
编　委（按姓氏笔画排序）

于　燕	西安交通大学	孔　粼	重庆医科大学附属儿童医院
田　粟	河北医科大学	成　果	四川大学
吕晓华	四川大学	任　源	桂林医学院
杨海霞	西安交通大学	余焕玲	首都医科大学
沈秀华	上海交通大学	张立实	四川大学
陈　艺	成都中医药大学	陈锦瑶	四川大学
练雪梅	重庆医科大学	彭晓莉	成都医学院
韩　加	新疆医科大学		

编写秘书　丁　洁　四川大学

科学出版社

北　京

内 容 简 介

基础营养学（fundamental nutrition）或营养学基础是营养科学的开端，是以营养素为主线研究营养素的性质及生理功能，消化、吸收与代谢，需要量及膳食参考摄入量，营养评价与食物来源的科学。本书是我国高等院校食品卫生与营养学专业本科系列教材之一，分为营养学基础、食物的营养价值和营养学实践三篇，共十二章，从基础理论的角度，以营养素为主线，重点介绍了能量、各种营养素和植物化学物的性质、功能、代谢、需要量、营养评价、食物来源，各类食物的营养价值，以及营养学基本技能训练等内容，力求系统、完整，尽量汇集国内外新进展。

本书可作为食品卫生与营养学、食品科学与工程类专业及医药类本科专业教材，对营养与食品安全相关专业的本科生、研究生以及专业人员也有较大的参考价值。

图书在版编目（CIP）数据

基础营养学 / 张立实，吕晓华主编. —北京：科学出版社，2018.1
ISBN 978-7-03-055080-4
Ⅰ. ①基… Ⅱ. ①张… ②吕… Ⅲ. ①营养学–医学院校–教材
Ⅳ. ①R151
中国版本图书馆 CIP 数据核字（2017）第 267448 号

责任编辑：周 园 / 责任校对：郭瑞芝
责任印制：赵 博 / 封面设计：张秀艳

科学出版社出版
北京东黄城根北街 16 号
邮政编码：100717
http://www.sciencep.com
保定市中画美凯印刷有限公司印刷
科学出版社发行 各地新华书店经销
*
2018 年 1 月第 一 版 开本：787×1092 1/16
2025 年 1 月第七次印刷 印张：19
字数：462 000
定价：79.80 元
（如有印装质量问题，我社负责调换）

科学出版社“十三五”普通高等教育本科规划教材

食品卫生与营养学专家委员会

前　言

基础营养学（fundamental nutrition）或营养学基础是营养科学的重要组成部分，是以营养素为主线研究营养素的性质及生理功能，消化、吸收与代谢，需要量及膳食参考摄入量，营养评价与食物来源等的科学。营养学原本是一门实用科学，但其发展从基础理论开始，营养素的研究及其需要量的确定就是营养学理论的开端。确定了人体对各种营养素的需要后，在各领域中运用营养学的基本理论，充分利用食物，调配合理膳食，满足人体营养需要，发展成为实用的科学，如食物营养学、人群营养学、公共营养学、疾病营养学等。

基础营养学是在生理学和生物化学基础上发展起来的一门科学，它始终围绕营养素的研究、发现而开展。1898 年以前，营养作为一个学科名词、专业术语还很少出现在文献中。进入 20 世纪后，营养科学得到很大发展。首先是对蛋白质的营养意义的认识。英国生物化学家霍普金斯（Hopkins F.C.）和威尔克科（Willeock E.C.）1906 年在剑桥大学、美国生物化学家奥斯本（Osborne T.B.）和门德尔（Mendel L.B.）1916 年在耶鲁大学的研究，证明食物蛋白质的营养价值有高低差异。20 世纪 30 年代，美国的罗斯（Rose W.C.）等花了五六年时间搞清“必需氨基酸”和“非必需氨基酸”的差别，1938 年证明了人体所需的 8 种必需氨基酸。其次是维生素的接连发现，如维生素 B_1（Funk，1913），维生素 A（MeCollum and Davis，1913），维生素 D（Rosenheim et al.，1926），维生素 C（Szeeent-Gyorgi et al.，1926），维生素 B_2（Kuhn et al.，1933），维生素 E（Evans et al.，1936），维生素 B_6（Lepkovsky et al.，1938），维生素 K（Dam and Folkers，1948）等。最后是认识到锌、硒、铁、碘、铜、钴、钼、铬等微量元素的重要作用。

由于基础营养的进步，人们了解了各种营养缺乏病的病因，推动了公共营养、临床营养、食物营养等实用营养的发展。随着营养科学和医学科学的发展，营养素增进健康、预防慢性病的功能，日益引起人们的关注。如果说 20 世纪营养科学征服了营养缺乏病；那么，21 世纪营养科学对增进人体健康和预防慢性病等方面将有所作为。

本书作为食品卫生与营养学专业的系列教材，从基础理论的角度，以营养素为主线，系统地阐述了能量和各种营养素的性质、功能、代谢、需要量、营养评价、食物来源等，力求系统、完整，尽量汇集国内外新进展。

由于编者水平所限，不妥和疏漏之处在所难免，请广大读者不吝赐教。

编　者

2017 年 5 月

目　录

第一篇　营养学基础

第一章　能量……1
　第一节　概述……2
　第二节　人体的能量消耗……3
　第三节　能量消耗测定……8
　第四节　能量的参考摄入量与食物来源……10
第二章　蛋白质……13
　第一节　蛋白质的氨基酸组成与分类……13
　第二节　蛋白质和氨基酸的营养学意义……16
　第三节　蛋白质的消化、吸收与代谢……18
　第四节　食物蛋白质的质量评价……22
　第五节　人体氮平衡与蛋白质营养不良……27
　第六节　蛋白质供给量与食物来源……30
第三章　脂类……34
　第一节　脂类的分类和营养学意义……34
　第二节　脂类的消化、吸收、转运和代谢……38
　第三节　脂肪酸和必需脂肪酸……42
　第四节　脂类的参考摄入量与食物来源……46
　第五节　脂肪代用品……48
第四章　碳水化合物……52
　第一节　碳水化合物的分类……53
　第二节　碳水化合物的消化、吸收与代谢……57
　第三节　碳水化合物的生理功能……59
　第四节　碳水化合物与血糖指数……61
　第五节　碳水化合物的参考摄入量与食物来源……64
第五章　矿物质……66
　第一节　概述……67
　第二节　常量元素……68
　第三节　微量元素……85
第六章　维生素……104
　第一节　概述……104
　第二节　维生素 A……107
　第三节　维生素 D……117
　第四节　维生素 E……125
　第五节　维生素 K……131
　第六节　维生素 B_1……136
　第七节　维生素 B_2……141
　第八节　烟酸……146
　第九节　维生素 B_6……150
　第十节　叶酸……154
　第十一节　维生素 B_{12}……159
　第十二节　维生素 C……164
　第十三节　生物素……169
第七章　水和其他膳食成分……173
　第一节　水……173
　第二节　膳食纤维……179
　第三节　植物化学物……187

第二篇　食物的营养价值

第八章　食物的营养价值……207
第九章　各类食物的营养价值……214
　第一节　谷类的营养价值……214
　第二节　豆类及豆制品的营养价值……224
　第三节　蔬菜、水果的营养价值……228

第四节 畜禽肉及水产品的营养价值 ······ 238
第五节 乳及乳制品的营养价值 ······ 246
第六节 蛋类的营养价值 ······ 250
第七节 其他食品的营养价值 ······ 255

第三篇 营养学实践

第十章 食物的份量与食物成分计算 ······ 261
第一节 食物份量和重量估计 ······ 261
第二节 食物成分表概述 ······ 263
第三节 食物成分的计算 ······ 271
第十一章 食物营养价值评价 ······ 275
第一节 蛋白质的营养价值评价 ······ 275
第二节 食物营养质量指数的计算及评价 ······ 281
第十二章 营养缺乏病病案讨论 ······ 284
第一节 营养缺乏病概述 ······ 284
第二节 蛋白质-能量营养不良 ······ 288
第三节 维生素缺乏 ······ 289
第四节 矿物质缺乏 ······ 293

第一篇 营养学基础

第一章 能 量

学习要求

掌握：能量单位、能量系数的概念，掌握人体能量消耗及影响人体能量消耗的主要因素。

熟悉：能量的参考摄入量和食物来源。

了解：能量消耗的测定方法。

核心概念

1. 能量系数　每克（g）碳水化合物、脂肪、蛋白质在体内氧化产生的能量值称为能量系数（或热能系数）。

2. 基础代谢　基础代谢是维持人体基本生命活动的能量。即在无任何体力活动和紧张思维活动、全身肌肉松弛、消化系统处于静止状态的情况下，用以维持体温和人体必要的生理功能（呼吸、循环、排泄、腺体分泌、神经活动和肌肉的紧张度等）所需的能量。

3. 食物热效应（thermic effect of food，TEF）　人体在摄食过程中，由于要对食物中营养素进行消化、吸收、代谢转运等，需要额外消耗能量，同时引起体温升高和散发热量。这种因摄食引起的额外的能量消耗称食物热效应或食物特殊动力作用（specific dynamic action）。

能量过去称为热能或热量。自然界中的能量（energy）以机械能、化学能、光能、电能、核能等多种形式存在。人的生命活动无时无刻不需要能量供应。人体内的能量来源于食物。产能营养素在体内氧化过程中，分子结构中的碳氢键发生断裂，在生成 CO_2 和 H_2O 的同时，释放出化学能，机体将部分化学能转移到 ATP 内，为各种细胞合成生命所需的物质成分、生物活性物质和离子泵等所利用，以完成各种生理活动。其他部分则转为热能，用于维持体温等。为了与工业上的能源有所区别，营养学上常常把“能量”称为“热能”。

正常情况下，人体从食物中摄取的能量和消耗的能量应保持平衡。当摄入能量不足时，机体会自动动用自身储备的能量甚至消耗自身组织以满足生命活动的需要，若长期处于饥饿状态，则将导致生长发育迟缓、消瘦甚至死亡。若长期摄入过多能量，则会使脂肪堆积，体重增加，从而增加各种慢性疾病，如高血压、高血脂、糖尿病、心血管疾病的发生。发达国家的能量过剩问题已经引起人们的极大关注。

第一节 概 述

一、能 量 单 位

营养学上能量的量度单位惯用卡（calorie）或千卡（kilo-calorie）表示。1 卡是 1 克水由 15℃上升至 16℃所吸收的热量（或反之，由 16℃下降至 15℃所放出的热量）。“卡”这个单位对于人类能量的消耗来说太小，故常用单位是千卡（kcal）。目前国际法定能量单位是焦耳（Joule，J），1J 是 1 kg 的物体以 1 N 的力移动 1 m 所消耗的能量，焦耳的 1000 倍为千焦耳（kJ），1000 千焦耳称为兆焦耳（MJ）。卡和千卡均为非法定计量单位。

两种能量单位换算如下：

1 kcal=4.184 kJ　　1 kJ =0.239 kcal　　1 MJ =239 kcal

营养学上仍习惯用千卡作为能量单位。

二、产能营养素

人体需要的能量主要来自食物中的碳水化合物、脂肪和蛋白质。这三种营养素在体内多种酶的催化作用下，经过一系列生物化学反应，逐步分解，释放出其中蕴藏的能量。因此，这三种营养素又称为产能营养素。

（一）碳水化合物

碳水化合物是机体的重要能量来源。一般说来，机体所需能量的 50%以上是由食物中的碳水化合物提供的。食物中的碳水化合物经消化产生的葡萄糖被吸收后，有一部分被用于合成糖原，并储存在肝脏和肌肉中。肌糖原是骨骼肌中随时可动用的储备能源，用来满足骨骼肌在运动情况下的需要。肝糖原也是一种储备能源，储存量不大，主要用于维持血糖水平的相对稳定。

神经系统消耗的能量相对较多，在通常情况下，神经系统消耗的能量均来自碳水化合物在有氧条件下的氧化，因而大脑对缺氧非常敏感。另外，神经系统细胞储存的糖原又极少，所需的能量主要来自血糖，所以神经系统功能的正常与否对血糖水平有很大的依赖性。

（二）脂肪

正常情况下，人体所消耗的能量有 40%～50%来自体内的脂肪，其中包括从食物中摄取的碳水化合物在体内转化成的脂肪；在短期饥饿情况下，则主要由体内的脂肪供给能量。脂肪水解成脂肪酸进入血液被运送到肝脏和肌肉组织中被氧化利用。脂肪酸经 β 氧化形成乙酰辅酶 A 后，必须进入三羧酸循环才能彻底氧化成水和二氧化碳并释放出能量。乙酰辅酶 A 还可在肝脏形成酮体。正常情况下，酮体进入血液，在骨骼肌和心肌中再形成乙酰辅酶 A，进入三羧酸循环继续氧化代谢。因此，脂肪氧化必须依赖糖代谢，脂肪是机体储存能量的重要形式，在进行长时间劳动时，脂肪可被动员，并经血液源源不断运送到骨骼肌提供所需能量。但在机体缺氧条件下不能主要依靠脂肪供给能量。

（三）蛋白质

蛋白质由氨基酸构成，体内氨基酸有两个来源，一是来自食物蛋白质消化所产生的氨基酸，由小肠吸收入血；二是在机体新陈代谢过程中，组织、细胞蛋白质分解所产生的氨基酸。这两部分氨基酸主要用于构建机体、修复组织，也用于合成酶、激素等生理活性物质。氨基酸也可以作为能源物质，但这是用较高的代价而取得的。

氨基酸在体内经过脱氨基作用或氨基转换作用，分解为非氮成分和氨基。其中非氮成分（α-酮酸）可以氧化供能，氨基则由肾脏排出体外。一般情况下人体主要利用碳水化合物和脂肪氧化供能，但在某些特殊情况下，如长期不能进食或消耗量过大时，体内的糖原和储存脂肪大量消耗之后，将分解组织蛋白质来获得能量，以维持正常的生理功能。

进食是周期性的，而能量消耗则是连续不断的，因而储备的能源物质不断被利用，又不断补充。当机体处于饥饿状态时，碳水化合物的储备迅速减少，而脂肪和蛋白质则作为能量消耗的主要来源。

三、能 量 系 数

产能营养素在体内的氧化过程与体外燃烧有类似之处，但由于其终产物不同，以及体内消化吸收的影响，所以释放的能量不完全相同。

每克（g）碳水化合物、脂肪、蛋白质在体内氧化产生的能量值称为能量系数（或热能系数）。食物中每克碳水化合物、脂肪和蛋白质在体外完全燃烧所产生的能量为：

碳水化合物：4.1kcal（17.15kJ）。

脂肪：9.45kcal（39.54kJ）。

蛋白质：5.65kcal（23.64kJ）。

碳水化合物和脂肪在体内可以被完全氧化成 CO_2 和 H_2O，产生的能量与在体外完全燃烧产生的能量相等。蛋白质在体内不能完全氧化，其最终产物除了 CO_2 和 H_2O 外，还有尿素、肌酐、尿酸等含氮物质不能再分解而排出体外。在热量计中这些含氮物质完全氧化还可产生 5.44 kJ（1.3kcal）热量，所以蛋白质在体内实际仅产生热量 23.64–5.44＝18.2 kJ（4.35kcal）。由于食物在消化道不能完全被消化吸收，通常碳水化合物的消化率为 98%，脂肪 95%，蛋白质 92%，故这三种营养素在体内氧化实际产生的能量（能量系数）应为：

碳水化合物：17.15kJ×98%＝16.84 kJ（4kcal）。

脂肪：39.54kJ×95%＝37.56 kJ（9kcal）。

蛋白质：（23.64 kJ－5.44 kJ）×92%＝16.74 kJ（4kcal）。

以植物性食物为主的膳食结构，其消化吸收率低于上述估计值，则能量系数下降，尤其是蛋白质。

第二节 人体的能量消耗

能量从一种形式转化为另一种形式的过程中，既不增加也不减少。这是能量互相转化的一般规律，即能量守恒定律。机体的能量代谢也遵循这一规律，即在整个能量转化过程中，机体所利用的蕴藏于食物中的化学能与最终转化成的能量和所做的外功，按能量折算是完全相等的。也就是说，机体的能量需要与消耗是一致的。在理想的平衡状态下，个体的能量需要量等于其消耗量。

人体的能量消耗包括基础代谢、体力活动和食物特殊动力作用三个方面。对于孕妇和乳母，还包括组织储存和哺乳所需能量；对于婴幼儿和儿童，则还包括生长发育所需能量。

一、基 础 代 谢

（一）基础代谢与基础代谢率及其影响因素

1. 基础代谢（basal metabolism） 基础代谢是维持人体基本生命活动的能量。即在无任何体力活动和紧张思维活动、全身肌肉松弛、消化系统处于静止状态的情况下，用以维持体温和人体必要的生理功能（呼吸、循环、排泄、腺体分泌、神经活动和肌肉的紧张度等）所需的能量。基础代谢的测定应在清晨、空腹、静卧及清醒状态下进行，室温保持在18～25℃。

2. 基础代谢率（basal metabolic rate，BMR） 研究结果表明，人体基础代谢的高低虽与体重有关，但并不成比例关系，而与体表面积成正比。所以，单位时间内人体单位体表面积所消耗的基础代谢能量被称为基础代谢率。一般以每小时所需要的能量为指标。人体 BMR 见表 1-1。

表 1-1 人体基础代谢率

年龄（岁）	男		女		年龄（岁）	男		女	
	kJ/（m^2·h）	kcal/（m^2·h）	kJ/（m^2·h）	kcal/（m^2·h）		kJ/（m^2·h）	kcal/（m^2·h）	kJ/（m^2·h）	kcal/（m^2·h）
1	221.75	53.0	221.75	53.0	30	153.9	36.8	146.86	35.1
5	206.27	49.3	202.51	48.4	35	152.72	36.5	146.44	35.0
10	184.51	44.1	177.40	42.4	40	151.88	36.3	146.02	34.9
15	174.69	41.8	158.57	37.9	50	149.79	35.8	141.84	33.9
20	161.50	38.6	147.70	35.3	60	146.02	34.9	136.82	32.7
25	156.90	37.5	147.28	35.2	70	138.07	33.0	132.63	31.7

（二）基础代谢的测量

基础代谢的测量一般都在清晨进餐前进行，距离前一天晚餐 12～14 小时，测量前的最后一次进餐不要吃得太饱，膳食中的脂肪量也不要太多，这样可以排除食物热效应的影响。测量前不应做费力的劳动或运动，而且必须静卧半小时以上，测量时采取平卧姿势，并使全身肌肉尽量松弛，以排除肌肉活动的影响。

1. 气体代谢法 能量代谢始终伴随着氧的消耗和二氧化碳的产生。故可根据氧的消耗量推算能量消耗量。目前临床常用特制的代谢车。代谢车是通过使用代谢监测系统测定能量的消耗量、二氧化碳的产生量、氧气的消耗量来计算三大营养物质在能量消耗中的构成并得出三大营养素在人体的代谢情况与平衡状况，从而为患者提供科学有效、配比适当的营养支持。

2. 根据体表面积或体重计算基础代谢 可按以下方法计算人体一日基础代谢的能量消耗（basic energy expenditure，BEE）。

（1）BEE =基础代谢率×24h×体表面积。

体表面积可以查表，也可以按以下公式计算：

体表面积男（m^2）=0.006 07×身高（cm）+0.012 7×体重（kg）–0.069 8

体表面积女（m^2）=0.005 86×身高（cm）+0.012 6×体重（kg）−0.046 1

或体表面积（m^2）=0.006 59×身高（cm）+0.012 6×体重（kg）−0.160 3

举例：计算一名 30 岁体重 69kg，身高 175cm 男子的 24 小时 BEE。

按上公式计算体表面积为 1.75m^2，该年龄男性 BMR 为 36.8kcal/（m^2·h）[154.0 kJ/（m^2·h）]，24 小时的 BEE＝36.8×1.75×24＝1546kcal（6468.5 kJ）

（2）按 Harris 和 Benedict 公式计算 BEE：

男 BEE＝66+13.7×体重（kg）+5.0×身高（cm）−6.8×年龄（岁）

女 BEE＝65.5+9.5×体重（kg）+1.8×身高（cm）−4.7×年龄（岁）

（3）利用简化公式计算 BEE：

男 BEE＝1kal（4.18kJ）×体重（kg）×24（h）

女 BEE＝0.95 kal（3.97kJ）×体重（kg）×24（h）

（4）WHO 建议的计算方法：WHO 于 1985 年推荐使用 Schofield 公式计算一天的 BEE（表 1-2）。

表 1-2　WHO 建议的计算基础代谢公式

年龄（岁）	公式（男）	公式（女）
0～3	（60.9×W）−54	（61.0×W）−51
3～10	（22.7×W）+495	（22.5×W）+499
10～18	（17.5×W）+651	（12.2×W）+746
18～30	（15.3×W）+679	（14.7×W）+496
30～60	（11.6×W）+879	（8.7×W）+829
＞60	（13.5×W）+487	（10.5×W）+596

注：W 为体重（kg）。

按 WHO 推荐公式计算亚洲人的 BEE 可能偏高，亚洲人的 BMR 可能比欧洲人低 10%。因此，中国居民在应用 WHO 的推荐计算公式时，可采取减 5%的办法作为计算 18～30 岁和 30～60 岁两个人群的 BEE。

（三）基础代谢的影响因素

1. 体表面积与体型　基础代谢率的高低与体重并不成比例关系，而与体表面积基本上成正比。因此，用每平方米体表面积为标准来衡量能量代谢率较为合适。基础代谢随体表面积增大而增加。体表面积大者向外环境散热较快，基础代谢亦较强。同体重瘦高的人较矮胖的人体表面积相对较大，其基础代谢亦较高。另一原因是，肥胖者的脂肪较多，瘦体质（lean body mass）较少，而脂肪组织在代谢中耗能低于瘦体质。

2. 年龄　婴幼儿生长发育快，基础代谢高，随年龄增长基础代谢逐渐下降。成年以后基础代谢率每 10 年约降低 2%。故成人基础代谢比儿童低，老年人又低于成年人。

3. 性别　女性基础代谢比男性低 5%～10%，即使在相同身高体重的情况下亦是如此。因为女性的瘦体质相对低于男性。妇女孕期基础代谢率有所增加，这与胎盘、子宫和胎儿发育及呼吸、心跳增加有关。

4. 内分泌因素　许多内分泌激素都可对细胞代谢起调节作用，如甲状腺激素、肾上腺素等。如甲状腺功能亢进可使基础代谢率明显升高；相反，患黏液水肿时，基础代谢率低于正常。去甲肾上腺素可使基础代谢率下降25%。

5. 气温 一般温带热带居民比寒带和温带同类居民基础代谢率低。

6. 其他因素 尼古丁和咖啡因可以刺激基础代谢水平升高。另外，在禁食、饥饿或少食时基础代谢水平也相应降低。

（四）静息代谢

由于基础代谢率的测定比较困难，WHO于1985年提出用静息代谢率（resting metabolic rate，RMR）代替BMR。RMR是测定维持人体正常功能和体内稳态，再加交感神经系统活动所消耗的能量。测定过程要求全身处于休息状态，禁食仅需4小时，此时仍处于正常的消化活动，这种状态比较接近人的休息状态。因此，RMR的值略高于BMR，但两者差别很小，约10%。目前用RMR更为普遍，RMR一般占总能量消耗的60%～75%。人体24小时静息代谢参考值见表1-3。

表1-3 人体24小时静息代谢参考值（kcal）

年龄（岁）	体重（kg）								
	40	50	57	64	70	77	84	91	100
男性									
10～	1351	1526	1648	1771	1876	1998	2121	2243	2401
18～	1291	1444	1551	1658	1750	1857	1964	2071	2209
30～	1343	1459	1540	1621	1691	1772	1853	1935	3039
60～	1027	1162	1256	1351	1423	1526	1621	1716	1837
女性									
10～	1234	1356	1441	1527	1600	1685	1771	1856	1966
18～	1084	1231	1334	1437	1525	1682	1731	1833	1966
30～	1177	1264	1325	1386	1438	1499	1560	1621	1699
60～	1016	1121	1195	1268	1331	1404	1478	1552	1646

二、体力活动

人除了睡眠外，要进行各种活动或劳动，通常情况下，各种体力活动所消耗的能量占人体总能量消耗的15%～30%。这是人体能量消耗变化最大，也是控制能量消耗、保持能量平衡维持人体健康最重要的部分。例如，一位上班时在办公室只是看看文件，谈谈工作，下班后在家也很少活动的男性，每天大约只消耗2000kcal（8.4MJ）能量；而一个男性伐木工人或采石工人一天可消耗4000kcal（16.7MJ）能量。体力活动一般分为职业活动、社会活动、家务活动和休闲活动等，其中以职业活动消耗的能量差异最大。

体力活动所消耗能量的多少与以下因素有关：

（1）肌肉越发达者，活动时消耗能量越多。

（2）体重越重者，做相同运动所消耗的能量越多。

（3）活动时间越长、强度越大，消耗能量越多。

（4）劳动熟练程度越高，消耗能量越少。

目前应用BMR乘以体力活动水平（physical activity level，PAL）来计算人体能量消耗量或需要量。体力活动水平的划分等级的标准见表 1-4。

表 1-4 体力活动水平的划分

活动强度	职业工作时间分配	工作内容举例	PAL	
			男	女
轻	75%时间坐或站立 25%时间站着活动	办公室工作、修理电器钟表、售货员、酒店服务员、化学实验操作、讲课等	1.55	1.56
中	25%时间坐或站立 75%时间特殊职业活动	学生日常活动、机动车驾驶、电工安装、车床操作、金工切割等	1.78	1.64
重	40%时间坐或站立 60%时间特殊职业活动	非机械化农业劳动、炼钢、舞蹈、体育运动、装卸、采矿等	2.10	1.82

注：PAL＝总能量消耗量/基础代谢的能量消耗量。

三、食物热效应

食物热效应（thermic effect of food，TEF），又称食物特殊动力作用（specific dynamic action，SDA）。人体在摄食过程中，由于要对食物和其中的营养素进行消化、吸收、代谢转运等，需要额外消耗能量，同时引起体温升高和散发热量。这种因摄食引起的额外能量消耗称食物热效应或食物特殊动力作用。食物热效应在进食后 2 小时左右达到高峰，3～4 小时后恢复正常。

不同产能营养素的食物热效应各有差异，碳水化合物的热效应约相当于其本身产生能量的 5%～6%，脂肪为 4%～5%，蛋白质可达 30%。食物热效应与食物成分、进食量和进食频率有关。一般来说，富含蛋白质的食物最高，其次是富含碳水化合物的食物，最后才是富含脂肪的食物。混合性食物热效应通常约占其基础代谢能量的 10%。吃得越多，能量消耗也越多；进食快者比进食慢者食物热效应高。

四、生 长 发 育

婴幼儿、儿童、青少年的生长发育需要能量，主要包括机体生长发育中形成新组织所需要的能量，以及新组织进行新陈代谢所需要的能量。婴儿每增加 1g 体重约需 5kcal（20.9kJ）能量。孕妇的子宫、乳房、胎盘、胎儿的生长发育及体脂储备均需要能量，乳母合成和分泌乳汁也需要额外补充能量。

类似的能量消耗也可见于长期患病引起机体大量消耗后，处于康复期的患者。

五、影响能量消耗的其他因素

精神紧张及应激状态可使人的能量消耗增加，在较高应激（stress）状态时，基础代谢可提高 25%。

寒冷可使能量消耗增加 2%～5%，高温条件下（30～40℃）能量消耗也增加，从 30℃到 40℃，每升高 1℃约增加 0.5%的能量消耗。但在热带已适应者，其基础代谢比在寒带者低。

能量消耗还受情绪和精神状态影响。大脑的重量只占体重的 2%，但脑组织的代谢水平是很高的。精神紧张地工作可使大脑的活动加剧，能量代谢增加 3%～4%，但与体力劳动比较，脑力劳动的消耗仍然相对较少。

第三节 能量消耗测定

在能量平衡状态下，人体能量的消耗量决定其能量需要量。因此，能量消耗量的测定结果可以反映人体能量需要量。测定人体能量消耗的方法有两种，即直接法和间接法。在日常生活中也可以通过生活观察及能量平衡观察法对人体的能量需要进行估算。

一、直接测热法

直接测热法（direct calorimetry）的基本原理是在隔热条件下，人体释放的能量多少，可反映机体能量代谢情况，进而求出机体的能量需要。测定时，受试者进入隔热良好、四周被水包围的小室，并按要求进行各种不同强度的活动，所产生的能量被水吸收而使水温升高，根据水温变化和水量，即可计算出受试者在这种劳动强度下进行活动时所消耗的总能量。这种方法测定人体的能量消耗量精确、可靠，但设备制造复杂、投资大，而且由于空间比较小，受试者的活动受到很大限制，因此在实际工作中很少使用，目前主要用于基础研究。

近年来，直接测热装置有所改进。例如，用空气代替水来吸收受试者所散发的热量，即将调节到一定温度的空气送入隔热的小室中，然后使这些空气通过热交换装置，以测算受试者在一定时间内散发的热量。这种测热装置适用于人和大动物，不仅实用性更好，而且较早期的测热装置更为精确。

二、间接测热法

间接测热法（indirect calorimetry）的基本原理是测定机体在一定时间内 O_2 的消耗量和 CO_2 产生量来推算呼吸商，再根据相应的氧热价间接计算出这段时间内机体的能量消耗。

1. 呼吸商 一定时间内机体的 CO_2 的产生量与同时期 O_2 的消耗量之比值称为呼吸商（respiratory quotient，RQ）。

$$RQ=\frac{CO_2\text{产生量(ml/ min)}}{O_2\text{的消耗量(ml/ min)}}$$

可通过特殊设备准确记录人体吸入 O_2 和呼出 CO_2 的量，并根据两种气体中含氧量差值计算氧气消耗量。

2. 食物的氧热价 某种营养物质氧化时，消耗 1 L 氧所产生的能量称为该营养素的氧热价，氧热价在能量代谢方面有重要意义。

通常，混合膳食时呼吸商相应的氧热价为 20.2 kJ/L。因此，只要测定单位时间内氧耗量就可以计算出能量的消耗量。即

$$\text{能量消耗量}=20.2\text{（kJ/L）}\times O_2\text{（L）}$$

三、生活观察法

生活观察法又称时间活动法（time motion method），原理是对调查对象进行至少 24 小时跟踪观察，详细记录生活和工作中各项活动的持续时间（精确到分），根据身高、体重计算出体表面积，即可推算出调查对象一日的能量消耗水平，进而确定能量需要量。这种方法比较简单，在实际生活中应用广泛。需要注意的是，不同活动的持续时间要准确记录，且观察时间越长，结果越准确。

四、体力活动水平计算法

我国将体力活动水平分为轻、中、重三级，具体见表 1-5。能量消耗量或需要量=BMR×PAL。

五、能量平衡观察法

能量平衡观察法的原理是正常人在普通劳动和生活条件下，按机体需要进食，如果在一段时间内能保持体重相对恒定，那么其能量摄入与消耗相平衡，此时的能量消耗量就相当于其能量需要量。

实验时，首先根据每日食物的消耗情况，准确计算一定时期摄入的能量，并观察受试者体重变化情况。体重保持不变时，意味着摄入的能量与消耗的能量相等，即为能量平衡。如果体重增加，则代表能量摄入大于能量消耗；相反，体重下降，则为能量摄入小于能量消耗。此方法准确性不高，但简便易行，适合于成年人能量消耗量的自身测试。

六、心率监测法

用心率监测器和气体代谢法同时测量各种活动的心率和能量消耗量，推算出心率与能量消耗多的元回归方程式。目前已有几种简便仪器用于监测个体自由活动的心率，但这种方法误差较大，因为心理活动也可以影响心率。

表 1-5 中国居民膳食能量需要量（EER）

年龄（岁）/人群	身体活动水平（轻）		身体活动水平（中）		身体活动水平（重）	
	男	女	男	女	男	女
	MJ/d（kcal/d）	MJ/d（kcal/d）	MJ/d（kcal/d）	MJ/d（kcal/d）	MJ/d（kcal/d）	MJ/d（kcal/d）
0～	—	—	0.38MJ/（kg·d）	90kcal/（kg·d）	—	—
0.5～	—	—	0.33 MJ/（kg·d）	80kcal/（kg·d）	—	—
1～	—	—	3.77（900）	3.35（800）	—	—
2～	—	—	4.60（1100）	4.18（1000）	—	—
3～	—	—	5.23（1250）	5.02（1200）	—	—
4～	—	—	5.44（1300）	5.23（1250）	—	—
5～	—	—	5.86（1400）	5.40（1300）	—	—
6～	5.86（1400）	5.23（1250）	6.69（1600）	6.07（1450）	7.53（1800）	6.90（1650）

续表

年龄（岁）/人群	身体活动水平（轻）		身体活动水平（中）		身体活动水平（重）	
	男	女	男	女	男	女
	MJ/d（kcal/d）	MJ/d（kcal/d）	MJ/d（kcal/d）	MJ/d（kcal/d）	MJ/d（kcal/d）	MJ/d（kcal/d）
7～	6.28（1500）	5.65（1350）	7.11（1700）	6.49（1550）	7.95（1900）	7.32（1750）
8～	6.90（1650）	6.07（1450）	7.74（1850）	7.11（1700）	8.79（2100）	7.95（1900）
9～	7.32（1750）	6.49（1550）	8.37（2000）	7.53（1800）	9.41（2250）	8.37（2000）
10～	7.53（1800）	6.90（1650）	8.58（2050）	7.95（1900）	9.62（2300）	9.00（2150）
11～	10.04（2050）	9.20（1800）	9.83（2350）	8.58（2050）	10.88（2600）	9.62（2300）
14～	12.13（2500）	9.62（2000）	11.92（2850）	9.62（2300）	13.39（3200）	10.67（2550）
18～	9.41（2250）	7.53（1800）	10.88（2600）	8.79（2100）	12.95（3000）	10.04（2400）
50～	8.79（2100）	7.32（1750）	10.25（2450）	8.58（2050）	11.72（2800）	9.83（2350）
65～	8.58（2050）	7.11（1700）	9.83（2350）	8.16（1950）	—	—
80～	7.95（1900）	6.28（1500）	9.20（2200）	7.32（1750）	—	—
孕妇（早）	—	+0	—	+0	—	+0
孕妇（中）	—	+1.26（300）	—	+1.26（300）	—	+1.26（300）
孕妇（晚）	—	+1.88（450）	—	+1.88（450）	—	+1.88（450）
乳母	—	+2.09（500）	—	+2.09（500）	—	+2.09（500）

注：—：未制订参考值；+：在同龄人群参考值基础上额外增加值；中国居民膳食营养素参考摄入量（2013版）。

第四节　能量的参考摄入量与食物来源

一、能量的参考摄入量与食物来源

人体所需能量来自碳水化合物、脂肪和蛋白质。这三种产能的物质普遍存在于各类食物中。动物性食物含有较多的脂肪和蛋白质；植物性食物中的油料作物含有丰富的脂肪；谷类则以碳水化合物为主；大豆除富含脂肪外，还含有丰富的蛋白质；坚果，如花生、核桃等与大豆近似；蔬菜和水果中含能量很少。根据我国的经济状况、饮食习惯和膳食与健康调查资料，建议碳水化合物供能占总能量的50%～65%，脂肪占20%～30%，蛋白质占10%～15%。

二、能量平衡

人体能量代谢应达到能量消耗与能量摄入的平衡，这种能量平衡应使机体能保持充分的体力、精力和健康，胜任必要的社会经济活动。

能量代谢的失调，表现在两个方面，即能量缺乏和能量过剩，这两种情况都可对机体造成危害。能量缺乏若长期持续，则可使机体产生对低能量供给的适应状态，有实验表明，正常营养状态的人体，当能量摄入减少一半达6个月之后，能量代谢可由负平衡达到在新的低水平上的平衡。这种适应性变化是依靠机体三方面的变化实现的，即基础代谢率降低、体重下降和体力活动减少，其结果是儿童生长发育停滞，成人健康状况恶化、工作能力降低。

能量过剩的结果是过剩的能量经过系列反应最终以体脂的形式储存于体内，造成体内脂肪组织的增加，其结果是导致肥胖，而肥胖又会带来诸多慢性疾病。

所以保持机体的能量平衡是保持正常营养状态和健康水平的重要基础，防止能量缺乏和能量过剩是营养工作的目标。

本章小结

人体的一切生命活动都需要消耗能量，而人体所需能量主要来源于食物。碳水化合物、脂肪和蛋白质在体内氧化可释放能量，统称为“产能营养素”。碳水化合物、脂肪和蛋白质的能量系数分别为4kcal、9kcal和4kcal。人体能量消耗包括基础代谢、体力活动、食物热效应、生长发育（和其他所需）等四方面。人体能量消耗可使用直接测热法和间接测热法测定，在日常生活中亦可通过生活观察及能量平衡观察法对人体的能量需要进行估算。粮谷类和薯类食物碳水化合物较多，是膳食能量最广泛、最经济的来源。

复习题

1. 简述人体的能量消耗。
2. 简述影响基础代谢率的因素。
3. 大学生小明一日能量消耗见表1-6，试计算其能量需要量。

表1-6 小明一日能量消耗

姓名：小明 性别：男 职业：大学生 身高：175cm 体重：65kg 体表面积：1.82m^2

活动项目	时间（min）	能量消耗率[kJ/（m^2·min）]/[kcal/（m^2·min）]	能量消耗率[kJ/m^2（kcal/m^2）]
穿脱衣服	9	6.86（1.64）	61.76（14.76）
大小便	9	4.10（0.98）	36.90（8.82）
叠被/擦地板	10	8.74（2.09）	87.45（20.90）
跑步	8	23.26（5.56）	186.10（44.48）
洗脸	16	4.31（1.03）	68.95（16.48）
刮脸	9	6.53（1.56）	58.74（14.04）
读外语	38	4.98（1.19）	189.20（45.22）
走路	96	7.03（1.68）	674.80（161.28）
听课（记笔记）	268	4.02（0.96）	1076.46（257.28）
站立听讲	75	4.14（0.99）	310.66（74.25）
坐着写字	70	4.48（1.07）	313.38（74.90）
自习（看书）	120	3.51（0.84）	421.75（100.80）
站着谈话	43	4.64（1.11）	199.70（47.73）
坐着谈话	49	4.39（1.05）	215.27（51.45）

续表

活动项目	时间（min）	能量消耗率[kJ/（m^2·min）]/[kcal/（m^2·min）]	能量消耗率[kJ/m^2（kcal/m^2）]
吃饭	45	3.51（0.84）	158.16（37.80）
打篮球	35	13.85（3.31）	484.72（115.85）
唱歌（站）	20	9.50（2.27）	189.95（45.50）
铺被	5	7.70（1.84）	38.49（9.20）
睡眠	515	2.38（0.57）	1128.21（293.55）
合计	1440（24h）		6000.65（1434.19）

4. 小明间隔 15 天称体重，分别为 60kg 与 61.5kg，此期间每天摄入食物平均含能量 15 066kJ，试计算此人每天实际消能量消耗量（每 g 体重相当于 33.48kJ）。

5. 算一算你每天应吃多少克碳水化合物、脂肪和蛋白质。

参 考 文 献

厉曙光. 2012. 营养与食品卫生学[M].上海：复旦大学出版社.
孙秀发，周才琼，肖安红. 2011. 食品营养学[M]. 郑州：郑州大学出版社.
孙长颢. 2012. 营养与食品卫生学[M]. 7 版. 北京：人民卫生出版社.
中国营养学会. 2014. 中国居民膳食营养素参考摄入量（2013 版）[M].北京：科学出版社.

（成 果）

第二章　蛋　白　质

学习要求

掌握：1. 必需氨基酸、蛋白质互补和氮平衡的概念。2. 食物蛋白质营养价值的常用评价指标。

熟悉：蛋白质的供给量和食物来源。

了解：蛋白质-能量营养不良以及氨基酸代谢障碍性疾病。

核心概念

1. 必需氨基酸（essential amino acid，EAA）　人体必需，体内不能合成或合成量不能满足需要，需要从食物中获得的氨基酸。包括异亮氨酸、亮氨酸、赖氨酸、蛋氨酸、苯丙氨酸、苏氨酸、色氨酸、缬氨酸和组氨酸。

2. 限制氨基酸　食物蛋白质中一种或几种含量相对较低，影响蛋白质利用率的必需氨基酸。

3. 蛋白质互补作用　两种或两种以上食物蛋白质混合食用，其中所含有的必需氨基酸取长补短，相互补充，从而提高膳食蛋白质营养价值的作用，称为蛋白质互补作用。

4. 氮平衡　摄入氮与排出氮的动态平衡。摄入氮=排出氮，为氮平衡；摄入氮＞排出氮，为正氮平衡；摄入氮＜排出氮，为负氮平衡。

5. 必要氮损失（obligatory nitrogen losses，ONL）　无氮（蛋白质）膳食条件下，机体经粪便、尿、皮肤及其他途径排出的氮。

蛋白质是生命的物质基础，也是最重要的营养素。蛋白质是由氨基酸以肽键连接而成的大分子有机物（多肽）。各种各样的蛋白质、氨基酸和小分子肽类（寡肽/低聚肽）在人体内都有重要的生理作用。

第一节　蛋白质的氨基酸组成与分类

一、蛋白质的元素组成和氨基酸组成

蛋白质含碳 50%～55%，氢 6%～8%，氧 20%～30%，氮 15%～18%，硫 0～4%，磷 0～3%，以及微量的锌、铁、铜、锰、碘、钴等。平均含氮量为 16%。

自然界的氨基酸有 170 余种，但组成天然蛋白质的主要是其中的 20 种。这 20 种氨基酸除脯氨酸外，都是 *L* 型的 *α*-氨基酸，其结构通式为：

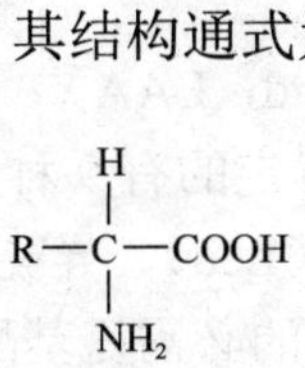

氨基酸 R 基团的不同，决定了其理化性质的不同，而且对蛋白质的生物活性也有很大影响。

二、氨基酸分类

1. 按 R 基团的结构 可将组成蛋白质的氨基酸分为以下六类。

（1）单氨基单羧基氨基酸：7 种，即甘氨酸（glycine，Gly）、丙氨酸（alanine，Ala）、缬氨酸（valine，Val）、亮氨酸（leucine，Leu）、异亮氨酸（isoleucine，Ile）、丝氨酸（serine，Ser）、苏氨酸（threonine，Thr）。

（2）双氨基单羧基氨基酸：2 种，即赖氨酸（lysine，Lys）和精氨酸（arginine，Arg）。

（3）单氨基双羧基氨基酸及其酰胺：4 种，即谷氨酸（glutamic acid，Glu）和谷氨酰胺（glutamine，Gln）、天门冬氨酸（aspartic acid，Asp）和天门冬酰胺（asparagine，Asn）。

（4）含硫氨基酸：2 种，即半胱氨酸（cysteine，Cys）和蛋氨酸（methionine，Met）。

（5）芳香族氨基酸：2 种，即苯丙氨酸（phenylalanine，Phe）和酪氨酸（tyrosine，Tyr）。

（6）杂环氨基酸：3 种，即色氨酸（tryptophan，Trp）、组氨酸（histidine，His）和脯氨酸（proline，Pro）。

2. 按 R 基团的极性 可将氨基酸分为以下四类。

（1）非极性（疏水性）氨基酸：8 种，即 Ala、Val、Leu、Ile、Pro、Phe、Met、Trp。

（2）极性不带电荷的氨基酸：7 种，即 Gly、Ser、Thr、Cys、Tyr、Asn、Gln。

（3）带负电荷的氨基酸：2 种，即 Asp、Glu。

（4）带正电荷的氨基酸：3 种，即 Lys、Arg、His。

三、蛋白质中的稀有氨基酸与非蛋白质氨基酸

稀有氨基酸多是在肽链合成后再从上述 20 种氨基酸中的某种经化学修饰衍生而成。如由两个半胱氨酸共价结合形成的胱氨酸；胶原蛋白、纤维蛋白和弹性蛋白中由赖氨酸/脯氨酸羟化形成的羟赖氨酸/羟脯氨酸；肌球蛋白和组蛋白中的 N-甲基赖氨酸；甲状腺中的 3，5-二碘酪氨酸和甲状腺素等。

以非蛋白质形式（可为游离或结合形式）存在于组织细胞中的氨基酸称为非蛋白质氨基酸。非蛋白质氨基酸亦多为α-氨基酸，但也有β-氨基酸（如β-Ala）、γ-氨基酸（如γ-氨基丁酸）或δ-氨基酸（如δ-氨基乙酰丙酸，即 5-氨基酮戊酸，ALA）。这类氨基酸亦多为 *L* 型，但细菌和植物细胞壁以及某些动物组织中也有 *D* 型的氨基酸（如 *D*-Glu 和 *D*-Ala）。某些植物氨基酸对人或其他生物有不同程度的毒性，如刀豆氨酸、β-氰丙氨酸等。

四、必需氨基酸和非必需氨基酸

1. 必需氨基酸（Essential amino acid，EAA） 人体不能合成或合成量不能满足需要，故必须由膳食提供的氨基酸。目前已肯定的有 9 种，即赖氨酸（Lys）、色氨酸（Trp）、苏氨酸（Thr）、蛋氨酸（Met）、亮氨酸（Leu）、异亮氨酸（Ile）、苯丙氨酸（Phe）、缬氨酸（Val）和组氨酸（His）。组氨酸为婴儿的必需氨基酸，成人需要较少。

2. 条件必需氨基酸　某些氨基酸在特殊条件下可成为必需氨基酸。如蛋氨酸和苯丙氨酸在体内分别可转变为半胱氨酸（Cys）和酪氨酸（Tyr），故如半胱氨酸和酪氨酸供给不足，将加大对蛋氨酸和苯丙氨酸的需要量。故蛋氨酸和苯丙氨酸即属于条件必需氨基酸。此外还有研究表明，甘氨酸（Gly）、丝氨酸（Ser）、脯氨酸（Pro）、精氨酸（Arg）和牛磺酸（Taurine）在某些特殊条件下可能也是必需的。

3. 非必需氨基酸　体内能够大量合成，无需由食物提供的氨基酸，如丙氨酸（Ala）、谷氨酸（Glu）、谷氨酰胺（Gln）、天门冬氨酸（Asp）和天门冬酰胺（Asn）等。

五、蛋白质的结构

蛋白质的结构分为一级结构、二级结构、三级结构和四级结构。

1. 一级结构　即各种氨基酸通过肽键（可有少量二硫键参与）构成的大分子序列。

2. 二级结构　指以氢键为基础形成的空间结构，可形成以下多种构型。

（1）α-螺旋：主要是右手螺旋，每周螺旋 3.6 个氨基酸残基，由 N-H 和其后第四个氨基酸残基的 C=O 之间的氢键形成。在不同蛋白质中，α-螺旋所占比例不同，如肌红蛋白为 70%，核糖核酸为 50%，糜蛋白酶为 5%，而牛奶的乳球蛋白中无α-螺旋。

（2）β-折叠：由相邻（另一段或另一条）肽链的-NH 和-CO 之间的氢键形成。

（3）β-转角（回折、弯曲、发夹）：均由四个氨基酸残基组成，可分为三种类型（旋转角不同）。在某些蛋白质中β-转角较多，如球蛋白约为 25%。

（4）胶原螺旋：因组成胶原蛋白的脯氨酸和羟脯氨酸残基较多（约 25%），不能形成足够的氢键和稳定的α-螺旋，故以三条肽链相互缠绕一起形成螺旋。

（5）超二极结构：由若干二极结构单元相互影响和作用，组合在一起而形成超二极结构。如$\alpha\alpha$、$\beta\alpha\beta$、$\beta\beta\beta$（β-曲折和回形拓扑）结构等。

3. 三级结构　由共价键（二硫键、金属键）和非共价键（氢键、疏水键、离子键、Van der Waals 引力等）形成复杂的球形或纤维状结构。

4. 四级结构　某些蛋白质是由几条多肽键（即亚基）借疏水键、离子键等组合在一起的，且只有组合后的结构才具有生物活性。四级结构又可分为均一性和非均一性两类，前者含相同的亚基，如铁蛋白由 20 个相同的亚基组成，过氧化物酶由 4 个相同的亚基组成；而后者含有不同的亚基，如血红蛋白（Hb）由α、β各两个亚基组成。

六、蛋白质的分类

1. 按分子形状分类　可分为球状蛋白质和纤维状蛋白质。

2. 按功能分类　可分为活性蛋白质（酶、激素、转运蛋白、受体蛋白等）和结构蛋白质（大多数是纤维状蛋白质，如肌动蛋白、微管蛋白、胶原蛋白和角蛋白等）。

3. 按化学组成分类　可分为简单蛋白质和结合蛋白质。

简单蛋白质按其溶解度可分为七类，结合蛋白按其非氨基酸部分（辅基）的不同可分为六类，见表 2-1。

表 2-1 蛋白质的分类与分布

分类		特性	存在	举例
简单蛋白质	清蛋白	溶于水、稀盐、稀酸或稀碱溶液，在饱和硫酸铵中析出，加热凝固	普遍存在于动植物体	血清蛋白、乳清蛋白、卵清蛋白、麦清蛋白
	球蛋白	等电点时不溶于水，溶于稀盐溶液，在饱和硫酸铵中析出，加热凝固	普遍存在于动植物体	血清球蛋白、β-乳球蛋白、甲状腺球蛋白
	谷蛋白	不溶于水及盐溶液，溶于稀酸、稀碱溶液	谷物种子	麦谷蛋白、米谷蛋白
	醇溶谷蛋白	不溶于水及盐溶液，溶于稀酸、稀碱及 70%～80%乙醇溶液	谷物种子	谷胶蛋白、大麦胶蛋白、玉米胶蛋白
	硬蛋白	不溶于水、盐溶液、稀酸、稀碱及乙醇溶液	毛发、结缔组织	胶原蛋白、弹性蛋白、角蛋白
	组蛋白	碱性蛋白，溶于水及稀酸，可被氨水沉淀，加热不凝固	动物体	肝组蛋白、胸腺组蛋白
	精蛋白	碱性蛋白，溶于水及稀酸，可被稀氨水沉淀	生殖细胞	鱼精蛋白
结合蛋白	核蛋白	含有核酸	动植物细胞	鱼精核蛋白、胸腺核蛋白、酵母核蛋白
	磷蛋白	含有磷酸	动植物细胞及体液	酪蛋白、卵黄高磷蛋白
	脂蛋白	含有脂类物质	动植物细胞	α-脂蛋白、β-脂蛋白
	色素蛋白	含有机色素，如血红素、叶绿素、黄素单核苷酸（FMN）和黄素腺嘌呤二核苷酸（FAD）等	动植物细胞及体液	血红蛋白、肌红蛋白、细胞色素、过氧化氢酶、黄素蛋白/黄素酶
	糖蛋白	含有糖类物质	动植物细胞	卵清蛋白、免疫球蛋白（Ig）
	金属蛋白	含 Fe、Cu、Zn、Mg 等金属离子	动植物细胞	血红蛋白（Hb）、铜蓝蛋白、铁蛋白、超氧化物歧化酶（SOD）

4. 按营养价值分类 可分为优质蛋白质（如酪蛋白、白蛋白等）、普通蛋白质（如谷蛋白和醇溶谷蛋白）和劣质蛋白质（如胶原蛋白、角蛋白）。

第二节 蛋白质和氨基酸的营养学意义

蛋白质是生命的物质基础。对人体而言，蛋白质不仅是构成细胞和组织的重要成分，而且是维持各种生理活动和生化反应正常进行必不可少的物质。例如，维持体内各种生化反应的正常活性的特殊生物催化剂——各种酶，就是蛋白质；具有多种生理功能的激素，红细胞中运输氧和二氧化碳的血红蛋白，在体液免疫功能中不可缺少的抗体等也都是蛋白质。此外，体内的酸碱平衡，遗传信息传递，血液中许多生理物质的运输等都与蛋白质密切相关。蛋白质还可提供人体所需的部分热量，并提供体内合成多种含氮物质所需的氮元素。因此，蛋白质是人体需要从食物中摄取的最重要的营养素之一。

蛋白质和氨基酸的营养学意义主要包括以下几方面。

1. 结构材料　蛋白质是构成细胞和组织的重要成分之一，人体内蛋白质的量约占体重的16.3%。即60kg体重者约有10kg蛋白质。食物中的蛋白质被人体消化吸收后，主要用于合成新的组织和维持组织蛋白质分解代谢与合成代谢的动态平衡。因此，婴幼儿、青少年、孕妇、乳母等特殊人群以及处于病愈阶段或消耗性疾病患者等，对蛋白质的需要量高于普通成人。

2. 提供能量　氨基酸可转变为葡萄糖和（或）乙酰辅酶A，进而起到氧化供能的作用。每克蛋白质在体内氧化，可产生4 kcal能量，与碳水化合物相当。但氨基酸分解后可产生尿素、肌酐、尿酸、氨等小分子含氮物质，这些物质在体内过量蓄积对人体有害，尤其是对某些患者及生理缺陷者。另外，蛋白质的食物特殊动力作用高于碳水化合物和脂肪。因此不能将蛋白质和氨基酸作为人体主要的热量来源。

在体内代谢后可转变为葡萄糖的氨基酸称为生糖氨基酸，在其分解代谢过程中能转变成乙酰辅酶A的氨基酸称为生酮氨基酸，既能“生糖”又能“生酮”者称为生糖兼生酮氨基酸。亮氨酸、赖氨酸为生酮氨基酸；异亮氨酸、色氨酸、苏氨酸、苯丙氨酸和酪氨酸为生糖兼生酮氨基酸；其他氨基酸均为生糖氨基酸。

3. 维持正常的生理功能

（1）酶：体内大多数生物化学反应的催化剂——酶，都是蛋白质。

（2）肌肉收缩与运动：如肌动蛋白和肌球蛋白直接与肌肉收缩和运动有关。

（3）物质运输：如血中转运氧和二氧化碳的血红蛋白（Hb）和转运各种脂类物质的脂蛋白。

（4）激素和神经递质：许多也是蛋白质和氨基酸，如甲状腺素、胰岛素、生长激素等。

（5）抗体：即免疫球蛋白，如IgG、IgA、IgM等。

（6）其他功能：如维持酸碱平衡，细胞内外体液平衡和正常的渗透压，遗传信息的传递及其调控等。

4. 部分氨基酸及其代谢产物的特殊生理功能

（1）色氨酸：是合成烟酸和5-HT的前体物质。

（2）蛋氨酸：是体内许多重要的生物合成（如合成胆碱、肉碱等）反应中甲基的主要供体，也是胱氨酸和其他多种含硫化合物的主要前体物质。

（3）苯丙氨酸：在体内可转变为酪氨酸。

（4）酪氨酸：是体内儿茶酚胺类激素和神经递质（多巴胺、去甲肾上腺素、肾上腺素等）、黑素和甲状腺素的前体物质。

（5）甘氨酸：参与合成嘌呤、谷胱甘肽（GSH）、肌酸、神经递质、卟啉、胆酸等。

（6）组氨酸：在体内可转变为组胺，同时也是一碳单位的主要供体之一。

（7）丝氨酸：是构成磷脂的成分之一，是合成鞘脂、磷酰乙醇胺、磷酰胆碱和磷酰丝氨酸的前体。

（8）赖氨酸：参与构成胶原中的交联蛋白，也是合成胆碱的前体物质。

（9）丙氨酸：是生成葡萄糖的主要前体物质，也是从外周组织将氮送至肝的载体。

（10）天冬氨酸：参与尿素合成，也是合成嘧啶的前体物质。

（11）谷氨酸：是血浆和骨骼肌中最多的氨基酸，也是氨基酸相互转化的重要中介物质，合成脯氨酸、鸟氨酸、精氨酸、多胺、γ-氨基丁酸（GABA）的前体物质和体内 NH_3

的主要来源之一。

（12）天冬酰胺：是体内重要的氨基库。

（13）谷氨酰胺：是体内许多非氨基酸反应的氨基供体和氮的载体（比谷氨酸更易穿过生物膜），也是体内 NH_3 的主要来源之一，并可作为主要的供能物质。此外，谷氨酰胺还是一种在骨骼肌中浓度很高的氨基酸，可调节肌肉蛋白的更新，对增生迅速的细胞（如淋巴细胞和分泌黏液的肠黏膜细胞等）正常功能的维持也有重要作用。在感染和创伤等情况下，肌肉中谷氨酰胺浓度下降。有研究表明，在创伤情况下给内脏组织提供足量的谷氨酰胺，有利于谷胱甘肽的正常合成。

（14）精氨酸与瓜氨酸：与尿素合成密切相关。

（15）肌酸酐：由精氨酸、甘氨酸和蛋氨酸合成。肌酸酐能与磷酸合成磷酸肌酸，是细胞内高能磷酸键的主要来源之一。

第三节　蛋白质的消化、吸收与代谢

一、蛋白质消化

生物体内含有多种类型的蛋白质水解酶（即蛋白酶）。按其活性基团进行的蛋白酶分类见表 2-2。

表 2-2　蛋白酶的分类

蛋白酶	编号	活性基团
羧基内切蛋白酶	EC 3.4.18	两个天冬氨酸残基的羧基
丝氨酸内切蛋白酶	EC 3.4.23	丝氨酸羟基和组氨酸咪唑基
半胱氨酸内切蛋白酶	EC 3.4.22	半胱氨酸巯基
金属内切蛋白酶	EC 3.4.24	二价金属离子，一般为 Zn^{2+} 或 Mn^{2+}
金属外切羧基肽酶	EC 3.4.17	一般为 Zn^{2+}、Glu 和 Tyr
金属外切氨肽酶	EC 3.4.11	一般为 Zn^{2+} 或 Mn^{2+}
金属二肽酶	EC 3.4.13	一般为 Zn^{2+} 或 Mn^{2+}

人和哺乳动物体内消化蛋白质的酶主要有胃蛋白酶、凝乳酶、胰蛋白酶、胰凝乳蛋白酶（糜蛋白酶）、羧肽酶和弹性蛋白酶（表 2-3），这些酶多以无活性的酶原（酶前体）的形式合成和分泌，这可以防止它们对有关器官的伤害，以保护其合成及分泌器官。胰液中还存在多种天然的蛋白酶抑制剂，通过抑制蛋白酶的活性，进一步保护器官，使其免于因活性蛋白酶造成的自我伤害。通过有限水解酶原分子内的某些肽键后，酶原即可转变为具有活性的酶。

表 2-3　人和哺乳动物消化液中的主要酶原和酶

酶原及其分子质量	活性酶及其分子质量	合成部位
胃蛋白酶原（42 000）	胃蛋白酶（35 500）	胃
胰蛋白酶原（23 800）	胰蛋白酶（23100）	胰
胰凝乳蛋白酶原（26 000）	胰凝乳蛋白酶（25 000）	胰

续表

酶原及其分子质量	活性酶及其分子质量	合成部位
羧肽酶原（70 000）	羧肽酶（34 500）	胰
凝乳酶原（36 500）	凝乳酶（30 700）	胃（小牛）

某些蛋白酶在中性 pH 下活性最高，如胰蛋白酶、胰凝乳蛋白酶、羧肽酶和弹性蛋白酶等，称之为中性蛋白酶类；而胃蛋白酶、凝乳酶、组织蛋白酶 D、溶菌酶等在 pH<5 时活性最强，称为酸性蛋白酶类。由于酸性蛋白酶的活性基团中多有两个羧基，故又称羧基蛋白酶类。

蛋白质在人体内的消化过程中，第一阶段的水解发生于胃，由羧基蛋白酶催化，以后的水解则需在胰液中的一些中性蛋白酶，如胰蛋白酶、胰凝乳蛋白酶和羧肽酶的作用下进行。胃蛋白酶在胃酸环境中可迅速将大分子蛋白质水解成较小的多肽片段。胰腺分泌的蛋白酶通过十二指肠进入肠腔，作用于胃蛋白酶催化水解产生的多肽片段，使其进一步水解成能被吸收的二肽、三肽和氨基酸。故小分子肽类的最终水解主要是在小肠细胞内完成的。小肠黏膜细胞的刷状缘及胞液中含有多种寡肽酶，如氨基肽酶类（EC 3.4.11）和二肽酶类（EC 3.4.13）。前者作用于肽链，从 N 端逐个水解肽键，释放出游离氨基酸，最后留下二肽。亮氨酸氨基肽酶（EC 3.4.11.1）属于广义的外肽酶，其底物专一性较低，能作用于除 N 端为脯氨酰基外的多种肽链。脯氨酸氨基肽酶、精氨酸氨基肽酶和天冬氨酸氨基肽酶的底物专一性很高，分别只能水解以脯氨酰基、精氨酰基和天冬氨酰基为 N 端肽键的肽链。氨基肽酶类水解肽链后留下的二肽可在二肽酶类的作用下彻底水解为氨基酸。二肽酶类包括甘氨酰甘氨酸二肽酶、甘氨酰亮氨酸二肽酶、脯氨酰氨基酸二肽酶（底物必须是 Pro-X）和氨基酰脯氨酸二肽酶（以 X-Pro 为底物）等，分别水解不同的二肽。

二、蛋白质吸收

人类小肠上皮细胞表面存在至少四种类型的载体，分别参与不同氨基酸的吸收（表 2-4）。其转运机制与糖的吸收相似，主要通过主动转运方式，需要与 Na^+-K^+-ATP 酶系统（即钠-钾泵）相偶联。

表 2-4 转运氨基酸的四种载体

载体类型	被转运的氨基酸	转运速度
中性氨基酸载体	侧链上不带电荷的氨基酸和组氨酸	转运速度快，是最主要的转运载体
碱性氨基酸载体	赖氨酸、精氨酸、鸟氨酸	转运速度仅为中性氨基酸转运速度的 10%
酸性氨基酸载体	谷氨酸、天冬氨酸	转运速度最慢
亚氨酸及甘氨酸载体	脯氨酸、羟脯氨酸、甘氨酸	转运速度最慢

以往一般认为，蛋白质的消化产物只能以游离氨基酸的形式被吸收，但后来的研究发现，短肽类（如二肽、三肽等）也可被吸收。Hartnup 病（一种遗传性色氨酸吸收和代谢障碍病）患者的小肠黏膜细胞质膜虽然不具备转运游离色氨酸的能力，但患者仍然能够维持正常生长，其原因就在于色氨酸可能是以肽的方式被吸收的。小分子肽类的转运机制尚不清楚，很可能也是通过与 Na^+-K^+-ATP 酶相偶联的主动转运机制进行的。小肠细胞吸收

游离氨基酸和吸收小分子肽类的机制不同，两者之间并不存在竞争现象。小分子肽类被吸收入小肠黏膜细胞后，存在于小肠黏膜细胞微绒毛及胞液内的肽酶能迅速将进入细胞内的肽类分解成游离氨基酸，因此进入门静脉及肝内的不是肽而是游离氨基酸。

许多食物蛋白，如肉、蛋和植物中的蛋白质等，遇热可导致变性。变性后蛋白质分子内部的某些氨基酸残基被暴露于表面，可有利于酶的分解。此外，谷物和豆类的烹饪加工常可使此类食物中存在的多种天然蛋白酶抑制剂变性，使其对蛋白酶的抑制作用降低或完全消除，从而间接地提高蛋白质的消化吸收率。

三、调节体内氨基酸分解代谢的营养因素

氨基酸的分解代谢主要受下列因素影响。

1. 膳食蛋白质的氨基酸模式与机体氨基酸需要相符合的程度 这是造成膳食蛋白质生物价不同的主要因素，并可直接反映某种蛋白质在生理过程（如生长、哺乳）中的利用效率。机体可对不同氨基酸的分解代谢进行调节，以适应机体营养需要与必需氨基酸供给之间的差异。

2. 个体总氮（即蛋白质）摄入量与总氮需要量的接近程度 此因素不仅可影响氨基酸的代谢，还可影响尿素的生成。

3. 必需和非必需氨基酸之间的平衡 普通膳食必需氨基酸约占蛋白质氨基酸总量的45%，其他则为非必需氨基酸。虽然非必需氨基酸在膳食中可不必供给，但机体对这些氨基酸仍有不同程度的代谢方面的需要，如果膳食非必需氨基酸供给不足，则必须由增加内源合成来提供。如果膳食中必需氨基酸与非必需氨基酸之间不平衡，非必需氨基酸供给量不足，则需要分解必需氨基酸以提供氮源，合成非必需氨基酸。

4. 能量平衡情况 即能量摄入与能量需要的匹配程度。因为体内氨基酸的分解最终也可产生能量，是身体能量供应的一部分，故如膳食能量供给不足，也会增加体内蛋白质和氨基酸的分解。最明显的例子是禁食时的负氮平衡[约为–150mgN/（kg · d）]远远大于膳食中蛋白质为零时的负氮平衡[约为–50mgN/（kg · d）]。此外，非蛋白质来源的能量摄入量的变化对氨基酸分解代谢也有不同程度的影响，也同样会影响氨基酸的分解代谢，并反映到尿素合成的改变。

四、氨基酸代谢的组织特异性

氨基酸分解代谢的主要部位是小肠、肝脏、肾脏和肌肉组织。氨基酸代谢具有器官和组织特异性，不同组织器官的氨基酸降解亦有不同的特点。

例如，谷氨酸和谷氨酰胺主要在小肠中代谢。研究表明，经肠供给的谷氨酸在门静脉血中基本上不出现。同位素研究结果也表明进入肠道的谷氨酰胺大多数被小肠黏膜分解代谢。谷氨酰胺和谷氨酸可被氧化成CO_2，但这种氧化作用并不完全，部分谷氨酰胺分解后可能以丙氨酸或乳酸的形式吸收。丙氨酸也是小肠谷氨酸和谷氨酰胺分解代谢的重要终产物，可通过门静脉转运到肝脏。有证据表明，体内的谷氨酰胺（以及膳食提供的谷氨酸）在小肠细胞中可通过参与谷胱甘肽、脯氨酸和精氨酸的合成等而起重要的生物学作用。

肝脏对调节来自门静脉血的氨基酸并将其按不同的量和比例分配到身体其他部位起

主要作用。肝脏是体内能分解所有氨基酸的唯一器官，但分解支链氨基酸比分解其他氨基酸的速率慢。从门静脉流入肝脏的氨基酸中，仅约25%从肝脏流出，其他都被肝脏代谢。在被肝脏代谢的氨基酸中，一部分直接被分解。肝脏对摄取氨基酸的选择性与蛋白质和某些氨基酸的摄入水平有关。例如，给大鼠喂以含中等量蛋白质的饲料，门静脉中的丙氨酸约有25%被肝脏代谢；而给大鼠喂以高蛋白饲料时，肝代谢的丙氨酸可达50%。其他的氨基酸（如甘氨酸、丝氨酸、酪氨酸、苯丙氨酸和苏氨酸等）对蛋白质的摄入量的反应模式也基本相似。

骨骼肌可代谢大量的支链氨基酸，其生成的氮以谷氨酰胺和丙氨酸形式输出。然后其碳骨架进入柠檬酸（三羧酸）循环，可完全氧化成CO_2，亦可重新被用于谷氨酰胺和丙氨酸的合成。支链氨基酸在骨骼肌中的分解代谢也受多种因素的调控。

肝和肾均可通过把谷氨酰胺转变成谷氨酸（然后转变成葡萄糖）或把甘氨酸转变成丝氨酸来维持酸碱平衡。这两种代谢途径均可产生铵离子和重碳酸盐。铵离子由尿中排出，而重碳酸盐则保留于体内，可使细胞外pH增加。肾也是D-氨基酸脱氨基反应的主要部位。

五、蛋白质更新

体内蛋白质不断降解和再合成的过程称之为“蛋白质更新循环（protein turnover cycle）”。在此过程中，合成和降解两部分的相互协调对维持细胞的正常结构与功能、调节生长以及控制酶反应水平等都有重要作用。人体基础能量消耗至少20%是用于维持体内蛋白质合成的，蛋白质的合成与降解对机体的生理功能有重要影响。

细胞内蛋白质的量以及蛋白质增加或丢失的速度主要取决于蛋白质合成与降解速度的平衡。虽然这两个过程都受蛋白质营养状况和能量平衡的影响，并受某些激素（如胰岛素、生长因子、生长激素和糖皮质激素）的影响，但两者在机制上是截然不同的，且其反应方向和强度不易预测。

近十几年来对蛋白质降解机制的了解有许多进展，已知道至少有三种主要的蛋白质水解系统，且这些系统是蛋白质底物特异性的，在细胞内发挥其不同的作用。

1. 溶酶体自动吞噬系统 主要涉及组织蛋白酶（cathepsin）的作用。该系统对通过胞饮作用进入细胞的蛋白质的降解尤为重要。虽然多数研究表明该降解途径无选择性，但亦有研究表明某些肽类可影响靶蛋白质进入溶酶体，即“无选择性”是相对的。在细胞内的蛋白质水解作用被最大限度地激活（如极度缺乏营养素、同化激素或生长因子）的情况下，溶酶体系统就显得非常重要。吞噬细胞的自动吞噬作用在氨基酸和胰岛素调节的肝蛋白水解过程中所起的作用亦已被较多研究所证实，并发现亮氨酸和丙氨酸是关键的氨基酸，两者彼此相互作用并与胰岛素一起调节该降解途径。最新研究还表明细胞表面的氨基酸受体可参与肝蛋白的水解过程。

2. 需钙蛋白酶-需钙蛋白酶抑制蛋白（calpain-calpastatin）系统 是由半胱氨酸蛋白酶和一种小分子量的调节单位（钙调蛋白）所组成的复合体，也是主要的钙激活蛋白质降解系统。根据其被激活时的钙浓度（μmol和mmol水平），至少已证明有两种主要的需钙蛋白酶同型物。此系统也能被需钙蛋白酶抑制蛋白所抑制。已发现需钙蛋白酶抑制蛋白的活性似比需钙蛋白酶的活性更高，并已证明在某些情况下这两种成分对基因的表达有协同激活作用。需钙蛋白酶催化蛋白质水解作用的特点是其作用不完全。一般认为这种蛋白酶在细胞膜和肌丝结构的蛋白水解中起重要作用，并可能在肌肉组织的肌丝蛋白质更新中起关键作用。还有证据表明，肌肉蛋白水解作用的营养调节也与需钙蛋白酶活性有关，这种调节可能是通过改变基因表达和增进核糖体水平对 mRNA 的翻译选择机制而发挥作用。

3. 泛素-蛋白体（ubiquitin-proteasome）**系统** 自 20 世纪 80 年代发现此系统后，对其蛋白水解机制及其调节作用的研究已有许多发现。该系统有四个主要特点：①广泛分布在各种组织中；②可作用于许多蛋白质（即特异性较低）；③能催化蛋白质底物完全水解；④是耗能的过程（即 ATP 依赖性的）。

泛素-蛋白体系统由两部分组成，一部分是由泛素蛋白质组成的识别系统，负责找到作为目标的蛋白质底物从而引发降解作用，另一部分是多功能的大分子蛋白酶（一般称之为蛋白体）。此系统是通过在底物蛋白质的赖氨酸残基上的 ε-氨基与泛素的羧基端甘氨酸之间形成肽键而找到拟降解的蛋白质目标。此肽键的形成是依赖 ATP 的，并有称之为 E3 的一组蛋白质参与。这些蛋白质能把它们的底物特异性转递给该降解系统。虽然每种 E3 同型物可识别靶蛋白 N-末端的不同氨基酸序列，但缺乏这种序列的多肽也常常能被泛素识别。一旦蛋白质被中靶而形成一种多泛素复合物，就能被有蛋白分解作用的多酶复合物（即蛋白体）降解。

六、重要的氨基酸代谢产物及其生理功能

1. 谷胱甘肽（GSH） 是体内重要的自由基清除剂和抗氧化物之一，是由谷氨酸（谷氨酰胺）、甘氨酸和半胱氨酸合成的三肽。限制蛋白质摄入的大鼠，其肝和小肠黏膜中谷胱甘肽含量显著降低。但只要在其饲料中补充半胱氨酸，就可使 GSH 水平得以部分恢复。患恶性营养不良（kwashiorkor）的婴儿，其红细胞谷胱甘肽的浓度亦显著下降。低出生体重婴儿血中的谷胱甘肽水平也很低，给予半胱氨酸后，其 GSH 含量可迅速增加。

2. 牛磺酸 是一种由半胱氨酸衍生的 β-氨基磺酸，在骨骼肌及中枢神经系统中含量较高。牛磺酸也是体内自由基和过氧化产物的一种有效清除剂，还可起到神经调节作用。

3. 肌酸 由甘氨酸、精氨酸和甲基合成，在骨骼肌和脑中的含量较高，对骨骼肌内能量的输出非常重要。感染和创伤除可使肌肉蛋白质、谷氨酰胺和牛磺酸丢失外，还特别容易导致肌酸的丢失，并伴随肌肉收缩功能的异常。在奶的游离氨基酸中，谷氨酰胺、肌酸和牛磺酸的浓度均较高，提示这三种物质在出生后的生长发育中有重要作用。

4. 一氧化氮 是精氨酸的代谢产物之一，对体内多种生理过程起重要的调控作用，包括调节血管的张力（从而调整血压和血流）、高级认知功能的发育、以及对小肠运动和胰腺分泌的神经调节作用等。一氧化氮也参与调节肝内蛋白质和尿素代谢，并与巨噬细胞的杀菌功能有关，还可调节巨噬细胞与淋巴细胞之间的相互作用（附着和激活作用等）。机体对精氨酸的需要量与一氧化氮的合成的关系，以及体内精氨酸营养状况对一氧化氮介导应答反应的影响等领域的研究近年来已有很大进展，取得了许多新的成果和发现，但还有待于进一步深入。

第四节 食物蛋白质的质量评价

食物蛋白质的营养价值，主要取决于以下三个方面：①食物中蛋白质的含量；②食物

中蛋白质的消化率；③食物蛋白质中必需氨基酸的含量及其相互比值。

食物蛋白质营养价值的评价主要包括以下三方面的指标。

1. 食物蛋白质含量与必需氨基酸组成

（1）食物中蛋白质的含量：人体从膳食中获得的蛋白质数量主要决定于食物摄取量和食物中蛋白质的含量。但人类的食物摄取量主要为了满足其能量的需要，而不是为了满足其蛋白质的需要，即“吃饱”是建立在能量得到满足基础上的主观感觉，而不一定表明蛋白质也能满足其需要。因此，在评价食物中蛋白质的营养价值时，不能不考虑食物中蛋白质的含量。因为即使食物蛋白质的营养价值很高，但含量太少，也无法满足机体所需要的数量，不可能发挥其正常的生理作用。

食物中蛋白质的含量测定常采用凯氏定氮法。由于多数蛋白质的平均含氮量为16%，故将测得的含氮量乘以6.25（即100/16），即可得到食物的蛋白质含量（粗蛋白含量）。由于各种食物蛋白质的组成成分不同，含氮量也不完全一致，故如要求更精确计算，可使用各种食物的蛋白质换算系数。常见蛋白质的换算系数为：稻米 5.95，小麦（全麦）5.83，玉米 6.25，大豆 5.71，花生 5.46，蛋 6.25，肉 6.25，奶 6.38。

常见食物中蛋白质的含量范围为：大米 7%～10%，小麦粉 9%～12%，玉米 7%～10%，大豆 30%～40%，绿豆、豌豆等其他豆类 18%～25%，核桃 12%～17%，花生 18%～28%，木耳 11%～18%，猪肉（肥）1%～3%，猪肉（瘦）18%～22%，猪肝 15%～22%，鸡肉 17%～22%，鸭肉 13%～18%，鱼、虾 15%～22%，虾仁 35%～50%，鸡蛋 11%～14%，鲜牛奶 2.5%～3.5%，奶粉 18%～25%，萝卜 0.7%～1.5%，马铃薯 1.5%～2.5%，菠菜 2%～3%，梨、苹果、葡萄 0.1%～0.8%，枣 0.8%～2.0%。

（2）食物蛋白质的必需氨基酸组成（氨基酸模式）：体内蛋白质代谢过程中，既要利用必需氨基酸，也要利用非必需氨基酸合成的蛋白质不同，使用的氨基酸种类和数量也不同。正常情况下，人体需要的各种必需氨基酸之间存在着一个相对固定的比值。WHO 提出的蛋白质氨基酸组成模式见表 2-5 和表 2-6。若膳食蛋白质的必需氨基酸含量能达到或接近此模式的数值，则按蛋白质安全摄入量进食，不仅可满足人体的正常生理需要，且所有氨基酸均能被充分利用。这样的蛋白质即是利用率最高的蛋白质，也是营养价值最好的蛋白质。

若蛋白质中某一种或某几种必需氨基酸缺乏或数量不足，均可使其体内合成组织蛋白质的能力受到限制，亦即限制了此种蛋白质的营养价值。这一种或几种氨基酸即称为限制氨基酸，其中相对含量最少者称为“第一限制氨基酸”。另一方面，若蛋白质中某种氨基酸含量过多，也可干扰另一些氨基酸的利用，降低食物蛋白质的营养价值。

因此，在考虑食物蛋白质的营养价值时，必需氨基酸的含量和相互之间的比例（即“必需氨基酸模式”）是一个重要的因素。人体从食物中摄取的蛋白质，通常可分为植物蛋白质和动物蛋白质两大类。一般而言，大多数植物蛋白质因为缺乏赖氨酸、色氨酸、蛋氨酸等必需氨基酸，故使其他氨基酸的利用也受到限制。此外，多数植物性食物中蛋白质含量和消化吸收率亦较低，故植物性食物的蛋白质营养价值一般较低。但大豆、酵母、玉米胚、小麦胚等植物性蛋白质的营养价值较高。大豆中不仅含有较高的蛋白质（35%～40%），而且氨基酸的组成也较为合理，尤其是富含赖氨酸，其缺点是含硫氨基酸（蛋氨酸和胱氨酸）不足。大多数动物性食物的蛋白质含量较高，其必需氨基酸的组成接近人体需要的模式，故动物性蛋白质的营养价值大多优于植物蛋白。尤其是奶、蛋类食物具有很高的蛋白质营养价值。但少数动物性蛋白，如角质蛋白、白明胶等间质蛋白质，因缺乏多种必需氨基酸（色氨酸、亮氨酸、异亮氨酸、蛋氨酸、缬氨酸等），其营养价值很低。

若将几种氨基酸组成模式不同的蛋白质混合使用，则能产生所谓的“蛋白质（氨基酸）互补作用”，即这些蛋白质中原来缺乏的氨基酸可被相互弥补，从而使其蛋白质营养价值大大提高。例如，谷类蛋白缺乏赖氨酸，但含硫氨酸并不低，而大豆蛋白富含赖氨酸，但缺乏含硫氨基酸，因此，若将它们混合食用，则可由于互补作用而提高蛋白质的利用率。

表 2-5 和表 2-6 列出了几种常见食物蛋白质的必需氨基酸含量及其相互比值。若以 WHO 提出的氨基酸组成模式作为标准，则几种动物性蛋白质均高于模式，而植物性蛋白质必需氨基酸的总量除花生蛋白质较低外，面粉、大豆、大米等也与标准模式大致相同。若以氨基酸的相互比值（以含量最低的色氨酸为 1）来比较，几种动物性蛋白质亦较接近于模式，其中又以全鸡蛋蛋白质较为理想，而植物性蛋白质与“模式相比”相差较大。如大豆及花生蛋白质的蛋氨酸，大米及面粉蛋白质的赖氨酸，无论是绝对值还是相对比值都低于模式很多。故若以任何一种植物性蛋白质作为蛋白质的唯一来源喂饲动物或供人食用，其利用率均不及动物性蛋白质。但若不同种类的植物性食物混合食用，或植物性食物与动物性食物混合食用，则可互相取长补短，大大提高混合蛋白质的利用率（即蛋白质互补作用）。如粮豆混吃可明显增加其（必需）氨基酸评分，在粮豆基础上再补充适量的奶、蛋、肉类食物，则效果更为显著。

表 2-5　部分动物性蛋白质的必需氨基酸含量和比值

氨基酸	氨基酸模式（WHO）		全蛋蛋白质		人奶蛋白质		牛奶蛋白质		牛肉蛋白质	
	mg/g	比值	mg/g	比值	mg/g	比值	mg/g	比值	mg/g	比值
异亮氨酸	40	4.0	54	3.2	40	2.4	47	3.4	53	4.4
亮氨酸	70	7.0	86	5.1	98	5.5	95	6.8	82	6.8
赖氨酸	55	5.5	70	4.1	66	3.9	78	5.6	87	7.2
蛋氨酸+胱氨酸	35	3.5	57	3.4	42	2.5	33	2.4	38	3.2
苯丙氨酸+酪氨酸	60	6.0	93	5.5	72	4.2	102	7.3	75	6.2
苏氨酸	40	4.0	47	2.8	43	2.5	44	3.1	43	3.6
色氨酸	10	1.0	17	1.0	17	1.0	14	1.0	12	1.0
缬氨酸	50	5.0	66	3.9	55	3.2	64	4.6	55	4.6
总量（mg/g）	360		490		428		477		445	

表 2-6　部分植物性蛋白质的必需氨基酸含量和比值

氨基酸	氨基酸模式（WHO）		大米蛋白质		小麦蛋白质		大豆蛋白质		花生蛋白质	
	mg/g	比值	mg/g	比值	mg/g	比值	mg/g	比值	mg/g	比值
异亮氨酸	40	4.0	52	4.0	42	3.8	60	4.3	46	4.6
亮氨酸	70	7.0	82	6.3	71	6.4	80	5.7	67	6.7
赖氨酸	55	5.5	32	2.3	20	1.8	68	4.9	30	3.0
蛋氨酸+胱氨酸	35	3.5	30	2.3	31	2.8	17	1.2	10	1.0
苯丙氨酸+酪氨酸	60	6.0	50	3.8	79	7.2	53	3.2	51	5.1

续表

氨基酸	氨基酸模式（WHO）		大米蛋白质		小麦蛋白质		大豆蛋白质		花生蛋白质	
	mg/g	比值	mg/g	比值	mg/g	比值	mg/g	比值	mg/g	比值
苏氨酸	40	4.0	38	2.9	28	2.5	39	2.8	16	1.6
色氨酸	10	1.0	13	1.0	11	1.0	14	1.0	10	1.0
缬氨酸	50	5.0	62	4.8	42	3.8	54	3.2	44	4.4
总量（mg/g）	360		359		324		384		274	

食物蛋白质的必需氨基酸含量通常使用化学法测定，但应注意化学法测出的氨基酸含量不一定都能被人体所利用，因而考虑食物中的必需氨基酸含量时，还应注意其可利用率的问题。

食物蛋白质的必需氨基酸含量及其比值与标准的氨基酸模式的比较称为氨基酸评分（amino acid score，AAS）。AAS 通常是以生物学价值最高的鸡蛋蛋白质作为参考蛋白质，计算得到每克待评食物蛋白质中每种必需氨基酸的含量占等量参考蛋白质中该氨基酸含量的百分数，并以最低的氨基酸（第一限制氨基酸）得分作为此待评蛋白质的氨基酸评分。如稻米的 AAS 为 67，玉米的 AAS 为 49。

$$\text{氨基酸评分}=\frac{\text{待评蛋白质中某种必需氨基酸含量(mg / g蛋白质)}}{\text{参考蛋白质中同种必需氨基酸含量(mg / g蛋白质)}}\times 100$$

使用氨基酸评分法评价蛋白质的营养价值时，由于没有考虑蛋白质的消化率，所以，有些蛋白质的氨基酸模式虽不错，但由于很难消化，故对此类食物蛋白质的估计会偏高。如使用“经消化率校正的氨基酸评分”（protein digestibility corrected amino acid score，PDCAAS）则能对食物蛋白质的质量做出更准确的估计。PDCAAS 的计算方法是：

$$\text{经消化率校正的氨基酸评分}=\text{氨基酸评分}\times\text{真消化率}$$

虽然不同食物蛋白质中各种氨基酸的可利用率有一定差异，但在营养学上特别值得重视的是赖氨酸。这不仅因为赖氨酸是大多数谷类蛋白质的限制氨基酸，而且不少食物中还天然存在某些影响赖氨酸利用的抗营养因素（如棉籽中的棉酚），此外，某些食品加工方法如过度加热（如用滚筒干燥法制奶粉）亦可大大降低赖氨酸的可利用率。几种食物蛋白质的赖氨酸利用率见表 2-7。

表 2-7 几种食物蛋白质的赖氨酸利用率（%）

食物蛋白质	赖氨酸利用率	食物蛋白质	赖氨酸利用率
牛肉	89	奶粉（滚筒法）	86
酪蛋白	104	奶粉（喷雾法）	92
猪肉	100	玉米	49～58
大豆蛋白	118	面粉	70～72
卵白蛋白	91	大米	86～87
鱼粉	83	棉籽饼粉	64.5

2. 食物蛋白质的消化率 食物蛋白质的消化率反映蛋白质在胃肠道内经消化酶作用

而分解和吸收的程度，可通过动物实验和人体试验求得。

$$蛋白质消化率（\%）=\frac{食物氮-(粪氮-粪代谢氮)}{食物氮}\times 100$$

粪氮并不完全是不能被人体消化吸收的食物氮，其中有一部分是来自于肠道微生物、脱落的肠黏膜细胞以及肠道分泌的消化液等，这部分氮总称为粪代谢氮。粪代谢氮可在受试者完全不吃含蛋白质的食物时从粪中测得。正常成人 24 小时的粪代谢氮为 0.9～1.2g。在测定蛋白质消化率时同时测定粪代谢氮，并按上述公式计算出的消化率称为真消化率。但由于测定粪代谢氮较为困难，故在实际测定时常常不测定粪代谢氮，这时可按下述公式计算表观消化率：

$$表观消化率（\%）=\frac{食物氮-粪氮}{食物氮}\times 100$$

由于表观消化率低于真消化率，即使用表观消化率评价蛋白质的营养价值是作了较低的估计，具有更大的安全系数，且测定方法简便，故在实际工作中比测定和计算真消化率更常用。

植物性食物中的膳食纤维和蛋白酶抑制剂等成分可影响蛋白质的消化吸收，故其消化率一般较动物性蛋白质低。如能将植物性食物中影响蛋白质消化吸收的成分大部分除去，则可显著提高其消化率。如大豆整粒食用时，其中的蛋白质消化率仅为 60%，但如做成豆腐或豆浆食用，其消化率即可增至 90%以上。

3. 蛋白质的利用率 反映食物蛋白质利用率的指标有许多，常用者有以下三个：

（1）生物价（biological value，BV）：即储留的蛋白质占吸收蛋白质的比例，表示蛋白质吸收后在体内储留的程度。生物学价值越大，说明其利用率越高。

$$蛋白质生物学价值=\frac{氮储留量}{氮吸收量}\times 100$$

式中：氮吸收量=食物氮 –（粪氮–粪代谢氮）；氮储留量=氮吸收量 –（尿氮–尿内源性氮）。即

$$BV=\frac{食物氮-(粪氮-粪代谢氮)-(尿氮-尿内源性氮)}{食物氮-(粪氮-粪代谢氮)}\times 100$$

尿内源性氮亦指受试者完全不吃含蛋白质的食物时从尿中排出的氮。粪代谢氮及尿内源性氮均可在实验开始第一阶段进食无氮膳食期间测得。

（2）蛋白质净利用率（net protein utilization，NPU）：即潴留的蛋白质占摄入蛋白质的比例，表示摄取的蛋白质被机体储留的程度，即结合各种蛋白质的不同消化率来评估蛋白质的利用情况。

$$\begin{aligned}蛋白质净利用率(\%) &= 生物价\times 消化率\\ &=\frac{氮储留量}{氮吸收量}\times\frac{氮吸收量}{氮摄入量}\times 100\\ &=\frac{氮储留量}{氮摄入量}\times 100\end{aligned}$$

（3）蛋白质功效比值（protein efficiency ratio，PER）：即摄入每克蛋白质使动物体重增加的克数。可反映蛋白质满足机体生长发育需要的程度。

$$蛋白质功效比值（PER）=\frac{动物体重增加(g)}{摄入蛋白质(g)}$$

PER 的测定是以含 10%待评价蛋白质的饲料喂饲刚断乳的雄性大鼠 4 周，通过每日称量给食量和剩食量从而求得摄入蛋白质的总量，再与 4 周动物增重比较而计算出。同一种蛋白质在不同实验条件下测出的 PER 常有较大差异，为便于比较和评价，实验时常使用标化酪蛋白作为对照组，并将该组的 PER 定为 2.5，再把实验组所得的 PER 换算为对照组的 PER 为 2.5 时的数值。即

$$待测蛋白质相对 PER=\frac{实验组PER}{对照组PER}\times 2.5$$

几种食物的蛋白质含量和质量指标见表 2-8。

表 2-8　几种食物的蛋白质含量和质量指标

食物	蛋白质含量（%）		质量指标（%）		
	鲜食品	干食品	消化率	BV	NPU
全鸡蛋	11.8	48	99	94	93
全牛乳	3.5	27	97	84	82
鱼	19	72	98	83	81
牛肉	18	45	99	74	73
大豆	15	41	90	73	66
花生	16	27	87	54	47
全麦		14	65	59	38
精白面粉		12	99	52	52
玉米		11	90	59	53
粗稻米		9	96	73	70
精白稻米		8	98	63	62
土豆	2	9	89	67	60

第五节　人体氮平衡与蛋白质营养不良

一、氮平衡及其测定

机体的蛋白质代谢（合成与分解）处于动态平衡状态，摄入氮和排出氮亦处于动态平衡状态，这种摄入氮和排出氮的平衡关系称为氮平衡（nitrogen balance，NB）。

氮平衡是研究蛋白质代谢和反映机体蛋白质营养的重要指标。氮平衡即机体摄入氮（I）和排出氮（E）之间的关系，可用下式表示：

$$NB=I-E=I-(F+U+S)$$

排出氮（E）包括粪氮（F），尿氮（U）以及其他途径（表皮细胞、毛发、各种分泌物、月经失血和射精等）排出氮（S）。粪氮和尿氮也包括前述的粪代谢氮（Fm）和尿内源性氮（Um）。

在特定时间内，如机体摄入氮大于排出氮则为正氮平衡，如摄入氮小于排出氮则为负氮平衡，如两者相等则为零氮平衡。一般而言，正氮平衡常见于处于生长发育阶段的儿童、孕妇、疾病康复期患者等；负氮平衡常见于饥饿、疾病、摄入蛋白质的量不足或质较差等情况以及老年人等；零氮平衡常见于健康成人。一般从安全角度考虑，正常成人体内的氮平衡应维持在 0～5%。

人体的氮平衡情况可通过测定一定时间内的摄入氮量和排出氮量（包括尿氮、粪氮以及通过皮肤、汗液和各种分泌物、毛发和指甲等其他途径排出的氮）而评价，但应注意影响氮平衡的因素很多，可能对测定和评价造成影响。例如：①从低氮膳食突然进入高氮膳食（或者相反）时，氮排出量通常不会立即发生相应的反应。如在无氮膳食开始后，人体还会排出一定的氮，在几日后才会稳定在一个低水平的排出量水平，故氮平衡试验的时间不能太短，特别是膳食氮含量变动较大时更是如此。②能量的供给情况可影响蛋白质的利用。当能量供给不能满足机体需要时，摄入的蛋白质有相当一部分将被分解，产生能量供机体需要，这可影响氮平衡的结果。③机体处于疾病或应激状态、甚至精神过度紧张时，也可以增加氮的排泄。④氮平衡试验中，由于难以准确收集和计算人体从表皮脱落的细胞以及通过排汗、分泌物、毛发和指甲等途径排出的氮，且收集的粪尿量有时也会有误差，故可影响氮平衡试验结果。⑤试验膳食中氮含量过高或过低也影响蛋白质的相对吸收利用率，故试验膳食的蛋白质含量必须适宜。

二、蛋白质营养不良

食物蛋白质被人体消化吸收后，主要用于合成新的组织（尤其是对于婴幼儿、青少年、孕妇、乳母）以及维持组织蛋白质分解代谢与合成代谢的动态平衡。因此，当蛋白质供给不足时，对蛋白质更新较快的组织的影响也较大，首先是肠黏膜及分泌消化液的腺体受影响，结果可引起消化吸收不良，导致腹泻、失水、失盐等。这也常是蛋白质营养不良的早期临床表现。随后，由于肝脏受到影响，蛋白质合成障碍而导致血浆白蛋白含量下降，严重者可出现水肿。最后，骨骼肌和骨髓等组织也受到影响，可出现肌肉萎缩和贫血等。由于胶原分解和更新的速率很慢，故蛋白质营养不良对结缔组织的影响较少，中枢神经系统受到的影响也较小。但在婴幼儿时期，由于各组织均处于旺盛的生长发育阶段，严重的蛋白质缺乏亦可影响中枢神经系统的发育，引起智力障碍。此外，蛋白质营养不良的个体，免疫功能和抵抗力下降，患各种疾病的风险增加。

蛋白质摄入量不足时，由于组织蛋白的合成小于分解，故首先表现为负氮平衡，即排出的氮多于摄入的氮。长期的负氮平衡可因其程度不同而有不同的临床表现，最常见的症状和体征为疲乏、体重减轻、机体抵抗力下降、伴有血浆蛋白质含量下降等。在幼儿及青少年可表现为生长发育迟缓、消瘦、体重过轻，甚至智力发育障碍；在成人则可表现为疲倦、体重下降、肌肉萎缩、贫血、血浆蛋白水平降低以及乳母的泌乳量减少等，并可逐渐形成营养性水肿。蛋白质营养不良时，血浆蛋白质水平降低以血浆白蛋白最为明显，如白蛋白低于 21g/L，表示蛋白质已严重缺乏；若白蛋白降至 15g/L 以下，则蛋白质缺乏更为严重甚至可危及生命。

蛋白质营养不良在许多第三世界国家和贫困地区是一种常见的营养缺乏病，在成人和儿童中都可见到，但处于生长发育阶段的儿童更易发生。蛋白质营养不良往往同时伴有能量的缺乏，称为蛋白质—能量营养不良（protein-energy malnutrition，PEM）。蛋白质缺乏时，由于大量组织蛋白被分解，肌肉消耗，血浆蛋白减少，尤其是白蛋白降低可致血浆渗透压下降，而一定的血浆渗透压是促使组织间液中的水分和代谢产物等流回血液所必需的，故蛋白质缺乏时，在毛细血管网末端水分等不能正常流回血液，即可导致全身水肿。在儿童因腹部水肿明显，可致腹部胀大。能量的缺乏和必需氨基酸的缺乏可进一步促使肌肉和体内蛋白质分解，作为能量的来源并维持一定的血糖水平（通过糖异生途径）。所以，蛋白质摄入不足可导致负氮平衡，如同时能量摄入也不足则将进一步加重负氮平衡。事实上，即使必需氨基酸的摄入基本维持在需要量水平，若能量缺乏，同样可造成体内蛋白质的过量分解，导致负氮平衡，这种情况也可见于某些吃减肥膳食的人群。

据世界卫生组织（WHO）估计，目前全世界约有 500 万儿童患有蛋白质-能量营养不良症，主要分布在非洲，中、南美洲，中东、东亚和南亚地区。其中有因疾病和营养不当引起者，但大多数都是由贫穷和饥饿引起。PEM 主要有两种类型，即水肿型营养不良和干瘦型营养不良。水肿型营养不良（Kwashiorkor）指能量基本满足而蛋白质摄入严重不足的儿童营养不良性疾病。主要表现为腹部水肿和腿部、四肢水肿，虚弱、表情淡漠、生长滞缓、头发变色、变脆和易脱落、易感染其他疾病等。干瘦型营养不良（marasmus）指蛋白质和能量摄入均严重不足的营养不良性疾病。患儿极度消瘦、全身无力，易感染其他疾病甚至死亡。亦有认为这两种营养不良症是 PEM 的两个不同阶段。

三、蛋白质过量的危害

蛋白质（尤其是动物性蛋白）摄入过多同样对人体有害。过多的动物性蛋白摄入往往伴随有较多的脂肪和胆固醇摄入，导致肥胖和心血管疾病等发生的风险增加。另外，蛋白质摄入过多本身对人体也会产生有害影响。在正常情况下，人体内不能储存大量蛋白质，所以必须将过多的蛋白质脱氨分解，氮则由尿排出体外。这一过程需要大量水分参与，故可加重肾脏的负荷，对肾功能不良者危害更大。而且，蛋白质在体内并不能完全氧化，可产生尿素、肌酐、尿酸、氨等小分子物质，这些物质在体内过量蓄积对人体也有危害。过多的动物蛋白摄入，也可因含硫氨基酸过多而加速骨骼中钙的丢失，易产生骨质疏松（osteoporosis）。

四、氨基酸代谢异常

除蛋白质营养不良外，某些氨基酸的代谢障碍和数量异常对人体也有不同程度的危害。

1. 同型胱氨酸尿症 一种先天性的代谢异常，即胱硫醚合成酶缺乏或缺陷，导致蛋氨酸的代谢产物同型（高）半胱氨酸堆积，使其在血中的浓度升高，并大量以其二聚体形式，即同型（高）胱氨酸从尿中排出。类似的情况也可见于缺乏维生素 B_6、维生素 B_{12} 或叶酸的普通人群，因为这几种维生素是同型半胱氨酸代谢酶的辅因子。先天性同型胱氨酸尿症患者通常在儿童时期或青少年早期即死亡，其原因主要是与此类人易患进行性的动脉粥样硬化症，同型胱氨酸也已被证实对动物是一种具有很强作用的致动脉粥样硬化因子。有此类先天性疾病的儿童可通过限制蛋氨酸和蛋白质的摄入，以及增加维生素 B_6 和叶酸的摄入而延长其寿命。

高蛋白摄入和低维生素 B_6、维生素 B_{12}、叶酸摄入的正常人也容易发生同型胱氨酸尿症，这也可能是许多发达国家动脉粥样硬化和冠心病等发生率很高的原因之一。故通过适当降低蛋白质摄入和增加维生素 B_6、维生素 B_{12} 和叶酸摄入，有助于预防此类心血管疾病。

2. 苯丙酮酸尿症 一种由于肝内苯丙氨酸羟化酶先天缺乏所致的疾病。该酶为苯丙氨酸转变为酪氨酸的反应所必需，同时也是哺乳类动物和人体组织中苯丙氨酸分解所必需的酶。缺乏此酶时，苯丙氨酸可大量堆积在血中和组织内，这对婴儿和儿童的大脑功能可产生严重不良影响。过量的苯丙氨酸可转变为苯丙酮酸而从尿中排出，即苯丙酮酸尿症。这类缺陷如果及时被发现，婴儿和儿童可通过控制膳食中苯丙氨酸的摄入而不致发生太大问题。

3. 色氨酸与睡眠及抑郁症 补充色氨酸有助于诱发睡眠，其原因可能是由于大脑摄取的色氨酸增多，导致 5-羟色胺（5-HT）和其他相关代谢物的生成增多。大脑中 5-HT 的生成与睡意有关，这种作用可被高碳水化合物膳食所增强，如在无糖膳食情况下摄取这种氨基酸（以蛋白质形式）则无此作用。这可能是由于脑对色氨酸的摄取依赖于血中的中性氨基酸（Leu、Val、Ile、Phe、Tyr）水平，因为这些氨基酸可与色氨酸竞争使用相同的载体通过血脑屏障。摄入高碳水化合物后，由于胰岛素的作用，可使血中氨基酸（尤其是支链氨基酸如亮氨酸、异亮氨酸和缬氨酸）水平下降，从而降低了与色氨酸竞争进入大脑的作用。因此，在进餐后往往倾向于嗜睡。同样，增大色氨酸摄入也可使其进入大脑的量升高。

已有许多研究表明，1～5g 剂量的色氨酸即有明显的诱导睡眠作用。另外，每日补充 3～6g 色氨酸已被用作抗抑郁症的治疗方法。一般而言，补充色氨酸的同时也应增加维生素 B_6 的摄入以减少可能有害的色氨酸代谢产物的堆积。

4. 谷胱甘肽（GSH） 谷胱甘肽和其他含硫氨基酸衍生物与机体防御功能相关。GSH 是人体组织和细胞内的一种重要成分，作为一种很强的巯基还原剂，GSH 可使许多物质保持在还原状态，同时也是细胞对抗自由基损伤和抗氧化系统的重要组成成分，GSH 可直接通过化学还原作用而起作用，或经过一组酶的作用，即谷胱甘肽过氧化物酶（GSH-Px，与过氧化物起反应），巯基转硫酶（还原蛋白中半胱氨酸的 SH）和谷氧还蛋白（glutaredoxin）等。还有研究表明 GSH 对铬和铜毒性有拮抗作用，还有对抗外源性化学物的有害代谢产物等作用。

GSH 还与氨基酸的转运有关，即通过γ-谷氨酰胺循环和γ-谷氨酰转肽酶（GGT）的作用完成转运。GSH 也是体内合成有重要生物活性的白三烯所必需的（也是通过 GGT 的作用而完成）。

第六节 蛋白质供给量与食物来源

一、人体氮损失与蛋白质需要量的关系

机体在完全不摄入蛋白质的情况下，体内蛋白质仍然在分解和合成，此时当然处于负氮平衡状态。这种状态持续几天后，氮的排出将维持在一个较恒定的低水平。此时机体通过粪、尿及皮肤等途径所损失的氮，是机体不可避免要消耗的氮，称为必要的氮损失或不可避免的氮损失（obligatory nitrogen losses，ONL）。一般正常成人按每公斤体重计，每日

从尿中约排出氮 37mg，从粪中排出 12mg，从皮肤排出 3mg，从其他途径排出量男性为 2mg，女性为 3mg，所以每公斤体重每日损失的总氮量男女分别为 54mg 和 55mg。一个 60kg 体重的成年男人，每日共损失估计为：54×60=3240mg 氮，约相当于 20.3g 蛋白质（3.24×6.25）。

成年人组织蛋白质的更新量每日约为 400g。大部分用于合成新的组织蛋白质，仅有小部分进一步分解成尿素或其他代谢产物排出体外。已如前述，即使膳食中完全不含蛋白质，一个 60kg 体重的成年男子，每日不可避免的氮损失约相当于 20g 蛋白质，故欲维持成年人的氮平衡（摄入与排出氮相等），每日至少应从膳食中供给优质蛋白质 20g 以上。

膳食蛋白质的供给量除了考虑不可避免的氮损失（即人体对氮的最低生理需要量）外，还必须考虑蛋白质的消化吸收和利用率，以及个体差异等因素。对于少年儿童等特殊人群，还应考虑其生长发育和新组织形成的需要。

二、蛋白质的需要量和供给量

（1）代谢需要量：指所摄入的蛋白质和氨基酸能满足体内正常代谢（如蛋白质的储存）速率的量。代谢需要量在很大程度上与个体的基因型以及个体的发育和生理状态等因素有关。成人每日氮的基础排出量（必要的氮损失）与最低代谢需要量类似，约为 50mg 氮/（kg · bw）。

（2）膳食需要量：为了满足代谢需要必须由膳食提供的营养素的量，即考虑到消化、吸收和细胞生物利用等有关因素后的膳食供给量。维持氮平衡所必需的平均氮摄入量约为 75mg 氮/（kg · bw），与膳食需要量相当。

（3）平均需要量（estimated average requirement，EAR）：指能满足某一特定性别，年龄及生理状况人群中 50%个体需要量的摄入水平。EAR 是制定 RNI 的基础。中国营养学会（2013）建议的成人蛋白质 EAR 为每天 0.88g/（kg ·bw）[取整后为每天 0.9g/（kg · bw）]。

（4）推荐摄入量（recommended nutrient intake，RNI）：相当于以前使用的 RDA（recommended dietary allowance）。指可以满足某一特定性别，年龄及生理状况人群中绝大多数（97%～98%）个体需要量的摄入水平。长期摄入 RNI 水平，可满足身体对该营养素的需要，保持健康并维持组织中有适当的储备。RNI 通常是以 EAR 为基础制订的，即在已知 EAR 的标准差的情况下，RNI 等于 EAR 加两个标准差，即 RNI = EAR+2SD。

WHO 建议的成人优质蛋白质摄入的 RNI 为 96～125mg 氮（600～800mg 蛋白质）/kg。中国营养学会（2013）建议的成人蛋白质 RNI 为每天 0.98g/（kg • bw）[取整后为每天 1g/（kg • bw）]。

中国营养学会编制的《中国居民膳食营养素参考摄入量（2013 版）》中膳食蛋白质参考摄入量见表 2-9。

表 2-9 中国居民膳食蛋白质参考摄入量（DRIs）

年龄（岁）/人群	EAR（g/d）		RNI（g/d）	
	男	女	男	女
0～	—	—	9（AI）	9（AI）
0.5～	15	15	20	20
1～	20	20	25	25

续表

年龄（岁）/人群	EAR（g/d）		RNI（g/d）	
	男	女	男	女
3～	25	25	30	30
7～	30	30	40	40
9～	40	40	45	45
10～	40	40	50	50
11～	50	45	60	55
14～	60	50	75	60
18～	60	50	65	55
孕中期		+10		+15
孕晚期		+25		+30
哺乳期		+20		+25

三、蛋白质的食物来源

膳食蛋白质的主要食物来源，一是动物性蛋白质，即肉、鱼、禽、蛋、奶及其制品等；二是植物性蛋白质，如谷类、豆类、干果及其制品等。

如某种蛋白质的氨基酸组成能充分满足机体需要，则属于优质蛋白质。“理想蛋白质”或“参考蛋白质”与优质蛋白质的含义相似，通常指其必需氨基酸组成与标准模式十分接近，故能被动物或人体很好地利用的蛋白质。多数动物性蛋白质（如奶、蛋、肉类等）属于优质蛋白质，大豆亦为优质蛋白质，且可制成多种制品，与粮食混合食用能很好地发挥蛋白质互补作用。我国营养学会建议，优质蛋白质（动物性蛋白质+大豆蛋白质）应占蛋白质供给量的30%～50%。

在我国的传统膳食模式中，蛋白质主要来源于植物性食物。目前在大中城市和经济发达地区，优质蛋白质的摄入已占了较大比例，但对于大多数经济欠发达地区农村，尤其是边远贫困地区而言，植物性蛋白仍然是人体所需蛋白质的主要来源，在这种情况下，应注意合理利用食物资源，充分利用各种蛋白质之间的互补作用，尤其是增加大豆蛋白质的食用量，以提高居民的蛋白质营养水平。

本 章 小 结

蛋白质是生命的基础，是人体组织细胞的重要构成材料，可提供能量，还有其他多方面的重要生理作用。蛋白质由氨基酸以肽键连接作为基本结构，在此基础上进一步形成各种复杂的二级、三级（四级）结构。人体内不能合成或合成量不能满足需要，需要从食物中获得的氨基酸称为必需氨基酸，食物蛋白质中与人体需要的“氨基酸模式”比较差距最大的必需氨基酸称为“第一限制氨基酸”。将几种必需氨基酸组成模式不同的蛋白质混合使用，各自原来缺乏的氨基酸可被相互弥补，产生“蛋白质互补作用”而使其营养价值提高。食物蛋白质的营养价值评价常用指标包括蛋白质含量、氨基酸评分（AAS）、消化率、生物价（BV）、净利用率（NPU）和蛋白质功效比值（PER）。氮平衡指人体摄入氮和排出氮的动态平衡状态。多数动物性蛋白质和大豆蛋白属于优质蛋白，谷类也是蛋白质的主要来源，但赖氨酸为其第一限制氨基酸。蛋白质摄入不足可导致蛋白质营养不良；如能量摄入也不足，则可导致蛋白质-能量营养不良，严重危害人体健康。

复 习 题

1. 名词解释：EAA、PER、AAS、氮平衡、优质蛋白质。
2. 简述蛋白质在体内的重要转化过程。
3. 氨基酸有哪些分类方法？人体必需氨基酸有哪些？
4. 简述蛋白质的食物来源，动物性和植物性蛋白质的主要特点。
5. 简述蛋白质的分类及依据。
6. 简述蛋白质的生理功能。
7. 试述食物蛋白质营养评价的方法和常用指标。

参 考 文 献

李勇. 2005. 营养与食品卫生学[M]. 北京：北京大学医学出版社.
孙长颢. 2012. 营养与食品卫生学[M]. 7 版. 北京：人民卫生出版社.
孙长颢，王舒然. 2005. 营养与食品卫生学[M]. 北京：科学技术文献出版社.

（张立实）

第三章 脂　　类

学习要求

1. 掌握：脂类的分类及功能、脂肪酸的命名和分类方法、必需脂肪酸的概念和种类、脂类的参考摄入量和食物来源。

2. 熟悉：脂肪酸的转运和代谢、脂类的消化与吸收。

3. 了解：脂肪代用品的种类和作用。

核心概念

必需脂肪酸（essential fatty acid，EFA）　人体不可缺少且自身不能合成，必须通过膳食供给的多不饱和脂肪酸。

脂类（lipids），即脂肪和类脂的统称，包括甘油三酯（triglycerides）、磷脂（phospholipids）和固醇（sterols and sterol esters）三大类，其中甘油三酯又称脂肪，磷脂和固醇等称为类脂，它们在人体内发挥重要的生理功能，具有重要的营养学意义。

第一节　脂类的分类和营养学意义

一、脂　　肪

脂肪即甘油三酯，是由一分子甘油与三分子脂肪酸（fatty acid，FA）缩合形成的酯，如图 3-1 所示。人体内甘油三酯的主要作用是储存能量，占体重的 10%～20%，膳食中的甘油三酯可提供能量、溶解脂溶性维生素、提供必需脂肪酸等。

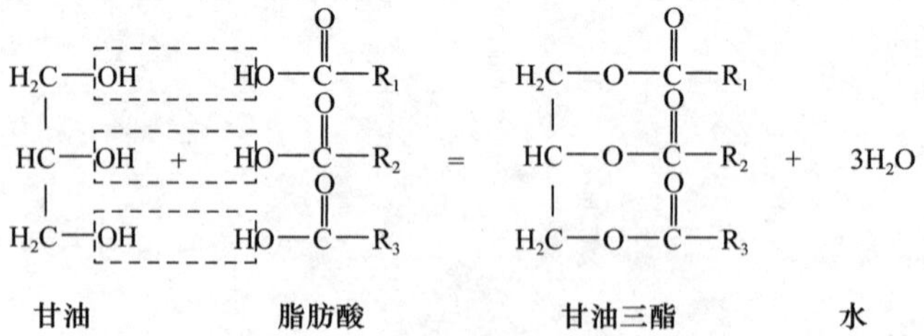

图 3-1　甘油三酯形成示意图

R_1、R_2 和 R_3 指碳氢链

脂肪有油（oil）和脂（fat）之分，一般来说，室温下呈液态的统称为油，通常来源于植物性食物，因其所含的脂肪酸不饱和程度高，熔点低，故而呈液态；呈固态的统称为脂，通常来源于动物性食物，因其饱和程度高，因而熔点高，在室温下呈固态。

（一）体内脂肪的生理功能

1. 储存和提供能量 体内脂肪是非常重要的“能量调解池”，即机体在能量摄入超过能量需求时，可将多余的能量以甘油三酯的形式储存在脂肪组织；当食物短缺摄入能量不能满足能量需求时，机体动员储存的脂肪代谢产生 ATP。

2. 保温和保护内脏器官 皮下脂肪具有保温和维持体温的作用。内脏周围的脂肪组织对器官具有保护作用，可减轻外力对内脏器官的伤害，减少器官间的摩擦。

3. 内分泌作用 人体内的脂肪主要以甘油三酯的形式储存在脂肪组织，脂肪组织同样是人体不可缺少的部分，具有重要的内分泌功能。脂肪组织可分泌抵抗素（resistin）、瘦素（leptin）、脂联素（adiponectin）、肿瘤坏死因子α（TNF-α）、内脏脂肪因子（visfatin）、补体 D（adiposin）、白介素-6（IL-6）、纤溶酶原激活物抑制物-1（PAI-1）、血管紧张素Ⅱ（AG-Ⅱ）等，这些脂肪因子参与机体的代谢、免疫和生长发育等生理过程。另外，脂肪分解产生的游离脂肪酸（free fatty acids）可干扰胰岛素的分泌。

脂肪细胞对脂肪的储存至今未发现上限，所以人体可不断将摄入过多的能量转化成脂肪储存，导致脂肪组织不断增加，最终失去与正常体重之间的比例，表现出超重和肥胖。另外，在脂肪动员时，脂肪分解不能产生葡萄糖，因而在饥饿状态下，大脑神经元及红细胞不能利用脂肪，只能通过糖异生产生的葡萄糖提供能量。

4. 其他作用 细胞膜等生物膜的结构基础是“脂质双分子层”，含有大量脂肪酸，是细胞维持正常结构和功能的基础。

（二）食物中脂肪的作用

1. 提供能量 食物中的脂肪是膳食能量的重要组成部分，膳食中 20%～30%的能量由脂肪提供，发达国家和地区居民膳食中脂肪的比例更高。1g 膳食脂肪在体内氧化大约产生 36.7kJ（9.0kcal）的能量。能量密度（energy density）指每克食物所含的能量，故食物中脂肪含量越高，能量密度越高。

2. 增加饱腹感 膳食中的脂肪进入消化道后，可刺激十二指肠产生肠抑胃素，使胃的蠕动减缓，使食物由胃进入十二指肠的速度相对减慢，延长了食物在胃中的停留时间，即胃内容物排空时间延长，因而具有饱腹感。

3. 改善食物的感官品质 油脂在食品加工和烹调过程中可作为重要的原辅料，可改善食品的色、香、味、形，促进食欲。

4. 提供脂溶性维生素 脂肪可作为脂溶性维生素的溶剂，例如，植物油中通常含有丰富的维生素 E、鱼肝油中含有丰富的维生素 A 和维生素 D；膳食脂肪能促进脂溶性维生素及其他脂溶性活性成分在肠道的吸收，如维生素 A、维生素 D、维生素 E 和维生素 K、*β*-胡萝卜素等。

5. 提供必需脂肪酸 脂肪所含的脂肪酸中，有一些对人体健康至关重要，缺乏后可对人体健康产生危害，如亚油酸和 *α*-亚麻酸，这两种脂肪酸是必需脂肪酸，只能由膳食脂肪提供。

二、磷 脂

磷脂是含有磷酸的脂类，由碳、氢、氧、氮、磷五种元素组成，是体内除甘油三酯外含量最多的脂类。磷脂在室温下通常呈乳白、浅黄或棕色，易溶于乙醚、苯、三氯甲烷、正己烷，不溶于丙酮、水等极性溶剂，具有乳化性。磷脂也是构成细胞膜的主要成分，具有重要的生物学意义。

（一）分类

根据磷脂的主链结构可分将其为甘油磷脂和鞘磷脂两大类。

1. 甘油磷脂（phosphoglycerides） 甘油磷脂由甘油、脂肪酸和磷酸构成，甘油分子中相邻两个羟基与脂肪酸发生酯化反应，第三个碳原子与磷酸发生酯化反应，磷酸基团又可与各种结构不同的醇类化合物酯化后形成各种甘油磷脂。体内含量较多的是磷脂酰胆碱（phosphatidylcholine，PC，又称卵磷脂）、磷脂酰乙醇胺（phosphatidylethanolamine，PE，又称脑磷脂）、磷脂酰丝氨酸（phosphatidylserine，PS）、磷脂酰甘油（phosphatidylglycerol，PG）、二磷脂酰甘油（diphosphatidylglycerol，DG，又称心磷脂）及磷脂酰肌醇（phosphatidylinositol，PI）等，这些磷脂又可因组成的脂肪酸不同而有若干种。

磷脂的分子结构见图 3-2。

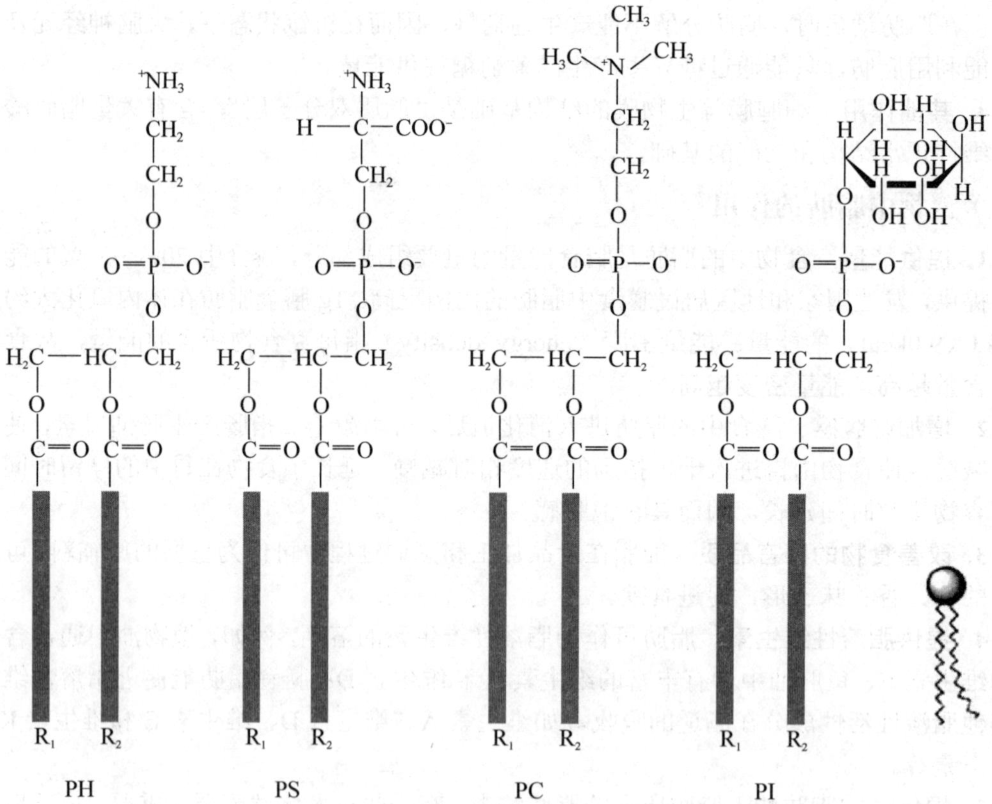

图 3-2 磷脂的分子结构

2. 鞘磷脂（sphingomyelin） 鞘磷脂是含鞘氨醇或二氢鞘氨醇的磷脂，其分子中不含甘油，由一分子脂肪酸以酰胺键与鞘氨醇的氨基相连而形成。鞘氨醇或二氢鞘氨醇是具有脂肪长链的氨基二元醇。鞘氨醇或二氢鞘氨醇有长链脂肪烃基构成的疏水尾和两个羟基及一个氨基构成的极性头。

鞘磷脂含磷酸，其末端烃基取代基团为磷酸胆碱酰乙醇胺。人体含量最多的鞘磷脂是神经鞘磷脂，由鞘氨醇、脂肪酸及磷酸胆碱构成。神经鞘磷脂是构成生物膜的重要磷脂，常与卵磷脂并存于细胞膜外侧。

（二）生理功能

1. 提供能量 甘油磷脂水解可产生脂肪酸，脂肪酸在体内分解代谢可生成ATP。

2. 构成细胞膜 细胞膜主要由蛋白质、脂类和碳水化合物组成，含量分别约为50%、40%、2%～10%。其中，脂质的主要成分为磷脂和胆固醇。磷脂具有极性和非极性双重特性，能协助脂溶性维生素等重要成分顺利通过细胞膜，促进细胞代谢和细胞内外的物质交流。细胞的存活依赖于膜的完整性，因而磷脂对细胞正常功能的发挥至关重要。

3. 乳化作用 磷脂具有亲水和亲脂的双重特性，因而具有乳化作用，是食品工业常用的乳化剂，可帮助油相均匀的分散于水相。例如，在人造奶油、蛋黄酱、巧克力的生产中常使用卵磷脂作为乳化剂。

4. 预防心血管疾病 膳食中的磷脂被消化吸收后，能够协助脂肪的吸收、转运和代谢，降低血液黏度、防止胆固醇在血管内壁的沉积，降低血脂水平，预防心血管疾病的发生。

5. 改善神经系统功能 磷脂中的神经鞘磷脂中含有胆碱，磷脂被消化吸收后，胆碱可释放入血，被用于合成神经递质——乙酰胆碱，从而促进和改善大脑组织和神经系统功能。

三、固 醇 类

固醇（sterols）的典型代表是胆固醇，是一类含有多个环状结构的脂类化合物。固醇类在天然食物中广泛存在，动物性食物中普遍存在胆固醇，植物性食物中普遍含有植物固醇。膳食中的固醇类物质被人体消化吸收后，代谢为多种形式的中间产物（也属于固醇类）。

（一）胆固醇

胆固醇是细胞膜的重要构成成分，占细胞膜质量的20%～30%，占体重的0.2%，体重60kg的人，体内胆固醇约120g，其中的1/4分布在大脑。人体内的胆固醇有两个来源，一是膳食来源的胆固醇，约占1/5，其余为自身合成，合成部位主要在肝脏和小肠黏膜细胞。

胆固醇是人体内许多生物活性成分的合成原料。胆固醇在肝脏被彻底氧化生成胆汁酸，随胆汁排入小肠，每日排出量约占胆固醇合成量的40%。胆汁酸具有促进脂类消化吸收的作用。胆固醇还可在体内被用于性激素（睾酮，testosterone）、肾上腺素（皮质醇，cortisol）等的合成。胆固醇在体内的代谢产物——7-脱氢胆固醇还是维生素D合成的原料。

（二）植物固醇

植物固醇（plant sterols）广泛存在于植物性食物中，与胆固醇结构相似，包括谷固醇、豆固醇和菜油固醇等。

植物固醇不同于胆固醇，其在肠道的吸收率低，因而在人体血液中的浓度非常低。近50年的研究发现，膳食中的植物固醇因其结构与胆固醇相似而具有干扰肠道胆固醇吸收的作用，从而可降低血浆中的胆固醇水平，预防心血管疾病的发生。有研究发现植物固醇在干扰胆固醇吸收的同时，对β胡萝卜素的吸收也具有抑制作用，具体机制不清。

胆固醇和植物固醇的结构见图3-3。

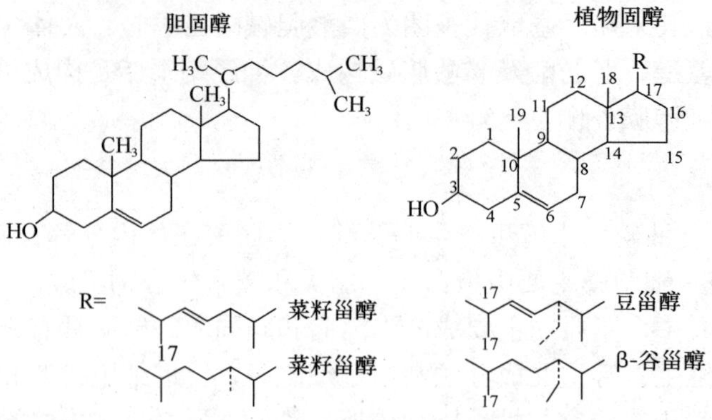

图 3-3　胆固醇和植物固醇

第二节　脂类的消化、吸收、转运和代谢

人体每天摄入的脂类中，约 95%是甘油三酯，其他的为磷脂和固醇。脂类的消化吸收主要在小肠上端，在胆汁酸的乳化作用下，脂类与蛋白质等形成乳糜微粒，由淋巴系统进入血液循环。

一、脂类的消化

（一）在口腔的消化

脂肪的消化从口腔开始。食物进入口腔后刺激唾液腺分泌部分脂肪酶，分解少量脂肪，尤其是中短链脂肪酸。婴儿口腔中的脂肪酶活力要大于成年人，因而婴儿可有效地降解上述脂肪酸，但成人口腔对上述脂肪酸的分解能力则很弱。

（二）在胃内的消化

脂肪在胃内进行初步乳化，形成 0.5～1.9μm 的小脂滴，以利于进一步的消化吸收。脂肪在胃内的消化十分有限，胃脂肪酶仅对乳脂中富含的中链脂肪酸甘油三酯有较强的水解作用。新生儿的胰酶尚未发育成熟，因而胃脂肪酶对新生儿有特别重要的意义。

（三）在小肠的消化

机体每天从肠道吸收 50～100g 脂肪，4～8g 磷脂，300～450mg 胆固醇。在胆汁的乳化作用下，脂肪分子的表面积增大数万倍，将酯键充分暴露，胰脂酶和肠脂肪酶将甘油三酯水解为甘油一酯和 2 分子脂肪酸。在此过程中，胆汁不仅具有乳化作用，而且可激活胰脂酶。甘油三酯中脂肪酸链的长度、饱和程度均影响甘油三酯的水解速度，总体上说，碳链越短、不饱和程度越高，水解的速度越快。

胰脂酶对甘油三酯的酯键位置有严格的选择性，只作用于第一和第三位酯键。它在辅脂酶协同下将甘油三酯水解为 2-甘油一酯和脂肪酸，继而在异构酶的作用下，将 2-甘油一酯转变为 1-甘油一酯，进一步水解为甘油和脂肪酸。

磷脂酰胆碱在肠腔内由磷脂酶水解为溶血卵磷脂和脂肪酸。肠腔内胆固醇主要来自于胆汁（肠肝循环），食物胆固醇仅占 10%左右；胆固醇酯占胆固醇的 10%～15%，可被胆固醇酯酶水解为胆固醇和脂肪酸。

二、脂类的吸收

在小肠内，脂类分解的小分子产物，如甘油、短链脂肪酸等很容易被小肠细胞快速吸收。而脂类的大分子消化产物如脂肪酸、甘油一酯等需在胆汁酸的乳化作用下形成半径约为200μm的混合微胶粒，然后被小肠细胞吸收。胆固醇和溶血卵磷脂可掺入微胶粒中被一起吸收。

长链脂肪酸及甘油一酯被吸收后，在肠上皮细胞的内质网中大部分被重新合成为甘油三酯，并与载脂蛋白合成乳糜微粒（chylomicron），乳糜微粒被包裹在一个囊泡内。囊泡移行到细胞底-侧膜时，便与细胞膜融合，释出乳糜微粒进入细胞间隙，再扩散入淋巴，被运送到肝脏代谢。

三、脂类的转运

体内脂类的来源包括膳食摄入和自身合成两个途径。膳食中的脂肪和类脂被消化吸收后，以乳糜微粒的形式首先进入肝脏，随后被运输到其他脏器进行代谢。

（一）血浆脂蛋白

血浆脂蛋白协助脂类通过血液从一个器官转运至另一个器官，血浆脂蛋白主要有乳糜微粒、极低密度脂蛋白、低密度脂蛋白、中间密度脂蛋白和高密度脂蛋白。

乳糜微粒（chylomicrons，CM）是血浆中颗粒最大、密度最低的脂蛋白，大约含有90%的甘油三酯。CM在十二指肠和空肠的黏膜细胞内合成。小肠黏膜吸收部分水解的食物甘油三酯、磷脂、脂肪酸和胆固醇后，肠壁细胞将这些脂质重新酯化为甘油三酯和胆固醇酯。CM中的载脂蛋白（apo）主要是apoA I和C，另外还有少量的apoA II、apoA IV、$apoB_{48}$和apo E。$apoB_{48}$是合成乳糜微粒所必需的载脂蛋白，CM在血液循环中的半衰期小于1小时，正常人血浆中的乳糜微粒空腹12小时后就被完全清除。CM在血液循环过程中，其中的甘油三酯被末梢血管内皮细胞表面的脂蛋白脂酶（lipoprteinlipase，LPL）分解为脂肪酸和单甘油脂肪酸，再进入肌肉、脂肪组织及心肌组织贮存或利用，颗粒变小，变成CM残粒，由肝脏中的低密度脂蛋白受体相关蛋白或apoE受体和低密度脂蛋白（low density lipoprotein，LDL）受体分解代谢。由于$apoB_{48}$始终存在于CM中，所以$apoB_{48}$可视为CM及其残粒的标志，以便与肝脏来源的极低密度脂蛋白（very low density lipoprotein，VLDL）（含$apoB_{100}$）相区别。

VLDL是由肝细胞利用CM、碳水化合物在肝脏的代谢产物、脂肪动员的游离脂肪酸和甘油合成的一类富含甘油三酯（约50%）的脂蛋白。VLDL中含有约15%的胆固醇、20%的磷脂和10%的蛋白质；胆固醇主要来源于CM残粒、LDL的分解代谢和肝脏自身合成。VLDL中的载脂蛋白主要有apoC（40%～50%）、$apoB_{100}$（30%～40%）、apoE（10%～15%）。

LDL是血浆中胆固醇含量最高的脂蛋白，血浆中大约70%的胆固醇存在于LDL。LDL颗粒中胆固醇含量约为50%，其他成分还包括蛋白质、磷脂和甘油三酯。细胞表面普遍存在的LDL受体，是介导LDL进入细胞的主要途径，体内70%～75%的LDL经此受体进入细胞内。进入细胞的LDL在溶酶体被分解，胆固醇得以释放后供细胞利用。LDL中的载脂蛋白主要是$apoB_{100}$（约占95%），其次还含有少量的apoC和apoE。

高密度脂蛋白（high density lipoprotein，HDL）颗粒最小，因而密度较高，肝脏和小肠是 HDL 合成的主要场所。由小肠合成和分泌的 HDL 颗粒中主要含有 apo A-I，而肝脏合成和分泌的 HDL 主要含有 apo E。此外，HDL 也可以由 VLDL 和 CM 衍生而来。HDL 颗粒参与胆固醇的逆向转运，即把外周组织中的胆固醇运送至肝脏进行代谢分解。血浆中的这些脂蛋白主要负责体内脂质的转运，各脂蛋白的特征如表 3-1 所示。

表 3-1 血浆脂蛋白特征

脂蛋白	密度（g/dl）	分子量（10^6Da）	直径（nm）	脂质含量（%）			载脂蛋白
				甘油三酯	胆固醇	磷脂	
乳糜微粒	0.95	1400	75～1200	80～95	2～7	3～9	apoB-48、apoA-Ⅰ、apoA-Ⅱ、apoA-Ⅳ、apoC、apoE
极低密度脂蛋白	0.95～1.006	10～80	30～80	55～80	5～15	10～20	apoB100、apoC、apoE
中间密度脂蛋白	1.006～1.019	5～10	25～35	20～50	20～40	15～25	apoB100、apoC、apoE
低密度脂蛋白	1.019～1.063	2.3	18～25	5～15	40～50	20～25	apoB100、apoC、apoE
高密度脂蛋白	1.063～1.21	1.7～3.6	5～12	5～10	10～25	20～30	apoA-Ⅰ、apoA-Ⅱ、apoA-Ⅳ、apoC

（二）脂肪酸结合蛋白

脂肪酸结合蛋白（fatty acid binding protein，FABP）是一族分子量为 14～16KU 的蛋白质，在哺乳动物的小肠、肝、心、脑和骨骼肌等细胞中广泛存在，占细胞内可溶性蛋白的 3%～8%。目前已发现 9 种组织特异性的 FABP，分别是肝脏型、肠型、肌肉和心脏型、脂肪细胞型、表皮型、回肠型、脑型、髓磷脂型、睾丸型。FABP 主要参与细胞内脂肪酸的运输，可将脂肪酸运送至脂肪酸氧化、甘油三酯和磷脂的合成部位。

（三）胆固醇转运蛋白

当前的研究一般认为细胞对胆固醇的摄取主要通过NPC1L1蛋白及ATP结合盒转运体（ATP binding cassette transport，ABC）超家族成员来实现。NPC1L1 是一个多次跨膜蛋白，含有 13 个跨膜结构，其中（氨基端起第 3～7）5 个跨膜结构（约 180 个氨基酸）组成了中间的固醇敏感结构域，胆固醇与该区域结合后，通过网格蛋白介导的内吞作用被转运到细胞内，实现细胞对胆固醇的摄取。NPC1L1 同样是植物固醇吸收转运的关键蛋白。ABC G5 和 G8 与 NPC1L1 的作用相反，其将细胞内的胆固醇转运至细胞外。NPC1L1 和 ABC G5/ G8 共同调节细胞内胆固醇的转入和转出。

四、脂类的合成与分解

（一）脂类的合成

1. 软脂肪酸合成 脂肪酸从头合成的原料是乙酰辅酶 A，合成的场所是细胞质。乙酰辅酶 A 首先在乙酰辅酶 A 羧化酶的作用下生成丙二酸单酰辅酶 A，该步骤为软脂酸合成的限速步骤，乙酰辅酶 A 羧化酶为限速酶；随后在一系列脂肪酸合成酶的作用下，反复作用，脂肪链不断延长，最终合成软脂肪酸。在此过程中，1 分子乙酰辅酶 A 与 7 分子丙二酰辅酶 A 经转移、缩合、加氢、脱水和再加氢的重复过程，每一次使碳链延长两个碳，共经历 7 次重复，最终生成含十六碳的软脂酸。

2. 碳链的延长 软脂酸合成后，碳链的进一步延长可在滑面内质网和线粒体中经脂肪酸延长酶体系催化完成。

在内质网，脂肪酸首先形成脂酰辅酶 A，再以丙二酰辅酶 A 为二碳单位的供体，与细胞质内从头合成类似，经缩合脱羧、还原等过程延长碳链。在脑组织，可合成 24 碳脂肪酸，在其他组织，一般以合成硬脂酸为主。

在线粒体，碳链的延长与脂肪酸 β 氧化过程逆行，软脂酸在线粒体脂肪酸延长酶系作用下，与乙酰辅酶 A 缩合逐步延长碳链，一般可延长脂肪酸碳链至 24 或 26 碳，但硬脂酸最多。

3. 不饱和脂肪酸的合成 人和动物组织内含有饱和脂肪酸和不饱和脂肪酸，除部分来源于食物外，人体可合成软油酸（16：1Δ9）、油酸（18：1Δ9）、花生四烯酸（20：4Δ5，8，11，14）等。通常，软油酸和油酸可由相应的脂肪酸经去饱和酶催化脱氢生成；花生四烯酸、二十碳五烯酸、二十二碳六烯酸等则由必需脂肪酸亚油酸或 α-亚麻酸合成（详见本章第三节）。

4. 磷脂的合成 在细胞的微粒体内，以磷酸、甘油、必需脂肪酸、胆碱或乙醇胺等为原料，细胞可合成甘油磷脂。胆碱和 ATP 在胆碱磷酸激酶催化下生成磷酸胆碱，再与胞苷三磷酸（CTP）在胞苷酸转移酶作用下变为胞苷二磷酸胆碱（CDP-胆碱），进而与甘油二酯在磷酸胆碱转移酶催化下脱掉胞苷一磷酸，就形成 α-卵磷脂。脑磷脂的合成与卵磷脂的合成过程基本相似，不同的只是以乙醇胺代替胆碱。

5. 胆固醇的合成 乙酰辅酶 A 是胆固醇合成的起始原料，几乎所有的组织细胞均可合成胆固醇，但肝脏的合成能力最强。胆固醇的合成可分为三个阶段，第一阶段反应是 2 分子乙酰辅酶 A 在硫解酶、HMG-CoA 合成酶、HMG- CoA 还原酶（限速酶）等酶的催化下生成甲羟戊酸，甲羟戊酸经磷酸化和脱羧反应生成异戊烯焦磷酸。第二阶段主要是戊烯焦磷酸在异构酶、合成酶等的催化下合成鲨烯。第三阶段是鲨烯经加氧和环化过程，并最终形成由四个环组成的胆固醇。

（二）脂类的分解

乳糜微粒携带外源性甘油三酯、VLDL 携带内源性甘油三酯进入血液循环后，其中的甘油三酯可被位于毛细血管的脂蛋白酯酶水解，供外周组织氧化、代谢和储存。LDL 被细胞摄取后与溶酶体融合，释放出胆固醇。HDL 负责胆固醇的逆向转运，被肝细胞摄取和降解。

进入细胞内的脂肪酸主要在线粒体经 β 氧化生成二氧化碳和水，提供 ATP，一分子软脂肪酸彻底氧化可净生成 106 分子 ATP。在此过程中，脂肪酰基链通过脱氢（去除氢原子）、水合（加水）、脱氢和裂解四个步骤并不断重复，直至脂肪酸链被完全降解为乙酰辅酶 A 为止。含 18 碳及 18 碳以下的脂肪酸，在肉碱的协助下以脂酰辅酶 A 的形式进入线粒体；短链和中链脂肪酸则不需要肉碱协助可直接进入线粒体进行氧化。在上述 β 氧化的同时，亚油酸和 α-亚麻酸氧化产生的碳原子还被广泛用于脂肪酸和胆固醇的从头合成，在大脑早期发育过程中，该过程非常关键。另外，某些脂肪酸还是体内其他活性成分的合成原料（详见本章第三节）。

进入细胞内的胆固醇一方面可被酯化贮存，另一方面可被分解用于合成其他重要成分。在肝脏，胆固醇在 CYP7A1 的作用下生成胆汁酸；在皮肤，胆固醇脱氢后的产物7-脱氢胆固醇在紫外线照射下可合成维生素 D；在肾上腺皮质，胆固醇可被转变成肾上腺皮质激素；在性腺，胆固醇可转变为性激素，如雄激素、雌激素和孕激素等；胆固醇在肝脏生成的胆汁酸可通过肠肝循环被分泌至小肠，促进肠道脂质的吸收。

第三节　脂肪酸和必需脂肪酸

脂肪酸是脂肪和磷脂的重要构成原料，含有碳、氢、氧三种元素，是含有甲基端和羧基端的碳氢链，天然的膳食脂肪酸大多为偶数碳原子，排列成一条直链，可表示为 $CH_3[CH_2]_nCOOH$，n 的数目可以是 0～24 中的偶数，n 越小的脂肪酸，通常有刺激性气味、室温下呈无色液体状，n 越大的脂肪酸无可明显嗅到的气味，通常呈蜡状固体。在生物体内，脂肪酸经 β 氧化，可完全分解为 CO_2 和 H_2O，释放出能量或以 ATP 形式储存，供细胞利用。

脂肪酸的命名有两个系统，即 Δ 编号系统以及 n 或 ω 编号系统。在 Δ 编号系统中（图3-4），脂肪酸的碳原子从羧基功能团开始计数，羧基碳原子为碳原子 1，依次编号为 2、3、4…；不饱和键的位置用 Δ 表示，如 18∶1，Δ9 顺：表示含 18 个碳原子，在第 9～10 位碳原子之间有一个顺式双键；18∶3，Δ9，12，15 顺：表示含 18 个碳原子，在第 9～10、12～13、15～16 碳原子之间，各有一个双键，共计三个双键。

在 n 或 ω 编号系统中（图 3-5），最远端的甲基碳称为 ω 碳原子，脂肪酸的碳原子从离羧基最远的碳原子即甲基碳原子 ω 开始计数，按字母编号依次为 ω-1、ω-2、ω-3…。如 18∶1，ω-9：表示含 18 个碳原子，有 1 个不饱和键，双键位置在从甲基端数起的第 9 与第 10 个碳原子之间；18∶3，ω-3：表示含 18 个碳原子，有 3 个不饱和键，第一个双键在从甲基端数起的第 3 与第 4 个碳原子之间。

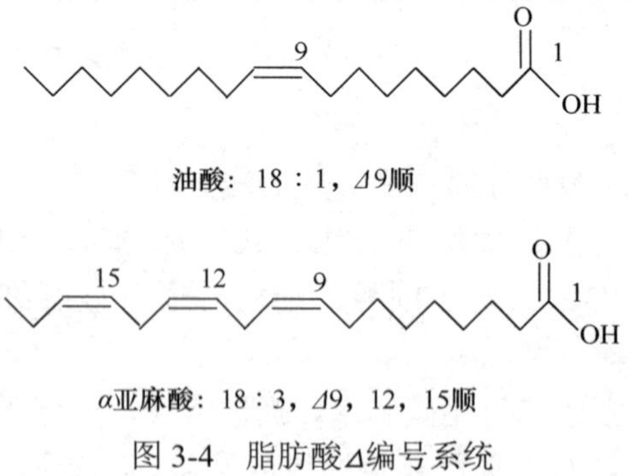

图 3-4　脂肪酸 Δ 编号系统

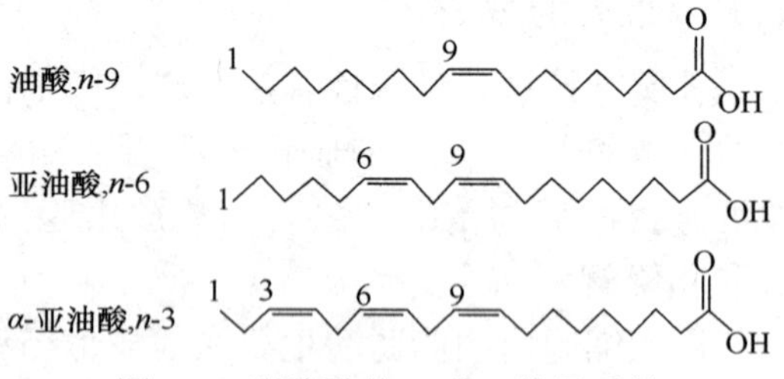

图 3-5　脂肪酸的 n 或 ω 编号系统

一、脂肪酸的分类与功能

脂肪酸可按其碳原子数量、空间结构、碳键的饱和程度等进行分类。

（一）按碳链长度分类

按碳链长度可将脂肪酸分为短链脂肪酸（short-chain fatty acid，SCFA）、中链脂肪酸（medium-chain fatty acid，MCFA）和长链脂肪酸（long-chain fatty acid，LCFA）。通常将碳

原子数低于 6 者称为短链脂肪酸，碳原子数在 14～24 者称为长链脂肪酸，含 8～12 个碳原子者为中链脂肪酸。膳食中的脂肪酸以 18 碳的脂肪酸为主，乳和乳制品中通常含有较多的 SCFA 和 MCFA。另外，在人体的大脑组织、视网膜、精子中还含有一些极长链脂肪酸（very long-chain fatty acid，VLCFA）。

SCFA 包括甲酸、乙酸、丙酸、异丁酸、丁酸、异戊酸、戊酸等，主要由大肠内的微生物分解某些未能在小肠消化吸收的物质产生。SCFA 可有助于维持结肠屏障的完整性，并为结肠细胞提供 60%～70%的能量，减少细胞凋亡，对于维持大肠的正常功能具有重要作用。还有研究发现 SCFA 能够增加肠道抗菌肽的分泌，从而具有广泛的抗菌作用；SCFA 具有抑制免疫细胞趋化、减少活性氧和细胞因子释放的作用。另外，细胞研究还发现 SCFA 能够抑制乳腺癌和白血病细胞系的细胞活性，使细胞停滞在 G_0/G_1 期。总之，SCFA 被上皮细胞吸收后，或为上皮细胞提供能源，或转运到肝进行物质代谢，发挥其生理功能，但关于 SCFA 功能的研究大部分停留在动物模型或细胞层面，对人体健康的作用有待更进一步地研究。

MCFA 是自然界中含量较少的脂肪酸，主要来源于母乳、牛乳及其制品、棕榈仁油和椰子油等，常见的有辛酸和葵酸。在临床上，MCFA 主要用于治疗吸收不良综合征，包括腹泻、脂肪便、胃切除、淋巴结异常和肠切除患者的临床治疗，因为 MCFA 被认为具有在肠道吸收速度快和提供能量速度快的特点。还有研究认为，MCFA 还具有抑制超重肥胖者体内脂肪沉积、降低血清胆固醇水平的作用，另外还有研究发现 MCFA 是新生儿的主要营养成分，可用于治疗婴儿腹泻。

LCFA 在自然界中分布广泛，主要来源于各种植物种子和动物脂肪，包括肉豆蔻酸、棕榈酸、硬脂酸、亚油酸、油酸、棕榈油酸、亚麻酸等（表 3-2），是膳食能量的主要来源。

表 3-2 常见的脂肪酸

脂肪酸名称（英文）	表达式	脂肪酸名称（英文）	表达式
丁酸（butyric acid）	C4：0	亚油酸（1inoleic acid）	C18：2，*n*-6，9，all *cis*
己酸（caproic acid）	C6：0	*α* 亚麻酸（*α*-1inolenic acid）	C18：3，*n*-3，6，9，all *cis*
辛酸（caprylic acid）	C8：0	*γ* 亚麻酸（*γ*-1inolenic acid）	C18：3，*n*-6，9，12，all *cis*
癸酸（capric acid）	C10：0	花生酸（arachidic acid）	C20：0
月桂酸（1auric acid）	C12：0	花生四烯酸（arachidonic acid）	C20：4，*n*-6，9，12，15，all *cis*
肉豆蔻酸（myristic acid）	C14：0	二十碳五烯酸（timnodonic acid，EPA）	C20：5，*n*-3，6，9，12，15，all *cis*
棕榈酸（palmitic acid）	C16：0	芥子酸（erucic acid）	C22：1，*n*-9 *cis*
棕榈油酸（palmitoleic acid）	C16：1，*n*-7 *cis*	二十二碳五烯酸（鰶鱼酸）（clupanodonic acid）	C22：5，*n*-3，6，9，12，15，all *cis*
硬脂酸（stearic acid）	C18：0	二十二碳六烯酸（docosahexenoic acid，DHA）	C22：6，*n*-3，6，9，12，15，18 all *cis*
油酸（oleic acid）	C18：1，*n*-9 *cis*	二十四碳单烯酸（神经酸）（nervonic acid）	C24：1，*n*-9 *cis*
反油酸（elaidic acid）	C18：1，*n*-9 *trans*		

（二）按空间结构分类

当脂肪酸的碳链中含有双键时，按空间结构可将其分为顺式脂肪酸（*cis*-fatty acid）或反式脂肪酸（trans-fatty acid），自然界中存在的大多是顺式脂肪酸，乳和乳制品中存在少量反式脂肪酸。

膳食中的反式脂肪酸主要来源于植物油氢化，即将植物油中的不饱和双键在氢作用下部分变成饱和键，随氢化程度的增加，油可由液态变为固态，增加了耐储性和稳定性，这一过程为油脂氢化（hydrogenation）。在此过程中，部分未被氢化的双键可发生空间结构的改变，由顺式变为反式，成为反式脂肪酸。

20 世纪 80 年代，人们过于担心膳食中的动物脂肪对心血管疾病发生的风险，而植物油在加工性能、耐储性、长途运输的方便性等方面又不及动物脂肪，为此，科学家将植物油氢化，氢化后的植物油可用做人造黄油、奶精、植脂末、人造奶油、代可可脂等，不仅加工性能提高，而且抗氧化性能也有了极大的提高。

但近年来的研究发现，反式脂肪酸对人体健康的危害大于饱和脂肪酸。反式脂肪酸不仅可升高血中低密度脂蛋白胆固醇水平、降低高密度质蛋白胆固醇水平，从而增加心血管疾病的风险，还有研究认为反式脂肪酸可能诱发肿瘤和 2 型糖尿病等。虽然反式脂肪酸对健康的危害还需要更深入地研究，但各国政府已纷纷出台控制食物中反式脂肪酸的含量的相关建议和措施。

（三）按饱和程度分类

按碳链中双键的多少，可将脂肪酸分为饱和脂肪酸（saturated fatty acid）与不饱和脂肪酸（unsaturated fatty acid）两大类。不饱和脂肪酸再按不饱和程度又分为单不饱和脂肪酸与多不饱和脂肪酸（polyunsaturated fatty acid）。单不饱和脂肪酸，在分子结构中仅有一个双键，如油酸。多不饱和脂肪酸，在分子结构中含两个或两个以上双键，如亚油酸、*α*-亚麻酸、二十碳五烯酸（EPA）和二十二碳六烯酸（DHA）。随着营养科学的进步，研究者发现双键的多少和位置均是脂肪酸营养价值的影响因素。

二、必需脂肪酸

（一）定义

必需脂肪酸（essential fatty acid，EFA）指人体不可缺少且自身不能合成，必须通过膳食供给的脂肪酸。目前公认的人类必需脂肪酸只有两种，即亚油酸和 *α*-亚麻酸，两者均为多不饱和脂肪酸，但前者属于 *n*-6 系列，后者属于 *n*-3 系列，它们在体内可分别转化成多种多不饱和脂肪酸（图 3-6）。

（二）功能

除在体内代谢产生能量外，必需脂肪酸在体内有多方面的重要功能，包括：

1. 构成磷脂的组成成分 必需脂肪酸是磷脂的组成成分，如图 3-2 所示，磷脂是由两分子脂肪酸和磷酸与甘油酯化形成的，其中中间位置的脂肪酸通常是必需脂肪酸。磷脂构成了细胞膜的磷脂双分子层，是保持细胞膜完整性、流动性、选择性的重要基础。

2. 合成前列腺素、血栓素（TXA）及白三烯（LT）等类二十烷酸的前体物质 前列腺素（prostaglandins，PG）是动物和人体内具有多种生理作用的活性物质（图 3-7），最

n-6系列		*n*-3系列
亚油酸 C18:2, *n*-6		*α*-亚麻酸 C18:3, *n*-3
↓	Δ^6去饱和酶	↓
γ-亚麻酸 C18:3, *n*-6		十八碳四烯酸 C18:4, *n*-3
↓	碳链延长酶	↓
双同型-*γ*-亚麻酸 C20:3, *n*-6		二十碳四烯酸 C20:4, *n*-3
↓	Δ^5去饱和酶	↓
花生四烯酸 C20:4, *n*-6		二十碳五烯酸 C20:5, *n*-3
↓	碳链延长酶	↓
二十二碳四烯酸 C22:4, *n*-6		二十二碳五烯酸 C22:5, *n*-3
↓	Δ^4去饱和酶	↓
二十二碳五烯酸 C22:5, *n*-6		二十二碳六烯酸 C22:6, *n*-3

图 3-6　必需脂肪酸在体内的转化

早发现于人的精液中，当时认为其由前列腺释放，因而命名为前列腺素。现已证明精液中的 PG 主要来自精囊，且全身许多组织细胞都能利用花生四烯酸（可由亚油酸在体内转化而成）合成 PG。此外，以亚油酸为原料，体内还可合成血栓素（thromboxane，TXA）和白三烯（leukotriene，LT）等多种类二十烷酸活性物质，具有调节下丘脑和垂体前叶极速释放的作用，可促进生长发育。花生四烯酸还具有减少血栓形成和血小板聚集的作用，缺乏时皮肤容易感染、伤口愈合慢。

3. 与胆固醇的代谢有关　在低密度脂蛋白（low density lipoprotein，LDL）和高密度脂蛋白（high density lipoprotein，HDL）颗粒中，胆固醇与亚油酸结合形成胆固醇酯，然后被转运和代谢。研究发现，多不饱和脂肪酸，如 EPA 和 DHA 都具有降低血清总胆固醇水平的作用。

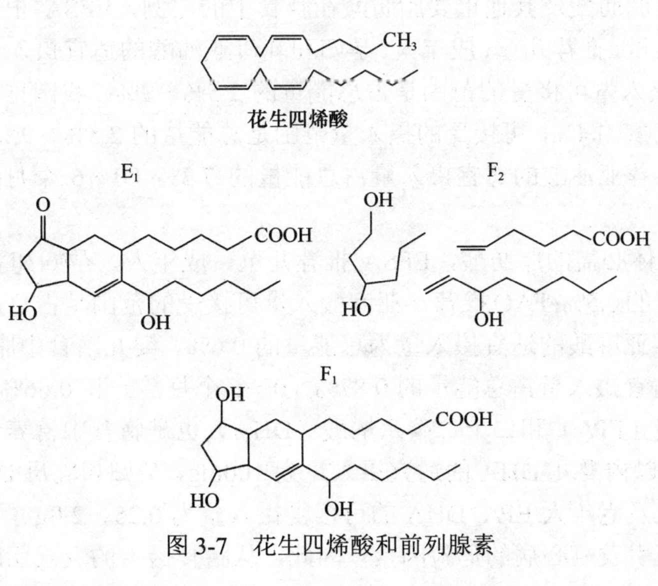

图 3-7　花生四烯酸和前列腺素

必需脂肪酸缺乏可导致生长迟缓、生殖障碍、皮肤损伤，以及肾脏、肝脏、神经和视觉等疾病，多发生于婴幼儿、长期全肠外营养的患者和慢性肠道疾病患者。必需脂肪酸虽然是人体不可缺少的营养素，但由于必需脂肪酸中存在有双键，双键具有不稳定的特性，因而摄入过多的必需脂肪酸可增加体内的氧化应激负荷，产生有害的氧化物、过氧化物等，也可能对机体产生慢性危害。

第四节　脂类的参考摄入量与食物来源

一、脂类的参考摄入量

（一）脂肪

脂肪虽然是能量的重要来源，但脂肪摄入量过多，对人体健康危害很大。

美国DRI专家委员会认为，高脂肪膳食会导致能量摄入的增加，继而增加肥胖和冠心病的风险，但脂肪摄入过少，可能影响必需脂肪酸的供应，以及脂溶性维生素的吸收，因此建议成年人膳食脂肪的适宜摄入量为总能量的20%～35%。欧盟食品安全局同样推荐脂肪的供给量应为总能量的20%～35%。中国人以植物性食物为主，总能量摄入量远低于西方人，中国的研究发现并不支持膳食脂肪的最大供能比可提高至总能量的35%，因此，在2013年发布的DRI中，正常成年人的脂肪适宜摄入量仍为总能量20%～30%。儿童青少年、孕妇和乳母、以及老年人脂肪的推荐摄入量均与成年人一致，占每日总能量的20%～30%。

婴儿处于快速的生长发育期，为满足生长发育的需要，同时也是适应婴儿的肠道功能和渗透压的需求，婴儿膳食（母乳）中脂肪的供能比较高，0～6个月母乳中脂肪的供能比达48%，因此，我国推荐0～6个月龄婴儿脂肪的适宜摄入量为总能量的48%，FAO的推荐量为总能量的40%～60%。

膳食脂肪不仅是能量的主要来源之一，同时也是必需脂肪酸及其他重要脂肪酸的来源，为了保证必需脂肪酸及其他重要脂肪酸在膳食中的比例，EFSA根据欧洲国家不同人群亚油酸最低摄入量，推荐儿童、成年人、孕妇和乳母亚油酸的适宜摄入量为总能量的4%；FAO推荐亚油酸摄入量可接受的范围是占总能量的2.5%～9%；我国推荐成年人亚油酸的适宜摄入量为总能量的4%，可接受的摄入量范围是总能量的2.5%～9%。婴儿膳食中脂肪的供能比较高，推荐亚油酸的适宜摄入量占总能量的7.3%（0～6个月龄）和6.0%（7～12个月龄）。

α-亚麻酸是人体必需的脂肪酸，EFSA推荐儿童、成年人、孕妇和乳母α-亚麻酸的适宜摄入量为总能量的0.5%；FAO推荐α-亚麻酸入量可接受的范围是占总能量的0.5%～2%；我国推荐成年人α-亚麻酸的适宜摄入量为总能量的0.6%。婴儿膳食中脂肪的供能比较高，推荐α-亚麻酸的适宜摄入量占总能量的0.87%（0～6个月龄）和0.66%（7～12个月龄）。

二十碳五烯酸（EPA）和二十二碳六烯酸（DHA）也是膳食中营养学价值较高的脂肪酸，我国推荐1岁以内婴儿DHA的适宜摄入量为100mg，孕妇和乳母DHA的适宜摄入量为200mg，成年人及老年人EPA+DHA的可接受摄入量为0.25～2.0g。

反式脂肪酸是引发冠心病的危险因素，因此，从膳食摄入的反式脂肪酸不应超过总能量的1%。

（二）固醇

固醇主要包括来源于动物性食物的胆固醇和来源于植物性食物的植物固醇。2000年版《中国居民膳食营养素参考摄入量》中对膳食胆固醇摄入量的推荐值是＜300mg/d，近年的研究发现，膳食胆固醇摄入量与冠心病的发病和死亡之间缺乏显著关联，现有证据不足以支持每天摄入量低于300mg的建议量。中国居民的膳食调查显示，我国居民（成年人）膳食胆固醇的摄入量平均值均低于300mg/d，在《中国居民膳食营养素参考摄入量（2013版）》中，因现有证据的缺乏及中国居民目前膳食胆固醇的摄入现状，未制订胆固醇摄入量上限。

植物固醇最主要的生理功能是降低血清胆固醇水平，植物固醇广泛存在于各种植物性食物中。中国人的膳食结构以植物性食物为主，植物固醇的摄入量约为322mg/d，德国和美国居民每日植物固醇的摄入量约为250mg，瑞典和荷兰的调查发现，居民植物固醇的摄入量约为285mg/d。研究表明，植物固醇在膳食中的摄入量每天达到0.8～3.2g时，才能有效降低血清总胆固醇和低密度脂蛋白胆固醇水平，显然日常膳食中植物固醇的摄入水平远远低于此数值，为此，美国FDA规定以植物固醇制作食物，只有在每天能够提供0.8g植物固醇（两次食用）的情况下才能声称“可减少心脏病发病风险”。《中国居民膳食营养素参考摄入量（2013版）》中，植物固醇的特定建议值为0.9g/d，同时配合低脂饮食，以预防和减少心血管疾病的发生。

二、脂类的食物来源

脂类广泛分布于自然界的植物种子和动物脂肪组织中，是能量的重要来源之一。

脂类包括脂肪和类脂，它们的功能不同，食物来源也不同，且不同脂肪的脂肪酸构成也不同。

（一）脂肪

以大豆、花生、油菜籽、葵花籽等为原料，精炼的植物油是中国居民常用的食用油，其中大豆油、菜籽油和花生油是中国居民消费量最大的食用油，2011年，我国食用油人均年消费量达到20.5kg。不同的植物油，其脂肪酸组成也不同（表3-3）。

表3-3 部分食用油的脂肪酸含量（脂肪酸总量的百分比）

	大豆油	橄榄油	花生油	菜籽油	棕榈油
月桂酸（C12：0）	—	—	—	—	0.2
豆蔻酸（C14：0）	—	—	—	—	1.0
棕榈酸（C16：0）	11.1	8.4	12.5	4.0	37.7
硬脂酸（C18：0）	3.8	2.2	3.6	1.3	4.3
油酸（C18：1）	22.4	81.4	40.4	20.2	44.4
亚油酸（C18：2）	51.7	6.4	37.9	16.3	12.1
α-亚麻酸（C18：3）	6.7	0.6	0.4	8.4	—
芥子酸（C22：1）	0.7	—	—	34.6	—

动物的脂肪组织中也含有大量甘油三酯，是食物中不可分割的一部分。通常，红肉的脂肪含量高于禽肉，禽肉的脂肪含量高于鱼肉；猪肉的脂肪含量高于牛肉和羊肉（表3-4）。

表 3-4 部分食物中的脂肪含量

食物名称	水分含量	脂肪含量	食物名称	水分含量	脂肪含量
猪肉（肥）	8.8	88.6	草鱼	77.3	5.2
猪肉（肥瘦）	46.8	37.0	带鱼	73.3	4.9
猪肉（里脊）	70.3	7.9	大黄鱼	77.7	2.5
猪肝	70.7	3.5	海鳗	74.6	5.0
牛肉（瘦）	75.2	2.3	鲤鱼	76.7	4.1
羊肉（瘦）	74.2	3.9	鸡蛋（平均）	74.1	8.8
鸡翅	65.4	11.8	鸡蛋黄	51.5	28.2
鸡腿	70.2	13.0	鸭蛋	70.3	13.0

（二）磷脂

磷脂是细胞膜的重要构成成分，在自然界广泛存在。富含磷脂的食物有大豆、蛋黄和动物肝脏等。

（三）固醇

胆固醇仅存在于动物性食物，在蛋黄、内脏、鱼子、动物脑等食物中含量丰富。

植物固醇广泛存在于植物性食物中，我国居民膳食中的植物固醇主要来源于谷类和植物油类，分别占总摄入量的39%和40%，蔬菜中植物固醇的含量较低，约提供13%的植物固醇，其他食物如薯类等含量更低。食物中的植物固醇包括β-谷固醇、菜油固醇、豆固醇以及β-谷烷醇、菜油烷醇等，以β-谷固醇为主。

第五节 脂肪代用品

脂肪代用品是一类加入到低脂或无脂食品中，使得它们具有与同类全脂食品相同或相近似的感官效果，但使食品提供的能量降低的物质。脂肪代用品的出现是二战以后营养与健康医学发展的结果，当时人们认识到脂肪摄入过量导致肥胖及与肥胖相关的慢性病发生的风险增加，因此如何降低食品中脂肪的含量而又不影响食品品质成为食品科学研究领域的热点，在此背景下，脂肪代用品应运而生。

一、脂肪代用品的分类

脂肪代用品一般以脂肪、蛋白质或碳水化合物为基质而制成，根据基质的不同，可将其分为脂肪基质、蛋白质基质、碳水化合物基质和复合型脂肪替代品。其中脂肪基质脂肪替代品又称脂肪替代品，而蛋白质基质和碳水化合物基质脂肪替代品又统称为脂肪模拟品。

（一）脂肪替代品

脂肪替代品是以脂肪酸为基础酯化得到的，具有食用油脂的物理和化学性质，但由于其酯键能抵抗人体内脂肪酶的催化水解而不易被人体吸收，因此能量较低或完全没有能量。它具有与脂肪相类似的物理特性，同时使食品保持了许多脂肪所提供的风味和质构性状，能维持食品体系的亲油性，故不会影响风味物质的分布和释放；可以 1∶1 替代脂肪而不影响口感，可应用于煎炸、焙烤食品中。但另一方面它在使用安全性方面存在某些问题，如造成脂溶性维生素的损失、肛瘘以及对肠道菌群的影响等。此类产品包括蔗糖聚酯、构造油脂、蔗糖脂肪酸酯等。

（二）脂肪模拟品

以碳水化合物或蛋白质等单位产能比脂肪低的物质为基础成分，经物理或化学方法处理，吸收充足的水分，以水状液体系的物理特性来模拟脂肪润滑细腻的口感特性。这类产品的优点在于其单位热量值较低（仅为脂肪的 1/3）而口感较好。乳清蛋白和鸡蛋蛋白是常用的两种脂肪模拟品原料。蛋白质在一定条件下（加热、适宜的 pH、金属盐等）变性后，分子中的疏水基团和区域暴露在分子表面，能模拟油脂的疏水性状，具有良好的润滑性状。此类脂肪模拟品有乳清蛋白和鸡蛋蛋白经热处理变性和微粒化处理制成的微粒化蛋白（Simplesse），其干物质的热量为 16. 7 kJ /g。

脂肪模拟品不能等比例替代脂肪，同时由于碳水化合物和蛋白质在高温下结构的不稳定性，导致此类产品不适于使用在需长时间高温加热处理的食品中。由于其多应用于高水分含量的食品中，因此亦不适合溶解油溶性的物质，当其用量超过 50%时便失去模拟脂肪的口感并产生异味，同时影响脂溶性风味物质在食品中的分布和保留，从而使得食品的风味发生变化，故应用范围较窄。

（三）复合型脂肪替代品

复合型脂肪替代品模拟脂肪的原理实际上是一个综合作用的结果。如将蛋白质、淀粉和水状胶体复合使用，对降低脂肪含量保持产品的结构特性有协同作用；菊粉与其他亲水胶体配合使用，可改善食品组织形态，增加食品黏度，形成光滑细腻的凝胶，产生与脂肪相似的熔融及流变性。

二、常见的脂肪替代品

（一）蔗糖聚酯

蔗糖聚酯是在催化剂存在的情况下，蔗糖分子上的羟基与 8～18 个碳原子的饱和（如癸酸、月桂酸等）或不饱和脂肪酸（马来酸、油酸、亚油酸、亚麻酸、花生四烯酸等）发生酯化反应生成的六、七、八个脂肪酸的蔗糖酯混合物，商品名为 Olestra（图 3-8）。人体对含有 4 个以上脂肪酸的酯类的消化较困难，对 6 个以上脂肪酸的酯类几乎不消化吸收。蔗糖聚酯中八酯的含量大于 75%，而低级酯则小于 0.1%，故不易被消化吸收，所以几乎不产生热量。

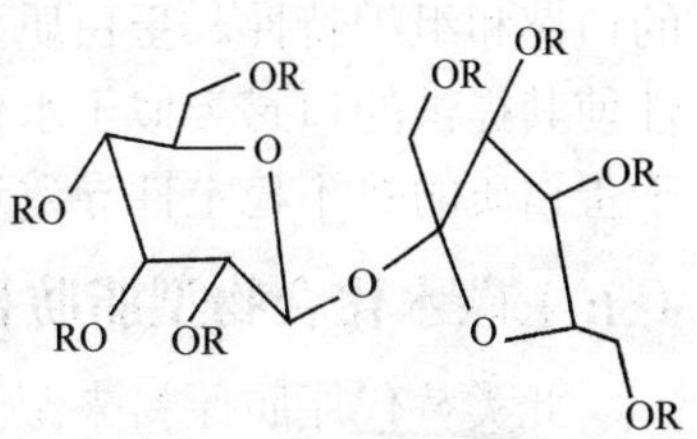

图 3-8 Olestra 的结构

胆固醇在肠道的吸收过程需要脂肪的参与，在肠道表面主动吸收，而蔗糖聚酯不能被分解和吸收，所以溶于其中的胆固醇也不能被有效吸收，故也能有效地降低人体对胆固醇的吸收。但由于蔗糖聚酯是酯类物质，不被肠道消化吸收可引起肠内渗透压升高，可能导致渗透性腹泻和肛瘘；并可能影响脂溶性维生素和其他营养素的吸收及肠道内微生物的生长，但对碳水化合物、蛋白质、水溶性维生素和矿物质营养素的吸收影响较小。

（二）蔗糖脂肪酸酯

蔗糖脂肪酸酯是蔗糖与脂肪酸发生一、二、三级酯化所形成的甲、乙、丙酯，分子中连有 1～3 个脂肪酸和 5～7 个羟基，使得其兼有亲水性和亲油性，可以被肠道内的脂肪酶催化水解，其热量值近似于脂肪，所以作为脂肪替代品时没有显著优势，且用量较多时会使食品产生明显的不良风味，因此其使用有限。

（三）构造脂质

构造脂质（structured lipids）是指为强化甘油三酯中脂肪酸的营养，利用化学或酶法改变甘油三酯的组成或脂肪酸在甘油骨架上的位置后形成的重构脂质。经过改性的构造脂质具有某些特定的生理特性，如提高人体对脂质的吸收能力、降低油脂的热量和促进必需脂肪酸吸收等。根据甘油骨架上脂肪酸链长的不同（图 3-1），构造脂质主要可分 MLM 型、SLS 型和 LML 型等（其中 L 代表长链脂肪酸，C≥14；M 代表中链脂肪酸，C8～C12；S 代表短链脂肪酸，C≤6），它们在人体中的吸收、营养和代谢均受甘油三酯中脂肪酸的链长、饱和度及其在甘油骨架上分布的影响。

Caprenin 是 C8、C10、C22 随机分布在甘油骨架上的一种结构油脂；Salatrim 是一组构造甘油三酯的总称，主体结构中至少含有一个短链脂肪酸和一个长链脂肪酸，长链短链脂肪酸随机地连到甘油的 1、2、3 位上；正十六烷基丙二酸二酯（DDM）是一类由丙二酰二卤化物和脂肪醇反应得到的酯；丙氧基甘油（EPG）是甘油和丙烯氧化反应得到的氧化丙烯衍生物；三烷氧基丙三羧酸酯（TATC）是由对热稳定的带有 2～4 个羧酸基团的多元羧酸和 8～30 个碳原子组成的线性或带分支的醇酯化得到的一类物质。这些构造脂质的结构与天然油脂的结构相似，都能很好地模拟脂肪的性质，在肠道中同样受到脂肪酶的水解，但短链脂肪酸在消化过程中提供的能量远比长链脂肪酸少（为其 27%～62 %）。由于短链脂肪酸在高温下易发生水解，所以此类替代品不适合应用于油炸用油等需高温处理的食品中。

（四）蛋白质型脂肪模拟品

此类脂肪模拟品的原料为天然高分子蛋白质（鸡蛋白、牛乳、大豆蛋白、动物胶质等），经加热、微粒化、高剪切处理，改变其原有的水结合特性和乳化特性，使其具有类似脂肪的口感和组织特性。蛋白质型脂肪模拟品的颗粒直径不大于 10μm，同时蛋白质的适度变性使其提供的口感类似于水包油型乳化体系食品中脂肪，故可应用于此类食品中。但是由于蛋白质的热不稳定性导致这类模拟品不能应用于需高温处理（如油炸）的食品中。

（五）碳水化合物型脂肪替代品

此类替代脂肪原料来源于植物的根、茎、果实，如土豆、甘薯、玉米、小麦、菱角、豆类等，均含大量的碳水化合物。碳水化合物型脂肪模拟品不能以 1∶1 比例替换食品配方中的脂肪，必须与水分和其他成分（如脂肪酸型乳化剂）配合使用。

本章小结

膳食中的脂类主要来源于动物性食物及植物种子，包括脂肪、磷脂和固醇，脂类的吸收主要发生在小肠，消化吸收的脂类及人体自身合成的脂类以脂蛋白的形式在血液中运输。膳食脂肪是人体能量的主要来源之一，占每日能量需要量的20%～30%，同时提供人体所必需的脂肪酸，即亚油酸和α-亚麻酸。脂肪酸在细胞内通过三羧酸循环分解而提供能量，同时某些脂肪酸的代谢产物还是体内其他活性成分的合成原料。脂肪替代品是以蛋白质、脂肪、碳水化合物为基质制成的具有脂肪的某些特性的物质，大多数脂肪替代品能量密度较低。

复 习 题

1. 简述脂肪酸的分类。
2. 简述必需脂肪酸的概念及膳食来源。
3. 简述膳食中脂肪的作用。
4. 必需脂肪酸的生理功能是什么？
5. 简述脂类的吸收过程。
6. 简述脂类在体内的转化过程。
7. 简述脂蛋白的特点及其作用。
8. 简述膳食脂肪的健康意义及其食物来源。

参 考 文 献

孙长颢. 2012. 营养与食品卫生学[M]. 7版. 北京：人民卫生出版社.
杨月欣. 2009. 中国食物成分表[M]. 2版. 北京：北京大学医学出版社.
中国营养学会. 2014. 中国居民膳食营养素参考摄入量（2013版）[M]. 北京：科学出版社.
Bowman BA，et al. 1998. 现代营养学[M]. 9版. 荫士安，主译. 北京：人民卫生出版社.

（余焕玲）

第四章 碳水化合物

学习要求

掌握：碳水化合物的生理功能、食物来源及供给量。

熟悉：碳水化合物的分类。

了解：碳水化合物消化、吸收。

核心概念

1. 单糖（monosaccharide） 含有3～6个碳原子的多羟基醛或多羟基酮。一般条件下不能再直接水解为更小分子的碳水化合物。如葡萄糖、果糖、核糖和脱氧核糖等。

2. 寡糖（oligosaccharide） 低聚糖聚合度为3～9的碳水化合物。如棉籽糖、水苏糖、低聚果糖等。

3. 多糖（polysaccharide） 聚合度≥10的碳水化合物。包括淀粉和非淀粉多糖。

4. 抗性淀粉（resistant starch） 不能被人体小肠消化吸收，但能在大肠中发酵或部分发酵的淀粉。

5. 血糖生成指数（glycemic index，GI） 摄入含50g碳水化合物待测食物后血糖应答曲线下面积（AUC）与摄入含等量碳水化合物标准参考物后血糖应答曲线下面积之比。通常标准参考物选择葡萄糖或白面包。

$$\text{血糖指数}=\frac{\text{摄入含50g碳水化合物食物后2小时葡萄糖反应曲线下面积}}{\text{摄入50g葡萄糖后2小时葡萄糖糖反应下面积}}\times 100$$。

通

常定义GI＜55%为低GI食物，GI为55%～70%为中GI食物，GI＞70%为高GI食物。

6. 血糖负荷（glycemic load，GL） 100g重量的食物中可利用碳水化合物（g）与GI的乘积。血糖负荷GL＞20为高GL食物，GI为10～20为中GL食物，GL＜10为低GL食物。

碳水化合物（carbohydrate）是一类多羟基醛或多羟基酮及其缩聚物和衍生物，由碳、氢、氧三种元素组成，因大多数碳水化合物的氢、氧比例为2∶1，相当于水分子中氢与氧原子之比，可以用通式Cn(H_2O)m来表示，如葡萄糖和果糖分子式为$C_6H_{12}O_6$（6C+6H_2O），蔗糖分子式为$C_{12}H_{22}O_{11}$（12C+11H_2O）等，故曾被认为是碳的水化物，即称为碳水化合物。但后来发现一些碳水化合物，如葡萄糖醛酸（$C_6H_{10}O_7$）、鼠李糖（$C_6H_{12}O_5$）、脱氧核糖（$C_5H_{10}O_4$）等并不符合此通式，而某些符合此通式的化合物如乳酸（$C_3H_6O_3$）、甲醛（CH_2O）、醋酸（$C_2H_4O_2$）等并不是碳水化合物。因此，国际化学名词委员会曾在1927年建议用“糖”（glucide）一词代替碳水化合物，但由于习惯和接受程度，“碳水化合物”一词目前仍被广泛使用。所以，碳水化合物又称为糖类。根据碳水化合物的定义，分子中要有2个或2个以上羟基，1 个醛基或酮基，因此，碳水化合物至少要有 3 个碳原子。

碳水化合物广泛存在于自然界，特别是植物界，是绿色植物光合作用的产物，也是地球上数量最多的一类有机化合物。碳水化合物占植物体干重的 50%～80%，植物是最大和唯一能够持续提供碳水化合物的储存库。动物体内碳水化合物的含量小于 2%，在人类约含 1%，但其生命活动所需能量主要来源于碳水化合物，绝大多数非光合生物通过氧化碳水化合物获得生命活动所需的能量。人体通过糖异生作用可以从其他物质（主要是某些氨基酸）合成所需的碳水化合物，但人类膳食碳水化合物比例仍然很高，占总能量的一半以上。碳水化合物是人类最主要、最重要的能量来源，主要由植物性食物供给。淀粉和纤维素是碳水化合物在自然界中最主要的存在形态。

第一节　碳水化合物的分类

碳水化合物根据其能否水解及水解产物情况，分为糖、寡糖和多糖。见表 4-1。营养学上一般将其分为四类：单糖（monosaccharide）、双糖（disaccharide）、寡糖（oligosaccharide）和多糖（polysaccharide）。通常，“糖”（sugar）指所有的单糖和双糖，如葡萄糖、蔗糖等。

表 4-1　碳水化合物分类

分类	亚组	组成
糖（1～2 个单糖）	单糖	葡萄糖、果糖、半乳糖
	双糖	蔗糖、乳糖、海藻糖
	糖醇	山梨醇、甘露醇
寡糖（3～9 个单糖）	异麦芽低聚寡糖	麦芽糊精
	其他寡糖	棉籽糖、水苏糖、低聚果糖
多糖（≥10 个单糖）	淀粉	直链淀粉、支链淀粉、变性淀粉
	非淀粉多糖	纤维素、半纤维素、果胶、亲水胶质物

一、单　糖

单糖是不能被水解的结构最简单的碳水化合物，是碳水化合物的基本单位。根据羰基在分子中的位置可分为醛糖（aldose）和酮糖（ketose），根据碳原子数，含有 3～7 个碳原子的单糖依次命名为丙糖、丁糖、戊糖、己糖及庚糖。分子中碳原子数≥3 的单糖因含有不对称碳原子，故有 *D*-及 *L*-两种构型，天然存在的单糖多为 *D*-型。食物中的单糖主要是葡萄糖（glucose）、果糖（fructose）和半乳糖（galactose），丙糖、丁糖和庚糖多以代谢中间产物的形式存在。

（一）戊糖

戊糖包括核糖、脱氧核糖、核酮糖、阿拉伯糖和木糖。核糖和脱氧核糖是核酸的重要成分，也是许多辅酶的组成成分，可由葡萄糖或糖原转变而来；核酮糖和木酮糖都是磷酸戊糖途径的中间代谢物；阿拉伯糖存在于芦荟类植物和果胶、半纤维素、树胶中；木糖大多以结合成木糖胶的形式存在。

（二）己糖

己糖包括葡萄糖、果糖、半乳糖、甘露糖等。自然界中仅葡萄糖和果糖以游离状态存在，其他己糖主要存在于双糖和多糖中。

1. 葡萄糖 葡萄糖是构成碳水化合物的最基本单位。葡萄糖在自然界分布极广，多存在于蜂蜜、水果以及植物的根、茎、叶、花中。动物血液中也含有葡萄糖，是新陈代谢不可缺少的重要营养物质。以蔗糖甜度为100，葡萄糖甜度约为蔗糖的65～75，其甜味具有凉爽感。

2. 果糖 果糖与葡萄糖是同分异构体，分子式与葡萄糖完全一样，但两者结构不同，葡萄糖的羰基在第一个碳原子上，是己醛糖；果糖的羰基在第二个碳原子上，是己酮糖。果糖广泛分布于植物界中，常与葡萄糖、蔗糖共存于果实及蜂蜜中。菊科植物，如蒲公英、牛蒡草、菊苣等还含有由果糖聚合的多糖——菊粉。动物体内游离形式的果糖含量甚微，但其磷酸酯却是糖代谢过程的重要中间产物，如 6-磷酸果糖、1，6-二磷酸果糖参与糖的无氧酵解、有氧氧化、磷酸戊糖途径、糖异生等，还参与脂肪酸的合成代谢。果糖吸收比葡萄糖慢，而体内代谢比葡萄糖快，且不依赖胰岛素，对血糖影响较小。遗传性果糖不耐受者在输注果糖后可致严重低血糖（可给予葡萄糖纠正）。当果糖摄入量大大超过葡萄糖时，可引起吸收不良。果糖是自然界中最甜的糖，甜度为蔗糖的 1.03（热时）～1.73（冷时）倍。

3. 半乳糖 半乳糖作为乳糖的组成成分，很少以单糖形式存在于天然食品中。神经组织中含有 *D*-半乳糖苷，可促进脑苷脂类和多糖类的合成，是婴幼儿脑发育的重要物质。半乳糖在植物中主要以植物多糖形式存在于植物胶如琼脂、阿拉伯树胶等。

4. 甘露糖 游离的甘露糖在食物中含量极少，多以结合形式存在。

二、双　　糖

双糖（disaccharide）也称二糖，是由两分子单糖脱水缩合而成，其水解后产生两分子单糖。单糖脱水一般有两种方式：一种是一分子单糖的半缩醛羟基与另一分子单糖的醇羟基脱水，生成还原性双糖；另一种是两分子单糖的半缩醛羟基间脱水，生成非还原性双糖。常见的双糖有蔗糖、麦芽糖、乳糖、海藻糖，具有 $C_{12}H_{22}O_{11}$ 通式。

（一）蔗糖

蔗糖是由一分子葡萄糖和一分子果糖以 α 键连接而成，没有还原性。蔗糖是自然界中分布最广的双糖，几乎所有植物中都含有蔗糖，甘蔗和甜菜中含量最多，故又称甜菜糖。蔗糖是烹饪中最常用的甜味剂，日常食用的白砂糖、绵白糖、冰糖、红糖主要成分均是蔗糖，从甘蔗或甜菜提取而成。甘蔗中蔗糖含量为 16%～25%，甜菜为 12%～15%。蔗糖在小肠被蔗糖酶水解生成葡萄糖和果糖而被人体吸收。蔗糖的甜味超过葡萄糖，但不及果糖。

（二）乳糖

乳糖是哺乳动物乳汁中的碳水化合物，由半乳糖和葡萄糖以 β-1，4 键连接，具有还原性。牛奶中含乳糖 4%，人乳中含乳糖 5%～7%。以蔗糖的甜度为 100，乳糖的相对甜度仅为 16～27。

（三）麦芽糖

麦芽糖是α-淀粉酶作用于淀粉或糖原后的重要水解产物，由两个*D*-葡萄糖残基以α-1，4 键连接而成，具有还原性。麦芽糖在自然界极少独立存在，谷类种子发芽或储存过程中被麦芽淀粉酶水解时才大量产生麦芽糖。利用麦芽淀粉酶将淀粉水解为糊精和麦芽糖的混合物，其中麦芽糖占 1/3，这种混合物称为饴糖，麦芽糖是饴糖的主要成分。饴糖具有一定的黏度，流动性好，有亮度。常用于加工食品。

（四）异麦芽糖

异麦芽糖（isomaltose）是从淀粉分子的分支点水解得到的二糖，两个 *D*-葡萄糖残基以α-1，6 糖苷键连接而成，具有还原性，与麦芽糖分子构象不同。

（五）海藻糖

海藻糖是由两个葡萄糖以 1，1-糖苷键构成的非还原性糖，存在于真菌及细菌中，食用菌中含量较高。

三、糖　　醇

糖醇是单糖的还原产物，广泛存在于自然界，特别是植物中。因为糖醇代谢不依赖胰岛素，故可用于糖尿病患者膳食。在食品工业中，糖醇也是重要的甜味剂和湿润剂，目前常使用的糖醇有甘露糖醇、麦芽糖醇、乳糖醇、木糖醇以及混合糖醇。

四、寡　　糖

寡糖（oligosaccharides）又称低聚糖，是由 3～9 个单糖分子脱水缩合而成的碳水化合物。完全水解后得到相应分子数的单糖。水解产生的单糖都是葡萄糖者称麦芽寡糖，水解产生多种单糖者称杂寡糖。多数低聚糖不能或只能部分被人体消化吸收，但能被肠道益生菌利用，产生短链脂肪酸。较为重要的寡糖有低聚果糖、低聚异麦芽糖、棉籽糖、水苏糖、低聚木糖等。低聚糖主要存在于大豆、棉籽、桉树、甜菜、龙胆属植物根以及淀粉的酶解物中。

（一）异麦芽低聚糖

自然界中游离状态的异麦芽低聚糖（isomaltooligosaccharide）极少，在某些发酵食品如酱油、黄酒或酶法制备的葡萄糖浆中含有少量异麦芽低聚糖，有甜味。

（二）大豆低聚糖

大豆低聚糖是存在于豆类食品的低聚糖，包括棉籽糖（raffinose）和水苏糖（stachyose），前者是由葡萄糖、果糖和半乳糖构成的三糖，后者是再多一个半乳糖的四糖。

（三）低聚果糖

低聚果糖（fructooligosaccharide）是由一个葡萄糖和多个果糖结合而成的寡糖，存在于水果、蔬菜中，洋葱、芦笋中含量较高。

五、多　糖

多糖是由 10 个以上单糖分子通过糖苷键连接形成的一类大分子碳水化合物，包括可消化吸收的淀粉（starch）、糖原（glycogen）和不可消化吸收的膳食纤维（dietary fiber）、抗性淀粉（resistant starch）及甲壳多糖等。多糖一般不溶于水，即使溶于水，也只能生成胶体溶液。多糖没有甜味，也无还原性，不形成结晶。根据单体的种类可分为均一多糖和杂多糖。均一多糖由一种单糖（葡萄糖）构成，如淀粉、纤维素、糖原等；杂多糖由两种以上单糖构成，如半纤维素、果胶等。

（一）淀粉

淀粉是以 *D*-葡萄糖构成的多糖，是绿色植物进行光合作用的产物，并贮藏在其根茎、种子中作为储备养料。粮谷类及薯类等含有大量淀粉，是人类碳水化合物的主要食物来源。

淀粉按结构分为直链淀粉（又称 α 淀粉）和支链淀粉（又称 β 淀粉）。直链淀粉是 200～980 个 *D*-葡萄糖残基以 α-1，4 糖苷键连接而成的线性结构，分子量较小；支链淀粉是 600～6000 个 *D*-葡萄糖残基以 α-1，4 糖苷键连接为主链，分支点以 α-1，6 糖苷键连接侧链形成的枝杈状结构，分子量较大。小麦、玉米、马铃薯中一般含 20%～27%的直链淀粉，其余为支链淀粉；糯性粮食如糯米、糯玉米则全是支链淀粉。淀粉和水加热到 55℃以上吸水膨胀，体积增加 5～6 倍，甚至 20～30 倍，此现象称为糊化，淀粉经过糊化才能被消化。糊化了的淀粉在室温或低于室温的条件下冷却，经过一段时间，变硬、干缩、不透明，甚至凝结沉淀，如年糕等糯米制品黏糯性变差，这种现象称为淀粉的“老化”，俗称“淀粉的返生”。淀粉的老化与淀粉的组成关系密切。直链淀粉易老化，不易糊化；支链淀粉易糊化而不易老化。玉米淀粉、小麦淀粉易老化，糯米淀粉老化速度缓慢；食物中淀粉含水量 30%～60%时易老化，含水量小于 10%时不易老化。食物的储存温度也与淀粉老化的速度有关，一般淀粉变性老化的适宜温度为 2～10℃，储存温度高于 60℃或低于–20℃时都不会发生淀粉老化现象。食品工业根据淀粉的这些特性制作方便食品。

（二）糖原

糖原是存在于动物肝脏和肌肉，由 3000～60 000 个葡萄糖分子构成的有侧链的多糖，每个侧链含 12～18 个葡萄糖分子。由于其水溶性较好和多分支的特点，在体内可迅速分解提供能量。肝糖原约占人体内糖原总量的 1/3，肝脏重量的 6%～8%，约 100g；肌糖原占 2/3，占肌肉总重量的 1%～2%，约 400g。食物中糖原含量较少，不是碳水化合物的主要食物来源。

（三）抗性淀粉

1991 年欧洲抗性淀粉协会（European Flair Concerted Action on Resistant Starch，EURESTA）建议将抗性淀粉（resistant starch，RS）定义为：健康人小肠内剩余的不被消化吸收的淀粉及其分解产物的总称。

抗性淀粉一般分为四类：RS_1 为生理上不接受的淀粉，或物理包埋淀粉，这类淀粉的颗粒被细胞壁或蛋白质包裹，不能与淀粉酶接触，如全谷粒、部分碾碎的谷粒等，加工和咀嚼往往使其容易消化。RS_2 即生淀粉颗粒，主要存在于生的马铃薯、香蕉和高直链玉米淀粉中。其抗酶解的原因是具有致密的结构或特殊晶体结构，其抗性随着糊化而消失。RS_3

即老化淀粉，是抗性淀粉的重要成分，通过食品加工引起淀粉化学结构、聚合度和晶体构象等方面的变化而形成；RS_4为改性淀粉（chemically modified starch），如基因改造或化学方法引起的分子结构变化而产生的抗酶解淀粉，如羧甲基淀粉、交联淀粉等。RS 的分类在不断变化。目前RS_3和RS_4受到关注，应用于食品工业，主要目的是提高食品的功能性。

纤维素、半纤维素、果胶等膳食纤维见第七章。

第二节 碳水化合物的消化、吸收与代谢

一、碳水化合物的消化

（一）口腔内的消化

碳水化合物的消化从口腔开始。口腔内的消化主要是机械性消化，伴随少量化学性消化。口腔内的消化能反射性地引起胃、肠、胰、肝、胆囊等器官的活动，为进一步消化做准备。唾液是由口腔内的唾液腺分泌的混合液，其中的α-淀粉酶作用于淀粉，使淀粉部分水解，生成葡萄糖、麦芽糖和淀粉糊精。由于食物在口腔中停留时间很短，故淀粉在口腔内消化较少，唾液淀粉酶进入胃后，pH 下降，酶迅速失活。

（二）胃的排空

胃具有暂时储存食物和消化食物的功能。胃黏膜内有胃腺，可分泌无色透明的酸性胃液，成年人每天可分泌 1.5～2.5 L 胃液。胃液中含有三种主要成分，即胃蛋白酶、盐酸和黏液。胃液分泌受不同食物的影响，蔬菜、蛋白质类食物促进胃液分泌的作用较强，碳水化合物也有促进胃液分泌的作用，脂肪类食物则抑制胃酸的分泌，使食物在胃内停留时间较长。食物由胃进入小肠的过程称为胃的排空，一般食物入胃后 5 分钟就开始有部分食物排入十二指肠，但完全排空一般需要 4 小时以上。胃排空的时间与食物的量和性质有关，流体食物比固体食物排空快，各类食物中碳水化合物排空较快，蛋白质较慢，脂肪最慢。混合性食物排空时间为 4～5 小时。

（三）小肠内彻底消化

淀粉的消化主要在小肠进行。在小肠，胰液中的α-淀粉酶从淀粉分子的内部水解α-1，4 糖苷键，将淀粉分解为麦芽糖、麦芽三糖及含分支的异麦芽糖和α-临界糊精。α-临界糊精由 4～9 个葡萄糖组成，与异麦芽糖一样，其分支结构由α-1，6 糖苷键组成。小肠黏膜的刷状缘含有α-葡萄糖苷酶（包括麦芽糖酶）和α-临界糊精酶（包括异麦芽糖酶）。α-葡萄糖苷酶可把麦芽糖和麦芽三糖水解成葡萄糖，而α-临界糊精酶能把异麦芽糖和α-临界糊精水解成葡萄糖。小肠黏膜上皮细胞内还存在β-葡萄糖苷酶，可以水解蔗糖和乳糖。碳水化合物在小肠，通过胰液和小肠液中的多种消化酶将食物中的多糖和双糖分解成单糖，消化的终产物是葡萄糖、果糖、半乳糖。

（四）大肠内的细菌活动

大肠分泌的碱性黏稠液几乎不含消化酶。大肠内有大量细菌，这些细菌发酵未被消化的碳水化合物，产酸产气并产生短链脂肪酸。食物残渣在大肠内停留时间与膳食纤维含量有关。膳食纤维可促进肠道蠕动，膳食纤维含量越高，食物残渣停留时间越短。

二、碳水化合物的吸收

碳水化合物消化成单糖后才能被机体吸收。食物在小肠内停留 3～8 小时，糖的吸收主要在小肠上段（十二指肠和空肠）完成，当其到达回肠时通常已吸收完毕。单糖首先进入肠黏膜上皮细胞，再进入小肠壁的门静脉毛细血管，汇合于门静脉而进入肝脏，最后进入大循环，运送到全身各个器官。不同单糖吸收机制不同。一般而言，戊糖靠被动扩散吸收，而己糖的吸收包括被动扩散和主动转运。研究表明，在肠黏膜上皮细胞刷状缘上有特异运糖载体蛋白，此类载体蛋白分子能结合在第二碳位上具有自由羟基的吡喃型单糖，作用有高度的选择性，所以葡萄糖、半乳糖等能与载体结合而迅速被吸收，果糖、甘露糖等因不能与这类载体结合，主要依靠被动扩散吸收，所以吸收速度较慢。单糖吸收速度依次为：半乳糖＞葡萄糖＞果糖＞甘露糖，戊糖慢于己糖。

三、碳水化合物的代谢

人体内的碳水化合物主要来源于食物，少量由非糖化合物（乳酸、甘油、生糖氨基酸等）通过糖异生作用合成。碳水化合物的代谢主要表现为葡萄糖的代谢。消化吸收的葡萄糖有多个去向：①分解供能；②合成糖原备用；③转变成脂肪后储存于脂肪组织中；④构成体组织或合成体内的活性物质。其他单糖进行糖酵解或转化成葡萄糖，再合成糖原。

（一）分解供能

葡萄糖在体内的分解包括无氧氧化和有氧氧化。在无氧情况下，葡萄糖在细胞液中分解成丙酮酸，丙酮酸进一步还原成乳酸，这一过程称为无氧氧化或糖酵解。糖酵解过程中，1 个葡萄糖分子净生成 2 个 ATP。在重体力劳动或剧烈运动时，肌肉因氧供不足处于缺氧状态，此时糖酵解有补充供能的作用；人初到高原时，也通过糖酵解适应高原的缺氧环境。在有氧情况下，丙酮酸进入线粒体，氧化脱羧后进入三羧酸循环，最终彻底氧化成二氧化碳和水。有氧氧化是机体获取能量的主要方式，1 个葡萄糖分子彻底氧化净生成 36～38 个 ATP。

有氧氧化过程中的多种中间产物使糖、脂类、蛋白质及其他物质发生广泛的代谢联系和互变。如磷酸丙糖可转变为 α-磷酸甘油，乙酸辅酶 A 可合成脂肪酸，两者可进一步合成脂肪。又如丙酮酸、脂酰辅酶 A、α-酮戊二酸、草酰乙酸可通过氨基酸的转氨基作用或联合脱氨基的逆向反应，分别生成丙氨酸、谷氨酸及天冬氨酸，这些氨基酸又可转变为其他非必需氨基酸，进而合成蛋白质。

（二）糖原的合成与分解

糖原的合成即是葡萄糖的聚合过程，游离的葡萄糖在肝脏和肌肉细胞中分别合成肝糖原和肌糖原，此过程在葡萄糖激酶、糖原合酶、分支酶等催化下进行，是一个耗能过程。糖原的分解即糖原分解为 1-磷酸葡萄糖（85%）和葡萄糖（15%）。1-磷酸葡萄糖在葡萄糖变位酶的作用下转变成 6-磷酸葡萄糖，在肝脏中，6-磷酸葡萄糖经磷酸葡糖酶水解生成葡萄糖入血，维持血糖浓度。而肌肉组织中无磷酸葡糖酶，所以 6-磷酸葡萄糖只能氧化供能，为肌肉收缩提供能量。

糖原的合成与分解作用对维持血糖相对恒定具有重要意义。当人体处于暂时饥饿时，血糖水平降低，肝糖原分解加速，及时使血糖升高，恢复到正常水平；反之，当人体饱餐后，消化吸收的葡萄糖大量进入血液循环，血糖升高，这时可通过糖原合成酶的活化及磷酸化酶活性的降低使血糖水平下降至正常。

（三）糖异生

由非碳水化合物转变为葡萄糖或糖原的过程称为糖异生。糖异生的主要原料是乳酸、丙酮酸、甘油、丙酸盐及生糖氨基酸，糖异生的主要场所是肝脏。糖异生的生理意义：①保持饥饿时血糖相对稳定。肝脏储存糖原的能力有限，只能维持饥饿状态下约 12 小时的血糖供应，当肝糖原分解补充葡萄糖将尽时，机体组织蛋白分解而来的大量氨基酸以及体脂分解而来的甘油等非糖物质加速转变成葡萄糖，从而使血糖保持相对稳定。这对于大脑、肾髓质、红细胞、视网膜等主要依赖葡萄糖供能的组织维持其生理功能尤为重要。②促进肌乳酸的充分利用。人体剧烈运动时，肌肉经糖酵解生成的乳酸通过血液循环运送到肝脏，经由糖异生途径合成葡萄糖，并释放入血，再被肌肉组织吸收供肌肉糖酵解产生能量。如果糖异生途径障碍，则乳酸利用受限，运动能力明显下降。

血液中的葡萄糖称为血糖。一定水平的血糖为维持体内各器官组织需要所必需。正常人空腹血糖浓度为3.61～6.11mmol/L，空腹血糖浓度超过7.0mmol/L 时称为高血糖，血糖浓度低于3.61mmol/L 时称为低血糖。

正常情况下，血糖浓度取决于血糖来源与去路两个过程的动态平衡。血糖浓度低于正常水平时，肝糖原加速分解，或经糖原异生作用形成葡萄糖，以补充血糖的不足；若血糖浓度超过正常水平，则葡萄糖加速合成糖原，储存于肝脏与肌肉中，部分葡萄糖转化为脂肪。神经内分泌系统对维持血糖水平起重要调节作用。

四、乳糖不耐症

乳糖不耐症（lactose intolerance）是指由于人体内乳糖酶缺乏，不能吸收或只能消化吸收少量乳糖，大量乳糖因未被消化吸收而进入大肠，在肠道细菌作用下产酸、产气，引起胃肠不适、胀气、痉挛的现象。世界各地都有一部分人有不同程度的乳糖不耐受，完全没有乳糖不耐受的人约占30%。乳糖不耐症在不同地区的发生率差异显著，亚洲人群（包括北美印第安人）患乳糖酶缺失症的比例高于欧美人群。大约97%的泰国人不能耐受乳糖；而在丹麦这个比例只有3%；非洲某些地区的原住民也很少发生该病。

乳糖不耐症的原因主要有：①先天性缺少或不能分泌乳糖酶；②某些药物或肠道感染使乳糖酶分泌减少；③随着年龄增长，乳糖酶活性降低。多数人乳糖不耐受与此有关，一般自 2 岁以后到青年时期，乳糖酶水平可降到出生时的5%～10%。

乳糖不耐受可采用以下方法应对：①尽量避免单独空腹饮奶；②少量多次或逐步增加摄入量，坚持不断摄入牛奶或奶制品；③选用发酵乳制品如酸奶或低乳糖奶等。

第三节 碳水化合物的生理功能

一、提 供 能 量

碳水化合物是人类维持生命活动最主要、最直接、最安全的能量来源。动物体内碳水化合物的含量虽然不多，但人体所需能量的70%以上来源于碳水化合物。碳水化合物主要以葡萄糖形式被吸收，葡萄糖在体内能较快地氧化供能，满足机体对能量的需要，尤其是脑组织、周围神经组织、红细胞、心肌细胞等只能依靠葡萄糖作能源，因此，充足的碳水化合物摄入对维持机体组织细胞的功能有重要意义。每克葡萄糖在体内氧化约产生 17kJ（4kcal）的能量。

糖原是糖的储存形式，主要储存在肝脏和肌肉组织中，肝糖原分解主要用于维持血糖浓度，可维持正常血糖约 12 小时，在不限水的前提下，完全饥饿 24 小时肝糖原全部耗竭；肌糖原则只能为肌肉活动提供能量。

二、构成机体组织及生理活性物质

碳水化合物是构成人体组织的重要物质，主要以糖脂、糖蛋白、蛋白多糖的形式参与细胞的构成。糖脂是构成神经组织与细胞膜的成分；糖蛋白参与细胞识别和分子识别；蛋白多糖主要存在于软骨、腱等结缔组织和各种腺体分泌的黏液中，构成组织间质、润滑剂、防护剂等，如黏蛋白和类黏蛋白是软骨、结缔组织、骨骼以及角膜、玻璃体的组成成分；某些酶如核酸酶也是糖蛋白。一些重要生理功能物质，如抗体、酶、激素、核酸的合成，也需要碳水化合物参与。

三、抗生酮作用和节约蛋白质作用

膳食中碳水化合物供应不足时，机体将分解食物中以及体内的脂肪和蛋白质提供需要的能量。为维持正常血糖水平，满足自身对葡萄糖的需要，机体利用脂肪和蛋白质的代谢产物进行糖异生作用，产生葡萄糖。

当蛋白质被消耗供能时，组织蛋白的合成减少，使蛋白质不能发挥其更重要的功能，影响机体健康；如果碳水化合物能提供充足的能量，则可以减少用于供能的蛋白质消耗，有利于维持体内氮平衡和增加氮潴留，这就是碳水化合物的节约蛋白质作用（protein sparing action）。

正常情况下，脂肪酸分解产生的乙酰基与葡萄糖分解产生的草酰乙酸结合进入三羧酸循环，彻底氧化分解产生能量。当膳食碳水化合物不足，如饥饿或节食，致机体碳水化合物供应不足时，便会氧化更多的脂肪来满足人体对能量的需要。此时，脂肪分解产生大量的中间产物，即丙酮、乙酰乙酸、β-羟丁酸（三者统称为酮体），血中酮体浓度升高，超过人体代谢能力，可使血液酸化，发生代谢性酮症酸中毒。膳食中充足的碳水化合物可防止代谢性酮症酸中毒的发生，称为碳水化合物的抗生酮作用。

四、保肝解毒作用

肝脏中肝糖原储备充足时，生成的葡萄糖醛酸对由某些化学毒物（如四氯化碳、乙醇、砷等），以及各种致病微生物感染引起的毒血症有较强的解毒能力，并有助于保护肝脏免受有害物质的损害。碳水化合物可增加肝糖原储备，因此，保证碳水化合物的供给，保持肝脏中含有充足的糖原，在一定程度上可起到保肝和保持肝脏正常解毒功能的作用。

五、改变食品的色、香、味、型

利用碳水化合物的各种性质可以加工出色、香、味、型各异的丰富食品。如利用直链淀粉的特点可生产各种方便食品、粉条；还原糖可使食品变褐；淀粉与果胶等能保持食品的黏弹性；单糖和双糖赋予食品甜味等。

六、低聚糖的作用

低聚糖的生理作用和保健功能主要有：①促进肠道益生菌增殖。低聚糖是肠道益生菌的良好培养基，有利于双歧杆菌和其他有益菌的繁殖，同时，代谢产生的有机酸可降低肠内 pH，抑制肠内腐败菌的生长；②稳定血糖。低聚糖不被人体消化吸收，不会使血糖升高，适合糖尿病患者食用；③预防龋齿。龋齿由口腔中突变链球菌等微生物侵蚀引起，低聚糖不是这类细菌的基质，也没有凝结菌体作用，故可预防龋齿；④低聚糖类似水溶性膳食纤维，能改善血脂代谢，降低血液中胆固醇和甘油三酯的浓度。

七、活性多糖的作用

活性多糖（active polysaccharides）是指具有某种特殊生理活性的多糖化合物。包括真菌多糖、壳聚糖和膳食纤维。本章主要介绍真菌多糖的作用。

研究发现真菌多糖具有肿瘤抑制作用、抗突变、抗病毒、降血脂等作用。其肿瘤抑制作用与增强机体免疫功能、激活淋巴细胞和吞噬细胞、增强 T 细胞功能、促进抗体形成、诱导干扰素产生等机制有关。

第四节 碳水化合物与血糖指数

一、食物血糖生成指数

食物血糖生成指数（glycemic index，GI）也称血糖指数，由加拿大多伦多大学的营养学教授大卫·靳克斯博士于 1981 年提出。研究证明，GI 与糖尿病和并发症的发生与控制密切相关，1995 年欧洲糖尿病协会（EASD）首先推荐糖尿病人应选择低 GI 食物作为食疗的指南。1998 年世界卫生组织与联合国粮农组织（WHO/FAO）专家委员会肯定了低 GI 食物在糖尿病治疗饮食中的重要作用，并建议糖尿病患者及健康人均应选择低 GI 食品，以防治糖尿病和心脑血管疾病，保护健康。目前世界各国已测定了 2 000 多种食物的 GI，我国测定了常见的 200 多种食物的 GI。

（一）定义

GI 最初的定义是指含 50 g 糖的食物与相当量的葡萄糖在一定时间内（一般为 2 小时）体内血糖反应水平百分比值。

FAO/WHO 于 1997 年对 GI 的定义是：摄入含 50g 碳水化合物待测食物后血糖应答曲线下面积（AUC）与摄入含等量碳水化合物标准参考物后血糖应答曲线下面积之比。通常标准参考物选择葡萄糖或白面包。

$$血糖指数=\frac{摄入含50g碳水化合物食物后2小时葡萄糖反应曲线下面积}{摄入50g葡萄糖后2小时葡萄糖反应曲线下面积}\times 100$$

GI 是由人体试验得来的衡量一种食物能够引起人体血糖升高的能力，是评价食物引起餐后血糖反应的一项有效生理学参数。

（二）分级

一般将富含碳水化合物的食物分为三个等级，即低 GI 食物（GI＜55）、中 GI 食物（55＜GI＜70）、高 GI 食物（GI＞70）。

高 GI 食物进入胃肠后消化快，吸收率高，葡萄糖释放快，葡萄糖进入血液后峰值高，血糖升高的程度比较大，快速引起血糖应答。低 GI 食物在消化道停留时间长，吸收率低，所含葡萄糖释放缓慢，引起的血糖反应峰值低，下降速度亦慢。精制的谷类食品和土豆的 GI 较高，豆类和未加工的谷类 GI 中等，无淀粉的水果和蔬菜 GI 较低，如表 4-2 所示。

表 4-2　常见食物的血糖指数

食物	GI	食物	GI	食物	GI	食物	GI
葡萄糖	100	大米饭	83.2	成熟香蕉	52	南瓜	75
蔗糖	65	大米粥	69.4	猕猴桃	52	胡萝卜	71
果糖	23	馒头	88.1	苹果	36	扁豆	38
乳糖	46	面条	81.6	柑	43	绿豆	27.2
麦芽糖	105	烙饼	79.6	葡萄	43	黄豆	18
绵白糖	83.8	油条	74.9	柚子	25	豆腐干	23.7
蜂蜜	73	饼干	47.1	梨	36	豌豆	33
巧克力	49	白面包	87.9	西瓜	72	四季豆	27
酸奶	48	糯米	59.3	鲜桃	28	花生	14
牛奶	27.6	小米	68	菠萝	66	山药	51
可乐	40.3	荞麦	54			藕粉	32.6
		荞麦面条	59.3			熟甘薯	76.7
		煮玉米	55			熟土豆	66.4

（三）影响因素

1. 食物种类　食物种类不同，GI 不同。如豆类和一些种子类植物细胞壁含丰富纤维，能抵抗消化酶的作用，不易被消化吸收，GI 值低。

2. 食物物理化学性质　包括食物中淀粉的结构、食物颗粒大小、酸碱度及成熟度。直链淀粉分子更趋向于形成二级结构，酶作用位点少，消化吸收慢而不完全，而支链淀粉相反，吸收迅速，故食物中直链淀粉含量越高，GI 值越低；食物颗粒越小，GI 值越高；酸性物质降低胃排空能力，降低淀粉消化率，GI 值降低；生食物中的淀粉颗粒紧密，难以消化，GI 值低，经烹饪变熟后由于水分子的介入和热胀作用使淀粉颗粒膨胀，易于消化，GI 值变高；同类中成熟度高的水果比成熟度低的水果 GI 值高。

3. 食物中的其他成分　食物 GI 与脂肪、蛋白质含量呈负相关，这可能是由于脂肪、蛋白质可减弱空肠和小肠上部蠕动，以延迟胃排空，从而延缓碳水化合物消化吸收。

4. 食物加工或烹调方式　不同加工方法如碾磨、打磨、压榨、粉碎等也会影响食物GI值，如对富含淀粉碳水化合物进行一些处理，打断直链淀粉与支链淀粉分子，有利于进一步水解，增加GI值。食物经不同的加工后GI会有较大变化，如米饭的GI值为83.2，米粥的GI值为69.4，虽然水煮的烹调方式使淀粉糊化变得更易消化吸收，但水煮后食物中的水分和食物体积增加，且食物黏度降低，影响胃肠道的搅拌，减少淀粉与消化酶的接触。因此，水煮的烹调方式会使GI变小。

（四）应用

1. 指导糖尿病患者选择食物　低GI食物有助于改善糖代谢，有效降低糖尿病患者血糖水平。

2. 控制体重　低GI的食物引起较低的血胰岛素水平，因此可促使身体脂肪燃烧，减少脂肪存储。研究表明，低GI食物可以较长时间地维持饱腹感，减轻饥饿感，使能量持续而缓慢地释放，并改善肠道运动，促进排便，有益于控制肥胖、降低血脂、减少便秘。

3. 指导运动员饮食　短距离赛跑的运动员需要较强的爆发力，需要身体快速释放能量，以供给肌肉之需，应给予GI值高的食物，而长跑运动员需要持续释放能量，适合选择GI值低的食物。

4. 控制慢性病　GI已应用于防治某些慢性疾病，包括动脉粥样硬化、高脂血症、高血压等。有研究发现，低GI可能会维持高密度脂蛋白胆固醇水平，而且低GI饮食对减少心血管疾病的发生有积极作用。

二、血糖负荷

GI是评价食物引起餐后血糖反应的一项有效生理学参数。但GI也存在着一定的局限性：①只能反映食物中糖吸收的速度及对血糖影响的幅度；②不能反映一定量的食物中碳水化合物的总量，因而不能简易直观地反映食物的血糖应答效应，也不能作为膳食搭配的依据；③GI受食物的产地、成熟季节、烹调方法、个体消化吸收功能的不同而差异较大，一般相差可达10%～20%，增加了实际操作的难度。

为了弥补上述缺陷，1997年哈佛大学的Salmeron等又提出了“血糖负荷”（glycemic load，GL）的概念，使糖尿病患者合理选择及搭配食物更加直观，简便易行。

（一）定义

血糖负荷是指100g重量的食物中可利用碳水化合物（g）与GI的乘积。如西瓜和苏打饼干的GI都是72，但100 g食物所含可利用碳水化合物却大不相同，苏打饼干每100 g含可利用碳水化合物约76 g，其血糖负荷72×76 / 100=54.7；而100 g西瓜所含可利用碳水化合物只有7.5 g，其血糖负荷72×7.5 / 100=5.4。两者的血糖负荷相差10倍之多。可见，西瓜GI虽较高，但若少量（如100 g）食用，对血糖的影响并不显著。因此食物的GI反映了食物中碳水化合物的性质，而食物GL则是食物中碳水化合物的性质和摄入量的综合反映。

GL与GI结合使用，可反映特定食品的一般食用量中所含可利用碳水化合物的数量，因此更接近实际饮食情况。

（二）分级

1. 高 GL 食物 GL≥20，提示食用相应重量食物对血糖的影响明显。

2. 中等 GL 食物 GL 为 10～20，提示食用相应重量食物对血糖的影响一般。

3. 低 GL 食物 GL≤10，提示食用相应重量食物对血糖的影响不大。

第五节 碳水化合物的参考摄入量与食物来源

一、碳水化合物的参考摄入量

研究表明，膳食碳水化合物供能比大于 80%和小于 40%都是不利于健康的。中国居民 DRIs（2013 版）建议，我国 1 岁以上健康人群的每日碳水化合物供能比以 50%～65%为宜，依据饮食习惯、生活水平和劳动强度的不同而异。另考虑到体内糖原消耗和脑组织需要，建议 1 岁以上人群碳水化合物平均最低需要量为 120g/d，其中 11～17 岁青少年碳水化合物平均最低需要量为 150g/d。添加糖（即纯糖或精制糖）的供能比应小于 10%，每日摄入量不超过 50g。

二、食物来源

膳食中的碳水化合物主要来源于：①粮谷类；②薯类；③食用糖类；④豆类；⑤蔬菜；⑥水果；⑦乳类；⑧坚果、种子类。其中，粮谷类占人类碳水化合物总摄入量的 50%以上。粮食中碳水化合物含量一般为 60%～80%，薯类为 15%～29%，豆类为 40%～60%，新鲜蔬菜一般为 5%～15%，新鲜水果为 10%～20%，坚果、种子类为 20%～50%，乳类含乳糖约 3%。

食糖的主要成分为单糖和双糖，也称精制糖。其食物来源为白糖、红糖、蜂蜜及其制成的糖果、糕点、甜饮料等。由于精制糖不含或只含少量其他营养素，而且在食物中所占体积小而产能量高，在体内代谢过程中容易转化为脂肪，有增加龋齿的风险，故不宜多吃。

本章小结

（1）碳水化合物分为单糖、双糖、寡糖和多糖。

（2）碳水化合物的消化始于口腔，小肠是主要的消化吸收部位。不同单糖的吸收速度依次为：半乳糖＞葡萄糖＞果糖＞甘露糖，而戊糖又慢于己糖。

（3）碳水化合物是人类维持生命活动最主要、最直接、最安全的能量来源；构成机体组织及生理活性物质；具有抗生酮作用和节约蛋白质作用；保肝解毒作用和改变食物的色、香、味、型。

（4）食物的血糖生成指数和食物血糖负荷结合使用，可有效地指导合理膳食，达到控制血糖、控制体重、改善胃肠功能的目的。

（5）中国居民 DRIs（2013 版）建议，我国 1 岁以上健康人群的每日碳水化合物供能比以 50%～65%为宜，均最低需要量为 120g/d，其中 11～17 岁青少年碳水化合物平均最低需要量为 150g/d。添加糖的供能比应小于 10%，每日摄入量不超过 50g。膳食中的碳水化合物主要来源于：①粮谷类；②薯类；③食用糖类；④豆类；⑤蔬菜；⑥水果；⑦乳类；⑧坚果、种子类。主要应来源于复合糖类，控制精制糖的摄入量。同时，全谷类、蔬菜水果也是膳食纤维的主要来源，一般含量在3%以上。低聚糖主要存在于人乳、大豆、棉籽、桉树、甜菜、龙胆属植物根及淀粉的酶水解物中。

复习题

1. 为什么说碳水化合物是人类最主要、最直接、最安全的能量来源？
2. 为什么说碳水化合物有“节约蛋白质作用”和“抗生酮作用”？
3. 常见的低聚糖有哪些？
4. 一般情况下，成人膳食中的碳水化合物提供的能量应占人体所需总能量的多少？

参考文献

顾景范，杜寿玢，查良锭，等. 2003. 现代临床营养学[M].北京：人民卫生出版社.
李勇. 2005. 营养与食品卫生学[M]. 北京：北京大学医学出版社.
孙长颢. 2012. 营养与食品卫生学[M]. 7版. 北京：人民卫生出版社.
杨月欣. 2002. 中国食物成分表2002[M]. 北京：北京大学医学出版社.
中国营养学会. 2014. 中国居民膳食营养素参考摄入量（2013版）[M].北京：科学出版社.

（陈 艺）

第五章 矿 物 质

学习要求

掌握：1. 钙、磷、镁、钾、钠的生理功能、缺乏或过量对人体健康的影响。 2. 铁、锌、硒、碘、铬的生理功能、缺乏症和主要食物来源。 3. 机体铁缺乏发展到缺铁性贫血的三个阶段。

熟悉：1. 矿物质的分类。 2. 钙、磷、镁、钾、钠在体内的分布、吸收及其影响因素，熟悉其主要膳食来源及参考摄入量。 3. 各微量元素营养状况的评价指标。

了解：铜、锰、氟的生理功能、缺乏症、营养状况评价和主要食物来源。

核心概念

1. 矿物质　人体中维持机体正常生物功能所必需 20 多种元素中，除碳、氢、氧、氮以外（占体重的95%左右），其余各元素无论存在形式如何，含量多少，均称为矿物质。

2. 常量元素　矿物质中，人体含量大于体重 0.01%，每人每日膳食，需要量大于 100mg 的各种元素，称为常量元素。

3. 微量元素　矿物质中，人体含量小于体重 0.01%，每人每日膳食，需要量小于 100mg 的各种元素，称为微量元素。

4. 生理作用剂量带　推荐摄入量（RNI）或适宜摄入量（AI）与可耐受最高摄入量（UL）之间的剂量带称为生理作用剂量带。

5. 混溶钙池　分布在软组织和体液中的钙，以游离钙或结合形式存在，这部分钙则统称为混合钙池。

6. 峰值骨密度　人体在 35～40 岁时，单位体积内的骨质达到顶峰，称为峰值骨密度，此后骨质逐渐丢失。

7. 肾性骨萎缩性损害　高磷血症可减少尿钙丢失，降低肾脏 1,25-（OH_2）D_3 的合成，从而减少血清中的钙离子，导致甲状旁腺素释放增加，形成继发性甲状旁腺激素的升高，由此可引起骨骼中骨细胞与破骨细胞的吸收，称为肾性骨萎缩性损害。

8. 钙磷浓度关系　血中钙、磷浓度之间存在一定关系。正常人 100ml 血中钙、磷浓度以毫克数表示时，其乘积在 35～40 之间，即[Ca]×[P]=35～40。

9. 转移性钙化作用　当血磷过度升高，导致细胞外液中钙、磷浓度超过磷酸氢钙溶解度的极限时（量化指标为 100ml 血中，钙、磷浓度以毫克数表示时[Ca]×[P]＞70），可能引起非骨组织的钙化，称为转移性钙化作用。

10. 低钾血症　人体内钾总量减少可引起钾缺乏，当血钾低于 3.5mmol/L 时，称为低钾血症。钾缺乏可引起神经肌肉、消化、心血管、泌尿、中枢神经等系统发生功能性或病理性改变。

11. 高钾血症　体内钾过多，血钾浓度高于 5.5mmol/L 时，称高钾血症。高钾血症主要见于输入过量含钾药物或口服过量钾制剂时。可导致心血管、神经肌肉等系统发生异常，细胞内碱中毒和细胞外酸中毒等。

12. 低钠血症 血浆钠＜135mmol/L 时，即为低钠血症。钠的缺乏在早期症状不明显，但当失钠逐渐增多时，可有疲倦、眩晕、恶心、呕吐、视力模糊、心率加速、血压下降等，严重时可出现疼痛、反射消失、昏迷、休克、急性肾衰竭而死亡。

13. 高钠血症 血浆钠＞150mmol/L 时，称为高钠血症。血钠过高者可出现口渴、面部潮红、软弱无力、烦躁不安、精神恍惚、瞻望、昏迷等表现，严重者可致死亡。

第一节 概 述

人类在进化过程中，与周围环境不断地进行着物质和能量交换，因此人体的元素组成与地球表层的元素组成有一致性。随着科学的发展，人体内元素的状况及作用，特别是与生命密切相关的元素，被逐渐阐明。人体含有的 60 多种元素中，有 20 多种是维持机体正常生物功能所必需的。其中碳、氢、氧、氮主要以有机物质和水分的形式存在（约占体重的 95%左右），其余各元素无论存在形式如何，含量多少，均称为矿物质。

一、矿物质的分类

矿物质中，人体含量大于体重 0.01%，每人每日膳食需要量大于 100mg 的各种元素，称为常量元素，其中含量较多有钙、磷、镁、钾、钠、氯、硫 7 种。钙、钾、钠、镁属金属元素，而磷、硫、氯则为非金属轻元素。反之，含量低于上述标准的称为微量元素。根据 1990 年 FAO/IAEA/WHO 的专家委员会共识，微量元素归为三类：第一类为人体必需的微量元素：碘、锌、硒、铜、钼、铬、钴、铁 8 种；第二类为人体可能必需的微量元素：锰、硅、镍、硼、钒 5 种；第三类为具有潜在毒性，但在低剂量时，对人体可能具有必需功能的微量元素：氟、铅、镉、汞、砷、铝、锂、锡 8 种。

二、常量元素的分布与功能

常量元素是人体组成和体现生命的必需元素，遍及身体各个部位，发挥着多种作用。

（1）钙、磷、镁大部分存在于骨骼和牙齿，起着重要的支撑作用。而蛋白质中则含有磷、硫、氯等，也是人体构成的重要组分。

（2）钾离子主要存在于细胞内液，而钠与氯离子主要存在于细胞外液，对调节细胞内外液的渗透压，维持体液的稳定性起着重要作用。磷、氯等酸性离子与钠、钾、镁等碱性离子的配合，以及重碳酸盐和蛋白质的缓冲作用，共同维持着体内酸碱平衡。

（3）钾、钠、钙、镁等离子保持一定比例，可以维持神经和肌肉兴奋性、细胞膜通透性，以及细胞的正常功能。

（4）常量元素作为酶系统中的组成成分、辅基或激活剂参与物质代谢。如三磷酸腺苷参与能量代谢和核酸代谢、盐酸对胃蛋白酶原的作用等。

三、微量元素的生理功能

微量元素虽然数量少，但却有重要的生理功能。

（1）构成酶和维生素的组成成分或活性因子：如过氧化酶中的铁、谷胱甘肽过氧化酶中的硒等。如果没有这些微量元素，酶就会立刻失活。微量元素也是某些维生素的组成成分，如钴是维生素 B_{12} 的成分。

（2）作为激素的合成成分、参与激素释放及其与靶器官的结合作用：如碘浓度的增加与减少对甲状腺素的作用、胰岛素含锌、铬是葡萄糖耐量因子的重要组成成分等。

（3）参与体内物质的运输作用：如铁为血红蛋白的成分参与氧气运输、锌为碳酸酐酶的成分参与二氧化碳的排出等。

（4）参与核酸代谢：核酸中含铬、铁、钴、铜、锌等多种微量元素，对其结构和维持核酸的正常功能有重要的作用，若微量元素含量不足或过多可影响核酸遗传信息的携带。

四、矿物质的合理摄入

各种矿物质在人体新陈代谢过程中，都会有一定量随着各种途径如粪、尿、汗液、头发、指甲、表皮及黏膜的脱落等排出体外，因此需要通过膳食来摄入补充。一般来说，矿物质在体内的生理作用剂量带与毒副作用剂量带的距离较小，所以摄入量应该很谨慎。当矿物质的摄入量在推荐摄入量（RNI）或适宜摄入量（AI）与可耐受最高摄入量（UL）之间时，就在生理作用剂量带内；当摄入量超过可耐受最高摄入量（UL）时，产生毒副作用的可能性就随之增加，可能导致不同的、急性或慢性的毒性反应，危害人体健康。

第二节 常量元素

一、钙

（一）含量与分布

钙是生物圈内分布最广泛的元素之一，也是构成人体的重要组成部分，次于碳、氧、氢、氮，排第五位。正常人体内含有 1000～1200g 的钙，占人体重的 1.5%～2.0%。其中99.3%集中于骨、牙组织，只有 0.1%的钙存在于细胞外液，而全身软组织的含量总共占0.6%～0.9%（大部分被隔绝在细胞内的钙储存小囊内）。

骨骼和牙齿中的钙，为矿物质形式，主要以羟磷灰石[$Ca_{10}(PO_4)_6(OH)_2$]的形式存在，少量为无定型的磷酸钙[$Ca_3(PO_4)_2$]；而在软组织和体液中的钙以游离钙或结合形式存在，这部分钙统称为混合钙池。血钙浓度经严格调控维持在 2.25～2.75mmol/L（90～110mg/L），占总钙的 0.03%。血液中的钙可分为扩散性和非扩散性钙两部分。非扩散性钙指与血浆蛋白（主要是白蛋白）结合的钙，他们不易透过毛细血管壁，也不具有活性。而在扩散性钙中，一部分是与有机酸或无机酸结合形成的复合钙，如磷酸氢钙、枸橼酸钙；而另一部分则是游离状态的钙离子。非扩散性钙和钙离子之间可以互相转换。细胞内的钙浓度为100nmol/L，比细胞外钙浓度少 1000 倍，共约 7g，占总钙的 0.6%。

骨骼是一个大的钙储存库。钙在血液与骨之间的交换过程，可以分为骨形成和缓慢的骨再吸收过程，以及钙离子与易受影响的骨晶体表面之间的较快的交换过程。通过骨骼钙与细胞外液进行自由的离子钙交换，以随时调节血钙浓度或提供维持体内钙稳定性的需要。

（二）吸收与代谢

钙在体内代谢的过程，就是维持体内钙内环境稳定性的过程。钙的平衡由钙的摄入、吸收和排泄三者之间的关系所决定。钙的摄入量受膳食影响变异很大，但需要强调的是，吸收和排泄在决定钙平衡中与摄入量同样重要。人体内有一个灵敏的维持钙内环境稳定性的生物控制系统。整个系统涉及两种多肽激素，即甲状旁腺激素（PTH）和降钙素（CT），与一种具有类固醇激素作用的、维生素 D 的活性代谢物质 1,25-（OH）$_2$D$_3$ 的相互作用。三种激素互相影响、制约、协调，使机体与外环境之间、各组织与体液之间，钙库与血钙之间的钙平衡保持相对稳定的动态平衡（图 5-1）。

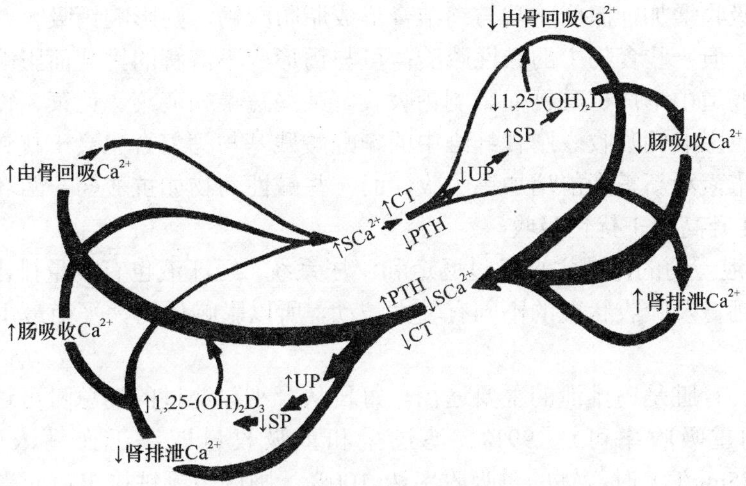

图 5-1 血钙的内稳态调节

CT：降钙素；PTH：甲状旁腺激素；SCa^{2+}：血浆钙离子

1. 钙的吸收途径和机制 在食物的消化过程中，钙通常由复合物中游离出来，被释放成一种可溶性的和离子化状态，以便于吸收。但低分子量和复合物，如草酸钙和碳酸钙，也可被原样完全吸收。人体摄入的钙，主要在小肠近端吸收。吸收的机制因摄入量多少与需要量的高低而有所不同。

（1）主动吸收：当机体对钙的需要量高，或摄入量较低时，肠道对钙的主动吸收机制最活跃。这是一个逆浓度梯度、需要能量的主动吸收过程，并需要钙结合蛋白的参与，也需要 1,25-（OH）$_2$D$_3$ 作为调节剂。主动吸收在十二指肠上部效率较高，但在回肠吸收较多，结肠吸收的比重在正常人约为总吸收量的 5%。

（2）被动吸收：当钙的摄入量较高，则大部分由被动的离子扩散方式吸收。这一过程可能也需要 1,25-（OH）$_2$D$_3$ 的作用，但主要取决于肠腔与浆膜间钙浓度的梯度。

2. 影响钙吸收因素 影响钙吸收的因素很多，主要包括机体与膳食两个方面。

（1）机体因素：生命周期的各个阶段钙的吸收情况不同。婴儿时期需要量大，吸收率可以高达 60%，儿童约为 40%，年轻的成人约 25%上下，成年人仅 20%左右。年龄平均每增加 10 年，钙的吸收率减少 5%～10%。妊娠期的钙吸收增加。女性因绝经原因，吸收率每年下降2.2%，加上年龄增长的原因，女性从40岁到60岁，钙吸收率下降20%～25%。此外，机体维生素D的状态，会影响1,25-（OH）$_2$D$_3$的水平，磷缺乏时1,25-（OH）$_2$D$_3$水平增加而提高钙吸收。胃酸降低会降低不易溶解性钙盐的溶解度而影响钙吸收。种族因素也会影响钙代谢，体力活动可促进钙吸收。

（2）膳食因素（表5-1）：膳食中钙的摄入量高，吸收量相应也高，但吸收率相对降低。其次，膳食中维生素D的含量，对钙吸收有明显影响。乳糖与钙形成可溶性低分子物质，以及在糖被肠道菌分解发酵产酸时，肠道pH降低，均有利于钙吸收。适量的蛋白质和一些氨基酸，如赖氨酸、精氨酸、色氨酸等可以与钙结合成可溶性络合物，从而有利于钙吸收，但当蛋白质超过推荐摄入量时，则没有进一步影响。高脂膳食可延长肠道停留和钙与黏膜接触时间，可使钙吸收增加，但脂肪酸与钙结合形成脂肪酸钙，则影响钙吸收。低磷膳食可提高钙的吸收率，但一些食物中的碱性磷酸盐可与钙形成不溶解的钙盐而影响钙吸收。谷类中的植酸会在肠道中形成植酸钙而影响钙吸收。某些蔬菜如菠菜、苋菜、竹笋中的草酸与钙形成草酸钙也影响钙吸收。膳食纤维中的糖醛酸残基与钙螯合也会干扰钙吸收。此外，一些药物如青霉素和新霉素能增加钙吸收，而一些碱性药物如抗酸药、四环素、肝素等可以使胃肠道pH升高而干扰钙吸收。

表5-1　影响钙吸收的主要膳食因素

增加钙吸收	降低钙吸收
维生素D	植酸
乳糖	草酸
酸性氨基酸	膳食纤维
低磷	脂肪酸

3. 钙的排泄　钙的排泄主要通过肠道和泌尿系统，经汗液也有少量排出。肠道排出的钙量因食物含钙量及吸收状况的不同有较大波动，所以影响体内钙平衡最主要的途径是肾脏对钙的排出。

（1）肾脏：肾脏是钙排泄的主要途径。每日从肾小球滤过的钙总量可达10g，而在肾小管各段钙的重吸收率可达99%。滤过量和重吸收量取决于血钙浓度：当血钙＜1.88mmol/L（75mg/L）时，钙的重吸收率达100%，则尿中无钙排出；而当溶骨钙增多，使血钙升高时，则尿排出增加。正常人每日从尿中排出钙160～220mg，最多可达500mg。婴儿尿钙很低，随着年龄增加尿钙增加，青春期达最大，此后尿钙排泄量减少。女性绝经期尿钙排泄量减少。钙的摄入量对尿钙的排泄量影响不大，而影响尿钙排泄的主要因素为钠和蛋白质的摄入量。由于重吸收的竞争关系，钠摄入高时会相应减少对钙的重吸收，而增加尿钙的排泄。膳食蛋白质会增加尿钙的排泄，含硫氨基酸对增加尿钙起着重要作用。

（2）粪钙排泄：粪钙来源于两部分。一是由膳食中未被吸收的钙，其多少与影响吸收的因素有关。另一部分是黏膜、细胞、唾液、胰腺和胆汁来源进入肠内的钙，称为内源性钙，这部分钙比较稳定，每日100～120mg，因年龄变化的差异不明显。

（三）生理功能

1. 构成机体的骨骼和牙齿　钙是构成骨骼的重要组分，骨骼中的钙占瘦体重的25%和总灰分的40%，对保证骨骼的正常发育和维持骨健康起着至关重要的作用。在儿童中，充足的矿物质摄入和负重运动的联合作用是骨形成和矿化的保障。骨骼通过成骨作用和溶骨作用，使其各种组分与血液间保持动态平衡，这一过程称为骨的重建。骨钙的更新速率，因年龄而变化。1岁以前婴儿每年转换100%，此后逐渐降低，每年转换50%，即每2年骨钙可更新一次。儿童仍处于生长发育阶段，每年转换10%，健康年轻成人骨吸收与形成维持平衡，每年转变 5%。40 岁以后骨形成明显减弱，转化速率降低为每年 0.7%。骨的更新既可以维持钙的动态平衡，更新老化的骨质，还可以适应生理需要而改变骨的结构。所以骨骼既有明显的支柱作用又是钙的储存库。

牙本质是牙的主体，化学组成类似于骨，但组织结构和骨差别很大。牙本质没有细胞、血管、神经，因此牙齿中的矿物质无类似于骨的更新转换过程。

2. 离子钙的生理功能 Ca^{2+}参与调节神经肌肉的兴奋性，并介导和调节肌肉以及细胞内微丝、微管的收缩。当血钙低于 45～55mg/L 时，神经肌肉兴奋性增强，可引起手足抽搐；而浓度过高时，则损害肌肉收缩功能，引起心脏和呼吸衰竭。细胞内的 Ca^{2+}作为细胞内的第二信使，介导激素的调节作用，直接参与脂肪酶、ATP 酶等的活性调节，还能激活多种酶的调节代谢过程及一系列细胞内的生命活动。同时，Ca^{2+}与细胞的吞噬、分泌、分裂等活动密切相关。Ca^{2+}也是血液凝固过程所必需的凝血因子，可以使可溶性纤维蛋白原转变成纤维蛋白。Ca^{2+}发挥作用的机制和它与特殊蛋白质结合有关，如钙调蛋白、肌钙蛋白、钙视网膜蛋白、钙结合蛋白等。

（四）缺乏与过量

1. 钙缺乏 钙是一种较容易缺乏的营养素，钙缺乏是较常见的营养性疾病，主要表现为骨骼的病变。儿童生长期对钙需要量较多，如长期摄入钙不足，并伴随蛋白质和维生素 D 缺乏，可引起生长迟缓，新骨结构异常，骨钙化不良，骨骼变形，发生佝偻病。常见于 2 岁以下的婴幼儿，特别是早产儿和孪生儿。故应该注意对孕妇、哺乳期妇女及婴幼儿补充足量的钙与维生素 D。钙、磷比例应该适宜，0～6 个月龄婴儿钙∶磷以 2∶1 为宜。

人在 20 岁以前，主要为骨生长阶段，其后 10 余年骨质继续增加，在 35～40 岁单位体积内的骨质达到顶峰，称为峰值骨密度，此后骨质逐渐丢失。妇女绝经后，骨质丢失速度加快，降低到一定程度时，不能保持骨骼结构的完整，甚至压缩变形，以致在很小的外力下即可发生骨折，称为骨质疏松。按照世界卫生组织的定义，女性骨密度低于年轻女性平均值减 2.5 倍标准差，即视为骨质疏松。研究表明，日常膳食中钙摄入量高的妇女，其峰值骨密度较高；对绝经后的妇女，进行补钙外加雌激素治疗，可减少骨质丢失。单纯补钙也可以减少绝经老年妇女的骨质丢失，对平时钙摄入量低的妇女更为有益。但是补救措施也只限于减缓骨丢失，不能达到骨质的复原。所以，特别要注意对青春发育期到 40 岁前后的妇女，即形成骨密度高峰期的妇女，摄入足够的钙，这样可以起到较好的预防作用。儿童时期饮食中的充足的钙摄入可以保证骨骼矿化达到最高的程度，从而减少成人后骨质疏松的相对危险性。此外，长期肠外营养或使用对矿物质代谢不利药物（如利尿药）的早产儿，也可能有骨质疏松的风险。

此外，一些调查研究显示，膳食钙与改善高血压有关系，摄入充足钙的儿童可能有较为理想的年龄的体重，摄入充裕的钙可减少结肠癌的危险性，膳食钙和维生素 D 可以预防乳腺癌和其他癌症，对通常导致月经功能紊乱和不孕不育的多囊卵巢综合征具有保护作用，同时低钙影响男性不育和精子质量，补钙有利于改善糖尿病性骨量下降和有关症状。但这些研究都还有待进一步证明，尚不足以作为估算钙需要量的依据。

2. 钙过量与毒性 摄入充足的钙不仅可以维持正常的生理功能，还能预防各类疾病的发生。但过犹不及，随着钙强化食品越来越普遍，钙补充剂越来越多，钙过量的不良影响也逐渐体现出来，需要引起重视。摄入过量的钙有以下三方面的基本危害：

（1）增加肾结石的危险性：资料表明，钙摄入量增多，与肾结石患病率增加有关系。流行病学调查显示，膳食结构可能是肾结石流行的原因，摄入钙补充剂的女性与不摄入者相比，发生肾结石的相对危险性是 1.2。高钙尿是肾结石的一个重要危险因素。草酸、蛋白质和植物纤维摄入量高，是易于与钙结合成结石的相关因子，钠、磷、镁对结石形成也有影响。所以，过量钙摄入只是肾结石发病中的一个重要因素。有关研究发现，中等量的膳食钙摄入（850mg/d）与肾结石形成的危险性降低有关。

（2）奶碱综合征：最早发现于采用 Sippy 膳食（主要是大量给予碳酸氢钠、磷酸钙和奶）治疗消化性溃疡之后出现的临床副作用，典型症状包括高血钙、碱中毒和肾功能障碍。其严重程度取决于钙和碱摄入量多少和持续时间。可分为急性发作型、Cope 型、Burnett 型等，临床表现有高血钙、碱中毒、可逆或不可逆的肾功能损害、软组织钙化、易兴奋、头痛、眩晕、恶心呕吐、记忆丧失、嗜睡和昏迷，严重者可导致永久性功能丧失或死亡。但随着对消化性溃疡治疗方法的改变，此类疾病已罕有报道。

（3）钙和其他矿物质的干扰作用：钙和铁、锌、镁、磷等元素存在着相互作用，高钙摄入会影响这些必需矿物质的生物利用率，存在着潜在的危险性。

铁：钙可以明显抑制铁吸收，并存在剂量-反应关系，只要增加 300mg 的钙，就会对膳食铁的吸收产生很大的抑制作用。但对大多数成人来说，钙补充剂对铁长期的的营养状况并无显著影响。有关高钙膳食对铁需求量明显增加的孕妇、生长迅速的儿童以及补铁治疗期间的贫血患者的铁的生物利用率的影响，还需要进一步研究。

锌：物试验表明，高钙膳食可降低锌的生物利用率。一些代谢研究报道高钙膳食对锌的吸收率和锌平衡有影响，原因是钙与锌相互有拮抗作用，两者通过抑制钙调蛋白相互作用于红细胞膜。但也有人群研究显示，增加膳食钙摄入量，不会干扰肠道对锌的吸收。

镁：试验表明，高钙摄入时，镁吸收低，而尿镁显著增加。正常情况下，高钙膳食可能不会改变镁的状况，这得益于膳食镁缺乏时肾脏强大的代偿功能。但是需要注意其潜在的副作用，特别是在肾功能受损、糖尿病与镁衰竭的特殊人群中，高钙膳食仍然对镁的状况有不良影响。

磷：大多数膳食不会导致磷缺乏，但仍需注意，高钙可能导致糖尿病、胃肠道吸收障碍、乙醇中毒或抗酸药摄入过多的患者的磷缺乏。醋酸钙和碳酸钙在肠腔中是有效的磷结合剂，高钙可以减少膳食中磷的吸收。但尚未见有高钙与磷耗竭或影响磷营养状况的证据。

（五）参考摄入量与食物来源

1. 参考摄入量　我国居民钙缺乏的发生率较高，与膳食中钙摄入量不足、质量差以及钙吸收率受诸多因素影响有关。成人钙的 RNI 为 800mg/d，儿童少年、孕妇、乳母和老年人均应适当增加钙的供给量。大量出汗使体内钙的排出增加，故运动员的钙供给量应相应提高。钙的 UL 为 2000mg/d。

2. 食物来源

（1）奶和奶制品是钙的重要来源，因为奶中含钙量丰富吸收率也高。发酵的酸奶更有利于钙的吸收。饮奶的同时，还可以得到维生素 A、维生素 B_2、叶酸、镁、钾等其他丰富的营养素，所以大力提倡提高奶的消费。中国居民膳食指南（2016）推荐一般人群每天饮用液态奶 300g，儿童青少年处于生长发育阶段，更应该强化奶的摄入。儿童时良好饮食习惯的培养，将与以后生活中摄入足量的钙相关。老年人为了预防骨质疏松，也应该保证奶制品的摄入。

母乳是婴儿最重要的食物来源，我国母乳含钙量为 175～330mg/L，按每日泌乳 750ml 计，最高相当于 250mg 的钙。有乳母钙代谢的研究显示，母乳中钙首要来源是母体在哺乳期内骨吸收的增加，而非母体的钙摄入量，但摄入充足的钙对母体骨骼健康有一定保护作用。

（2）豆类、硬果类，可连壳吃的小鱼小虾及一些绿色蔬菜也是钙的较好来源。但在选用蔬菜时，应该注意其中草酸和植酸的含量。可采用先经沸水漂烫后再炒（使部分草酸溶于水），洗大米时加以浸泡以使植酸酶活跃，面粉发酵以减少植酸含量等措施去除妨碍钙吸收利用的因素，见表 5-2。

表 5-2 钙含量较高的食物（mg/100g）

食物	钙含量	食物	钙含量	食物	钙含量
虾皮	991	苜蓿	713	酸枣棘	435
虾米	666	荠菜	294	花生仁	284
河虾	325	雪里蕻	230	紫菜	264
泥鳅	299	苋菜	187	海带（湿）	241
红螺	539	乌塌菜	186	黑木耳	247
河蚌	306	油菜薹	156	全脂牛乳粉	676
鲜海参	285	黑芝麻	780	酸奶	118

但近年也有研究证明，钙不需要从低分子盐类（如草酸钙）解离出来就可以被吸收，推测是通过细胞旁路或胞饮作用完成，也不需要维生素 D。所以钙源的溶解性并不如我们以往想象中那么重要，需要修正对钙吸收的理解。

（3）硬水中含有相当量的钙，也不失为一种钙的来源。其中不含气的高矿化水、含小苏打的水、含硫酸钙的水等钙含量相对较多。

（4）对钙有特殊需求的人群，在无法通过正常膳食摄入充足的钙时，可以采用强化食品和钙补充剂，但建议在营养师指导下进行，以避免补充不足或过量的风险。

二、磷

（一）含量与分布

磷是人体含量较多的元素之一，稍次于钙排第六位。成人体内含 600～900g 的磷，占人体重的 1%。它不但构成人体成分，而且参与生命活动中非常重要的代谢过程。总磷量的 85.7%分布于骨、牙组织，主要存在形式为无机磷酸盐；14%分布于全身软组织细胞中，如骨骼肌的膜与组织结构、皮肤、神经组织和器官等，都以有机磷的形式存在，还有磷蛋白、磷脂等形式；还有 0.3%分布于组织间液，只有 0.03%左右分布于血浆。

血浆中含有多种形式的含磷化合物，除了血细胞含磷酸酯和磷脂外，血浆含磷化合物中也有约 2/3 有机磷化合物，另 1/3 为无机磷。通常所谓血磷是指血浆无机磷酸盐中所含的磷，一般 80%～85%以 HPO_4^{2-}形式存在，15%～20%以 $H_2PO_4^{2-}$形式存在，PO_4^{3-}只有微量。正常人血磷含量为 0.97～1.6mmol/L（30～50mg/L）。血磷浓度不及血钙稳定，可随年龄而变化。新生儿血磷浓度较高约为 1.97mmol/L（61mg/L），此后逐渐下降，15 岁以上可达成人水平 1.13mmol/L（35mg/L）。

血磷浓度的基本调节在于肾小管功能，取决于磷在肾小管的重吸收与肾小球滤过率两者的关系。另一方面，血磷浓度与进食种类及量有关，如进食碳水化合物时，血中无机磷浓度下降，可能与磷进入细胞参与糖代谢有关。此外，血磷浓度还有昼夜周期性，早晨较低而傍晚则升高。

血中钙、磷浓度之间存在一定关系。正常人 100ml 血中钙、磷浓度以毫克数表示时，其乘积为 35～40，即[Ca]×[P]=35～40，如小于 30 时，即反映骨质钙化停滞，可能发生软骨病。

（二）吸收与代谢

1. 概述 磷的代谢过程与钙相似。体内磷的平衡取决于体内和体外环境之间磷的交换，即磷摄入、吸收和排泄之间相对平衡。体内磷平衡的调节如下：

（1）甲状旁腺激素（PTH）：抑制肾近曲小管对磷的重吸收，从而增加尿磷，降低血磷。当甲状旁腺激素功能减退或亢进时，会分别引起磷清除率的升高或降低。此外，PTH 可以促进 25-OH-D_3 羟化酶系活性增高，有利于活性维生素 D 的生成，从而影响磷水平。

（2）1,25-$(OH)_2D_3$ 可促进小肠对磷的吸收。此外活性维生素 D 也可以促进肾近曲小管对磷的重吸收，使血磷增高。

（3）降钙素（CT）与 PTH 作用相拮抗，CT 在一般浓度时，降低肠磷吸收，增加肾磷排出而降低血磷。

2. 吸收 磷的吸收部位在小肠，其中以十二指肠及空肠部位吸收最快，回肠较差。其吸收分为通过载体并耗能的主动吸收和扩散被动吸收两种机制，但以扩散被动吸收为主。大多数食物中含磷化合物以有机磷酸酯和磷脂为主，这些磷酸酯在消化道经酶促水解形成酸性无机磷酸盐后才被吸收；乳类食品则含较多无机磷酸盐，其中酸性无机磷酸盐溶解度最高，故易于吸收。普通膳食中含磷量为 1.0～1.5g，吸收率为 70%，而母乳喂养的婴儿，磷吸收率为 85%～90%，低磷膳食中，吸收率可达 90%。所以膳食中磷的存在形式、量的多少都可以影响磷的吸收。此外，磷的食物来源和有机磷的性质也可以影响磷的吸收，如植酸、六磷酸肌醇存在于谷胚中，由于人体肠道黏膜缺乏植酸酶，故形成的植酸磷酸盐不能被人体吸收。

肠道酸度增加，有利于磷的吸收。肠道中的一些金属阳离子如钙、镁、铁、铝存在时，可与磷酸根形成不溶性磷酸盐，不利于磷吸收。活性维生素 D 能直接增加肠黏膜对磷的运转，促进磷的吸收。

3. 排泄 磷的主要排泄途径是经肾脏，它是机体控制和排、留磷的主要脏器。未经肠道吸收的磷从粪便排出，少量可由汗液排出。血液流经肾小球时，约有 90%的血浆无机磷滤过基底膜，滤过的磷酸盐可被肾小管重吸收 85%～90%。

（三）生理功能

1. 构成骨骼和牙齿 磷在骨及牙齿中的存在形式主要是无机磷酸盐，主要成分是羟磷灰石$[Ca_{10}(PO_4)_6(OH)_2]$。它不仅起到机体支架和承担负重的作用，同时也是磷的储存库，重要性与骨、牙中钙盐的作用相同。

2. 磷酸是组成生命的重要物质 它是核酸（如 DNA、RNA）、磷蛋白、磷脂、酶（如

NAD、NADP、TPP)、细胞内重要第二信使(cAMP)、环鸟苷酸(cGMP)等的组分。

3. 参与代谢过程 碳水化合物必须经过磷酸化过程，才能进入代谢过程，表现为糖原被磷酸化成葡萄糖-1-磷酸和葡萄糖磷酸化为葡萄糖-6-磷酸的形式。脂肪的中间代谢与吸收也需要先经过磷酸化为葡萄糖-6-磷酸等，才能继续进行反应。B族维生素只有经过磷酸化才具有活性而发挥辅酶作用。蛋白质的可逆性磷酸化过程是机体调控机制的分子学基础之一。体内磷以磷酸根的形式参与机体能量代谢作用。当产能营养素在代谢中释放出能量时，磷酸根与此结合成高能量磷酸键的形式储存于三磷酸腺苷和磷酸肌酸的分子中，当人体需要能量时，高能有机磷酸释放出能量又游离出磷酸根，这对有效的利用、储存、转运能量起重要作用。

4. 参与酸碱平衡的调节 磷酸盐缓冲体系接近中性，是体内重要的缓冲体系。磷以不同量或不同形式的磷酸盐从尿中排出，从而调节液体的酸碱平衡。

(四)缺乏与过量

1. 磷缺乏与低磷血症 一般不会由于膳食原因引起营养性磷缺乏，但也有例外，如早产儿仅母乳喂养，因人乳含磷量较低，不足以满足早产儿骨磷沉积的需要，可能发生磷缺乏，出现佝偻病样骨骼异常。过度使用肠外营养而未补充磷的患者也可发生磷缺乏。还有几种罕见的磷缺乏情况，可能与代谢或遗传异常有关，如肾脏损耗性的Fanconi综合征、糖尿病酮症酸中毒、低磷酸盐血症性佝偻病。在严重磷缺乏和磷耗竭时，可发生低磷血症，即血清有机磷浓度低于0.83mmol/L(25mg/L)。严重的低磷血症，低于0.29mmol/L(9mg/L)，可导致厌食、贫血、肌无力、骨痛、佝偻病、骨软化、全身虚弱、对传染病易感性增加、感觉异常、共济失调、精神错乱甚至死亡。

2. 磷过量与毒性 一般情况下，不易发生由膳食摄入过量磷的问题。但在某些特殊情况下，如医用途径给予大量磷酸盐后，可引起高磷血症，造成下列危害。

(1)对骨骼的不良作用：高磷血症可减少尿钙丢失，降低肾脏1,25-(OH_2)D_3的合成，从而减少血清中的钙离子，导致甲状旁腺素释放增加，形成继发性甲状旁腺激素的升高，由此可引起骨骼中骨细胞与破骨细胞的吸收，称为肾性骨萎缩性损害。但有不少研究表明，只要钙摄入适宜，高磷摄入并不会对骨转换有影响，所以不算是一个威胁。

(2)转移性钙化作用：高磷血症最明显的危害作用是引起非骨组织的钙化，当细胞外液中钙、磷浓度超过磷酸氢钙溶解度的极限时，这种情况便可能发生。量化指标为100ml血中，钙、磷浓度以毫克数表示时[Ca]×[P]＞70，指示有转移性钙化作用的潜在威胁。虽然钙和磷都参与异位的矿物化，但是钙的水平因受强有力的调节作用，故影响不大，而细胞外液中磷的浓度升高，则是浓度超饱和的主要原因。当肾衰竭而肾小球滤过障碍时，磷的清除率降低，血磷升高，使磷与血清钙结合而在组织中沉积。

(3)近年来的研究有提示，磷对甲状旁腺的功能可能有直接刺激，并不依赖于钙离子和1,25-$(OH)_2D_3$的水平，但这可能是由于慢性肾脏疾病磷的潴留超生理水平后引起。故建议慢性肾脏疾病患者早期就开始低磷膳食，可以减轻甲状旁腺的增生和预防高甲状旁腺激素血症。

(4)对钙吸收的干扰：钙的摄入水平对于高磷摄入的生理耐受性有决定性作用。若钙的摄入偏低，如每天低于400mg，而磷的摄入远多于钙时会影响钙被吸收的效率。根据DRIs要求，膳食中钙∶磷比值在(1～2)∶1之间。

（5）毒性：磷的毒性研究主要为急性毒性，可引起肝组织坏死和脂肪肝，主要损害网状组织。

（五）参考摄入量与食物来源

1. 参考摄入量 成人磷的 RNI 为 720mg/d，UL 为 3500 mg/d。磷的供给量与钙有关，理论上膳食中钙磷比例维持在（1～1.5）∶1 较好，不宜低于 0.5。运动员磷供给量较高，特别是耐力及力量性项目的运动员，磷每日供给量为 2.0～2.5 g，特殊情况下可增加到 3.0～4.5g。

2. 食物来源 磷在食物中的分布很广泛，动植物食物中的细胞中，都含有丰富的磷。磷是与蛋白质并存的，瘦肉、蛋、奶、动物的肝、肾含量都很高，海带、紫菜、芝麻酱、花生、干果类、坚果、粗粮含磷也较丰富。但粮谷类食物中的磷为植酸磷，不经过加工处理，吸收利用率低，见表 5-3。

表 5-3 常见食物的磷含量（mg/100g）

食物名称	磷含量	食物名称	磷含量
南瓜子仁	1159	花生（炒）	326
黄豆	465	葵瓜子（炒）	564
籼米	112	核桃	294
标准粉	188	瘦肉	189
大蒜头	117	猪肾	215
香菇（干）	258	猪肝	310
紫菜	350	牛乳	73
银耳	369	河蚌	319
鲫鱼	193	虾皮	582

膳食中容易出现磷摄入明显超过钙摄入量的钙磷摄入不平衡的问题，其原因可以归为食物中磷分布广泛而钙的分布有限，含磷酸盐添加剂高度加工的食品的消费增加，含磷酸盐的软饮料摄入增加和奶类及制品消费量的减少。

三、镁

（一）含量与分布

正常成人身体总镁含量约为 25g。其中 60%～75%的镁以磷酸盐和碳酸盐的形式存在与骨、牙齿，27%分布于软组织，其中肌肉、心、肝、胰含镁量较高，约为 200mg /kg（湿重），还有 2%的镁存在于体液内。红细胞含镁 2.2～3.1mmol/L（53～74mg/L），血清镁含量为 0.75～0.95mmol/L（18～23mg/L）。血清镁相当恒定，即使机体缺镁，血清镁也不降低，所以血清镁并不反应机体镁的营养状况。

体内的镁以细胞外液部分转换最快，其次为细胞内镁。骨组织的镁转换很慢，但骨组织的镁都在羟磷灰石结晶的表面，可以与周围交换，所以是巨大的镁库，对维持血镁水平有一定作用。

（二）吸收与代谢

1. 吸收　食物中的镁在整个肠道均可被吸收，但主要是在空肠末端与回肠部位吸收，吸收率一般为30%。可通过被动扩散和主动吸收两种机制。影响镁吸收的因素很多，首先是膳食中摄入量的多少，摄入少时吸收率增加，摄入多时吸收率降低。膳食中促进镁吸收的成分有氨基酸、乳糖等，氨基酸可以增加难溶性镁盐的溶解度，所以蛋白质可以促进镁吸收；抑制镁吸收的主要成分有过多的磷、草酸、植酸和膳食纤维。另外，饮水量多时对镁离子的吸收有明显的促进作用。由于镁与钙的吸收途径相同，所以两者在肠道竞争吸收，相互干扰。

2. 排泄　健康成人从食物中摄入的镁大量从胆汁、胰液和肠液分泌到肠道，其中60%～70%随粪便排出，部分从汗和脱落的皮肤细胞丢失，其余从尿排出，占摄入量的1/3～1/2。肾脏是维持机体镁内稳态的重要器官，是排镁的主要器官。滤过的镁大部分被重吸收。血清镁水平高时，重吸收减少；血清镁水平低时，重吸收增加。

（三）生理功能

1. 激活多种酶　镁作为多种酶的激活剂，参与300多种酶促反应。它与细胞内许多重要成分，如三磷酸腺苷等形成复合物而激活酶系，或者直接作为酶的激活剂激活酶系。镁可以激活磷酸转移酶及水解肽酶系的活性，从而对葡萄糖酵解，脂肪、蛋白质、核酸的生物合成起重要的调节作用。同时，镁离子又是氧化磷酸化的重要辅助因子，与能量代谢关系十分密切。镁可以激活腺苷酸化酶的活性，使得细胞内cAMP生成增多，从而引起血管扩张。镁还可以激活 Na^+-K^+-ATP 酶的活性。如果细胞内游离镁的浓度降低可以使 Na^+-K^+-ATP 酶活性降低，从而导致跨膜钾浓度梯度降低，使得心肌细胞膜静息电位负值变小，使得心肌兴奋性增高，甚至产生动作点位，最终可以导致心律失常。所以保持镁在细胞内的浓度很重要，胞质游离镁具有调节心肌细胞的重要功能，镁可以称为心血管系统的保护因子。

2. 参与构成骨骼和牙齿　镁与钙、磷一起构成骨骼和牙齿的成分，镁与钙既有协同作用又有拮抗作用，当钙摄入不足时，适量的镁代替钙；但当镁摄入过多时，反而会阻止骨骼的正常钙化作用。

3. 对神经肌肉的作用　镁与钙使神经肌肉兴奋和抑制的作用相同，不论血中镁或钙过低，神经肌肉的兴奋性均增高；反之则有镇静作用。但镁和钙又有拮抗作用，由镁引起的中枢神经和肌肉接点处的传导阻滞可被钙拮抗。由于镁在骨骼肌与平滑肌的收缩中其重要作用，因此镁耗竭可引起肌肉痉挛、高血压及冠状动脉血管与脑血管痉挛。

4. 维护胃肠道功能　低张硫酸镁溶液经十二指肠时，可使奥狄括约肌松弛，具有促进胆汁排出作用。碱性镁盐可以中和胃酸。镁离子在肠道中吸收缓慢，促使水分滞留，具有导泻作用。低浓度的镁可减少肠壁张力和蠕动，有解痉作用。

5. 对激素的作用　在正常情况下，血浆镁增加时可以抑制甲状旁腺激素（PTH）的分泌，血浆镁水平下降时可兴奋甲状旁腺，促使镁自骨骼、肾脏、肠道转移至血中，但其量甚微。但当镁水平极端低下时，甲状旁腺功能反而低下，经补充镁后即可恢复。甲状腺素可以提高镁的需要量，故可引起相对缺镁，因此对甲亢患者必须补给镁盐。

6. 维持酸碱平衡　镁是细胞内液的主要阳离子之一，与钙、钾、钠一起和相应的负离子协同维持体内酸碱平衡。

（四）缺乏与过量

1. 镁缺乏 引起镁缺乏的原因很多，主要有镁摄入不足（如饥饿）、吸收障碍（慢性消化道疾病）、丢失过多（肾小管、内分泌等疾病）及长期缺镁的肠外营养治疗。镁缺乏在临床环境中更为常见，短暂的新生儿低镁血症多见于如宫内发育迟缓和母乳患有糖尿病、低磷血症或甲状旁腺功能亢进的婴儿。发生在婴儿早期伴抽搐的严重低镁血症，可能是由于镁在肠道先天性的吸收缺陷，需要长期补镁。此外，镁缺乏还可见于心脏手术后、大量输血、饥饿患者重新进食、糖尿病酮症酸中毒的治疗、呼吸性酸中毒的迅速纠正等。在重症监护病房低镁血症与死亡率的增加有关。

（1）镁缺乏可以导致低钙血症和低钾血症，镁在钙和钾稳态调节中有重要作用。

（2）镁缺乏可以引起神经肌肉兴奋性亢进，如肌肉震颤、手足抽搐、共济失调、幻觉、谵妄、精神错乱、昏迷等。

（3）低镁血症患者可有房室早搏、房颤、室速、室颤等，半数有血压升高。有研究证明，镁可以改善冠心病及其后遗症的发生。也有流行病学研究显示，动脉粥样硬化的发生与镁有关，镁在血压调节方面起着重要作用。水硬度高（含钙、镁盐高）的地区心血管病死亡率较低。但用镁治疗高血压的干预研究结果仍有争议。

（4）镁缺乏能直接影响骨细胞的功能，以及羟磷灰石晶体的形成与增大，还可能是绝经后骨质疏松的一种危险因素。

（5）少数研究表明，镁耗竭可以导致胰岛素抵抗及胰岛素分泌损害，补镁可能有助于2型糖尿病的预防与治疗。

2. 镁过量与中毒 在正常情况下，肠道、肾及甲状旁腺等能调节镁代谢，一般不易发生镁中毒。用镁盐抗酸、导泻、利胆、抗惊厥或治疗高血压脑病，也不至于发生镁中毒。但以下几种情况可能发生镁中毒。

（1）肾功能不全，尤其是尿少者，接受镁剂治疗时，容易发生镁中毒。

（2）糖尿病酮症的早期，由于脱水，镁从细胞内溢出到细胞外，血镁升高。

（3）肾上腺皮质功能不全、黏液水肿、骨髓瘤、草酸中毒、肺部疾病及关节炎等疾病时血镁升高。

（4）孕妇用镁剂治疗时，可导致胎儿因血镁突然升高而死亡。

（5）偶尔大量注射或口服镁盐可引起高镁血症，尤其在脱水或伴有肾功能不全者中更为多见。血清镁高于1.03mmol/L（25mg/L）为高镁血症。

镁中毒可有消化系统（腹泻、恶心、胃肠痉挛）、神经肌肉系统（嗜睡、肌无力、肌麻痹、膝腱反射减弱）、心血管系统（低血压、心脏传导阻滞或心搏停止）、低钙血症、骨异常、凝血障碍等表现。

（五）参考摄入量与食物来源

1. 参考摄入量 成人镁的RNI为330mg/d或120mg/1 000kcal能量。镁是体内含量最少的常量元素，一般不会缺乏，但镁可从汗中丢失，运动员及高温环境下工作出汗较多时，或用利尿剂者从尿中失镁较多，供给量应增加。

2. 食物来源 镁广泛存在于各种食物中，但食物中的镁含量差别甚大。由于叶绿素是镁卟啉的螯合物，所以绿色蔬菜富含镁。食物中的糙粮、坚果也含有丰富的镁，而肉类、淀粉类食物及牛奶中的镁含量属于中等。膳食镁中约45%来自蔬菜、水果、谷物和坚果，而约29%来自奶、肉、蛋。精致食品的镁含量一般很低。总镁量一般取决于能量摄入，所以青年人和成年男子镁的摄入量常高于妇女和老年人，见表5-4。

此外，从饮水中也可以获得少量的镁。其中硬水含有较高的镁盐，而软水中含量相对较低，所以水中镁的摄入量难以估计。

表5-4 镁含量较高的食物（mg/100g）

食物	含量	食物	含量	食物	含量	食物	含量
麸皮	382	黑豆	243	香菜（干）	269	墨鱼（干）	359
荞麦	258	黄豆	199	白菜（脱水）	219	鲍鱼（干）	352
小麦胚粉	198	芸豆（杂带皮）	197	菠菜（干）	183	丁香鱼（干）	319
大麦	158	眉豆（饭豇豆）	171	甜椒（脱水）	145	蛏干	303
早糯谷	149	芸豆（红）	164	桑葚（干）	332	虾皮	265
黑米	147	扁豆（白）	163	腰果	153	虾米	236
苔菜（干）	1257	豆腐卷	152	芝麻（白）	202	鱿鱼（干）	192
口蘑	167	葵花籽仁	287	榛子（炒）	502	贻贝（干）	169
木耳（干）	152	杏仁	275	山核桃（干）	306	海参	149
香菇（干）	147	莲子（干）	242	芝麻（黑）	290	螺	149
海带	129	豆奶粉	184	花生仁（生）	178	江虾	131

四、钾

（一）含量与分布

钾是人体的主要阳离子之一。正常成人体内含钾总量约为50mmol/kg，儿童约4.0mmol/kg。成年男子略高于女子，为45～55mmol/kg，女子为32mmol/kg。体内钾主要存于细胞内，约占总量的98%，其他存在于细胞外。钾在体内分布与器官的大小及其细胞的数量与质量有关，其中70%的体钾储存于肌肉，10%在皮肤，红细胞内占6%～7%，骨骼占6%，脑占4.5%，肝脏占4.0%。血液中钾浓度很低，正常人为3.5～5.3mmol/L，约为细胞内钾浓度的1/25，细胞内钾浓度维持在140～150mmol/L。血浆钾浓度常不能反映组织中钾的储备状况。各种体液内都含有钾。人体内钾的含量不仅取决于钾的摄入量和排出量，也取决于它的分布。钾的分布依靠细胞膜的能量消耗过程，钠流出细胞的同时伴随钾的进入。

（二）吸收与代谢

人体的钾主要来自食物，成人每日从膳食中摄入的钾为240～400mg，儿童为2～12mg/kg体重，摄入的钾大部分自小肠吸收，吸收率约为90%。

吸收的钾通过钠泵转入细胞内。钠泵即Na^+-K^+-ATP酶，它可使ATP水解所获得的能量将细胞内的3个Na^+转到细胞外，2个K^+交换到细胞内，使细胞内保持较高浓度的钾。细胞内外钠泵受胰岛素、儿茶酚胺等影响。胰岛素可通过改变细胞内钠离子浓度刺激Na^+-K^+-ATP酶活性和合成，促进钾离子转移到横纹肌、脂肪组织、肝脏以及其他组织细胞中。β_2肾上腺素可通过刺激Na^+-K^+-ATP酶，促进细胞外液K^+转入细胞内，也可通过葡萄糖酵解，使血糖升高，进而刺激胰岛素分泌，再促进 K^+进入细胞内。此外，醛固酮、酸碱平衡障碍等也影响钾离子向细胞内转移。

肾脏是维持钾平衡的主要调解器官。正常情况下，人体内的钾 80%以上经肾排出，每日排出量为 70～90mmol。肾脏每日滤过的钾有 600～700mmol，但其中绝大部分在近端肾小管及亨氏袢重吸收。远端部分肾小管，尤其是远端的连接小管以及髓质的集合小管，主要参与钾的排泄。影响肾小管细胞对钾离子排泄的因素有多种，包括醛固酮、血 pH 和血容量。醛固酮可促进钾离子的排泄，其作用机制是：①促使管腔侧膜对 Na^+的通透性，使 Na^+的重吸收增加，造成管腔负电荷增加而增强 K^+进入管腔；②增加底端侧膜钠泵活性，使细胞内 K^+浓度增高，通过离子梯度差的增加，使 K^+排出增加；③使管腔对 K^+通透性增加，增加 K^+排泄。血 pH 增高时，可抑制底端侧 K^+的泵入以及管腔侧对 K^+的通透性，使 K^+排出减少，反之则排出增加。血容量可通过影响肾小球滤过液在远端肾小管及集合管流率而影响 K^+的排泄。血容量还可影响醛固酮的分泌进一步影响 K^+的排泄。

除腹泻和呕吐外，一般从肠道排出的钾约为 10%。其余由汗液排出，仅在大量出汗时才会经汗液丢失比较多的钾。人体钾排出量与摄入量大致相等，但肾排出钾的量不如对钠那样控制严格，在钾摄入极少时，肾仍然排出一定量的钾。因此，为了避免血钾过高，对肠外营养的患者，应根据血钾水平适宜补钾。

钾的内环境稳定受钾的摄入、排出、细胞功能及其对环境与激素反应等综合因素影响。

（三）生理功能

钾作为人体内一种重要的阳离子，参与复杂而多样的生理生化过程。钾在体内的生理功能有以下几个方面：

1. 维持碳水化合物、蛋白质的正常代谢 葡萄糖和氨基酸经过细胞膜进入细胞合成糖原和蛋白质时，必须有适量的钾离子参与。合成 1g 糖原约需 24mg 钾，合成蛋白质时每 1g 氮需要 12mg 钾。三磷酸腺苷的生成过程中也需要一定量的钾，如果钾缺乏时，碳水化合物和蛋白质的代谢将受到影响。

2. 维持细胞内正常渗透压 由于钾主要存在于细胞内，是细胞内的主要阳离子，因此钾在细胞内渗透压的维持中起重要作用。

3. 维持神经肌肉的应激性和正常功能 细胞内的钾离子和细胞外的钠离子联合作用，可激活 Na^+-K^+-ATP 酶，产生能量，维持细胞内外钾钠离子浓度梯度，发生膜电位，使膜有电信号能力，膜去极化时在轴突发生动作电位，激活肌肉纤维收缩并引起突触释放神经递质。当血钾降低时膜电位上升，细胞膜极化过度，应激性降低，发生松弛性瘫痪。当血钾过高时，可使膜电位降低，可致细胞不能复极而应激性丧失，最终也可导致肌肉麻痹。

4. 维持心肌的正常功能 心肌细胞内外的钾浓度与心肌的自律性、传导性和兴奋性有密切关系。钾缺乏时，心肌兴奋性增高；钾过高时又使心肌自律性、传导性和兴奋性受抑制。在心肌收缩期，肌动蛋白与肌球蛋白和 ATP 结合前，钾从细胞内逸出，舒张期又内移。若缺钾或钾过多，均可引起心脏功能严重受损。

5. 维持细胞内外正常的酸碱平衡和电解质平衡 当细胞失钾时，细胞外液中钠与氢离子可进入细胞内，引起细胞内酸中毒和细胞外碱中毒；反之，细胞外钾离子内移，氢离子外移，可引起细胞内碱中毒和细胞外酸中毒。

6. 降低血压 多项研究表明，血压与膳食钾、尿钾、总体钾或血清钾呈负相关。补钾对高血压及正常血压者有降压作用。其作用机制可能与钾直接促进尿钠排出，抑制肾素血管紧张素系统和交感神经系统，改善压力感受器的功能，以及影响周围血管阻力等因素有关。

钾在能量代谢和膜转运过程中发挥关键作用。钾的一个主要功能是膜的极化。膜的极化依赖于膜内与膜外（或膜两侧）的钾浓度。钾内稳态失调的最主要临床特征和膜功能紊乱有关，在神经肌肉和心脏传导系统尤为明显。因此，循环血液中钾缺乏或过量都能导致心脏、肌肉和神经功能的异常。

（四）缺乏与过量

1. 钾缺乏 人体内钾总量减少可引起钾缺乏，当血钾低于 3.5mmol/L 时，称为低钾血症。钾缺乏可引起神经肌肉、消化、心血管、泌尿、中枢神经等系统发生功能性或病理性改变。正常人体内钾下降 10%时，一般无明显症状。当钾缺乏超过 10%时，神经肌肉应激性降低，主要表现在肌无力及瘫痪；肌肉无力一般从下肢开始，表现为站立不稳，无力或登楼困难，随着钾缺乏的加重，可影响到躯干、上肢肌力；肋间肌、横膈肌无力，出现呼吸困难、缺氧和窒息；平滑肌无力致腹胀、肠梗阻和麻痹；心肌应激性增高，造成自律性和传导的失调，心律失常、心动过速、心音低钝，甚至死亡。同时也可出现横纹肌肉裂解症及肾功能障碍等。如血钾低于 3.5mmol/L 时，可出现倦怠，精神萎靡、烦躁不安。血钾低于 2.7mmol/L 时，可发生心律失常、腱反射减弱或消失、腹水，甚至肠梗阻、呼吸麻痹、循环衰竭、四肢瘫痪、严重时意识模糊、昏迷甚至死亡。

心律失常包括房性或室性早搏、窦性心动过缓、阵发性心房性、交界性心动过速、房室阻滞，严重时可见室性心动过速、心室扑动或颤动。心电图检查可见 ST 段下降，T 波减低、平摊、双相，最后倒置，出现 U 波，并逐渐增高，T 波和 U 波相连成驼峰状。

横纹肌肉裂解症常见于严重缺钾。在肌肉收缩时，肌肉组织相对缺血，可出现横纹肌裂解，肌球蛋白大量从肾排出，有时可诱发急性肾衰竭。

长期缺钾，可出现肾功能障碍。表现为多尿、夜尿、口渴、多饮等，尿量多而比重低。由于失钾，可发生低钾、低氯性碱中毒。由于肾小管上皮细胞内缺钾，钠离子吸收时与氢交换相对增多，引起反常性酸性尿。病理检查可见肾小管上皮细胞空泡变性，间质淋巴细胞浸润，严重时有纤维性变等。

钾摄入不足或丢失过多是体内缺钾的主要原因。由于疾病或其他原因需长期禁食或少食，而静脉补液中少钾或无钾时，易发生摄入不足。损失过多的原因比较多，可经消化道损失，如恶心、呕吐、腹泻、胃肠引流、长期用缓泻剂或轻泻剂等；经肾损失，如各种肾小管功能障碍为主的肾脏疾病，可使钾从尿中大量丢失；经汗丢失，常见于高温作业或重体力劳动者，大量出汗而使钾大量丢失。

2. 钾过量 体内钾过多，血钾浓度高于 5.5mmol/L 时，可出现毒性反应，称高钾血症。一般经膳食摄入过多的钾不会导致过量，仅在肾功能不全或摄入钾超过 8000mg/d 时才发生高血钾。高钾血症主要见于输入过量含钾药物或口服过量钾制剂时。钾过多可使细胞外 K^+ 上升，静息电位下降，心肌自律性、传导性和兴奋性受抑制，细胞内碱中毒和细胞外酸中毒等。神经肌肉表现为极度疲乏软弱，四肢无力，下肢为重。首先可见行走困难，肌肉张力减低，腱反射消失，以后可上升至躯干肌群及上肢，呈上行性迟缓性瘫痪，严重时可发生吞咽、呼吸及发音困难，甚至呼吸肌麻痹而窒息。心血管系统可见心电静息电位降低、房室传导阻滞、心率减慢，心音减弱及心律失常，严重时心室颤动，心脏停搏于舒张期。早期可见血压偏高，晚期下降。心律失常，一般先呈 T 波高尖、QT 间期缩短，随后 QRS 波群渐增宽，幅度下降，P 波形态渐渐消失。

体钾和血钾浓度增高的原因主要是摄入过多或排出困难。排出困难一般多见于严重功能衰竭、各种原因引起肾上腺皮质功能减退及各种原因引起醛固酮分泌减少的患者。此外酸中毒、缺氧、大量溶血、严重组织创伤、中毒反应等可使细胞内钾外移引起高钾血症。

（五）参考摄入量与食物来源

1. 参考摄入量 成人钾的 RNI 为 2000mg/d，PI 为 3600 mg/d。因运动员出汗失钾较多，运动后恢复中蛋白质与糖原的合成均需钾，故供给量应增加，推荐摄入量为 3～4 g。

2. 食物来源 钾的来源很广，大部分食物都含有钾，但蔬菜和水果是钾最好的来源。一般日常膳食中不会缺钾。每 100g 谷类中含钾 100～200mg，豆类中 600～800mg，蔬菜和水果中 200～500mg，肉类中含量约为 150～300mg，鱼类中 200～300mg。每 100g 食物含量高于 800mg 以上的食物有紫菜、黄豆、冬菇、赤豆等。

五、钠

（一）含量与分布

钠是人体中一种重要的无机元素，钠性质非常活泼，自然界多以钠盐形式存在，食盐（NaCl）是人体获得钠的主要来源。一般情况下，成人体内钠含量为 6200～6900mg 或 95～106mg/kg，占体重的 0.1%～0.15%，体内钠主要存在于细胞外液，占总钠量的 44%～50%，骨骼中含量高达 40%～47%，细胞内液含量较低，仅 9%～10%。正常人血浆钠浓度为 135～140mmol/L。

人体钠可分为两部分：①可交换钠，占总体钠的 70%～75%，称为钠库。细胞内、外液和骨骼中所含的钠，大部分（约 50%）为可交换钠。可交换钠与血浆中的钠进行着弥散平衡。当人体缺钠时，可补充到细胞外液。②不可交换钠，骨骼中的钠 88%沉积于羟磷灰石晶体中，不易于与细胞外液交换。

正常人血浆钠浓度为 135～140mmol/L，细胞内液为 10mmol/L，细胞间液和淋巴液钠约为 140mmol/L。红细胞为 9.61mmol/L，白细胞为 34.4mmol/L，血小板中为 37.8mmol/L。腺体分泌按 mmol/L 计：唾液 60、胃液 50（30～90）、小肠上段 105（72～128）、回肠 117（91～140）、胆汁 145（134～150）、胰液 141。

（二）吸收与代谢

钠在小肠上部吸收，吸收率极高。在空肠的肠液中，葡萄糖能促进钠的吸收。每日从肠道中吸收的氯化钠总量在 4400mg 左右。被吸收的钠，通过血液输送到胃液、肠液、胰液、胆汁以及汗液中，分泌到胃肠道中的钠大部分被重吸收利用，故粪便中含钠量极少。钠在空肠多为被动吸收，主要与糖和氨基酸的主动转运相耦联进行。在有 $NaHCO_3$ 存在时，由于 HCO_3^-的吸收在空肠是与 H^+的主动分泌耦联进行，Na^+和 HCO_3^-之间的联系则是由于 Na^+、H^+交换的缘故。钠在回肠则大部分是主动吸收。

钠主要有肾脏、汗液排泄，粪便中排出极少。进入体内的钠，部分不经肾脏由尿排出，当人体出汗不多，也无腹泻时，98%以上的钠由尿排出，排出量为 2300～3220mg。钠还从汗中排出，不同个体的汗中钠的浓度差别较大，汗液平均含钠盐（NaCl）2.5g/L，最高可达3.7g/L。在高温环境，中等强度体力活动4小时，人体经汗液排出钠盐可达7～12g。每日从粪便中排出的钠不足10mg。

人体对钠摄入水平的适应性很大，肾脏可应付较宽范围的钠的摄入，以及摄入量的突然改变。钠与钙在肾小管内的重吸收过程发生竞争，故钠摄入量高时，会相应减少钙的重吸收，而增加尿钙排泄。因尿钙丢失约为钙潴留的50%，故高钠膳食对骨丢失有很大影响。体内钙的稳态平衡是通过肾素-血管紧张肽-醛固酮系统、血管加压素、心钠素、肠血管活性肽等调节体内基础钠水平。即通过控制肾小球的滤过率、肾小管的重吸收、远曲小管的交换作用以及激素的分泌来调节钠的排泄量，以保持钠平衡。

正常情况下，每日摄入的钠只有小部分是身体所需，大部分经过肾脏从尿排出。每天由肾小球滤过的钠可达20 000～40 000mmol，但从尿中排出的钠仅10～200mmol，其重吸收率非常高，达到99.5%。当摄入无钠饮食时，钠在尿中几乎可完全消失；摄入过大量时，能完全由肾排出。大约80%的钠在肾近曲小管吸收，20%在亨氏袢升支及远曲小管吸收。其中近曲小管对钠的重吸收有一定的限度，限制在肾小管管腔内钠浓度小于血浆钠浓度的75%，如果以达到此水平，则不再重吸收，而远端肾单位则不受此限制。

醛固酮是肾上腺皮质球状带分泌的一种作用极强的类固醇激素，作用于肾远曲小管和集合管上皮细胞分泌的H^+，排出钾，重吸收钠。当钠摄入多时，血浆Na^+升高，醛固酮分泌减少，增加尿钠排泄；反之，当摄入钠少时，血浆Na^+降低，醛固酮水平增高，尿钠排出减少，甚至可达零排出。因此，饮食中钠摄入不足，甚至极低时，人体也很少出现钠缺乏症。但严重而持续出汗、创伤、慢性腹泻或肾脏疾病时，则可导致钠缺乏。

交感神经系统调节肾脏控制钠潴留与排泄：改变肾脏血流量、控制肾素的释放、通过α受体或β受体对肾小管作用。钠浓度过高时，交感神经中枢处于抑制状态，反之，当钠浓度降低时，则处于兴奋状态。

（三）生理功能

1. 维持正常渗透压和调节体内水平衡 钠主要存在于细胞外液，是细胞外液中的主要阳离子，占阳离子总量的90%左右，与对应的阴离子构成的渗透压，在细胞外液中也占总渗透压的90%左右。钠对细胞外液渗透压调节与维持体内水量的恒定，是极其重要的。

钠含量高低决定体内的水量，并将影响或损伤细胞、组织。当钠量增高时，水进入细胞内，使水量增加，造成细胞肿胀，引起组织水肿；反之，钠量低时，水量减少。细胞外液钠量的降低，使水进入细胞，细胞内钾浓度被稀释，细胞外液容量下降，这些改变可能促使血压下降。钠量的调节对水的平衡和内环境稳定起核心作用。

2. 维持酸碱平衡 钠在肾小管重吸收时，与H^+交换，清除体内酸性代谢产物（如CO_2），保持体液的酸碱平衡。钠离子总量影响着缓冲系统中碳酸氢盐的增减，因而对体液的酸碱平衡也起重要作用。

3. 钠泵的构成成分 钠钾离子的主动转运，由Na^+-K^+-ATP酶驱动，使钠离子主动从细胞内排出，以维持细胞内外液渗透压平衡。钠对ATP的生成和利用、肌肉运动、心血管功能、能量代谢都有作用，钠不足均可影响其作用。此外糖代谢、氧的利用也需要钠的参与。

4. 维持血压正常 人群调查与干预研究证实，膳食钠摄入与血压有关。血压随年龄增加而增高，有人认为，这种增高中有 20%可能归因于膳食中食盐的摄入。每摄入 2300mg 钠，可致血压升高 0.267kPa（2mmHg），中等程度减少膳食钠的摄入量，可使血压高于正常者（舒张压 10.7～11.91kPa）的血压下降。为防止高血压，WHO 建议每日钠的摄入量小于 2.3g，约相当于食盐 6g。

5. 增强神经肌肉兴奋性 钠、钾、钙、镁等离子的浓度平衡对于维护神经肌肉的应激性都是必需的，体内充足的钠可增强神经肌肉的兴奋性。

（四）缺乏与过量

1. 钠缺乏 一般情况下，人体不易缺乏钠，但在某些情况下，如禁食、少食、膳食钠限制过严、摄入量非常低时会发生缺钠；高温、重体力劳动、过量出汗、胃肠疾病、反复呕吐、腹泻（泻剂应用）等使钠过量排出或丢失时；或某些疾病，如慢性肾上腺皮质功能减退症（阿狄森病）引起肾不能有效保留钠时；胃肠外营养缺钠或低钠时；利尿剂的使用抑制肾小管重吸收钠而使钠丢失等造成体内钠含量降低，而又未能补充丢失的钠时，均可引起钠的缺乏。血浆钠＜135mmol/L 时，即为低钠血症。

钠缺乏早期，细胞外液减少、渗透压降低，细胞外液进入血液循环。随后，机体为保持细胞外液容量而保留更多的水分，而使钠的浓度下降，水进入细胞内，致细胞体积胀大，脑细胞发生水肿。而造成血浆容量缩减，此时如未及时得到补偿，则可使血压下降，血液循环不足。为维持脑补血流供应，内脏血管发生发射性收缩，肾血流量减少，肾小球滤过率降低，肾小管内的钠减少，即钠几乎全部被再吸收。此外，血浆容量的减少使醛固酮分泌增加，钠的再吸收更为完全。由于尿的浓缩不好，钠与氯化物极少，尿的比重很低。

钠的缺乏在早期症状不明显，血钠过低时，则渗透压下降，细胞肿胀。当失钠达 0.5g/kg 体重时，有疲倦、眩晕、直立时可发生昏厥。当失钠达 0.75g/kg 体重时，可出现恶心、呕吐、视力模糊、心率加速、脉搏细弱、血压下降。当缺乏至 1.25g/kg 体重时，可出现疼痛、反射消失、淡漠、昏迷、休克、急性肾衰竭而死亡。

2. 钠过量

（1）急性毒性：正常情况下钠不在体内蓄积，但某些情况下，如由于肾功能受损时易发生钠在体内蓄积，可导致毒性作用。如误将食盐当作食糖加入婴儿奶粉中喂哺，则可引起中毒甚至死亡；或以食盐作为催吐剂而摄入过多等。由于摄入过多影响肾功能而易发生钠过多，可引致毒性作用。血浆钠＞150mmol/L 时称为高钠血症。血钠过高可出现口渴、面部潮红、软弱无力、烦躁不安、精神恍惚、瞻望、昏迷，严重者可致死亡。

急性过量摄入食盐（每天达 35～40g）可引起急性中毒，出现水肿、血压上升、血浆胆固醇升高、脂肪清除率降低、胃黏膜上皮细胞破裂等。意外盐中毒发生高钠血症的死亡率高达 43%。此外，长期摄入较高量的食盐，可引起其他病例损害，如视网膜病变。

（2）高血压与钠：钠摄入量过多、尿中 Na/K 比值增高，是高血压的重要因素。研究表明，尿中 Na/K 比值与血压呈正相关，而尿钾与血压呈负相关。在高血压家族人群较普遍存在对盐敏感的，而对盐不敏感的或较耐盐的，在无高血压家族史者中较普遍。结果提示高血压家族遗传可能与对其盐敏感有关。尽管高血压原因很多，但较高含量的钠的摄入，应是其中非常重要的因素之一。

（3）钠与癌：长期摄入较高量的食盐，有可能增加胃癌发生的风险，可能是由于盐导致胃黏膜保护层损伤，引起炎性再生反应，增加 DNA 合成和细胞增殖。当盐损伤胃黏膜上皮后，幽门螺杆菌才起促进癌变的作用。

（五）参考摄入量与食物来源

1. 参考摄入量　成人钠的 RNI 为 1500mg/d，PI 为 2000 mg/d。在高温、运动等情况下，机体从汗中失钠较多，需要补充。摄入钠过多，对人体有害，可引起高血压和视网膜病变，还会加重心脏负担，对提高运动能力不利。

2. 食物来源　各种食物中普遍存在钠，一般动物性食物钠含量高于植物性食物，但人体内钠的主要来源是饮食中食盐（氯化钠）以及加工食物过程中加入的钠或含钠化合物，以及酱油、味精、盐渍或腌制肉、酱咸菜类、发酵豆制品、咸味休闲食品等。含钠量高的地区水源也会含有较高的钠，可高达 220mg/L（一般地区的水含钠量＜20mg/L），见表 5-5。

表 5-5　中国居民常量元素的参考摄入量

年龄（岁）/人群	钙 RNI（mg/d）	磷 RNI（mg/d）	镁 RNI（mg/d）	钾 AI（mg/d）	钠 AI（mg/d）
0～	200（AI）	100（AI）	20（AI）	350	170
0.5～	200（AI）	180（AI）	65（AI）	550	350
1～	600	300	140	900	700
4～	800	350	160	1200	900
7～	1000	470	220	1500	1200
11～	1200	640	300	1900	1400
14～	1000	710	320	2200	1600
18～	800	720	330	2000	1500
50～	1000	720	330	2000	1400
65～	1000	700	320	2000	1400
80～	1000	670	310	2000	1300
孕妇（早）	800	720	370	2000	1500
孕妇（中）	1000	720	370	2000	1500
孕妇（晚）	1000	720	370	2000	1500
哺乳期妇女	1000	720	330	2400	1500

（孔　鄰　高中敏）

第三节　微 量 元 素

一、铁

铁（iron）是人体重要的必需微量元素之一。由于铁既是细胞必需的元素，又对细胞有潜在的毒性作用，所以需要有高度精细的复杂调节机制，保证细胞对铁的需求，同时防止铁的过量。人体内铁总量为 3～5g，平均 4.5g 左右，包括功能性铁和储存铁两种存在形式。总铁量的 60%～75%存在于血红蛋白，3%在肌红蛋白，1%在含铁酶类（如细胞色素、细胞色素氧化酶、过氧化物酶，过氧化氢酶等）、辅助因子及运铁载体中，以功能性铁的形式存在；剩余总铁量的 25%～30%为储存铁，主要以铁蛋白（ferritin）和含铁血黄素（hemosiderin）的形式存在于肝、脾和骨髓的单核-吞噬细胞系统中。人体器官组织中的铁含量以肝、脾为最高，其次为肾、心、骨骼肌和脑。体内铁含量随年龄、性别、营养状况和健康状况的不同而存在较大的个体差异。

（一）铁的吸收和代谢

1. 吸收和转运 食物中的铁主要在十二指肠和空肠上端黏膜吸收，胃和小肠的其余部分也吸收少量铁。食物中的铁分为血红素铁（heme iron）和非血红素铁（non-heme iron）两种，它们在吸收形式上有所不同。血红素铁主要存在于动物性食物中，以 Fe^{2+}形式存在，与血红蛋白和肌红蛋白中的原卟啉结合，在肠黏膜上皮细胞以金属卟啉的形式整体被直接吸收，在胞质内血红素氧化酶的作用下，血红素的卟啉环打开，释放出游离的 Fe^{2+}。非血红素铁主要存在植物性食物中，以 Fe^{3+}形式存在，与蛋白质、氨基酸、有机酸等有机物结合，在吸收前必须先与有机物分离转化成 Fe^{2+}形式后，才能被吸收，且吸收过程受很多膳食因素的影响而吸收率较低。

铁不能以离子形式进入细胞，其转运必须有细胞内蛋白的参与。运铁蛋白（transferrin，Tf）是肝脏合成的一类能可逆地结合铁（Fe^{3+}）的糖蛋白，其主要功能是从小肠、肝脏和网状细胞等处转运铁到需铁的组织。在红细胞前体、肝、胎盘等铁摄入量高的组织、细胞，结合铁的运铁蛋白与细胞表面的运铁蛋白受体（transferrin receptor，TfR）结合后进入细胞，铁从运铁蛋白中释放出来，被细胞利用或以铁蛋白的形式储存起来。

影响铁吸收的因素：

（1）机体的状况：机体铁的营养状况、个体生理和病理状况，都会影响铁的吸收。缺铁性贫血、生长发育期、孕期等铁的需要量增加；月经过多、胃肠吸收不良综合征、长期病理性失血（上消化道出血、钩虫病等）、疟疾、血吸虫病等造成铁丢失增加，都促进机体对铁的吸收。胃肠道 pH 对铁复合物的形成和溶解性有一定作用，当食物通过肠道的时间太短、胃酸缺乏或过多服用抗酸药物、患胃炎等某些疾病时，则会影响铁离子的释放。

（2）膳食铁的存在形式：血红素铁的生物利用高，有效吸收率 15%～35%。而非血红素铁需先还原为 Fe^{2+}才能被吸收，且受很多膳食因素的影响，其有效吸收率仅为 5%～10%。

（3）膳食成分的作用：其他膳食成分主要影响非血红素铁的吸收。蛋白质与肉鱼禽因子（meat fish poultry factor，MFP factor）促进铁的吸收，组氨酸、赖氨酸、胱氨酸等氨基酸与铁螯合成小分子的可溶性单体，提高铁的吸收。维生素 C 是铁吸收的有效促进因子；维生素 B_2、维生素 A 和胡萝卜素、叶酸、维生素 B_{12} 等营养素对铁的吸收起到重要的协助作用；一些有机酸如枸橼酸、乳酸、丙酮酸等可促进铁的吸收。一些非营养素成分，如植酸盐、草酸盐、多酚类化合物（咖啡、茶等含有）等与铁结合成难溶性物质，阻碍铁的吸收。而一些矿物质如铅、锌、钙等摄入过多及金属络合物 EDTA 等的存在阻碍铁的吸收。

2. 储存与排泄 机体对铁具有储存、再利用的特点。体内代谢的铁主要来源于膳食铁和红细胞衰老解体释放的血红蛋白铁。在人体每天参与代谢的 35～40mg 铁中，来自肠道吸收的膳食铁仅为 0.5～1.5mg。正常成人每日血红蛋白分解代谢相当于 20～25mg 铁，人体能保留代谢铁的 90%以上，并能将其反复利用，包括细胞死亡后释放的铁同样被保留和利用。体内剩余的铁以铁蛋白和含铁血黄素的形式储存起来。通常，人体的 1μg/L 血清铁蛋白可储铁 10mg。铁蛋白在溶酶体的作用下可分解为含铁血黄素，而含铁血黄素是蛋白质、脂类和铁的非特异性结合物。

机体对铁的排泄能力有限，成人每天排出 0.9～1.05mg 铁，其中 90%经肠道排出，其余经尿、汗液和皮肤脱落细胞排出。此外，月经、出血等也是铁的排出途径。

（二）铁的生理功能

1. 参与体内氧的转运和组织呼吸过程 铁是血红蛋白、肌红蛋白、细胞色素、细胞色素氧化酶及触媒的组成成分，也参与激活乙酰辅酶 A、琥珀酸脱氢酶、黄嘌呤氧化酶等酶的活性。血红蛋白由 1 个球蛋白与 4 个铁卟啉组成，可与氧进行可逆性结合，从而具有携带氧的能力，参与机体内氧的交换及组织呼吸。肌红蛋白由 1 个血红素和 1 个球蛋白组成，主要存在肌肉组织中起转运和储存氧的作用。细胞色素酶类，参与体内氧化还原反应中的电子传递，对细胞呼吸和能量代谢起着重要的作用。

2. 维持机体正常的造血功能 人体中大部分铁存在于红细胞中，铁与红细胞的形成和成熟有关。铁在骨髓造血组织中与卟啉结合形成高铁血红素，再与珠蛋白合成血红蛋白。缺铁可影响红细胞中血红蛋白的合成，甚至影响 DNA 的合成及幼红细胞的增殖。

3. 参与其他重要功能 铁参与维持机体正常的免疫功能。缺铁可影响 T 淋巴细胞、吞噬细胞的增殖分化，细胞因子的产量下降，自然杀伤细胞的活性降低，易致感染的发生。但铁也是所有细菌和真菌生长所必需的营养素，过量的铁可促进其生长，不利于抗感染。此外，铁还有催化 β 胡萝卜素转化为维生素 A、嘌呤和胶原的合成、抗体的生成，参与脂类在血液中转运以及药物在肝脏解毒等功能。同时发现铁与抗脂质过氧化有关，随铁缺乏的程度加重，脂质过氧化的损伤也加重。铁的缺乏还可使具有抗脂质过氧化作用的卵磷脂胆固醇酰基转移酶活性下降。此外，有研究发现，铁是某些酶的组成成分，参与神经递质的合成和分解，对神经系统也有重要的作用。

（三）铁的缺乏与过量

长期膳食铁摄入不足，可引起体内铁缺乏甚至导致缺铁性贫血，多见于婴幼儿、孕妇、乳母和老年人。缺铁性贫血是铁缺乏最常见的疾病。成年人铁缺乏易出现疲劳、倦怠、工作效率降低、冷漠呆板、头晕、心悸、指甲脆薄、反甲等；儿童青少年缺铁导致其生长发育缓慢，体力下降、注意力和记忆力调节过程障碍，学习能力下降，易烦躁，缺乏兴趣；孕早期缺铁性贫血可造成早产、低出生体重儿和胎儿的死亡，分娩伤口难愈合。铁缺乏可导致免疫功能障碍，中性粒细胞的杀菌能力下降，淋巴细胞转化能力降低。此外，铁缺乏可导致末梢神经障碍，至少 25%的多动综合征患者的血清铁浓度降低，补铁后症状消失。

体内铁缺乏发展到贫血可分三个阶段：第一阶段为铁减少期，该阶段体内储存铁减少，血清铁蛋白浓度下降，无临床症状。第二阶段为红细胞生成缺铁期，此阶段除血清铁蛋白下降外，血清铁浓度降低，运铁蛋白浓度降低而游离原卟啉浓度升高。第三阶段为缺铁性贫血期，此时血红蛋白和血细胞比容下降，体内细胞呼吸障碍，出现缺铁性贫血的临床症状。

体内铁含量主要通过吸收机制来控制，而缺乏将过多的铁排出体外的调节机制。铁过量大部分是因为病理过程造成铁在体内的蓄积，如遗传性血色素沉积症，极少数是正常个体摄入过量铁，如过量服用铁剂所致。铁过量损伤的主要靶器官是肝脏，可引起肝纤维化和肝细胞肿瘤。过量铁会使活性氧基团和自由基大量产生，继而引起线粒体 DNA 和蛋白质生物大分子的损伤，诱发突变，此与肝脏、直肠、胰腺、结肠、膀胱等多器官的肿瘤有关。铁具有催化自由基生成，增强脂质过氧化的作用，因此铁过量也会增加动脉粥样硬化和心血管疾病的风险。急性铁中毒，多发生在儿童，因误服铁剂造成，导致呕吐、腹泻、黑便等，病死率可高达 20%左右。

（四）铁的营养状况评价

1. 常见实验室指标

（1）血清铁蛋白（serum ferritin，SF）：反映人体内铁储存的常用指标。血清铁蛋白（SF）＜12μg/L 为缺铁，SF＜20μg/L 提示储存铁衰竭，SF＞300μg/L 为铁负荷过度。但机体感染或炎症状态会影响血清铁蛋白水平，此时，其不能正常评估铁营养状况。

（2）血清运铁蛋白受体（serum transferring receptor，sTfR）：反映了未成熟红细胞中受体的数量和红细胞生成水平。红细胞表面的转铁蛋白受体的表达水平与红细胞内的血红蛋白（Hb）合成时的铁代谢紧密相关，其可脱落进入血液成为血清运铁蛋白受体（sTfR）。由于不受感染或炎症的影响，其能准确反映铁的营养状态。早期缺铁即可诊断，缺铁性贫血时比正常值高 3～4 倍，正常值为 0.9～2.3mg/L。

（3）红细胞游离原卟啉（free erythropoiesis，FEP）：红细胞游离原卟啉是幼红细胞和网织红细胞在合成血红蛋白过程中，残留的未能与铁结合的非血红素原卟啉。在铁缺乏时，红细胞游离原卟啉浓度增加。FEP＞0.9μmol/L（全血）或锌原卟啉＞0.96μmol/L（全血）或 FEP/Hb＞4.5μg/g Hb 即诊断为贫血。

（4）血红蛋白：是诊断贫血最常用的指标。正常值范围为：男性 120～160g/L，女性 110～150g/L。

（5）血清铁：血清中游离铁日间变异大，易受生理病理状况、进食情况、环境中铁的影响，较难准确测量，不能全面反应体内铁储存与代谢情况。

2. 临床表现 缺铁性贫血个体皮肤黏膜苍白，以嘴唇、口腔黏膜、甲床表现最明显。除直观的肤色改变，还表现头晕、倦怠乏力、注意力难集中、记忆力减退、免疫力下降、烦躁，智能较同龄儿低等；常有食欲减退等症状，少数有异食癖，如喜吃泥土、煤渣等。严重缺乏者会出现口腔炎、反甲、舌乳头萎缩、吸收不良综合征及贫血性心脏病等症状。患儿易患呼吸道感染、中耳炎等。

（五）铁的参考摄入量及食物来源

膳食铁的参考摄入量根据年龄和生理状态的不同而不同。成年健康女性，由于月经期间损失较多铁（约 2mg），所以每日铁的供给量应高于成年健康男性。特殊生理阶段人群，孕妇和乳母对铁的需求量大大增加，因此铁供给量也应增加。不同年龄和生理状态铁的膳食参考摄入量见表 5-6。

表 5-6 中国居民膳食铁参考摄入量（DRIs）（mg/d）

年龄（岁）/人群	EAR		RNI		UL[C]
	男	女	男	女	
0～	–[a]		0.3（AI）		–
0.5～	7		10		–

续表

年龄（岁）/人群	EAR		RNI		UL[C]
	男	女	男	女	
1～	6		9		25
4～	7		10		30
7～	10		13		35
11～	11	14	15	18	40
14～	12	14	16	18	40
18～	9	15	12	20	42
50～	9	9	12	12	42
孕妇（早）	—	+0[b]	—	+0	42
孕妇（中）	—	+4	—	+4	42
孕妇（晚）	—	+7	—	+9	42
乳母	—	+3	—	+4	42

注：a：未制订参考值者用“—”表示；b：“+”表示在同龄人群参考值基础上额外增加量；c：研究资料有限，未制订可耐受最高摄入量。

铁在各种食物中广泛存在，但含量和吸收率差异较大。动物性食物含有丰富且吸收率高的血红素铁，如动物肝脏、动物全血、鸡胗、牛肾的铁含量＞ 10mg/100g；瘦肉、猪肾、羊肾铁含量＞5mg/100g。植物性食物蔬菜和水果含铁量低且生物利用率不高，如菠菜、豌豆、扁豆、粮谷的铁含量＜5mg/100g。牛奶及奶制品是贫铁食物，且吸收率不高。蛋类铁的吸收率也较低。

二、锌

锌（zinc）广泛分布于人体组织器官、体液及分泌物中，尤以视网膜、胰腺、前列腺含量为高。成人体内含锌量为2～3.0g，其中60%存在于肌肉中，30%存在于骨骼中。在细胞中，30%～40%的锌存在于细胞核，50%存在于细胞质，其余存在细胞膜中。锌对于个体的生长发育、智力发育、免疫功能、生殖功能、消化功能、物质代谢等都具有非常重要的作用。

（一）锌的吸收与代谢

食物中的锌吸收主要在十二指肠和空肠，部分在回肠吸收，吸收率在30%左右。从肠道吸收的锌首先集中在肝，然后随血液分布至各组织器官。血浆中的锌60%与血清白蛋白结合，30%～40%与α-巨球蛋白紧密结合，小部分与氨基酸及其他配价基结合。锌与血清白蛋白形成的复合物很易被组织吸收。肝对锌的吸收受内源性白细胞调节剂（leucocyte endogenous mediator，LEM）、促肾上腺皮质激素和甲状旁腺激素的影响。机体对锌的吸收与肠腔锌的浓度有关，体内缺锌时吸收率增高。体内锌浓度高时，可诱导肝脏金属硫蛋白合成增加，并与之结合存积于肠黏膜细胞内，当锌水平下降时，再释放至肠腔，从而调节体内锌的平衡。体内锌经代谢后主要通过粪便排出，尿、汗液及毛发也有少量排出。

影响锌吸收的因素：高蛋白质、维生素 D_3、葡萄糖、有机酸（苹果酸、枸橼酸等）、中等含量磷酸等促进机体对锌的吸收；植物性食物中含有的植酸、鞣酸及纤维素等阻碍锌的吸收；铜、二价铁、钙可抑制锌的吸收。动物性食物中锌的生物利用率较高；某些药物如碘喹啉、苯妥英钠等能促进锌的吸收。

（二）锌的生理功能

1. 金属酶的组成成分或酶激活剂 在体内，锌参与约200多种酶的合成。主要有超氧化物歧化酶、苹果酸脱氢酶、碱性磷酸酶、乳酸脱氢酶等，这些酶在组织呼吸、能量代谢及抗氧化功能等方面发挥着重要作用。锌还是维持DNA多聚酶、RNA多聚酶及逆转录酶等活性必需的微量元素。

2. 促进生长发育和组织再生 锌参与蛋白质合成以及细胞生长、分裂和分化等过程。缺锌会引起核酸和蛋白质合成障碍，细胞分裂减少，导致生长发育迟缓，甚至停止。锌还参与促黄体激素、促卵泡激素、促性腺激素等内分泌激素的代谢，对胎儿的生长发育、性器官和性功能的发育和成熟、成年男性性功能具有重要的调节作用。锌可促进组织再生和创伤、溃疡等的愈合，缺锌会导致伤口愈合不良或缓慢。

3. 增强机体的免疫功能 锌能够促进淋巴细胞有丝分裂，增加T细胞的数量和活力。锌对免疫功能的调节作用主要是通过控制外周血单核细胞合成干扰素-γ、白细胞介素-1和白细胞介素-6、肿瘤坏死因子-α和白细胞介素-2受体等免疫调节因子的分泌和产生来进行。缺锌可引起胸腺萎缩、胸腺激素减少、T细胞功能受损及细胞介导的免疫功能改变。

4. 维持细胞结构和功能的稳定性 锌与细胞膜上的含硫、氮、氧的配基结合，形成稳定的化合物，增强膜的稳定性和抗氧自由基的能力。当细胞产生脂质过氧化损伤时，膜内的巯基被氧化成二硫键，锌可与硫形成稳定的硫醇盐防止被氧化，从而保护膜的完整性。缺锌可造成膜的氧化损伤、结构变形，膜内载体和运载蛋白功能的改变。锌对膜功能的影响还表现在对屏障功能、转运功能和受体结合等方面的影响。缺锌对脑皮质中突触膜N-甲基-D-天冬氨酸（NMDA）受体/钙通道功能有显著影响，降低其数目和通道活性。

5. 其他 锌与口腔唾液蛋白结合生成味觉素可增进食欲，缺锌会使味觉减退，甚至异常而出现异食癖。锌对皮肤和视力具有保护作用，缺锌可引起暗适应能力及辨色能力减弱，皮肤粗糙和上皮角化。

（三）锌的缺乏与过量

锌缺乏的原因包括：①膳食锌长期摄入不足，如偏食等不良饮食习惯；②机体吸收利用降低，如患胃肠性疾病、慢性肝肾疾病等；饮食结构不合理，如摄入过高的钙、铁，偏食植物性食物等影响。③特殊生理阶段需要量增加，如孕期、哺乳期。④锌的丢失增加，如长期慢性腹泻、肾病、急性感染、糖尿病及某些利尿药物使用。锌的缺乏可影响细胞核酸和蛋白质的合成、味觉细胞更新、黏膜增生、角化不全、唾液中磷酸酶减少，从而导致食欲减退、异食癖、视力减退、生长发育迟缓、免疫力降低而易感染、性发育障碍、性功能低下及精子数减少、皮肤粗糙和上皮角化、伤口经久不愈、胎儿畸形等。

锌的生理作用剂量带和毒作用剂量带相距较远，一般膳食不易发生锌中毒。但盲目过量补锌或食用被镀锌罐头污染的食物和饮料而引起锌过量或中毒。过量的锌会干扰铁、铜等其他微量元素的吸收利用，影响中性粒细胞和巨噬细胞活力，降低免疫功能。成人摄入2g以上锌可发生中毒，出现急性腹痛、腹泻、恶心、呕吐等症状。

（四）锌的营养状况评价

轻度的锌缺乏往往没有明显的临床症状，常被忽视，而且在临床诊断和流行病学调查中，仍缺乏敏感、特异的锌营养状况指标。所以目前对锌营养状况的评价主要通过生化指标和功能指标结合膳食状况调查进行判定。

1. 生化指标 血清（血浆）锌由于浓度较稳定，一般不随锌摄入量的变化而变化（除非膳食锌水平特别低时），所以不是评价锌营养状况的良好指标。24 小时锌同位素示踪与机体锌交换实验发现，仅 2%的锌存在血浆中，因此缺锌患者的血浆锌水平并不低，或有时血浆锌低时机体并不缺锌。长期以来，通过检测血清锌、白细胞锌、红细胞锌、发锌和唾液锌等进行锌营养状况的评价，都只能作为参考。

2. 临床表现 可根据锌缺乏出现的常见临床症状，如味觉障碍、食欲减退、生长发育落后、皮肤伤口和溃疡经久不愈、免疫功能减退等来评价。

3. 功能指标 通过检测酶活性、味觉、暗适应能力是否变化来评价锌的营养状况。如血浆碱性磷酸酶是评价锌营养状况最常用的指标，在监测肠外营养者的锌营养状况时，此酶可能有一定的价值。但总体而言，金属酶用作膳食锌营养状况的评价时缺乏可靠性。

4. 膳食调查 通过科学、合理的膳食营养调查，可以了解膳食锌摄入情况，有助于对人体锌营养状况的评价，但应考虑到膳食锌受地域水土的影响很大，应用食物成分表时须谨慎。

（五）锌的参考摄入量及食物来源

从婴儿开始随年龄的增加，机体对锌的需要量增加，成年后保持一个稳定的水平。特殊生理时期，锌的供给量相应增加。不同年龄、生理状况下，锌的参考摄入量详见表 5-7。

锌的食物来源较广泛，但含量差异较大，动物性食物含锌量高于植物性食物且生物利用率更高。贝壳类海产品（如海蛎肉、牡蛎、蛏干、扇贝）、红肉类（牛肉、羊肉、猪肉）及动物内脏等是锌的良好来源。蛋类、豆类、谷类胚芽、硬果类、芝麻、花生等含锌量也较高。蔬菜和水果的含锌量则较低（表 5-7）。

表 5-7 中国居民膳食锌参考摄入量（DRIs）（mg/d）

年龄（岁）/人群	EAR		RNI		UL
	男	女	男	女	
0～	—		2.0（AI）		—
0.5～	2.8		3.5		—
1～	3.2		4.0		8
4～	4.6		5.5		12
7～	5.9		7.0		19
11～	8.2	7.6	10.0	9.0	28
14～	9.7	6.9	11.5	8.5	35
18～	10.4	6.1	12.5	7.5	40
50～	10.4	6.1	12.5	7.5	40
孕妇（早）	—	+1.7	—	+2.0	40
孕妇（中）	—	+1.7	—	+2.0	40
孕妇（晚）	—	+1.7	—	+2.0	40
哺乳期妇女	—	+3.8	—	+4.5	40

三、硒

我国学者在 1957 年首次提出克山病与缺硒有关，在随后的研究以及国外的大量研究验证和确定了硒是人类和动物维持生命活动所必需的元素。1973 年世界卫生组织（WHO）确认了硒是人类生命必需的微量元素之一。硒在人体的总量为 14～20mg，分布于所有细胞和组织器官，在肝、肾、心、脾、牙釉质和指甲中浓度较高，肌肉、骨骼和血液次之，脂肪组织最低。体内硒主要以两种形式存在，一种是来自膳食的硒蛋氨酸，其在体内不能合成，作为一种非调节性储存形式存在，当膳食中硒的供给中断时，它可以向机体提供硒。另一种形式是硒蛋白中的硒半胱氨酸，具有生物活性。

（一）硒的吸收与代谢

1. 硒的吸收 硒的主要吸收部位在小肠。人体对膳食中的硒吸收良好，吸收率达 50%～100%。溶解度大及有机形式的硒更易吸收，如硒蛋氨酸较无机形式硒更易吸收。

2. 硒的排泄 体内硒经代谢后大部分经尿排出，少量由肠道排出。粪便中排出的硒主要是未被吸收的硒和少量随胆汁、胰液及肠液一起分泌到肠内的硒。当硒摄入量高时，可在肝内甲基化，生成挥发性的二甲基硒化合物经肺部呼气排出。此外，少量硒也可经汗液、毛发排出。

（二）硒的生理功能

1. 构成含硒蛋白和含硒酶 主要的含硒蛋白和含硒酶有：四种谷胱甘肽过氧化物酶（glutathione peroxidase，GSH-Px，GPX）、三种硫氧还蛋白还原酶（thioredoxin reductase，TR）和碘甲腺原氨酸脱碘酶（iodothyronine deiodinase，ID）等，具有抗氧化、维持维生素 C 及其他分子呈还原态和调节甲状腺素代谢等作用。

2. 抗氧化作用 硒在生物体内最主要的功能是抗氧化作用，主要表现在含硒蛋白参与清除体内的活性氧自由基及其衍生物。硒以硒代氨基酸参与硒蛋白的合成，含硒蛋白分为酶类和非酶类，属于含硒酶类的谷胱甘肽过氧化物酶具有重要的生理意义。GSH-Px 能特异性地催化还原性谷胱甘肽为氧化性谷胱甘肽，促进有毒的过氧化物（如过氧化氢、超氧阴离子、脂酰游离基等）还原为无毒的羟化物，消除体内的脂质过氧化物，阻断活性氧和自由基对机体的损伤，从而保护细胞膜及组织免受过氧化物损伤。

3. 保护心血管和心肌的健康 硒具有维持心血管系统正常结构和功能的作用。流行病调查发现了硒与克山病相关，缺硒会导致以心肌损伤为主要病变的克山病。硒缺乏还可引起脂质过氧化反应增强，造成心肌纤维坏死、心肌小动脉和毛细血管损伤，血管壁损伤处集聚的胆固醇得不到及时的清除；研究发现富硒地区人群患心血管疾病的概率较低。

4. 增强免疫力 硒可通过下调细胞因子和黏附分子的表达，上调白细胞介素-2 受体的表达，使淋巴细胞、NK 细胞、淋巴因子激活的杀伤细胞（lymphokine-activated killer cells，LAK）的活性增强，促进免疫球蛋白及抗体的产生及应答，提高机体的免疫功能。

5. 解毒作用 硒与金属有较强的亲和力，能与机体内的重金属如汞、镉、铅等结合成金属-硒-蛋白质复合物，起到中和解毒的作用。硒可对抗某些化疗药物的毒性反应，如硒对化疗后出现的肾脏、肝脏及心肌损伤等有明显的治疗作用。

6. 其他 硒还具有促进生长和抗肿瘤的作用，流行病学调查发现缺硒地区人群的肿瘤发病率明显增高，儿童生长迟缓。硒具有提高视力，保护视神经的作用，由白内障和糖尿病引起的失明经补硒可改善视觉功能。

（三）硒的缺乏与过量

硒缺乏与人群生存的地理环境中含硒量偏低及膳食硒摄入不足有关。我国科学家首先证实缺硒是发生克山病的重要原因。克山病 1935 年首先在黑龙江省克山县被发现，是一种以多发性灶状坏死为主要病变的心肌病，临床特征为心肌凝固性坏死，伴有明显心肌扩大，心功能不全和心律失常，严重者可发生心源性休克或心力衰竭，病死率高达 85%。流行病调查发现，我国 14 个省、自治区的贫困地区有克山病的分布，大多发生在山区和丘陵。主要的易感人群为 2～6 岁儿童和育龄妇女。病区人群的血、尿、头发、粮食中含硒量均明显低于非病区。在低硒地区用亚硒酸盐进行干预能取得较好的预防效果，硒对心脏有重要的保护作用。缺硒还会使 GSH-Px 的活性降低，导致机体抗氧化系统功能减弱。

另外，大骨节病的发生也被确证与硒的缺乏有关。该病是一种多发性、变形性、地方性的骨关节病，主要发生于青少年，补硒能防止该病的发生。缺硒还可影响机体免疫功能，包括细胞免疫和体液免疫。

摄入过量硒会引起机体中毒。湖北恩施及山西紫阳县地区水土中硒含量高，使种植的植物含大量硒，居民因平均每天从膳食中摄入硒 4.99mg 而发生慢性硒中毒。硒中毒的症状有：恶心、呕吐，头发脱落、指甲变形脱落，皮肤损伤及神经系统异常，肢端麻木和抽搐等，严重者可致死亡。补硒过量可能得“碱土病”“晕倒症”，导致细胞氧化过程的障碍。

（四）硒的营养状况评价

1. 生化检测 通过测定全血、血浆、红细胞、发、尿、指（趾）甲等组织的硒含量，评价硒的营养状况。一般认为红细胞硒、血浆硒、血小板硒可分别反映远期、近期、最近期膳食硒的摄入情况。杨光圻等学者通过对中国不同硒水平地区的膳食硒摄入量与全血硒、血浆硒等关系的分析，提出适用于中国以谷类为主食的膳食硒摄入量对数回归方程式：

Log 膳食硒摄入量（μg/d）=1.304Log 全血硒（mg/L）+2.931

Log 膳食硒摄入量（μg/d）=1.624Log 血浆硒（mg/L）+3.389

Log 膳食硒摄入量（μg/d）=1.141Log 发硒（mg/kg）+1.968

依据上述公式，可用全血或血浆或发硒测定值来推算膳食硒的摄入量。由于不同地区土壤中硒含量不同，使不同地区同品种食物硒的含量差别很大，因此，膳食硒摄入量不宜使用通用食物成分表中的数值来计算，最好用当地各种食物硒含量实际值来计算。

2. 谷胱甘肽过氧化物酶（GSH-Px）活性的测定 GSH-Px 为重要的含硒酶，能代表硒在体内的活性形式。红细胞中 GSH-Px 的活性占全血 GSH-Px 活性的 90%以上，通过测定红细胞中 GSH-Px 的活性，可直接反映硒的营养状况。随着血硒含量的增加，GSH-Px 的活性也增加，但当血硒达到 1.27μmol/L（0.1mg/L）时，GSH-Px 的活性饱和不再增高。因此，以 GSH-Px 活性作为评价指标时，仅适用于低于正常硒水平的人群。

3. 其他 实验研究提示，血浆硒蛋白酶-P（Sel-P）、红细胞 GPX1 的 mRNA 以及某些组织中的抗氧化酶（TR）活性和硒蛋白酶-W（Sel-W）可作为硒的营养评价指标。

（五）硒的参考摄入量及食物来源

依据硒与克山病研究结果确定预防克山病的“硒最低日需要量”为：健康成年男性 19μg/d，女性 14 μg/d。硒的生理需要量≥40μg/d，考虑乳母哺乳过程会丢失硒，需增加 15

μg/d。中国营养学会建议各年龄段和生理状态下每日硒的参考摄入量见表 5-8。

海产品和动物内脏是硒的良好来源。如鱼子酱、海参、牡蛎、蛤蜊和猪肾等。食物中的含硒量随地理环境的不同而异，特别是植物性食物的硒含量与地表土壤层中硒元素的水平有关。

表 5-8 中国居民膳食硒参考摄入量（DRIs）（μg/d）

年龄（岁）/人群	EAR	RNI	UL
0～	—	15（AI）	55
0.5～	—	20（AI）	80
1～	20	25	100
4～	25	30	150
7～	35	40	200
11～	45	55	300
14～	50	60	350
18～	50	60	400
50～	50	60	400
孕妇（早）	+4	+5	400
孕妇（中）	+4	+5	400
孕妇（晚）	+4	+5	400
哺乳期妇女	+15	+18	400

四、碘

碘（iodine）是人体必需的微量元素，在自然界中以海水中碘量最为丰富和稳定，而陆地含碘量少且不均匀。健康成年人体内含碘量 15～20mg，其中 70%～80%存在甲状腺内，其余分布在骨骼肌、肺、卵巢、肾、淋巴结、肝、睾丸及脑组织中。健康成人甲状腺含碘量 8～15mg，其中甲状腺素（tetraiodothyronine，T_4）占 16.2%，其余包含在三碘甲状腺原氨酸（triiodothyronine，T_3），一碘酪氨酸（monoiodotyrosine，MIT），二碘酪氨酸（diiodotyrosine，DIT）及其他碘化物中。血液中碘的含量为 30～60μg/L，主要为蛋白质结合碘。甲状腺含碘量随年龄、碘摄入量及腺体的活动性不同而有所差异。

（一）碘的代谢与吸收

人体的碘 80%～90%来自食物，10%～20%来自饮水，不足 5%来自空气。机体对碘的吸收随摄入碘的形式不同而不同。无机碘（碘化物）在胃和小肠几乎100%被迅速吸收；有机碘先在消化道内被还原成碘离子后，以无机碘形式被吸收。此外，与氨基酸结合的碘可被直接吸收。进入血液的碘分布至各组织，如甲状腺、肾脏、唾液腺等，但仅有甲状腺组织能利用碘合成甲状腺素。

在碘代谢调节中，腺垂体分泌的促甲状腺素（thyrotropic stimulating hormone，TSH）是调节甲状腺活性最重要的调节因素，其调节甲状腺素合成与分泌过程中的每一个步骤，包括从碘离子的吸收到甲状腺球蛋白（thyroglobulin，Tg）的水解。甲状腺是碘化物的唯一储存组织，大多数碘以 MIT 和 DIT 存在，少量以 T_4 形式存在。

在碘供给充足、稳定的条件下，人体排出及摄入的碘是平衡的。体内的碘主要经肾脏排出，其次经肠道，约 90%随尿排出，约 10%由粪便排出，极少量经肺与皮肤排出。此外，哺乳期的妇女也可通过乳汁排出一定量的碘。

（二）碘的生理功能

碘在体内主要参与甲状腺素的合成，通过甲状腺素发挥重要的生理功能，至今还未发现碘有其他独立生理作用。甲状腺素的生理作用主要包括：

1. 参与能量代谢 促进生物氧化，参与磷酸化过程，使物质分解、代谢，能量转化。甲状腺功能低下者，基础代谢率降低。

2. 促进生长发育和智力发育 甲状腺激素能促进蛋白质的合成和神经系统发育，这对于胚胎发育期及儿童青少年期的发育非常重要。

3. 促进糖和脂肪的代谢 甲状腺激素可促进生物氧化和三羧酸氧化过程，加快肝糖原分解和组织对葡萄糖的利用，促进脂肪分解及调节血清中胆固醇和磷脂的浓度。

4. 激活机体内众多重要的酶 包括细胞色素酶系、琥珀酸氧化酶系等 100 多种酶，参与机体生化反应，维持机体生命活动。

5. 调节组织中的水盐代谢，使之保持平衡 缺乏甲状腺素可引起组织水钠潴留，并导致黏液性水肿。

6. 促进维生素的吸收和利用 包括促进维生素 B_3 的吸收利用及胡萝卜素向维生素 A 的转化。

（三）碘的缺乏与过量

机体的碘缺乏与生存的地理环境缺碘造成食物及饮水缺碘有关。长期碘摄入不足或长期摄入含抗甲状腺素因子的食物，如十字花科植物中的甘蓝、花菜、萝卜中含有 β-硫代葡萄糖苷等，干扰甲状腺对碘的吸收利用，因而引起碘的缺乏。碘缺乏可引起甲状腺功能紊乱，导致一系列异常表现，统称为碘缺乏性疾病（iodine deficiency disorders，IDD）。成人碘缺乏的典型症状为甲状腺肿大，由于缺碘甲状腺合成和分泌的甲状腺素减少，经垂体-甲状腺轴反馈调节，刺激垂体 TSH 分泌增加，进而刺激甲状腺滤泡代偿性增生，而导致甲状腺肿大。如果碘缺乏严重，或肿大的甲状腺代偿性合成的甲状腺素仍达不到正常水平，甲状腺的功能就会减退（甲减）。孕产妇缺碘会影响胎儿的神经系统、肌肉组织发育，引起流产、胎儿畸形和死亡。婴幼儿缺碘可引起生长发育迟缓、智力低下，严重者发生克汀病（cretinism），又称呆小症。缺碘最严重的危害是对智力造成的不可逆损伤，所以对缺碘的防治是非常重要的。碘强化措施是防治碘缺乏的重要途径，如最常见的食盐加碘、食用油加碘及自来水加碘等。我国曾是受碘缺乏危害较为严重的国家之一，为改善人群碘缺乏状况，我国从 1995 年在全国范围内采用食盐加碘的防治措施，经多年实践已取得良好的防治效果。

长期摄入过多的碘同样会导致甲状腺肿大，即高碘性甲状腺肿。据调查，在河北、山东等 11 个省市的某些地区，居民因饮用高碘水或食用高碘食物（腌海带的盐及其腌制的咸菜等）而导致高碘性甲状腺肿，部分地区患病率高达 20%～40%。过量碘摄入除引起甲状腺肿大外，还可致碘性甲状腺功能亢进（甲亢）、碘致甲减、慢性淋巴细胞性甲状腺炎、甲状腺癌、碘过敏等。

（四）碘的营养状况评价

1. 垂体-甲状腺轴系激素 体内甲状腺素 T_3、T_4 或 FT_4（游离四碘甲状腺原氨酸）下降，TSH 升高提示碘缺乏，TSH 可作为筛查评估婴幼儿碘营养状况的敏感指标。

2. 尿碘 尿液是碘的主要排出途径，且在稳定的条件下，碘的摄入与排出保持平衡，摄入碘越多，尿碘量越高，故尿碘是评价碘摄入量的良好指标。尿碘常以尿碘与尿肌酐比值来表示。儿童尿碘＜100μg/L，孕妇、哺乳期妇女＜150 μg/L 时，提示碘营养不良。对尿碘的测定最好采集 24 小时尿，其次是空腹晨尿。

3. 儿童甲状腺肿大率 儿童甲状腺肿大率＞5%提示该人群碘营养不良。甲状腺肿大在补碘后，消退需要数月或数年，具有滞后性，不像尿碘可较快恢复正常。

4. 其他 通过观察儿童的生长发育指标如身高、体重、性发育、骨龄等，可反映过去和现在的甲状腺功能；通过检测智力和其他神经系统功能，可了解胚胎期和婴幼儿期碘缺乏对脑发育的影响。

（五）碘的参考摄入量及食物来源

中国营养学会推荐的不同年龄段及生理期每日碘的参考摄入量见表 5-9。

表 5-9 中国居民膳食碘参考摄入量（DRIs）（μg/d）

年龄（岁）/人群	EAR	RNI	UL
0～	—	85（AI）	—
0.5～	—	115（AI）	—
1～	65	90	—
4～	65	90	200
7～	65	90	300
11～	75	110	400
14～	85	120	500
18～	85	120	600
50～	85	120	600
孕妇（早）	+75	+110	600
孕妇（中）	+75	+110	600
孕妇（晚）	+75	+110	600
哺乳期妇女	+85	+120	600

膳食碘是人体碘的主要来源，其次是饮水和食盐中的碘。海产品的碘量丰富且稳定，如海带、紫菜、蛤贝、干贝、淡菜、虾皮、海参等是良好来源。而陆地食物含碘量少，其中蛋、奶的碘含量相对较高。

五、铜

成人体内含铜 50～120mg，各组织中肝、脑、肾、心和头发中含量最高，其次是脾、肺、肌肉、骨骼、肠和胃，腺垂体、甲状腺和胸腺含量最低。体内大部分铜与蛋白质、氨基酸或其他有机物结合，以化合物形式存在，仅少量游离态见于酸度较高的胃液中。婴幼儿期对铜有较大需求，出生后前2个月的新生儿体内铜浓度是以后的6～10倍。

（一）铜的吸收与代谢

铜主要在十二指肠被吸收，少量由胃吸收，吸收率约为40%，且不随年龄性别不同而有明显差异。经肠黏膜吸收进入血液的铜与白蛋白或氨基酸结合成含铜复合物，通过门静脉血送到肝脏。其中10%的血浆铜与二乙基二硫基氨基甲酸复合，称为直接反应铜，其余90%血浆铜与铜蓝蛋白结合。铜的吸收和利用受膳食中其他一些成分的影响，如食物中大量的植酸盐、铁、锌可干扰其吸收。铜很少在体内储存，进入体内的铜会很快从体内排出。

铜的排出主要是通过消化道途径，体内80%的铜经胆汁由肠道粪便排出，少量经尿、皮肤、头发和指甲排出。

（二）铜的生理功能

1. 参与、维持造血功能 铜是血浆铜蓝蛋白的重要组分，铜蓝蛋白能催化二价铁氧化成三价铁，促进运铁蛋白生成，参与铁的运输和代谢；铜蓝蛋白还能促进骨髓中血红蛋白的合成及幼稚红细胞成熟和释放，间接参与造血过程。缺铜可引起缺铁性贫血。

2. 维持中枢神经系统的结构和功能 铜是细胞色素氧化酶、多巴胺-β-羟化酶、酪氨酸酶、胺氧化酶等的组成成分，参与神经髓鞘形成、儿茶酚胺类激素和神经递质的代谢及黑色素的生成，对中枢神经系统的功能、智力、精神状态和免疫防御功能有重要的作用。

3. 抗氧化作用 铜是超氧化物歧化酶的重要组成部分，是该酶的活性中心结构，可催化机体代谢中产生的超氧化物分解，避免细胞受到超氧离子的损伤。

4. 保持骨骼、血管和皮肤的健康 铜能够促进弹性蛋白纤维间共价交联结构的形成，对于维持血管、结缔组织、骨基质的韧性和弹性，促进人体骨架形成有重要的作用，缺铜可造成血管、骨骼变脆，皮肤松弛、出血等。此外，铜还与胆固醇代谢、心脏功能，内分泌功能、毛发生长、白癜风症等有关。

（三）铜的缺乏与过量

一般膳食可满足人体对铜的需要，人体缺铜现象极少见。铜的缺乏多见于长期腹泻、长期完全肠外营养、铜代谢障碍、早产儿等情况。机体缺铜可导致缺铜性贫血、大脑功能障碍、血浆铜蓝蛋白和红细胞Cu-SOD下降、白细胞减少、高胆固醇血症、骨质疏松脆性大、心律失常、肝脾肿大、皮肤和毛发脱落、生长发育停滞等症状。

食用与铜容器或铜管道长时接触的酸性饮料，食用或误服大量铜盐可引起急性铜中毒，主要临床症状为：恶心、呕吐、上腹部疼痛、头痛眩晕、口中有金属味等。过量铜中毒受损最严重的常见脏器是肝脏，严重者可见黄疸、溶血性贫血、血尿、尿毒症甚至死亡。

（四）铜的营养状况评价

1. 血清铜 正常人血清铜浓度为10.0～24.6μmol/L（640～1560μg/L），低于最低值可评价铜缺乏，女性孕期的血清铜可高出正常值约2倍。

2. 血清铜蓝蛋白 铜蓝蛋白水平也是评价铜缺乏的一个可靠指标，正常人为180～400mg/L。新生儿血浆铜蓝蛋白水平较低，随年龄的增长不断增高，12岁可达到成人水平。当血清铜蓝蛋白浓度＜150mg/L时认为存在缺铜可能。但某些特殊情况下，如发生肝病、恶性肿瘤、炎症及传染病等疾病时，铜蓝蛋白浓度可明显增高，此时的血清铜蓝蛋白水平就不能用作评价铜营养状况的指标。

3. 红细胞超氧化物歧化酶（SOD）和细胞色素 C 氧化酶 这两种酶均是近年来作为铜营养状况评价的重要指标。研究发现，低铜膳食可导致体内红细胞中的 SOD 和细胞色素 C 氧化酶的活性降低，这可能与两种酶对低铜膳食反应敏感有关。

（五）铜的参考摄入量与食物来源

根据我国居民膳食摄入的特点，中国成人铜的 RNI 值为 0.8mg/d，UL 为 8mg/d。

铜广泛存在于各种食物中，贝类食物（如海蛎、生蚝、牡蛎），及坚果类是铜的良好来源，动物肝脏、肾脏、谷类胚芽、豆类次之，奶类、蔬菜含铜量较低。

六、铬

铬在人体中的分布非常广泛，但含量甚微，总量为 5～10mg，主要以三价铬的形式存在，在骨、大脑、肌肉、皮肤和肾上腺中含量相对较高。机体的铬会随年龄的增长而逐渐下降，在新生儿期含量最高，3 岁以后开始逐渐下降至成人水平，以后仍继续随年龄增长而下降，到老年期常有铬缺乏的现象出现。

（一）铬的吸收和代谢

铬的吸收部位在小肠。进入血液的铬主要与运铁蛋白结合，部分与白蛋白结合，并转运至全身组织器官。饮食中摄入的无机铬吸收少于 1%，而铬与有机物结合成具有生物活性的复合物（有机铬）可提高吸收率，如啤酒酵母中以葡萄糖耐量因子形式存在的铬，其吸收率可达 10%～25%。机体铬的营养状况和膳食中铬含量影响铬的吸收。维生素 C 促进铬的吸收，草酸盐和植酸盐干扰铬的吸收。

摄入体内的铬约有 95%以上从尿中排出，健康成人每天可排泄尿铬约 11.3μg，少量从胆汁、毛发、皮肤排出。

（二）铬的生理功能

1. 增强胰岛素的功能 铬是葡萄糖耐量因子（glucose tolerance factor，GTF）中的重要活性成分，作为胰岛素的一种“协同因子”，协助或增强胰岛素在糖代谢中的作用。其作用机制可能是通过含铬的葡萄糖耐量因子，促使胰岛素 A 链上的两个二硫键与细胞膜内的巯基间形成一个稳定的桥，从而使胰岛素的作用充分发挥出来。

2. 促进葡萄糖的利用，参与脂质代谢 铬可激活三羧酸循环的琥珀酸氧化，加速葡萄糖利用，减少脂肪生成。铬能提高载脂蛋白 A 和高密度脂蛋白水平及降低血清胆固醇的水平，起到预防动脉粥样硬化发生发展的作用。

3. 促进蛋白质代谢和生长发育 三价铬与 DNA 结合，可增加转录起始位点的数目，增强 RNA、DNA 的合成，提示铬在核酸的代谢中发挥作用。铬与机体焦磷酸盐、核蛋白、蛋氨酸、丝氨酸等结合，对蛋白质代谢起重要作用。缺铬可导致实验动物生长发育迟缓或停滞。

4. 其他 在应激状态下，如剧烈运动、创伤、感染及高温或寒冷等，铬可使葡萄糖的代谢发生较大变化，尿中铬排出增加。此外，大鼠实验研究发现，铬可明显降低大鼠肥胖基因表达产物瘦素的水平。

（三）铬的缺乏与过量

因膳食摄入不足而导致的铬缺乏较少见，多是因为疾病吸收不良，消耗增加或随年龄增加铬减少而缺乏，如老年人、糖尿病患者、蛋白质-热能营养不良的婴儿及完全肠外营养的患者容易铬缺乏。长期铬摄入不足可出现葡萄糖耐量异常、血脂及血胆固醇增高、生长停滞并伴有高血糖及尿糖等症状。有一些研究报道指出，白内障、屈光不正等也与缺铬有关。

由于三价铬的毒性较低，食物中含铬较少且生物利用率低，以及安全剂量较宽等原因，尚未见膳食摄入铬过量而中毒的报道。但研究发现由于职业接触六价铬化合物可发生中毒反应，表现为过敏性皮炎、鼻中隔损伤、肺癌发生率上升等。

（四）铬的营养状况评价

铬的营养状况评价尚缺乏可靠的指标。血铬浓度太低，极难检测。尿铬的浓度一般波动较大，常收集 24 小时的尿液测定含铬总量。当人体摄入铬增加时，尿铬随之增加，但其变化不与葡萄糖、胰岛素水平密切相关。因此，尿铬仅使用于对补铬者的营养评价。人的毛发铬含量较血、尿都高，样品容易获得且易于测定，但用毛发铬水平作为机体铬状况的评价指标尚待研究。目前，对铬的营养评价较为困难，主要参考铬的摄入量调查、病史、临床表现来评价。

（五）铬的参考摄入量及食物来源

中国营养学会对不同年龄段推荐膳食铬参考摄入量见表 5-10。

表 5-10 中国居民膳食铬参考摄入量（DRIs）（μg/d）

年龄（岁）/人群	AI	年龄（岁）/人群	AI
0～	0.2	18～	30
0.5～	4.0	50～	30
1～	15	孕妇（早）	+1.0
4～	20	孕妇（中）	+4.0
7～	25	孕妇（晚）	+6.0
11～	30	哺乳期妇女	+7.0
14～	35		

铬的食物来源广泛，动物性食物中以肉类（鸡鸭肉、牛羊肉及其肝脏等）和海产品（牡蛎、扇贝、海参、鱿鱼、鲤鱼等）含铬丰富。植物性食物中豆类、谷类、坚果类、蔬菜（黑木耳、紫菜等）、水果（葡萄、香蕉等）等含铬量也较高。啤酒酵母和动物肝脏中的铬以具有生物活性的糖耐量因子的形式存在，吸收利用率较高。

七、锰

锰分布在人体的各个器官组织中，总含量为 12～20mg，脑垂体含量最为丰富，肝、肾、胰、骨骼、肌肉中含量较高，为 20～50nmol/g，血清中锰含量为 20nmol/L，视网膜等色素性结构中锰浓度也较高。

（一）锰的吸收与代谢

锰主要在小肠被吸收，吸收率较低，仅为 2%～15%。当膳食中锰的含量高时吸收率会降低，而缺乏时吸收率会升高。膳食中的一些因素会影响锰的吸收，如钙、磷及膳食纤维的浓度增高可促进锰的吸收，而植酸盐、铁的浓度增高会阻碍锰的吸收。机体吸收的锰除少数被利用外，90%以上经胆汁由肠道排出，少量随尿排出，也有微量从汗腺、头发、指甲排出。

（二）锰的生理功能

1. 作为体内多种酶的组成成分或激活剂 锰是精氨酸酶、脯氨酸肽酶、丙酮酸羧化酶及锰-超氧化物歧化酶的组成成分，是羧化酶、碱性磷酸酯酶、脱羧酶、黄素激酶等多种酶的激活剂，参与体内众多生化反应。

2. 参与骨骼生长发育与造血过程 结缔组织基质黏多糖的合成需要锰的参与，锰与骨骼生成中的钙磷代谢密切相关，缺锰会导致骨骼发育不良或畸形。锰有刺激红细胞生成素（EPO）和促进造血的作用，锰在线粒体含量较高，而血红蛋白的合成与线粒体紧密关联。缺锰可导致贫血。

3. 维持正常的生殖功能 锰参与机体性激素的合成，男性缺锰使曲细精管发生退行性变，精子数量和质量下降；女性缺锰引起性欲减退、性周期紊乱，以致不育。

4. 促进糖和脂肪代谢及抗氧化作用 参与脂类、碳水化合物的代谢，参与肝微粒体中脂质氧化及细胞膜脂质氧化，减少肝脏内脂肪含量。

（三）锰的缺乏与过量

从正常的膳食中摄入锰即能满足机体需要，一般不会缺乏。由于职业接触锰烟或口服高锰酸钾等原因可引起锰中毒。急性锰中毒表现为恶心、呕吐、胃痛等，严重者胃肠黏膜坏死、便血及死亡。慢性锰中毒主要引起中枢神经系统的损害和生殖内分泌功能紊乱。

（四）锰的营养状况评价

目前尚无可靠的评价锰营养状况的生化指标。有建议检测血清锰的浓度，同时结合淋巴细胞的 Mn-SOD 活性，对锰的营养状况进行评价。尿锰不能反映膳食锰的摄入量，不能作为评价指标。

（五）锰的参考摄入量及食物来源

中国营养学会推荐的成人锰 AI 值为 4.5mg/d，UL 值为 11mg/d。

锰在植物性食物中含量较多，在动物性食物中含量较少。茶叶、咖啡、坚果类（核桃、栗子、花生）、糙米、麦芽、干豆类、米糠、麦麸及河蚌是锰的良好来源。而鱼、禽、肉、奶类和精致谷物中锰含量较低。

八、氟

正常人体内含氟总量约为 2.6g，其中大部分存在于骨骼和牙齿，少量分布在毛发、指甲，以及皮肤、肺等软组织中。人体内的氟多以离子形式的氟化物存在。机体氟含量与地理环境和膳食中氟的水平有关。

（一）氟的吸收与代谢

从膳食中摄入的氟约75%～90%经胃肠道迅速吸收进入血液，以离子形式分布于身体各处。骨骼组织中的大部分氟离子与骨盐羟基磷灰石晶体表面上的OH^-或CO_3^{2-}交换，形成氟磷灰石沉积在骨和牙齿钙化组织。氟与骨骼间形成一种可逆性的螯合代谢池，根据生理需要可经离子交换或骨再建过程缓慢动员释放，因此氟在骨骼中的沉积随年龄减少。氟在代谢过程中，受钙、镁、铁的影响较大，钙、镁含量越高，氟吸收受到的干扰就越大，但较高的铁含量可促进其吸收。氟主要经肾脏排出，每天摄入的氟50%～80%从尿中排出，少量通过粪便、毛发、汗液排出。

（二）氟的生理功能

1. 维持骨骼和牙齿结构的稳定性 氟是机体内钙化作用必需的元素，适量氟有利于钙、磷的利用及在骨骼中的沉积，增强骨的硬度，并能降低硫化物的溶解度，抑制骨骼被吸收，加速骨骼生长。

2. 氟的防龋作用 氟可与牙釉质中的羟磷灰石作用，在牙齿表面形成一层坚硬的且能抗酸性腐蚀的氟磷灰石晶体保护层，抑制糖降解、嗜酸细菌的活性，从而起到防治龋齿的作用。

（三）氟的缺乏与过量

在人类及高等动物中，尚未发现有确切或特异的氟缺乏症。但流行病学调查发现，在低氟水源地区，人群中龋齿的发病率增高。氟缺乏也影响骨骼的形成，据研究报道，低氟地区居民患骨质疏松者较多。

过量氟摄入可导致中毒。急性氟中毒多见于职业性接触，慢性氟中毒多是生活在高氟地区人群长期摄入含氟量高的饮水蓄积而引起，会出现以牙齿、骨骼损害为主并波及神经系统及心血管系统的全身性疾病。儿童氟中毒主要表现为氟斑牙，成人主要表现为氟骨症。氟过量还可能引起神经系统的损伤，主要临床表现为记忆力减退、失眠、精神不振、易疲劳等，儿童摄入氟过量还可能出现智力发育障碍等情况。

（四）氟的营养状况评价

1. 膳食氟摄入量 由于不同地区食品含氟量不同，人群食品消费习惯也不同，因而很难对氟的摄入量准确评估。一般摄入量为1～3mg/d，高于该值可能氟过量，而低于该值可能导致龋齿。

2. 血氟 健康成年人全血氟约为0.28μg/g，早晨空腹最低（0.03～0.08μg/g），晚饭后最高（0.24～0.51 μg/g）。

3. 尿氟 氟主要经尿液排出，可间接反映人体氟摄入水平。一般情况下，尿氟水平与当地水氟浓度相当，约为1mg/L。我国针对氟中毒的防治，制订了尿氟水平的正常值，儿童群体尿氟水平≤1.4 mg/L，成人群体尿氟≤1.6 mg/L。

（五）氟的参考摄入量及食物来源

中国成人氟AI为1.5mg/d，UL为3.5mg/d。

饮水是氟的主要来源，饮水中氟含量受地理环境中氟元素水平的影响较大。食物中茶叶、海带、海鱼、紫菜等少数食物氟含量较高，一般食物含氟量均较低。

（练雪梅）

本 章 小 结

矿物质是人体必不可少的营养素，钙、磷、镁、钾、钠等常量元素不仅组成了人体的结构，也在人体代谢中发挥了许多重要的功能。它们在体内的平衡主要收到摄入、吸收、排泄的影响，而与年龄、健康与疾病、细胞功能、激素分泌等也密切相关。由于矿物质在体内的生理作用剂量带与毒副作用剂量带的距离较小，应谨慎摄入。缺乏或过量时都会对机体造成不良影响，掌握它们的参考摄入量和常见食物来源对维持健康及防治疾病有利。

微量元素是体内含量小于体重 0.01%的矿物质，在体内发挥重要的生理功能调节作用，我国人群比较容易缺乏的微量元素包括铁、锌、硒、碘、铬等。铁是人体含量最多的微量元素，主要参与机体氧的运送和组织呼吸过程，维持正常的造血功能等；铁缺乏会导致缺铁性贫血，影响儿童生长发育、智力发育以及增加孕期不良妊娠结局；膳食中影响铁吸收的因素较多，动物肉类、全血、肝脏是铁的良好食物来源。锌参与机体 200 多种酶的构成，在机体发挥广泛的生理功能调节作用，包括促进生长发育、增强免疫力、维持细胞膜结构的正常等；目前尚缺乏敏感而特异的锌营养状况评价指标；贝壳类海产品、红肉和动物内脏是锌的良好食物来源。硒参与构成含硒蛋白和含硒酶，具有抗氧化、保护心肌健康、增强免疫力等重要生理作用；硒缺乏是克山病和大骨节病的重要病因；海产品和动物内脏是硒的良好食物来源。碘在体内主要参与甲状腺素的合成，碘缺乏会导致包含一系列疾病谱带的碘缺乏性疾病，食盐加碘策略是我国最主要的碘缺乏防治措施。

复 习 题

1. 什么是常量元素和微量元素？人体必需微量元素有哪些？
2. 为什么矿物质的摄入需谨慎？
3. 钙在体内有哪些存在形式？
4. 分别列举促进和抑制钙吸收的膳食因素。
5. 哪些人群容易出现钙缺乏？对机体有何不良影响？
6. 钙摄入过量有哪些危害？如何理解钙与其他矿物质的干扰作用？
7. 举例说明如何保证从食物中获取足够的钙。
8. 血中钙、磷浓度之间存在何种关系？
9. 磷的主要生理功能有哪些？
10. 低磷血症及磷过量有哪些危害？
11. 膳食中合理的钙磷摄入比值是多少？为什么容易出现钙磷摄入的不平衡？
12. 为什么说镁是心血管系统的保护因子？
13. 哪些情况容易出现镁缺乏？有何危害？
14. 镁的主要食物来源是什么？
15. 简要列举钾和钠缺乏对机体的不利影响。
16. 钠摄入过量有何危害？合理的盐摄入量是多少？
17. 食物中影响铁吸收的因素主要有哪些？
18. 铁缺乏除引起缺铁性贫血外，对人体健康还有哪些影响？
19. 锌对人体有哪些重要的生理功能？锌缺乏的主要临床表现？

20. 硒缺乏与哪些疾病相关？
21. 碘缺乏性疾病有哪些主要类型？
22. 铬的主要生理功能有哪些？

参 考 文 献

高永清，吴小南，蔡美琴. 208. 营养与食品卫生学（案例版）[M]. 北京：科学出版社.
葛可佑. 2004. 中国营养科学全书[M]. 北京：人民卫生出版社.
黄承钰. 2003. 医学营养学[M]. 北京：人民卫生出版社.
孙长灏. 2012. 营养与食品卫生学[M]. 7 版. 北京：人民卫生出版社.
杨月欣，王光亚，潘兴昌. 2009. 中国食物成分表[M]. 2 版. 北京：北京大学医学出版社.
中国营养学会. 2014. 中国居民膳食营养素参考摄入量（2013 版）[M]. 北京：科学出版社.
中国营养学会. 2016. 中国居民膳食指南（2016）[M]. 北京：人民卫生出版社.
Bowman B A，Russell R M. 2004. 现代营养学[M]. 8 版. 荫士安，汪之顼，译. 北京：化学工业出版社.
Kleinman R E，Greer F R. 2015. 儿童营养学[M]. 7 版. 申昆玲，译. 北京：人民军医出版社.

（孔 粼 练雪梅 高中敏）

第六章 维 生 素

学习要求

掌握：维生素 A、维生素 D、维生素 E、维生素 B_1、维生素 B_2、维生素 B_5、维生素 B_{12}、维生素 C、叶酸的理化性质、吸收、代谢及主要生理功能。水溶性维生素负荷试验方法、原理及结果评价。各类维生素供给量和食物来源。

熟悉：维生素的分类和特性，抗氧化维生素的概念；各种维生素缺乏症的临床表现。

了解：人体各种维生素的营养状况评价方法；各类维生素缺乏的原因与防治原则。脂溶性维生素过多对机体健康造成的危害。

核心概念

1. 维生素（vitamin） 是维持人体正常生命活动所必需的一类微量的低分子有机化合物。

2. 视黄醇当量（retinol equivalents，RE） 以视黄醇作为参考标准评价膳食维生素 A 营养价值。

3. 视黄醇活性当量（retinol activity equivalents，RAE） 以视黄醇活性作为参考标准评价膳食维生素 A 营养价值。

4. 维生素 D：是一个总称，是一族 A、B、C 和 D 环结构相同但侧链不同的分子总称。

5. 活性维生素 D：维生素 D 本身没有生理活性，维生素 D 在肝脏和肾脏分别经过 2 次羟化变成 1，25-（OH）$_2D_3$，称为具有生物活性的维生素 D，简称活性维生素 D，行使其生理功能。

6. 维生素 E（Vitamin E）：又名生育酚（tocopherol），是所有具有 α-生育酚活性的生育酚和三烯生育酚（tocotrienols）及其衍生物的总称。

7. 维生素 K：是脂溶性维生素中含有 2-甲基-1,4 萘醌的一族同类物。

第一节 概 述

一、定 义

维生素（vitamin）是维持人体正常生命活动所必需的一类微量的低分子有机化合物。在体内含量极微。虽然机体对维生素的需要量很少，但它们在机体的物质和能量代谢、生长发育过程中起着重要作用。虽然维生素的化学结构与性质各不相同，但均具有如下共同特点：①以维生素或维生素原的形式，存在于天然食物中；②非机体结构成分，不提供能量，但参与机体各种代谢功能；③除维生素 D 外，一般不能在体内合成，或合成量太少，必须通过食物摄入；④人体需要量少，一旦缺乏可引起相应的缺乏症。

二、命 名

早在公元前2600年，我国古代医书《黄帝内经》已有脚气病的记载。公元前1500年古埃及医学著作中记载了用牛或鸡的肝脏治疗夜盲症的方法。1747年英国医生Lind发现食用柠檬类水果或果汁可以防治坏血病；1824年人们发现鱼肝油可以预防佝偻病。而“维生素”一词的来源，始于20世纪。1911年，波兰生物学家Funk博士从米糠中首次分离出一种具有抗脚气病作用的结晶性物质，由于其结构中含胺（amine），并且对维持生命至关重要（vital），因此该物质和当时已经知道的抗坏血病、抗癞皮病和抗佝偻病三个物质一起，统称为vitamine。以后陆续发现很多这类维持生命所必需的物质，但它们并不是“胺”类，因而将其最后一个字母“e”取消，于1920年定名为vitamin。

维生素的命名有三个系统。一是以发现的历史顺序以字母命名，如按照发现的顺序命名的脂溶性维生素A、维生素D、维生素E，水溶性维生素B_1、维生素B_2和维生素C。而维生素K则是根据其功能凝血因子的丹麦语名称“Koagalation”的首字母命名的。二是按其特有的生理功能或治疗作用命名，如抗眼干燥症因子、抗癞皮病因子、抗脚气病因子维生素等。三是以化学结构命名，如视黄醇（维生素A）、硫胺素（维生素B_1）、核黄素（维生素B_2）等。

三、分类和特点

维生素的种类很多，现在采用的分类方法是1913年McCollum和Davis提出的，即根据其溶解性能分为脂溶性和水溶性两大类，脂溶性维生素有维生素A、维生素D、维生素E和维生素K四类。这些维生素因结构的差异又各自有2种或数种异构体，如维生素A有A_1和A_2两种，维生素D有D_2、D_3，维生素E又名生育酚，有α、β、γ、δ等几种，维生素K有K_1和K_2等。水溶性维生素有B族维生素和维生素C两大类。硫胺素（维生素B_1）、核黄素（维生素B_2）、烟酸（维生素B_3或PP）、吡哆素（维生素B_6）、钴胺素（维生素B_{12}）、叶酸、泛酸（维生素B_5）、生物素（维生素H）和胆碱9种属于B族维生素。两大类维生素的特点见表6-1。

表6-1 脂溶性维生素与水溶性维生素特点

项目	脂溶性维生素	水溶性维生素
化学组成	仅含碳、氢、氧	除含碳、氢、氧外，有的还有氮、钴或硫
溶解性	溶于脂肪或脂肪溶剂	溶于水
吸收排泄	随脂肪经淋巴系统吸收、从胆汁少量排出	经血液吸收过量时，很快从尿中排出
积存性	摄入后，大部分积存在体内	一般在体内无非功能性的单纯积存
缺乏症状出现	缓慢	较快
营养状况评价及毒性	不能用尿进行分析评价	大多数可以通过血和（或）尿进行评价
	大剂量摄入（6～10倍RNI）易引起中毒	几乎无毒性，除非极大量

四、功　　能

维生素在体内含量很少，但不可或缺，是人和动物营养、生长所必需的营养成分，对机体的新陈代谢、生长、发育和健康有极重要作用。每种维生素都有其特定的生理功能，缺乏和过量时都会导致疾病。

氧化应激在许多疾病的发生发展中起关键作用，许多维生素是典型的天然抗氧化剂，如β-胡萝卜素、维生素C和维生素E等。这些维生素有强抗自由基作用，可有效地消除自由基对机体的损伤；能抑制脂质过氧化，保护细胞膜和低密度脂蛋白免受过氧化损伤；可以防止白内障和老年黄斑变性等疾病，能抗衰老等。

维生素与神经系统也有密切的关系。抗氧化维生素能阻抑脑中不饱和脂肪酸的氧化，可消除自由基对神经细胞的损害，具有神经保护作用。维生素C和B族维生素参与多种神经递质的合成，维生素 B_6 缺乏会影响中枢神经系统神经递质的平衡。叶酸摄入量过低可能会增加轻度认知障碍的风险。而维生素C、维生素E和维生素 B_{12} 有利于老年人的认知功能。

维生素有增强免疫系统的作用。维生素A、维生素C、维生素E能促进免疫细胞，如巨噬细胞和淋巴细胞的增殖。维生素A缺乏会降低对感染的抵抗性，增加严重感染的概率和死亡率。维生素C能增强杀伤细胞活性，促进吞噬细胞趋化作用，维生素D的活性形式——骨化三醇能调控T细胞成熟，两者都可增强细胞免疫。

维生素对肿瘤的防治作用也有许多实验研究和流行病学调查研究。全反式视黄酸可诱导肿瘤细胞分化和凋亡，能增加癌细胞对化疗药物的敏感性。有Meta分析结果显示维生素 B_2 的摄入与结直肠癌的风险呈负相关。维生素 B_2 和顺铂联合作用可增强抗癌作用。维生素C与口腔癌、咽癌和胃癌的降低有关。也有研究发现维生素E与乳腺癌、肺癌、结肠癌和前列腺癌的降低有关。流行病学资料发现生活在高纬度地区，维生素D缺乏倾向会增加发生结肠、前列腺、乳腺、卵巢、食管及其他组织肿瘤的概率。维生素 K_1 也被发现具有抗癌活性，包括肝癌、结肠癌、肺癌、胃癌、乳腺癌、口腔表皮样癌和白血病。

除此之外，维生素还有许多其他功能。如维生素A和维生素C在铁吸收过程中起重要作用，能防止植酸和多酚类物质对铁吸收的不利影响。维生素 B_2 缺乏影响铁的吸收、转运和储存，继发缺铁性贫血。叶酸缺乏会导致巨幼红细胞贫血、血小板减少症。维生素 B_3 可降低血清胆固醇和低密度脂蛋白水平，升高高密度脂蛋白水平。而维生素C也可降低血胆固醇含量。女性增加维生素A和维生素C的摄入量，可能降低患代谢综合征的风险。叶酸、维生素 B_6 和维生素 B_{12} 是同型半胱氨酸代谢途径中必需的，破坏同型半胱氨酸代谢会导致血中同型半胱氨酸水平升高，这已被证实与痴呆有关，且是心血管疾病的危险因素。这三种维生素对预防心血管疾病或缺血性卒中的发生有一定的作用。流行病学研究还发现膳食中多摄入维生素E可降低心血管疾病的发病概率。而低维生素D水平与心力衰竭、卒中、心血管疾病风险增加有关。

五、缺乏与过多

人体维生素不足或缺乏是一个渐进过程，当膳食中长期缺乏某种维生素时的最初表现为组织中维生素的储备量下降，继而出现生化代谢和生理功能异常，引起组织学上（即结构上）的缺陷，并出现各种临床症状。维生素缺乏的原因有原发性和继发性 2 种，原发性指膳食中含量不足导致摄入不足，继发性是指由于机体对维生素的吸收和储备发生障碍或在体内破坏加速及病理上对维生素需要量增加而导致的条件性维生素缺乏。长期轻度缺乏或称边缘性缺乏（marginal deficiency）不一定出现明显临床症状，但可使脑力和体力下降而导致劳动力下降，并引起不适的主观感觉及对疾病的抵抗力下降等。因此，不仅要预防缺乏症的发生，而且要时刻关注临界缺乏状态，使机体处于健康水平。维生素摄入过多也会对健康产生有害作用，尤其是脂溶性维生素。水溶性维生素不能在体内大量储存，摄入过多可以以原型从尿中排出体外，几乎没有毒性，但以非生理剂量摄入时常可影响其他营养素的代谢作用。脂溶性维生素由于可在体内大量储存，摄入过多可导致体内积存超过负荷造成中毒。

总之，维生素作为微量营养成分对维持人体健康和促进人类发展具有十分重要的作用，关于维生素的新的功能作用还在不断的研究和探索中。

第二节 维 生 素 A

维生素 A（vitamin A），又称视黄醇（retinol），是人类必需的一种脂溶性维生素。公元前 1500 年古埃及医学著作中记载了用牛或鸡的肝脏治疗夜盲症的方法。我国唐代的孙思邈在其医学著作《备急千金要方》中也记载动物肝有治眼病和夜盲症的作用。维生素 A 研究的现代历史始于 1913 年，美国耶鲁大学与威斯康星州立大学的研究人员先后发表了有关食物中存在维生素 A 活性成分的学术性报告，McCollum 等研究者发现，在奶油、鸡蛋和鳕鱼肝油中存在的某些油脂是小鼠生长发育所必需，并命名为脂溶性物质 A，后来才改称作维生素 A，这是第一种被明确命名的维生素。1929 年，Moore 最先证明，在绿色植物中也存在同样的活性物质，即现在所称的胡萝卜素，能被氧化并生成维生素 A 的视黄醇类似物形式，是维生素 A 的前体。在 20 世纪 20 年代，一些科学家们揭示了维生素 A 缺乏与眼干燥症、组织细胞分化、机体生长发育及抗感染能力之间的因果关系。10 年之后，维生素 A 的化学结构被分析明确。1940 年，人工合成的维生素 A 问世。此后陆续发现了与维生素 A 转运或代谢密切相关的血浆结合蛋白和细胞内结合蛋白，对维生素 A 的研究具有里程碑式的意义。1987 年维生素 A 的细胞核内受体被发现，这是维生素 A 研究工作中的一个重大突破，维生素 A 的研究从此进入细胞分子水平。维生素 A 是目前最受关注的营养素之一，它对于维持正常的视力、生长和发育及免疫功能都极为重要。

一、结构与性质

维生素 A 的化学名为视黄醇（retinol），指所有具有视黄醇生物活性的一类化合物。起初是在视网膜（retina）中分离而得，所以与维生素 A 相关的衍生物多以此为字根命名。视黄醇纯品为黄色片状结晶，相对分子质量为 286.46，分子式为 $C_{20}H_{30}O$。视黄醇末端的—CH_2OH 在体内氧化后成为—CHO，称为视黄醛（retinal），视黄醛具备视黄醇的全部生物活性，可被逆向还原为视黄醇，或进一步氧化成—COOH，即视黄酸（retinoic acid）。视黄酸只具备视黄醇的部分生物活性，不能满足视觉或动物繁殖的需要。参与视觉循环的维生素 A 形式是 11-顺式视黄醛，而人体内的维生素 A 主要是以视黄醇棕榈酸酯（retinyl palmitate）的形式储存。

可提供视黄醇生物活性的物质有两类，一是指视黄醇及其代谢产物，以及具有相似结构的合成类似物，称为类视黄醇（retinoids）物质，也称为预先形成的维生素 A（preformed vitamin A），主要膳食来源为动物性食物中含有的视黄醇和视黄酰酯。另一类物质称为维生素 A 原（provitamin A），是存在于植物中的类胡萝卜素（carotenoids），能在体内转化为维生素 A。已经发现自然界存在 600 多种形式的类胡萝卜素，其中少部分可在体内转化为维生素 A，*β*-胡萝卜素（*β*-carotene）是其中转化活性最强的，其他还包括 *α*-胡萝卜素（*α*-carotene）和 *β*-隐黄质（*β*-cryptoxanthin）。天然存在的维生素 A 有 2 种类型，维生素 A_1（视黄醇）和维生素 A_2（3-脱氢视黄醇），各种天然维生素 A 的衍生物、胡萝卜素及人工合成的具有维生素 A 化学结构和功能的物质统称“类维生素 A”。

β-胡萝卜素是类胡萝卜素中最为突出的一个类型，它最早被发现和认识，维生素 A 原活性最强，在人体内含量高，在食物中分布最广、含量最丰富。*β*-胡萝卜素分子式为 $C_{40}H_{56}$，相对分子质量为 536.87，其分子结构中具有许多共轭双键，这些双键既可吸收可见光中的某些光谱，使其呈现特殊颜色，同时又使其具有极强的淬灭活性氧自由基的能力，可减轻机体氧化损伤。*β*-胡萝卜素分子实际上就是 2 个尾部相连的视黄醇分子。全反式 *β*-胡萝卜素可以经过偏心裂解或中心裂解，生成 1 分子或 2 分子全反式视黄醇（图 6-1）；顺式 *β*-胡萝卜素转换为维生素 A 的产量则较低。

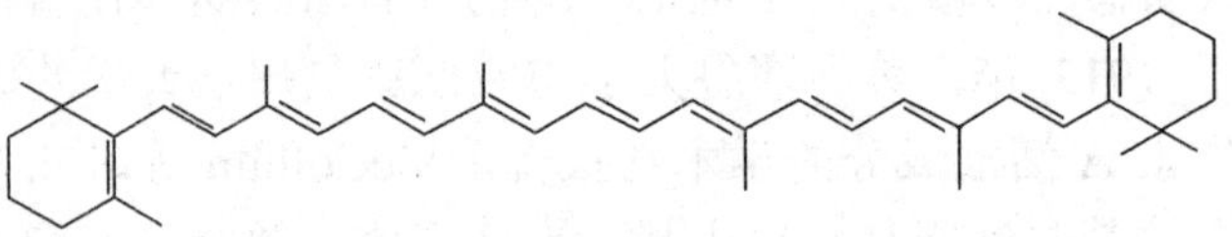

全反式*β*-胡萝卜素

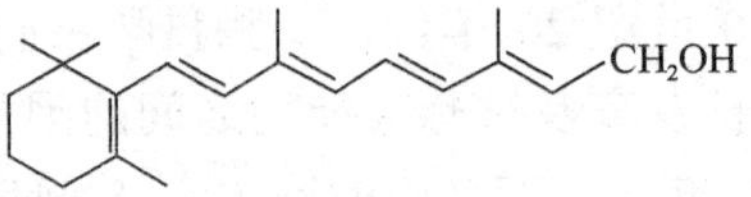

全反式视黄醇

图 6-1　维生素 A 的分子结构

α-胡萝卜素与 *β*-胡萝卜素分子结构相似，为同分异构体，差别在于一端的 *β*-紫罗酮环中 5′,6′双键发生变化，而此 *β*-紫罗酮环是维生素 A 活性所必需的结构。因此，*α*-胡萝卜素转变为维生素 A 的产量只有 *β*-胡萝卜素的一半。除维生素 A 活性外，*α*-胡萝卜素的性质和功效与 *β*-胡萝卜素相似。

β-隐黄质，也被称为 *β*-隐黄素、*β*-胡萝素-3-醇，是一种含氧的叶黄素类的类胡萝卜素，分子式为 $C_{40}H_{56}O$，相对分子质量为 552.87。与 *β*-胡萝卜素相比，*β*-隐黄质分子结构是在 3 位由一个羟基取代原来的一个氢原子，由此造成 *β*-紫罗酮环结构变化，使这一半分子失去维生素 A 活性可能，故 *β*-隐黄质和 *α*-胡萝卜素一样，转变为维生素 A 的产量只有 *β*-胡萝卜素的一半。除了维生素 A 活性外，*β*-隐黄质也同样具有较强的抗氧化活性。

维生素 A 属于脂溶性维生素，可以不同程度地溶于大部分有机溶剂，但不溶于水。维生素 A 及其衍生物很容易被氧化和异构化，特别是在暴露于光线（尤其是紫外线）、氧气、性质活泼的金属及高温环境时，可加快这种氧化破坏。但一般烹饪过程不至于对食物中的维生素 A 造成太大破坏。在理想条件下，如低温冷冻等，血清、组织或结晶态的类视黄醇可保持长期稳定。在无氧条件下，视黄醛对碱比较稳定，但在酸中不稳定，可发生脱氢或双键的重新排列。油脂在酸败过程中，其所含的维生素 A 和胡萝卜素会受到严重的破坏。食物中的磷脂、维生素 E 或其他抗氧化剂有提高维生素 A 稳定性的作用。在维生素 A 的衍生物中，视黄酸和视黄酰酯的稳定性最好。膳食中的类胡萝卜素相对比较稳定，烹调过程中破坏较少，并且食物的加工和热处理有助于提高植物细胞内胡萝卜素的释出，提高吸收率。但长时间的高温，特别是在有氧和紫外线照射的条件下，损失会明显增加。

二、代谢与转运

（一）吸收和体内转化

维生素 A 与胡萝卜素的吸收过程是不同的。膳食中的维生素 A 经过口腔咀嚼、小肠乳化和形成混合微胶粒等过程从食物中游离出来，转运入小肠黏膜细胞。肠细胞对维生素 A 的摄取是通过肠细胞刷状缘上的特异视黄醇转运蛋白来促进的。类胡萝卜素也是在小肠腔内首先被掺入到混合微胶粒，然后在十二指肠被肠黏膜细胞吸收。这个过程早期认为是被动扩散完成，近年发现可能是主动转运，可能由类胡萝卜素结合蛋白或转运因子协助吸收。肠道对预先形成的维生素 A 的吸收率很高。正常情况下，摄入生理剂量的视黄醇，其吸收率为 70%～90%。随着视黄醇摄入量增加，其吸收效率仍可以维持较高水平，仍可达到 60%～80%。青年和老年人之间，维生素 A 的吸收效率差别不大。相比较而言，类胡萝卜素的吸收更容易出现饱和倾向。吸收入体内的类胡萝卜素除一部分转化为维生素 A 外，部分也可以被外周组织摄取，发挥其特有的生物学作用。胡萝卜素的吸收和转化受到多种因素影响，食物基质和类胡萝卜素的物理状态是最主要因素。加热和烹调可以破坏细胞壁和结合蛋白，释放更多类胡萝卜素，促进吸收。膳食脂肪是影响类胡萝卜素吸收的另一重要因素，每餐至少 3～5g 脂肪对类胡萝卜素的吸收是必需的。

吸收的 β-胡萝卜素通常在肠黏膜细胞内被裂解为脱氢视黄醛，转化为维生素 A，无论胡萝卜素转化而来的还是膳食维生素 A，均会在小肠细胞中酯化为视黄酰酯后，与乳糜微粒结合，通过淋巴系统进入血行然后转运到肝脏后储存。在人体淋巴液中的维生素 A，无论是膳食视黄醇来源，还是类胡萝卜素转化而来，其主要形式是视黄酰酯，多为棕榈酰酯和硬脂酸酯。体内维生素 A 总量的 90%～95%以视黄酰酯的形式储存存在肝脏中，少量存在于脂肪组织，其余部分在外周组织行使其生理功能。肝脏维生素 A 浓度因膳食摄入量水平的不同而有很大差异。一般认为成人不会出现明显缺乏症状的肝脏维生素最低储备水平是 20μg（70 nmol/g 肝脏），如果低于 30μg（105nmol/g 肝脏）则为边缘性缺乏。肝细胞内的维生素 A 可以被局部转运至附近肝星状细胞。维生素 A 充足的个体，肝脏维生素 A 在肝细胞和肝星状细胞的储存量各半。

（二）体内转运

当周围靶组织需要维生素 A 时，肝脏中的视黄酰酯经酯酶水解为醇式后，以 1∶1 的比例与视黄醇结合蛋白结合，再与前白蛋白结合，形成复合体后释放入血，经血行转运至靶组织。进入靶组织后，维生素 A 与视黄醇结合蛋白解离，并以 1∶1 的比例立即与细胞视黄醇结合蛋白结合（图 6-2）。

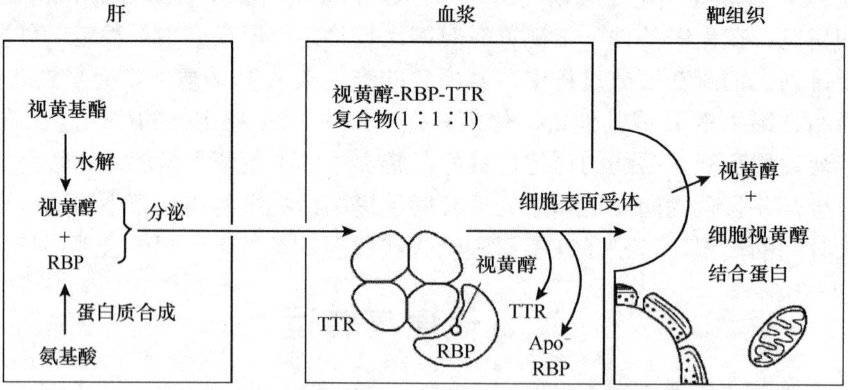

图 6-2　维生素 A 在肝脏的代谢、血浆转运和靶组织的摄取

维生素 A 在体内氧化后转变为视黄酸，视黄酸是维生素 A 在体内发生多种生物作用的重要活性形式，如维持上皮细胞活性、调节淋巴细胞功能等。视黄酸在转运过程中不需与视黄醇结合蛋白结合，而是以很低的水平与血浆白蛋白结合。在某些组织细胞中存在细胞内视黄酸结合蛋白，进入细胞的视黄酸与结合后可以进一步与特异性核内受体结合并介导细胞的生物活性（表 6-2）。

表 6-2　各种与维生素 A 吸收、转运和功能活性有关的结合蛋白质

名称	缩写	分子质量（kDa）	结合对象	存在位置	生理作用
视黄醇结合蛋白	RBP	21.2	全反式视黄醇	血浆中，与前白蛋白结合成复合体	血浆中转运
细胞内视黄醇结合蛋白 I	CRBP-Ⅰ	14.6	全反式视黄醇	多种细胞的细胞质内	将视黄醇转递给相关酶，调节游离视黄醇的血浆水平
细胞内视黄醇结合蛋白 II	CRBP-Ⅱ	14.6	全反式视黄醇	主要位于小肠上皮细胞的细胞质内	转递视黄醇给相关酶，影响维生素 A 的吸收
细胞内视黄酸结合蛋白 I	CRABP-Ⅰ	14.6	全反式视黄酸	多种细胞的细胞质内，水平较低	促进分解代谢，调节视黄酸水平
细胞内视黄酸结合蛋白 II	CRABP-Ⅱ	14.6	全反式视黄酸	主要位于皮肤细胞的细胞质内	可能与视黄酸分解代谢有关，调节视黄酸水平
视黄酸受体	RAR α、β、γ	～50	全反式视黄酸	位于细胞核内，其表达随环境和时间变化	以与 RXR 结合的形式作用于 RAR 的活性元件区
类维生素 A 的 X 受体	RXR α、β、γ	～50	9-顺式视黄酸	位于细胞核内，其表达随环境和时间变化	以与 RAR 结合的形式作用于 RXR 的活性元件区；同时作为纯合子与 RXR 活性元件结合，也可以为杂合子与其他受体结合

（三）肝脏的代谢和排泄

虽然肝脏中储存大量的维生素 A，而且消耗速度很慢（每日仅 0.5%），但机体内维生素 A 代谢却是很活跃的。非储存状态的视黄醇存在于细胞外液中，包括血液循环和组织间液，这些视黄醇具有较高的周转率及与外周组织的交换率。维生素 A 及其代谢物的主要排泄途径是经胆汁，但是随胆汁进入肠道的维生素 A，大部分经肠肝循环又再回到体内。肾功能正常时其保留维生素 A 的效率很高，通常情况下，通过尿流失的维生素 A 极少。但在肾功能衰竭或严重感染伴有发热时，维生素 A 经肾脏的丢失量显著增加。急性腹泻的儿童可有大量维生素 A 从尿液丢失。类胡萝卜素完全没有尿液丢失，通过胆汁分泌的也很少，但在人体组织中的原型类胡萝卜素最终会被氧化和降解。

三、生 理 功 能

维生素 A 在人体具有广泛而重要的生理功能，它的缺乏会影响多种生理功能的异常并产生病理变化。维生素 A 是通过细胞核内类视黄酸受体（retinoic acid receptor，RAR）途径实现其生理功能的（包括三种 RAR α、β 和 γ 及三种 9-顺式异构体类视黄醇 X 受体 RXR α、β 和 γ）。它们激活与表达细胞核内信使 RNA，进而调控细胞分裂和分化，影响到生长发育、生殖功能、免疫功能、造血功能等。

（一）视觉功能

视网膜上杆状细胞含有对暗光敏感，由 11-顺式视黄醛与视蛋白结合而成的视紫红质。视紫红质感光后，11-顺式视黄醛转变为全反式视黄醛并与视蛋白分离，产生视觉电信号。解离后的全反式视黄醛在杆状细胞内被还原为全反式视黄醇，转运到视网膜色素上皮细胞，与来自血浆的全反式视黄醇一起，经异构化重新合成 11-顺式视黄醛，维持暗适应。维生素 A 缺乏时，11-顺式视黄醛供给减少，暗适应时间延长。

（二）维持皮肤黏膜完整性

维生素 A 是调节糖蛋白合成的一种辅酶，可通过介导邻近细胞间的信息交流而稳定上皮细胞膜，维持上皮细胞的形态完整和功能健全。维生素 A 缺乏会造成上皮组织干燥，正常的柱状上皮细胞转变为角状的复层扁平细胞，导致细胞角化。受累最早的是眼结膜、角膜和泪腺上皮细胞。皮肤毛囊、皮脂腺、汗腺、舌味蕾、呼吸道和肠黏膜、泌尿和生殖黏膜等上皮细胞均会受到影响，从而产生临床表现。

（三）维持和促进免疫功能

RAR 通过对靶基因的调控，提高细胞免疫功能，促进免疫细胞产生抗体及 T 淋巴细胞产生某些淋巴因子。维生素 A 缺乏时，免疫细胞内 RAR 表达相应下降，影响其免疫功能。

（四）促进生长发育和维持生殖功能

生殖系统的组织和哺乳动物的胚胎发育也依赖 RAR 进行基因调节，此过程是通过对细胞增殖、分化的调控实现的，尤其是参与软骨内成骨过程。

（五）其他功能

维生素 A 缺乏可使破骨细胞数减少，成骨细胞功能失控，导致骨膜骨质过度增生，骨腔变小。过量维生素 A 可刺激骨的重吸收，抑制骨的再形成。这种影响可能与慢性 VA 中毒时的高钙血症有共同的机制，与其抗维生素 D 活性有关。维生素 A 及其异构体能促进终末分化、抑制增殖、促进凋亡，对组织恶变过程中的细胞发挥抗肿瘤作用。维生素 A 和维生素 A 原可能通过阻断植酸的干扰而改善铁吸收，增加营养性贫血人群的血红蛋白和血细胞计数，也可能对铁营养状况具有某种调控作用，包括刺激造血母细胞、促进抗感染、动员铁进入红细胞系。

四、缺乏与过量

（一）缺乏

维生素 A 缺乏症好发于 6 岁以下婴幼儿，1～4 岁为发病高峰。原发性维生素 A 缺乏一般是因膳食长期匮乏所引起，它是以大米为主食、缺少胡萝卜素食物来源的南亚和东亚地区的地方性流行病。2004 年世界卫生组织（WHO）调查结果显示，维生素 A 缺乏的学龄前儿童为 2.5 亿，孕妇为 2000 万。据 WHO 报道，因维生素 A 缺乏，全世界每年有 50 万名学龄前儿童患有活动性角膜溃疡，600 万人患眼干燥症，孕妇患夜盲症高达 500 万人。中国的数据表明，亚临床维生素 AD（血清视黄醇水平≤0.70μmol 或≤20μg/dl）在 1988～2009 年逐步从约 40%下降到 10%左右，但边缘性维生素 AD（血清视黄醇水平＞（0.70～1.05）μmol 或 20～30μg/dl）的变化不大，1989～2009 年一直居于 20%～45%。我国农村地区儿童发生维生素 AD 的危险性大于城市，以西部省市更甚。无论城市还是农村，社会经济状态良好的家庭中的儿童，血清视黄醇水平明显高于社会经济状态差的儿童疾病或特殊情况导致的维生素 A 缺乏，受关注较多的包括治疗肥胖的手术、胰腺十二指肠切除术、腹膜透析、吸烟等。

维生素 A 持续缺乏数周或数月后出现临床症状，主要有：

1. 眼部症状

（1）暗适应能力下降和夜盲症：维生素 A 缺乏病首先表现为暗适应能力下降，最初为暗适应时间延长，之后在暗光下视力减退，黄昏时视物不清继而发展为夜盲症。

（2）眼部损害：眼干燥不适，经常眨眼，系因泪腺管被脱落的上皮细胞堵塞使眼泪减少所致眼干燥症；继而眼结膜和角膜失去光泽和弹性，眼球向两侧转动时可见球结膜褶叠形成与角膜同心的皱纹圈，在球结膜暴露部位，在眼球巩膜近角膜缘外侧，由脱落的角膜上皮、上皮碎屑和分泌物形成浅表的泡沫状小白斑，不易擦去，即为毕脱（Bitot）斑；角膜干燥、混浊而软化，继则形成溃疡，易继发感染，愈合后可留下白斑，影响视力；重者可发生角膜穿孔，虹膜脱出以致失明。通常为双侧性的，单侧发病少见。

2. 皮肤病变　维生素 A 缺乏也可引起皮肤的改变，开始时皮肤较正常干燥，以后由于毛囊上皮角化，发生角化过度的毛囊性丘疹，主要分布在大腿前外侧、上臂后侧，后逐渐扩展到上下肢伸侧，肩和下腹部，很少累及胸、背和臀。丘疹坚实而干燥，色暗棕，多为毛囊性，针头大至米粒大，圆锥形。丘疹的中央有棘刺状角质栓，触之坚硬，去除后留下坑状凹陷，无炎症，无主观症状，丘疹密集犹似蟾蜍皮，称蟾蜍皮病（phrynoderma）。

皮疹发生在面部，可有许多黑头。患者毛发干燥，缺少光泽，易脱落，呈弥漫稀疏，指甲变脆，表面有纵横沟纹或点状凹陷。

3. 骨骼生长障碍 维生素 A 缺乏对骨骼生长，特别是对长骨的生长有明显影响，使骨变得又短又厚。亚临床维生素 A 缺乏可致骨骼发育停止，颅骨和脊柱骨生长受到影响，而且可使骨骼失去正常结构。

4. 免疫功能受损，感染性疾病的患病率和死亡率升高 维生素 A 缺乏可导致机体细胞和体液免疫功能降低，因呼吸道、胃肠道、泌尿生殖道黏膜上皮增生、角化、脱屑，防御功能减弱，容易引起感染，导致感染性疾病的患病率和死亡率升高，尤其是在发展中国家。

（二）过量危害与毒性

维生素 A 摄入过多可以引起维生素 A 过多症，分为急性和慢性两种。维生素 A 过量会降低细胞膜和溶酶体的稳定性，导致细胞膜受损、组织酶释放，引起皮肤、骨髓、脑、肝等多种脏器组织病变。脑受损可使颅压增高；骨组织变形引起骨质吸收、变形，骨膜下新骨形成，血钙和尿钙都上升。肝组织受损则引起肝大，肝功能改变。

1. 急性维生素 A 过多症 成人一次剂量超过 90～300mg（30 万～100 万 U），儿童一次计量超过 90mg（30 万 U）即可能发生急性中毒。从曾发生的急性维生素 A 过多症病史看，成人多为食用大量富含维生素 A 的食物如北极熊、鲨鱼和鳕鱼等的肝而发生中毒，儿童则多因意外服用大量维生素 A、维生素 D 制剂引起。

临床表现在摄入后 6～8 小时，至多在 1～2 天内出现。主要有瞌睡或过度兴奋，头痛、呕吐等颅高压症状，12～20 小时后出现皮肤红肿，继而脱皮，以手掌、脚底等厚处最为明显，数周后方恢复正常。婴幼儿颅高压为主要临床特征，囟门未闭者可出现前囟隆起。脑脊液检查压力高，细胞数正常，蛋白质量偏低，糖正常。血浆维生素 A 水平剧增，可达 500μg/L 以上（正常成人≥200μg/L）。

2. 慢性维生素 A 过多症 大多数系不遵医嘱长期摄入过量维生素 A 制剂引起。从已发生的病案看，成人每天摄入 24～30mg（8 万～10 万 U），持续半年；或每天 9～12mg（3 万～4 万 U），超过 8 年可引起慢性中毒。婴幼儿每天摄入 15～30mg（5 万～10 万 U），超过 6 个月即可引起慢性中毒；也有报道每天仅服 7.5mg（2.5 万 U），一个月即出现中毒症状。这种情况常见于采用口服鱼肝油制剂同时使用维生素 D 治疗佝偻病时，因为许多鱼肝油制剂既含有维生素 D 又有维生素 A，当口服途径使用较大治疗剂量的维生素 D 时极易造成维生素 A 的过量。

成人慢性维生素 A 过多症临床表现不似急性维生素 A 过多症那样迅速出现颅高压和皮肤损害的症状体征，首先出现胃纳减退、体重下降，继而有皮肤干燥、脱屑、皲裂、毛发干枯、脱发、齿龈红肿、唇干裂和鼻出血等皮肤黏膜损伤现象，以及长骨肌肉连接处疼痛伴肿胀，体检可见贫血、肝脾大。X 线检查长骨可见骨皮质增生，骨膜增厚；脑脊液检查可有压力增高。肝功能检查可出现转氨酶升高，严重者可出现肝硬化表现。有时可见血钙和尿钙升高。

根据过量摄入维生素 A 的病史，临床的表现，血浆维生素 A 浓度明显升高及 X 线检查等其他实验室检查结果，对于急、慢性维生素 A 过多症的诊断并不困难。慢性维生素 A 过多症的早期临床表现可能只是个别症状或体征，容易误诊，应注意同佝偻病、坏血病（维生素 C 缺乏病）等鉴别。

维生素 A 过多症一旦确诊，应立即停止服用维生素 A 制剂和含维生素 A 的食物。急性维生素 A 过多症的症状一般在 1～2 周消失，骨骼改变也逐渐恢复，但较缓慢，需 2～3 个月。一般不需其他治疗。颅高压引起的反复呕吐及因此发生的水和电解质紊乱应给予对症治疗。本病预后良好，个别病程长病情严重者可留下身材矮小后遗症。

3. 胡萝卜素血症 因摄入富含胡萝卜素的食物（如胡萝卜、南瓜、橘子等）过多，以致大量胡萝卜素不能充分迅速在小肠黏膜细胞中转化为维生素 A 而引起。虽然摄入的 β-胡萝卜素在体内可转化为维生素 A，但其吸收率只有 1/3，而吸收的胡萝卜素只有一半可以转化为维生素 A，所以胡萝卜素摄入量最后仅有 1/6 发挥维生素 A 的作用，故大量摄入胡萝卜素一般不会引起维生素 A 过多症，但可以使血中胡萝卜素水平增高，发生胡萝卜素血症。血清胡萝卜素含量明显升高，可达 4.7～9.3μmol/L（正常为 1.9～2.7μmol/L），致使黄色素沉着在皮肤内和皮下组织内，表现为皮肤黄染，以鼻尖、鼻唇皱襞、前额、手掌和足底部位最为明显。停止大量食入富含胡萝卜素的食物后，胡萝卜素血症可在 2～6 周逐渐消退，一般没有生命危险。不需要特殊治疗。

五、参考摄入量与食物来源

（一）膳食维生素 A 的视黄醇当量和视黄醇活性当量

膳食维生素 A 的来源包括动物性食物的类视黄醇和植物性食物的维生素 A 原类胡萝卜素，两者具有不同的维生素 A 活性。食物中维生素 A 的活性最初采用国际单位（U）来表示，到目前某些领域仍有使用。1966 年 WHO 规定：1U 维生素 A=0.3μg 视黄醇。由于 U 体系没有顾及一般膳食中 *β*-胡萝卜素和其他维生素 A 原类胡萝卜素的低吸收和转化率影响，为更准确地评价膳食维生素 A 营养价值，1967 年联合国粮食及农业组织（FAO）和 WHO 专家委员会提出了以视黄醇作为参考标准的视黄醇当量（RE）的概念。然而，使用 RE 可能会高估膳食维生素 A 原类胡萝卜素的维生素 A 贡献。基于此，美国医学研究院（IOM）食物与营养委员会在 2001 年制定维生素 A 膳食参考摄入量时，提出了用视黄醇活性当量（RAE）来代替 RE 评估膳食维生素 A 活性，其换算关系见表 6-3。采用 μgRAE 表示膳食中维生素 A 原类胡萝卜素的维生素 A 活性时，所得数值仅为 μgRE 数据的一半。

由于有些文献或食物成分数据或营养标签报告仍采用 U，可用适当系数换算成 μgRAE。动物性食物维生素 A 活性来自全反式视黄醇，1U 维生素 A 活性=0.3μg，即 μgRAE=动物性食物维生素 A 活性 U/3.33。植物性食物维生素 A 活性来自于类胡萝卜素，1U 维生素 A 活性=0.6μg 膳食全反式 *β*-胡萝卜素=1.2μg 其他膳食维生素 A 原类胡萝卜素=1/20μgRAE，即 μgRAE=植物性食物维生素 A 活性 U/20。

【资料链接】

早期研究中测定的食物来源 *β*-胡萝卜素的相对吸收效率约为 33%，即 3μg 膳食 *β*-胡萝卜素相当于 1μg 油剂纯品 *β*-胡萝卜素，而 2μg 油剂纯品 *β*-胡萝卜素可产生 1μg 视黄醇。这样，食物来源 *β*-胡萝卜素换算维生素 A 的比例为 1/6。1999 年的一项以血浆 *β*-胡萝卜素浓度升高为指标的膳食干预研究发现，与油剂纯品 *β*-胡萝卜素相比，混合膳食 *β*-胡萝卜素的相对吸收率只有 14%，即约 7μg 膳食 *β*-胡萝卜素相当于 1μg 油剂纯品 *β*-胡萝卜素。采用类似方法的研究也得到大致相似的吸收率范围，如混合绿叶蔬菜(4%)、胡萝卜(18%~26%)、西兰花(11%~12%)及菠菜(5%)。据此估计，混合膳食来源的β-胡萝卜素与油剂纯品β-胡萝卜素的营养比例为6∶1，而不是前述实验中的3∶1。这样，食物来源β-胡萝卜素换算维生素A的比例为1∶12。

表 6-3 视黄醇当量（RE）与视黄醇活性当量（RAE）的比较

视黄醇当量/RE	视黄醇活性当量/RAE
1 个视黄醇当量（μgRE）	1 个视黄醇活性当量（μgRAE）
=1μg 全反式视黄醇	=1μg 全反式视黄醇
=2μg 溶于油剂的纯品全反式β-胡萝卜素	=2μg 溶于油剂的纯品全反式β-胡萝卜素
=6μg 膳食全反式β-胡萝卜素	=12μg 膳食全反式β-胡萝卜素
=12μg 其他膳食维生素 A 原类胡萝卜素	=24μg 其他膳食维生素 A 原类胡萝卜素

膳食 RAE 的计算方法为：

RAE=膳食或补充来源全反式视黄醇（μg）+1/2 补充剂纯品全反式β-胡萝卜素（μg）+1/12 膳食全反式β-胡萝卜素（μg）+1/24 其他膳食维生素 A 原类胡萝卜素（μg）

（二）维生素 A 的参考摄入量

健康成年人、婴儿、儿童和青少年、孕妇和乳母的膳食维生素 A 参考摄入量建议值见表 6-4。

表 6-4 中国居民膳食维生素 A 参考摄入量（μgRAE/d）

年龄（岁）/人群	EAR		RNI		UL[a]
	男性	女性	男性	女性	
0~			300（AI）		600
0.5~	—		350（AI）		600
1~	220		310		700
4~	260		360		900
7~	360		500		1500
11~	480	450	670	630	2100
14~	590	450	820	630	2700
18~	560	480	800	700	3000
孕妇（早）	+0		+0		3000
孕妇（中）	+50		+70		3000
孕妇（晚）	+50		+70		3000
乳母	+400		+600		3000

注：a. UL 不包括来自膳食维生素 A 原类胡萝卜素的 RAE。

到目前为止，尚无证据能够提出膳食维生素 A 供给中，有多少比例来自膳食类胡萝卜素，才能更好地满足维生素 A 营养需要，又能充分发挥类胡萝卜素的其他健康效应。从膳食平衡角度考虑，建议至少 1/3 的膳食维生素 A 应从动物性食物获取。

DRIs 的推荐主要针对健康人群，铁缺乏、感染性疾病、寄生虫感染、能量和蛋白质缺乏、创伤、酗酒及膳食脂肪不足或脂肪吸收障碍，会明显影响维生素 A 的吸收、代谢，针对这些异常状态者，其维生素 A 的摄入需要格外注意。

（三）主要食物来源

维生素 A 的膳食来源包括各种动物性食物中含有的预先形成的维生素 A（类视黄醇）和各种红、黄、绿色蔬菜、水果中含有的维生素 A 原类胡萝卜素。

预先形成的维生素 A 主要来源于各种动物肝脏和其他脏器类肉品、蛋黄、鱼油、奶油和乳制品，其主要存在形式为视黄酰酯（如视黄醇棕榈酸酯等）和游离视黄醇，还有少量的视黄醇和视黄醛。

维生素 A 原类胡萝卜素是指在人体内能够转变为视黄醇，发挥维生素 A 生理功能的类胡萝卜素。在目前已知的 600 多种类胡萝卜素中，约 50 种具有不同效率的维生素 A 原活性。在维生素 A 原类胡萝卜素中，只有 *β*-胡萝卜素、*α*-胡萝卜素和 *β*-隐黄质在人类膳食、血液和组织中存在量比较大，这三种类胡萝卜素真正具有维生素 A 营养意义。富含维生素 A 原类胡萝卜素最突出的食物有胡萝卜、红心甜薯、菠菜、水芹、羽衣甘蓝、绿芥菜、南瓜、莴苣叶、莴苣、西兰花等，见表 6-5。

表 6-5 常见食物中视黄醇和维生素 A 原类胡萝卜素的含量

食物	视黄醇 /（μg/100g）	维生素 A 原类胡萝卜素/（μg/100g）[a]			RE/（μg/100g）[b]	RAE/（μg/100g）[c]
		α-胡萝卜素	*β*-胡萝卜素	*β*-隐黄质		
羊肝	20 972	0	0	0	20 972	20 972
牛肝	20 220	0	0	0	20 220	20 220
鸡肝	10 414	0	0	0	10 414	10 414
猪肝	4972	0	0	0	4972	4972
鸡心	910	0	0	0	910	910
瘦猪肉	44	0	0	0	44	44
鸡胸脯肉	16	0	0	0	16	16
奶油	297	0	107	0	315	306
鸡蛋	234	0	10	9	236	235
鸭蛋	261	0	10	9	263	262
牛奶	24	0	5	0	25	24
胖头鱼	34	0	0	0	34	34
带鱼	29	0	0	0	29	29
鲤鱼	25	0	0	0	25	25
牡蛎	27	0	0	0	27	27
蛤蜊	21	0	0	0	21	21
对虾	15	0	0	0	15	15
甘薯	0	7	8509	0	1419	709
胡萝卜	0	3477	8285	125	1681	841

续表

食物	视黄醇/（μg/100g）	维生素 A 原类胡萝卜素/（μg/100g）[a]			RE/（μg/100g）[b]	RAE/（μg/100g）[c]
		α-胡萝卜素	β-胡萝卜素	β-隐黄质		
绿芥菜	0	0	6300	0	1050	525
菠菜	0	0	5626	0	938	469
莴苣叶	0	0	4443	0	741	370
南瓜	0	515	3100	2145	738	369
大白菜	0	1	2681	0	447	223
红辣椒	0	20	1624	490	313	157
韭菜	0	0	1000	0	167	83
番茄	0	101	449	0	83	42
花椰菜	0	25	361	1	62	31
苦瓜	0	185	190	0	47	24
芒果	0	17	445	11	77	38
柿子	0	0	253	1447	163	81
橘子	0	101	155	407	68	34
橙子	0	11	71	116	22	11

注：a. 美国农业部国家营养成分参考标准第 25 版（USDA2012）；

b. RE（μg）=视黄醇（μg）+1/6β-胡萝卜素（μg）+1/12α-胡萝卜素（μg）+1/12β-隐黄质（μg）；

c. RAE（μg）=视黄醇（μg）+1/12β-胡萝卜素（μg）+1/24α-胡萝卜素（μg）+1/24β-隐黄质（μg）。

第三节 维 生 素 D

对维生素 D 最初的认识始于欧洲工业革命时期北欧工业城市儿童佝偻病的出现。1645 年 Daniel Whistler 和 1650 年 Francis Glisson 首先描述了佝偻病的重要特征。1822 年 Sniadecki 认识到日照对于预防和治疗佝偻病的重要性。1919 年 Edward Mellanby 首次发现了维生素 D。他用燕麦粉喂饲犬并将它们关在室内致使犬患佝偻病，又用鱼肝油治愈这些患佝偻病的犬，然而他也不确定治愈佝偻病的是鱼肝油中已知的脂溶性物质 A（即后来维生素 A）还是其他成分。当时，将此抗佝偻病物质和其他抗脚气病、抗坏血病、抗癞皮病物质一起，统称为维生素。1922 年，McCollum 证实鱼肝油中含有另外一种维生素，并将其命名为“维生素 D”，正是这种维生素可以使骨矿化因而对佝偻病有疗效。在此之前的 1919 年，Huldshinsky 发现皮肤照射紫外线后可以治愈儿童佝偻病。随后，其他几个研究者陆续在其各自的研究中证明紫外线可以将存在于食物、皮肤和其他部位的非活性物质转化为另一种可以治愈佝偻病的物质，也就是说紫外线照射可以影响维生素 D 的产生。后来许多研究工作尤其是 Holick 及其团队的工作表明皮肤是机体产生维生素 D 的重要部位。这说明有活性的维生素 D 实际上是可以在体内合成的，只是在体内合成不足才需依赖外源的化合物。1930 年德国有机化学家阿道夫·温道斯（A.Windaus）因固醇与维生素关系的研究而获得 1928 年诺贝尔化学奖，他在 1930 年首先在实验室确定了维生素 D 的化学结构。1932 年，通过紫外线照射从植物或酵母菌中获得的麦角固醇而得到维生素

D_2。1936 年确定了由脊椎动物的皮肤产生的维生素 D_3 的化学特性，当时发现它可来自紫外线照射 7-脱氢胆固醇。与此同时，鲟鱼肝油中的抗佝偻病物质被明确为维生素 D_3。这些结果表明，维生素 D 的化学本质是类固醇。1971 年美国威斯康星大学的 DeLuca 教授指出，维生素 D 调节钙代谢的生物学作用，不是其本身，而是它在体内的代谢产物——1,25-（OH）$_2D_3$，它在血液、细胞内的运输形式及在细胞核的作用机制，与类固醇类激素相同。现在学术界认为维生素 D 代谢产物 1,25-（OH）$_2D_3$ 是类固醇类激素之一。这一概念的形成是当代医学科学的一项重大成就。这项成就不仅使人们对维生素 D 的代谢和生理作用有了更深刻的了解，而且也使维生素 D 缺乏病病因、发病机制及防治措施的研究取得了突破。

一、结构与性质

维生素 D 是一个总称，是一族 A、B、C 和 D 环结构相同但侧链不同的分子总称，A、B、C、D 环的结构来源于类固醇的环戊烷多氢菲结构。维生素 D 属于开环类固醇（secoteroid），即分子结构中有一个环被断开的类固醇。由于维生素 D 是由类固醇衍生而来，其化学结构仍保留其母本化合物胆固醇的碳原子编号。维生素 D 最具生物学意义的形式有两种，即胆钙化醇（cholecalciferol，维生素 D_3）和麦角骨化醇（ergocalciferol，维生素 D_2）。维生素 D_2 是由植物和真菌（酵母）中的麦角固醇（ergosterol）经紫外线照射而产生，但在自然界的存量很少，紫外线照射麦角固醇的方法是人工合成维生素 D_2 的一种主要方式。维生素 D_3 则由大多数高级动物的表皮和真皮内含有的 7-脱氢胆固醇（7-dehydrocholesterol，7-DHC）经紫外线（波长 270～300nm）照射后转化而成（图 6-3）。但不论是 D_2 或是 D_3，用紫外线照射其前体而形成的机制还不甚清楚。维生素 D_2 和维生素 D_3 虽然在结构、理化性质、生化和生理上有细小差别，但对人体的作用和作用机制则完全相同，哺乳动物和人类对两者的利用也无区别，因此以下的讨论中统称维生素 D。

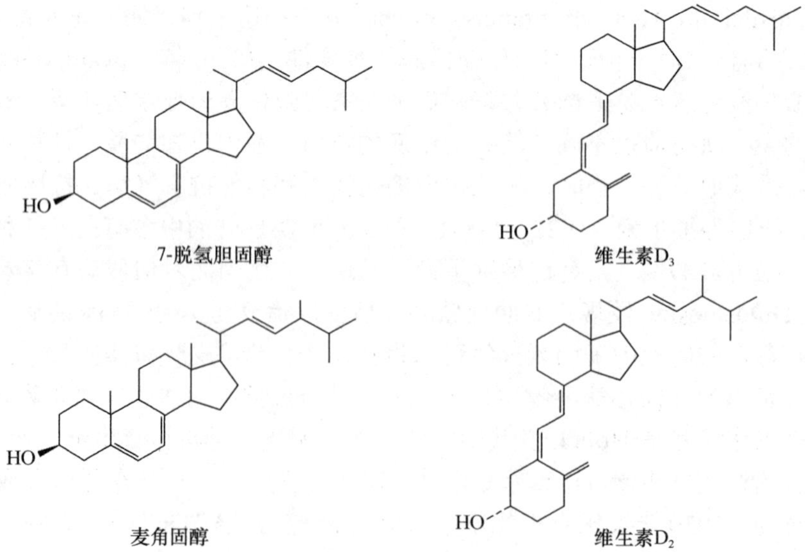

图 6-3　维生素 D 的结构

维生素 D 溶于脂肪与脂溶剂，不溶于水，对酸碱及氧的作用较稳定，对热也稳定，但在酸性环境中加热，则逐渐分解，故通常的烹调加工不会引起维生素 D 的损失，但脂肪酸败可引起维生素 D 的破坏。

维生素 D 的常用单位有国际单位（U）和微克（μg）。1μg 维生素 D 相当于 40U 维生素 D。

二、代谢与转运

（一）吸收

人体内维生素 D 主要来源于紫外线（波长 270～300nm）照射皮肤中 7-脱氢胆固醇而来的转化产物及胃肠道对食物或药物维生素 D 的消化吸收。摄入的维生素 D 在小肠，主要在空肠、回肠与脂肪一起被吸收。胆汁可促进维生素 D 吸收。大部分的维生素 D（约 90%的吸收总量）与乳糜微粒结合进入淋巴系统，其余与 α-球蛋白结合。乳糜微粒可直接或在乳糜微粒降解过程中与血浆中蛋白质结合，没有结合的血浆维生素 D 随着乳糜微粒进入肝脏，在肝脏中再与蛋白质结合进入血浆。

（二）转运

维生素 D 是以与蛋白质结合的形式在血浆中转运，该蛋白质称为维生素 D 结合蛋白（vitamin D-binding protein，DBP），主要是一种 α-球蛋白，偶尔有一些 β-球蛋白，由肝脏合成，可结合维生素 D 和它的羟化物，但与 25-（OH）D_3 的亲和力比其他形式强，因此 25-（OH）D_3 都存在于血浆中而在其他组织很少。25-（OH）D_3 是血液中维生素 D 的主要存在形式，是血液中浓度最高的维生素 D 代谢产物，半衰期为 2～3 周，不受钙、磷和甲状旁腺素（parathyroid hormone，PTH）的直接调节，是人体维生素 D 营养状态的有效指标，并作为临床监测维生素 D 水平的共识指标。血清 25-（OH）D_3＜30nmol/L（2.5nmol/L=1ng/ml）为维生素 D 缺乏（vitamin D deficiency），血清 25-（OH）D_3 在 30～49.9nmol/L，在一些人群中为维生素 D 不足（vitamin D inadequacy or insufficiency）；如果血清 25-（OH）D_3≥50nmol/L，在几乎所有人群中为维生素 D 充足。

皮肤中的维生素 D_3 可与 DBP 结合，提示内源性维生素 D_3 的作用大于口服给予，因为前者是以 DBP 直接进入循环而后者是以 DBP 复合物和乳糜微粒进入。在大部分地区，经阳光或人造紫外光照射可使人体表皮和真皮内含有的 7-脱氢胆固醇形成前体维生素 D_3，然后再需 3 日左右转化成维生素 D。可能由于转化过程进展缓慢，所形成的维生素 D 不易达到中毒量。从未有报道由于增加紫外线照射引起高维生素 D 血症。而口服高剂量维生素 D 可引起非常高的 25-（OH）D_3，容易引起中毒。

维生素 D 结合蛋白将维生素 D 输送到肝脏，也将维生素 D_3 及其代谢产物携带到它们的代谢场所和各个靶器官。

（三）存储

和其他脂溶性维生素不同，维生素 D 不是只储存在肝中，而是在各种组织都有分布，特别是脂肪组织。在体内，维生素 D 主要储存在脂肪组织与骨骼肌中，肝脏、大脑、肺、脾、骨骼和皮肤中也存在少量。维生素 D 的分解代谢主要在肝脏中进行。

（四）活性维生素 D 的生成

维生素 D 本身没有生理活性，维生素 D 在肝脏和肾脏分别经过 2 次羟化变成活性维生素 D 行使其功能（图 6-4）。

1. 肝脏的第一次羟化 生成 25-（OH）D_3，维生素 D 由 DBP 或脂蛋白携带到肝脏，在侧链 C-25 位羟化形成 25-（OH）D_3。维生素 D 羟化酶包括两种形式的细胞色素 P-450 混合功能氧化酶，主要受维生素 D 在肝脏的浓度条件影响，几乎不被 25-（OH）D_3 抑制，但可被异烟肼抑制。25-（OH）D_3 不储存在肝细胞内，它被释放到血浆中和 DBP 结合，在正常的 25-（OH）D_3 浓度时，仅有少量 25-（OH）D_3 从血浆池释放进入组织，因此，25-（OH）D_3 循环水平是良好的维生素 D 营养状况的测试指标。

2. 肾脏的第二次羟化 经肾脏皮质中的 1-羟化酶作用，25-（OH）D_3 进一步羟化为 1，25-（OH）$_2D_3$，称为具有生物活性的维生素 D。机体主要通过 1，25-（OH）$_2D_3$、甲状旁腺素、降钙素及其他几个激素（如催乳素、雌激素等），以及 Ca^{2+} 和磷的循环水平严格控制肾脏 1α-羟化酶活性，精确调节维生素 D 内分泌系统。1α-羟化酶主要在肾脏产生，但也可能存在于胎盘、骨骼、皮肤和肉芽肿组织（如结节病、结核）及许多其他组织中。

维生素 D 还有其他的羟化形式，如 24，25-（OH）$_2D_3$。已确定的其他代谢物，大多数是生理上无活性的排泄形式。

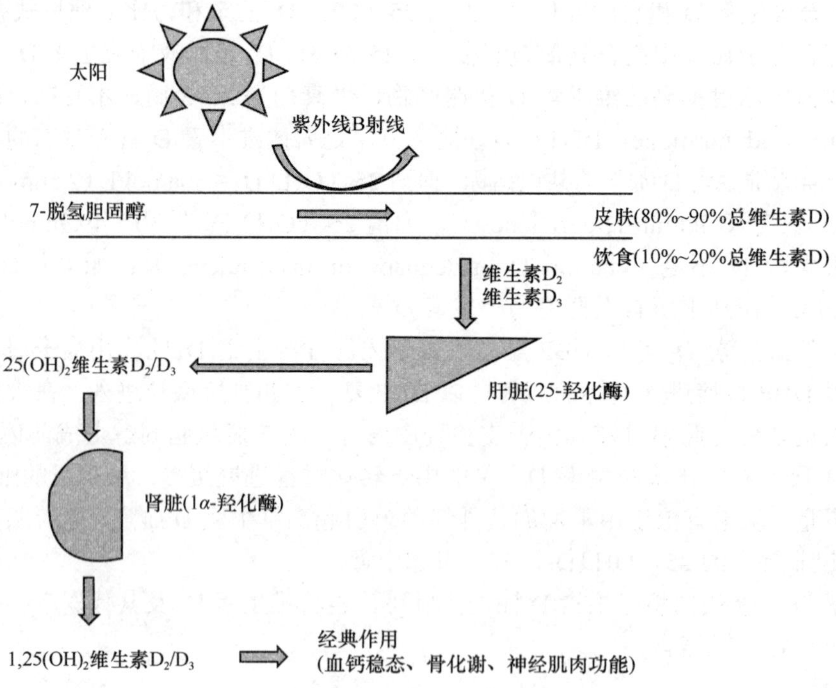

图 6-4 维生素 D 代谢

三、生 理 功 能

维生素 D 对健康具有广泛的影响。维生素 D 的生物学效应是通过与维生素 D 受体（vitamin D receptor，VDR）结合后发挥作用。1975 年，Brumbaugh 和 Haussler 第一个鉴定出特异性结合 1，25-（OH）$_2$D$_3$ 的蛋白质，即维生素 D 受体。VDR 属于类固醇激素/甲状腺激素受体超家族成员，分为膜受体和核受体，1，25-（OH）$_2$D$_3$ 通过与膜受体结合介导钙磷代谢，而通过靶组织（骨骼、肾和肠道）的核受体结合发挥其特有的作用。1，25-（OH）$_2$D$_3$ 与核受体结合后，与视黄甲酸核受体结合形异源二聚体，形成 1，25-（OH）$_2$D$_3$-VDR-RXR 复合物，引起相应基因上调或下调，从而发挥生物学效应，如抑制细胞增殖分化、抑制血管生成、调控胰岛素生成及肾素-血管紧张素-醛固酮系统。研究发现，VDR 在小肠、肾脏和骨组织中的表达量较高，提示这些组织都是维生素 D 重要的靶器官。维生素 D 受体还存在于胰岛 β 细胞、甲状旁腺、大脑、皮肤、前列腺、睾丸、心脏、骨骼肌、乳腺、肝脏、肺及活化了的 T、B 细胞等，提示维生素 D 生物学功能的广泛性。多种证据表明，维生素 D 缺乏不仅造成骨骼疾病，还与多种骨骼外疾病密切相关，包括心血管疾病、代谢综合征（肥胖、糖耐量减低/糖尿病、脂代谢紊乱、高血压）、恶性肿瘤、感染、过敏性疾病及哮喘、精神及神经疾病、自身免疫性疾病、慢性肾病等。

（一）维生素 D 的经典生理功能

调节钙、磷代谢：维生素 D 最主要功能是提高血浆钙和磷的水平到超饱和的程度，以适应骨骼矿物化的作用，并防止低血钙引起的抽搐、痉挛等症状，维生素 D 能够通过以下 3 种机制增加血浆钙。

1. 促进肠对钙和磷的吸收 维生素 D 作用于肠细胞的刷状缘表面，促进钙逆电化学能的梯度进入细胞内。同时，活性维生素 D 可与肠黏膜细胞中的特异受体结合后激活基因转录，促进肠黏膜上皮细胞合成钙结合蛋白，对肠腔中的 Ca^{2+} 有较强的亲和力，促进钙通过黏膜的转运过程。此外，维生素 D 也能激发肠道对磷的转运，促进肠对磷的吸收。

2. 促进骨钙动员 当饮食中的钙含量极低时，肠道内钙运输系统不能维持血钙的过饱和水平情况下，为防止低血钙抽搐，维生素 D 与甲状旁腺素协同使未成熟的破骨细胞前体转变为成熟的破骨细胞，使旧骨中的骨盐溶解，钙和磷转运到血内，提高血钙和血磷的浓度。

3. 促进肾脏重吸收钙和磷 维生素 D、降钙素和甲状旁腺素协同调节远端肾小管，由肾脏回收尿液中 1%的钙。尽管从尿液中回收的钙量微乎其微（0.07g/d），但对钙稳态的贡献是必不可少的。

血清钙的水平被严格控制在 1mmol /L 的离子钙或 10mg /dl 总钙的范围内。当 Ca^{2+} 浓度略低于正常水平，甲状旁腺就会分泌甲状旁腺素。一方面，甲状旁腺素作用于成骨细胞，以促进破骨细胞的骨吸收过程；另一方面，甲状旁腺素还可以与维生素 D 一起作用于远端肾小管，以影响钙的重吸收过程。此外，甲状旁腺素主要刺激肾脏产生维生素 D（即维生素 D 的活化）。由此产生的维生素 D 会作用于小肠、骨骼和肾脏，提高血浆中的钙浓度，清除设定点（set point），并关闭甲状旁腺素的分泌。上述过程还会由甲状腺滤泡旁（parafollicular）或 C 细胞分泌的降钙素（calcitonin）参与调控。降钙素除了可以阻断骨的再吸收以防止血清钙浓度过高，还可以下调维生素 D 水平，以确保在高血浆 Ca^{2+} 浓度的条件下，尽量减少维生素 D。

在临床实践中，维生素 D 类药物可以抑制甲状旁腺素的过度产生和甲状旁腺增生。这是当今维生素 D 及其类似物在医药领域应用的主要方式。

（二）维生素D调节钙磷代谢以外的生理功能

VDR分布于机体的多种组织和器官，其调节钙、磷代谢以外的生理功能同样值得关注，特别是维生素 D 对免疫功能的调节作用。与维生素D缺乏密切相关的疾病主要包括自身免疫性疾病、感染性疾病和癌症等，这些疾病均与免疫调节密切相关。维生素D对免疫系统的作用主要体现在对免疫细胞作用的调节上，包括免疫细胞的增殖、分化、炎症因子及免疫球蛋白的表达方面。具体可归纳为两个方面：一方面，促使免疫细胞抗菌肽和防御素合成，抵抗病原微生物；另一方面，1，25-（OH）$_2$D$_3$还可通过调节免疫细胞表面的模式识别受体的表达和调节免疫细胞合成 CYP24，钝化 1，25-（OH）$_2$D$_3$的作用，增加抑炎因子的表达，从而防止过度的炎症反应。

四、缺乏与过量

（一）缺乏

流行病学调查显示，目前全球约有 10 亿人维生素D不足或缺乏，超过 50%的绝经后妇女维生素D缺乏，40%～100%的欧美社区老人维生素D缺乏。中国人群中维生素 D 缺乏症普遍存在，即使在日光充沛的南方地区也是如此；同时，老年人和孕妇是维生素 D 缺乏症高危人群。如果采用 25-（OH）D$_3$＜50nmol/L（20ng/ml）定义维生素 D 缺乏症，多数地区报道维生素 D 缺乏症发生率高于 60%；如果采用 25-（OH）D$_3$＜75nmol/L（30ng/ml）定义维生素 D 缺乏症，则多数地区报道维生素 D 缺乏症发生率高于 90%（《维生素 D 与成年人骨骼健康应用指南》）。调查也发现，人体维生素 D 水平随纬度的降低而逐渐增加，这与环境紫外线辐射强度随纬度的降低而逐渐增强相一致。

佝偻病（rickets）是维生素 D 缺乏病临床表现之一，也是最早被认识的维生素 D 缺乏症状，主要见于 3 岁以下婴幼儿。成人阶段的维生素 D 缺乏则形成骨软化症（osteomalacia）。与骨软化症相比，佝偻病具有很高的发病率，是最常见的维生素 D 缺乏表现。维生素 D 缺乏时，钙、磷经肠道吸收减少，使血钙降低刺激甲状旁腺激素（PTH）分泌增多。PTH 能诱导破骨细胞生成，从而对骨质进行溶解和吸收，临床上出现骨样组织钙化障碍的表现；同时成骨细胞代偿性增生，局部骨样组织堆积，碱性磷酸酶分泌增多，临床上同样产生一系列相应的骨骼改变和生化改变。另外 PTH 又反馈促进肾脏形成 1,25-（OH）$_2$D$_3$，从而增加小肠和肾小管对钙的吸收，而 PTH 抑制肾小管对磷的重吸收，此时尿磷大量排出，尿钙则趋于正常或稍偏低。故当维生素 D 缺乏时临床常发生低磷血症。佝偻病的主要病理改变是骨样组织增生，骨基质钙化不良。维生素 D 缺乏时，钙、磷沉积于骨并使其受阻，成骨作用发生障碍，长骨干骺端的骨骺软骨中成熟软骨细胞及成骨细胞不能钙化而继续增殖，形成骨骺端骨样组织堆积，临时钙化带增厚，骨骺膨大，形成临床上常见的肋骨串珠及手镯、脚镯征等，使骨的生长发育停滞不前。长骨骨干因骨质脱钙，骨皮质为不坚硬的骨样组织代替，故骨干容易弯曲畸形，甚至发生病理性骨折。颅骨骨化障碍表现为颅骨软化，颅骨骨样组织堆积造成方颅和骨骼畸形。

引起佝偻病的原因如下：

1. 日光照射不足　天然食物中维生素 D 的含量普遍较少，日光照射下皮肤内维生素 D 的合成是体内维生素 D 的主要来源。日光紫外线照射不足是世界各地发生维生素 D 缺乏的主要原因。日光照射与地理条件、季节和大气环境关系密切，热带、亚热带光照充足，一般不易发生佝偻病；温带、寒带日照时间短，特别在多雨、多雾和大气污染严重的地区更容易发生。人们日常所穿的衣服、所使用的防晒措施都会阻碍皮肤接收紫外线，普通玻璃也能将大部分日光紫外线吸收，这些因素均能影响皮肤生物合成足够量的维生素 D。

2. 维生素 D 和钙、磷摄入不足 天然食物含维生素 D 很少。动物性食品是天然维生素 D 的主要来源，海水鱼如鲱鱼、沙丁鱼，动物肝脏，鱼肝油等都是维生素 D_3 的良好来源。尽管从普通的食物如鸡蛋、牛肉、黄油和植物油中也可获得少量的维生素 D_3，但日常一般膳食中所含的维生素 D 是不能满足机体需要的。因此，对于日光暴露不理想的人群，尤其在冬季，维生素 D 的补充显得特别重要。2 岁以内的婴幼儿，由于暴露阳光不充足，乳类含维生素 D 不足，且处于快速生长阶段，容易造成体内维生素 D 的缺乏。因此建议多晒太阳，同时补充鱼肝油或其他维生素 D 强化食品。

另外，食物中钙、磷含量不足及比例不当均可影响钙、磷的吸收。人乳中钙、磷含量虽低，但比例（2∶1）适宜，容易被吸收；而牛乳钙、磷含量较高，但钙磷比例（1.2∶1）不是最佳比例，故牛乳中的钙吸收率没有人乳高。

3. 钙和维生素 D 需要量增多 早产儿因生长速度快和体内储钙不足而易患佝偻病；婴儿生长发育快，对维生素 D 和钙的需要量增多，故易引起佝偻病；2 岁后因生长速度减慢，且户外活动增多，佝偻病的发病率逐渐减少。重度营养不良婴儿生长迟缓，发生佝偻病者不多。

4. 疾病和药物影响 胃肠道或肝胆疾病影响维生素 D 的吸收，小儿胆汁淤积、胆总管扩张、先天性胆道狭窄或闭锁、脂肪泻、胰腺炎、难治性腹泻等疾病均可影响维生素 D、钙、磷的吸收而患佝偻病。肝、肾严重损害可导致维生素 D 羟化障碍，1,25-$(OH)_2D_3$ 生成不足而引起佝偻病。长期使用苯妥英钠、苯巴比妥等药物，可加速维生素 D 的分解和代谢而引起佝偻病。

（二）维生素 D 中毒

不适当的大剂量治疗或意外过量可导致维生素 D 中毒。当血清 25-（OH）D_3＞150nmol/L（＞60ng/ml），有可能出现潜在副作用；持续血清 25-（OH）D_3＞500nmol/L（＞200ng/ml）可认为是潜在维生素 D 中毒。维生素 D 中毒可引起非特异性症状，如食欲不振、体重减轻、多尿、心律失常等；同时，明显症状包括因慢性持续血钙水平升高导致血管和组织钙化，影响心脏、血管和肾脏。美国医学研究院的食品和营养委员会总结了一些补充维生素 D 的研究证据，认为补充维生素 D<10 000U/d，一般不会导致中毒；而剂量≥50 000U/d，持续数周或数月常导致中毒，包括高血钙症。欧洲食品安全局（EFSA）根据相关证据得出结论认为，成年人和 11 岁以上儿童摄入维生素 D 上限 4000U/d（100μg/d）是安全的。高钙尿症和肾结石的症状一般不严重。当治疗目的是为了矫正维生素 D 缺乏症时，可不必考虑此副作用。

维生素 D_2 和维生素 D_3 的过多摄入均可因高钙血症导致毒性。血清钙过高可能导致软组织钙化，并由此导致肾脏和心血管的损害。有证据表明，维生素 D_2 过量比维生素 D_3 过量更容易耐受。肉芽肿疾病患者因为含有升高的 1α-羟化酶活性[将 25-（OH）D_3 转换为有活性 1，25-$(OH)_2D_3$]，导致高钙血症的风险增加。在肺结核和活动性结节病的维生素 D 治疗时，也有其毒性报道。有正常人研究显示：相对于较低剂量维生素 D 治疗，给予维生素

D 2400U/d 和 3800U/d 治疗时，发现血钙整体水平高于较低剂量维生素 D 治疗组；但仅在高剂量组（3800U/d）发现血钙超过正常范围（10mg/dl 或 2.63mmol/L），维生素 D 与钙联合补充增加肾结石发病率。有观测研究显示，摄入钙剂增加肾结石风险，而摄入膳食来源钙却可以避免肾结石。

五、参考摄入量与食物来源

维生素 D 的来源包括日光照射皮肤合成、食物和补充添加（表 6-6）。

皮肤日光暴露是人类天然预备的最有效维生素 D 来源；应该大力提倡非剧烈日光的规则暴露，合适的日光暴露可以产生足够的维生素 D_3，它可以储存在体内脂肪组织中，并在冬天维生素 D_3 不能产生时释放到血液中。一日之中，上午 11 点到下午 3 点，紫外线强度较高。在上午 10 点到下午 3 点，每周 2 次暴露双上肢和双下肢于日光下 5～30 分钟（取决于多因素），通常可以获得足够维生素 D。日光照射皮肤合成维生素 D 量受多因素影响，如暴露时间、暴露时间长短和面积、季节、纬度、年龄、性别、皮肤颜色等。个体在树荫下也可以得到紫外线散射，起到合成维生素 D 效果；但是，普通窗玻璃能阻挡 90% 以上波长 300nm 以下的光线，隔着玻璃晒太阳显著影响皮肤合成维生素 D。同时，防晒霜可以减少绝大多数维生素 D_3 皮肤合成。当然也需注意避开剧烈日光暴露，特别是日光导致晒伤，会增加皮肤癌的风险。

表 6-6　中国居民膳食维生素 D 参考摄入量（μg/d）

年龄（岁）/人群	EAR	RNI	UL
0～	—	10（AI）	20
0.5～	—	10（AI）	20
1～	8	10	20
4～	8	10	30
7～	8	10	45
11～	8	10	50
14～	8	10	50
18～	8	10	50
50～	8	10	50
65～	8	15	50
80～	8	15	50
孕妇	+0	+0	50
母乳	+0	+0	50

通过饮食摄入是人体维生素 D 的重要来源，但是，大多数食物中不含有维生素 D，少数天然食物含有极微量的维生素 D。含脂肪相对较高的食物包括含脂肪的鱼类，如野生鲭鱼、鲑鱼和金枪鱼等，动物肝脏、蛋黄和奶油中相对较多。在一些地区，维生素 D 也被添加到牛奶和一些饮料中，如奶制品、橙汁、豆浆和谷物等，但在中国，维生素 D 强化食品并未普及。中国人群维生素 D 补充制剂应用较少，这些均是我国人群普遍缺乏维生素 D 的原因。我国尚缺乏食物中维生素 D 含量的资料，表 6-7 为美国农业部营养素数

据库提供的常见食物中维生素 D 含量。

表 6-7 常见食物中维生素 D 的含量［μg（U）/100g 可食部］

食物	含量	食物	含量
鱼干（虹鳟鱼、大马哈鱼）	15.6（623）	黄油	1.4（56）
奶酪	7.4（296）	香肠	1.2（48）
蛋黄（生鲜）	5.4（217）	牛内脏	1.2（48）
沙丁鱼（罐头）	4.8（193）	猪肉（熟）	1.1（44）
香菇（干）	3.9（154）	海鲈鱼干	0.8（32）
猪油	2.3（92）	干酪	0.7（28）
全蛋（煮、煎）	2.2（88）	奶油（液态）	0.7（28）
全蛋（生鲜）	2.0（80）	牛肉干	0.5（20）

第四节 维 生 素 E

维生素 E（vitamin E）又名生育酚（tocopherol），是所有具有 α-生育酚活性的生育酚和三烯生育酚（tocotrienols）及其衍生物的总称。1922 年美国加利福尼亚大学的 Evans 和 Bishop 首次发现维生素 E，并认为是大鼠正常生育所必需的物质，20 世纪 60 年代维生素 E 被证实为人类必需的营养素。维生素 E 是一种重要的脂溶性抗氧化剂，以往对维生素 E 的研究几乎均集中于其抗氧化作用。近年来，总结维生素 E 对信号传导及基因表达影响的基础研究，发现维生素 E 的效应除来自其抗氧化作用，还有其他生理功能。

一、结构与性质

维生素 E 是 6-羟基苯并二氢吡喃环的异戊二烯衍生物，包括生育酚和三烯生育酚两类共 8 种化合物，即 α、β、γ、δ-生育酚（图 6-5）和 α、β、γ、δ-三烯生育酚（图 6-6）。虽然维生素 E 的 8 种化学结构极为相似，但其生物学活性却相差甚远。α-生育酚是自然界中分布最广泛、含量最丰富且活性最高的维生素 E 形式，通常以 α-生育酚作为维生素 E 的代表进行研究。β-生育酚、γ-生育酚和 δ-生育酚的活性分别为 α-生育酚的 50%、10%和 2%。α-三烯生育酚的活性大约为 α-生育酚的 30%。α-生育酚的天然存在形式是 RRR 异构体（RRR-α-生育酚，又称 d-α-生育酚），合成的 α-生育酚为全-消旋 α-生育酚（dl-α-生育酚）。合成的全-消旋 α-生育酚的相对生物学活性是天然 RRR-α-生育酚的 74%，升高血浆 α-生育酚的能力仅为天然维生素 E 的 1/2。维生素 E 补充剂常常含有 α-生育酚的各种酯，如 α-生育酚乙酸酯、琥珀酸酯或烟酸酯。酯类的结构能防止维生素 E 的氧化并延长其保质期。口服这些酯后，很容易被水解，并以 α-生育酚（非酯形式）的形式被吸收。

维生素 E 的生物学活性可以用国际单位（U）或 α-生育酚当量（tocopherol equivalents, α-TE）表示。1mg RRR-α-生育酚被定为 1 个 α-TE 活性，相当于 1.49U。天然食物中有 α、β、γ、δ-生育酚和三烯生育酚共同存在。估计混合膳食中维生素 E 的总量，可按下列公式折算：膳食中总-α-TE 当量（mg）=（1×mg α-生育酚）+（0.5×mg β-生育酚）+（0.1×mg γ-生育酚）+（0.02×mg δ-生育酚）+（0.3×mg α-三烯生育酚）。各种形式生育酚的单位换算见表 6-8。

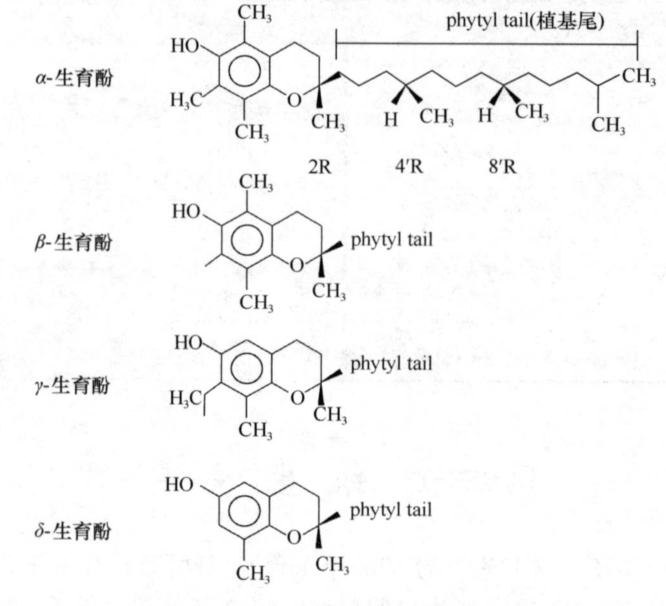

图 6-5　生育酚的 4 种化学结构

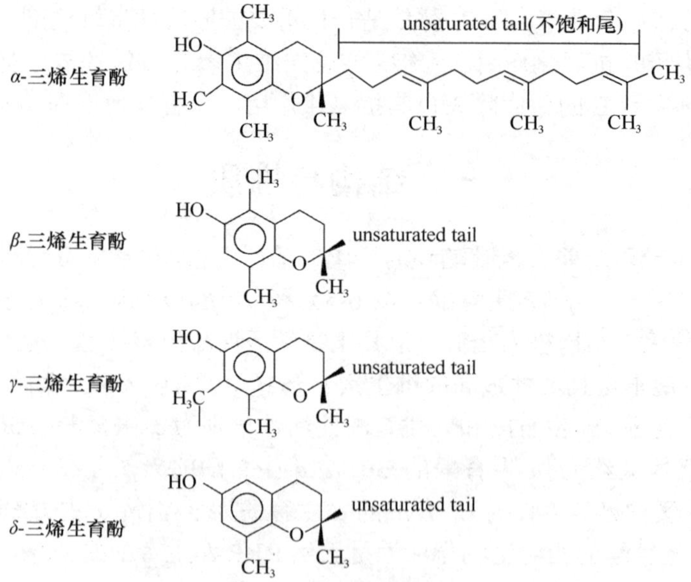

图 6-6　三烯生育酚的 4 种化学结构

维生素 E 室温下为油状液体，橙黄色或淡黄色，溶于乙醇、脂肪及脂溶剂。对热和酸稳定，一般烹调对食物中维生素 E 破坏不大。维生素 E 对氧十分敏感，各种生育酚都可被氧化成氧化型生育酚、生育酚氢醌及生育酚醌。这种氧化受光照射、热、碱，以及一些微量元素如铁和铜的存在而加速。在无氧的条件下，维生素 E 对热与光及对碱性环境相对较稳定。商品中的生育酚常以其乙酸酯的形式存在，其在有氧条件下比较稳定。

表 6-8　各种形式生育酚的单位换算值

结构形式	α-TEs（mg）
RRR-α-生育酚	1.00
RRR-α-生育酚乙酸酯	0.91
RRR-α-生育酚琥珀酸酯	0.81
全-消旋-α-生育酚	0.74
全-消旋-α-生育酚乙酸酯	0.67
全-消旋-α-生育酚琥珀酸酯	0.60
β-生育酚	0.50
γ-生育酚	0.10
α-三烯生育酚	0.30

二、代谢与转运

（一）消化吸收

各种形式的维生素 E 都能和脂肪一起被小肠上皮细胞吸收。生育酚的酯类进入肠道后被胰腺分泌的非特异性酯酶及肠黏膜细胞酯酶水解后，与脂肪一起被小肠上皮细胞吸收。不同形式的维生素 E 表观吸收率十分近似，无论是膳食中摄入的维生素 E 还是维生素 E 补充剂，吸收率在 40%左右。维生素 E 补充剂没有和脂肪一起摄入时，吸收率很低。脂肪吸收不良综合征及其他影响脂肪吸收的因素均可导致维生素 E 吸收不良。

（二）转运

维生素 E 能被所有的血浆脂蛋白非特异性地转运。各种形式的维生素 E 被吸收后大多由乳糜微粒携带经淋巴系统到达肝脏。在肝脏合成脂蛋白的过程中，维生素 E 被整合到极低密度脂蛋白（VLDL）中并分泌进入血液循环。在维生素 E 的各类化合物中，α-生育酚的转运活性最高，因为肝脏中的 α-生育酚转运蛋白（α-tocopherol transfer protein，α-TTP）能特异地选择 α-生育酚。未被 α-TTP 结合的其他形式生育酚，将重新进入血浆，最终被代谢或排出体外。进入循环系统后，VLDL 可将维生素 E 传递到各种脂蛋白中。且维生素 E 在不同脂蛋白间可互相转移，因此血浆脂蛋白水平对血浆维生素 E 的浓度有很大影响。维生素 E 也可在脂蛋白与红细胞之间进行快速交换，红细胞的维生素 E 每小时大约有 1/4 被转换，因此红细胞的维生素 E 浓度与血浆浓度高度相关。红细胞膜的 α-生育酚含量较高，其浓度与血浆水平处于平衡状态，当血浆维生素 E 低于正常水平时，易发生红细胞膜破裂从而导致溶血。

（三）储存

维生素 E 在体内的储存有两个库：快速转化库（rapidly turning over pool）和缓慢转化库（slowly turning over pool）。血浆、红细胞、肝脏、脾脏中的维生素 E 属于快速转化库，这些组织中“旧”的 α-生育酚会很快地被“新”的所替代。同时当体内维生素 E 缺乏时，快速转化库中的维生素 E 含量迅速下降。与此相反，脂肪组织中的维生素 E 含量相当稳定，对于维生素 E 缺乏引起的变化很小，属于缓慢转化库。动物研究表明，当体内维生素 E 缺乏后，血浆维生素 E 会降到很低水平，并表现为明显的维生素 E 缺乏症（如肌病），但是 2 年内脂肪组织中 α-生育酚仍可维持在很高水平。此外，神经组织、大脑、心脏和肌肉中维生素 E 的转化也很缓慢。

（四）体内分布、代谢和排泄

人体脂肪组织的 α-生育酚含量最高（150μg/g），其次是肾上腺（132μg/g），其他器官如肾脏、心脏或肝脏的含量为 7～40μg/g，而红细胞的含量相对较低（2μg/g）。生育酚相对含量的差异表明不同组织对生育酚具有特定的转运、富集和（或）储存机制。

维生素 E 的代谢受细胞色素 P-450（CYPs）调节。CYPs 启动生育酚和三烯生育酚的 ω 氧化，然后是 β 氧化，之后与硫酸盐或葡萄糖醛酸形成共轭物，经尿液或胆汁排出。过量的 α-生育酚及其他生育酚和三烯生育酚类在排泄前就被大量代谢，以维持体内正常的维生素 E 水平。

三、生 理 功 能

（一）抗氧化作用

维生素 E 是非酶抗氧化系统中重要的抗氧化剂，能清除体内的自由基并阻断其引发的链反应，保护生物膜（包括细胞膜、细胞器膜）、脂蛋白中多不饱和脂肪酸、细胞骨架及其他蛋白质的巯基免受自由基和氧化剂的攻击。细胞膜内那些具有生物活性的脂质是细胞重要的信号分子，脂质过氧化导致这些信号分子数量的改变或丢失引起了细胞内的一系列改变。维生素 E 对不同信号途径的调控作用可能也是源于细胞或组织氧化应激反应，人类红细胞中存在 RRR-α-生育酚膜结合蛋白（RRR-α-tocopherol-membrane-binding protein），能特异性将 α-生育酚结合到红细胞膜上，在预防溶血方面起重要作用，因此 α-生育酚比其他形式的维生素 E 在预防溶血方面更有效。

（二）维持生育功能

维生素 E 是哺乳动物维持生育必不可少的营养物质。缺乏维生素 E 会造成大鼠繁殖性能降低，胚胎死亡率增高。人类缺乏维生素 E 非常少见，因此多年来一直没有人体缺乏维生素 E 对生育功能影响的依据。

（三）维持免疫功能

维生素 E 对维持正常免疫功能，特别是 T 淋巴细胞的功能很重要，该功能已在动物模型和美国老年人群中得到证实。维生素 E 对不同抗原介导的体液免疫有选择性影响，这种影响具有剂量依赖性。

维生素 E 还有预防衰老、调节血小板的黏附力及聚集作用的功能。

四、缺乏与过量

（一）缺乏

给动物喂饲不含维生素 E 的合成饲料可引起维生素 E 缺乏症，主要表现为生殖障碍、神经肌肉障碍、血浆中维生素 E 浓度降低、红细胞膜受损、红细胞寿命缩短及溶血性贫血。

维生素 E 在自然界中分布甚广，一般情况下人体不会因为摄入不足而导致缺乏。但是，在 α-TTP 或脂蛋白合成基因异常的人群中，明显的维生素 E 缺乏还时有发生。其他导致维生素 E 缺乏的疾病还有囊性纤维变性（婴儿的一种遗传性综合征及吸收不良）、慢性胆汁淤积性肝病、短肠综合征及其他形式的慢性腹泻、脂肪吸收不良，其血浆维生素 E 明显减少。维生素 E 缺乏主要影响脊索的后柱、第三和第四脑神经核、周围神经的大髓鞘轴突管、脑干的细长核，最后是肌肉和视网膜。因此维生素 E 缺乏的典型神经体征包括：深层键反射丧失、震颤和位感受损、平衡与协调改变、眼移动障碍（眼肌麻痹）、肌肉软弱和视野障碍。成年人已成熟的神经系统对维生素 E 缺乏比较耐受，一般 5～10 年后才会出现神经方面的异常。但是儿童发育中的神经系统对维生素 E 缺乏很敏感，当维生素 E 缺乏时，如不及时使用维生素 E 补充治疗，可很快出现神经系统的异常症状，并影响认知能力和运动发育。早产儿出生时血浆和组织中维生素 E 水平很低，而且消化器官不成熟，多有维生素 E 的吸收障碍，往往容易出现溶血性贫血，肌内注射维生素 E 可以改善症状。

（二）过量

在脂溶性维生素中，维生素 E 的毒性相对较低。动物实验未见维生素 E 有致畸、致癌、致突变的作用，人和动物均可耐受需求量 2 倍以上的剂量。然而，极高剂量维生素 E 可与其他脂溶性维生素（维生素 A、维生素 D 和维生素 K）产生拮抗作用。动物实验发现大剂量维生素 E 可抑制生长、干扰甲状腺功能及血液凝固、使肝脏中脂类增加。大多数成人都可以耐受每日口服 100～800mg 的维生素 E 而没有明显的毒性症状和生化指标的改变。使用抗凝药物或有维生素 K 缺乏的人，在没有密切医疗监控情况下不宜使用维生素 E 补充剂，因为有增加出血致命的危险。早产儿对补充 α-生育酚的副作用敏感，因此必须在儿科医生的监控下使用。

五、参考摄入量与食物来源

（一）参考摄入量

目前，尚没有足够的关于人体维生素 E 需要量的研究，来确定维生素 E 的平均需要量（EAR）。对于大多数人而言，从食物中摄取的维生素 E 即可以满足机体需要，因此健康人群中很少出现维生素 E 缺乏症。多数国家仍以膳食维生素 E 摄入量资料为主，结合防治维生素 E 缺乏或过量引起的临床表现和生物学检测指标，以及维持维生素 E 平衡的摄入量等，制定维生素 E 的 DRIs。由于研究资料有限，儿童、青少年维生素 E 的 DRIs 往往是通过成人资料外推获得。按照国际惯例，维生素 E 的 AI 和 UL 均以 mg α-TE/d 表示（表 6-9）。

表 6-9 中国居民维生素 E 的适宜摄入量（AI）和可耐受最高摄入量（UL）

年龄（岁）/人群	AI/（mg α-TE/d）	UL/（mg α-TE/d）
0～	3	—
0.5～	4	—
1～	6	150
4～	7	200

续表

年龄（岁）/人群	AI/（mg α-TE/d）	UL/（mg α-TE/d）
7～	9	350
11～	13	500
14～	14	600
18～	14	700
50～	14	700
孕妇	+0	700
乳母	+3	700

（二）主要食物来源

生育酚只在包括高等植物在内的光合作用生物中合成。所有绿色组织中都发现有一定的含量，尤以种子中为多。植物油是人类膳食中维生素 E 的主要来源，且因为这些油中四种生育酚的相对含量不同，所以维生素 E 的总摄入量在很大程度上取决于不同国家对烹调油的选择。橄榄油和葵花籽油中所含的主要是 α-生育酚，玉米油中主要为 γ-生育酚，而大豆油中则含有相对较高的 δ-生育酚。三烯生育酚是棕榈油中维生素 E 的主要成分，其在大麦、燕麦和米糠中的含量也相当高。坚果也是维生素 E 的优质来源。蛋类、鸡（鸭）肫、绿叶蔬菜中含有一定量；肉、鱼类动物性食品、水果及其他蔬菜含量很少（表 6-10）。

表 6-10　常见食物中维生素 E 含量

食物	含量（mg/100g）	α-TE（mg/100g）	食物	含量（mg/100g）	α-TE（mg/100g）
葵花籽油	54.6	38.35	千张（百页）	23.38	0.94
花生油	42.06	17.45	黑豆（黑大豆）	17.36	0.97
玉米油	50.94	14.42	黄豆（大豆）	18.9	0.9
色拉油	24.01	9.25	青豆（青大豆）	10.09	0.4
茶油	27.9	1.45	玉米（白，干）	8.23	1.08
葵花子（炒）	26.46	74.5	玉米（黄，干）	3.89	0.77
山核桃（熟）	14.08	31.47	鸡（土鸡）	2.02	1.7
松子仁	32.79	29.22	鸡蛋（均值）	1.84	1.14
核桃（干）	43.21	25.04	鸭蛋	4.98	4.02
花生仁（生）	18.09	9.73	江虾（沼虾）	11.3	10.68
花生仁（炒）	14.97	8.32	鱿鱼（干）	9.72	9.72
南瓜子仁	13.25	3.67	赤贝	13.22	4.21
杏仁	18.53	0.82	海参	3.14	2.37
榛子（干）	36.43	0.71	蛤蜊（均值）	2.41	1.79
腐竹	27.84	1.43	基围虾	1.69	1.4
豆腐皮	20.63	1.12	河虾	5.33	0.06

第五节 维 生 素 K

1929 年 Henrik Dam 在哥本哈根给鸡饲以无脂饲料以研究固醇代谢时发现了维生素 K。他非常意外地观察到鸡的皮下、肌肉内和其他组织中出血，又偶然地将血进行实验室测试，显示凝血延迟，并发现抗出血因子是脂溶性的。之后陆续有其他研究者也有类似的观察。1934 年 Dam 及其同事进一步研究证明还没有哪一种已知的维生素可以预防他们所描述的出血性疾病，他们就将之命名为新的维生素“K”（取凝血“koagulation”第一个字母）。1939 年，研究者从紫花苜蓿中分离了维生素 K_1，被确认为 2-甲基-3-叶绿基-1，4-萘醌。此外，Doisy 小组报道了一种从变质的鱼粉中分离的与之有关但又不一样的维生素 K，他们将之命名为维生素 K_2。

一、结构与性质

维生素 K 是脂溶性维生素中含有 2-甲基-1，4 萘醌的一族同类物。植物来源的维生素 K 为叶绿醌（phylloquinone，K_1），其萘醌 3 位上为 20 碳植醇基（叶绿基），是人类维生素 K 的主要来源。维生素 K_2 为甲萘醌（menaquinone，K_2），是细菌合成的维生素 K 形式，属于动物性来源，其萘醌的 3 位上有 4～13 个碳的异戊烯基。人工合成的维生素 K 为 2-甲基-1,4 萘醌，称为维生素 K_3（menadione），可在哺乳动物肝脏烷基化，形成具有生物活性的 MK_4。维生素 K_1 的相对分子质量为 450.68，而维生素 K_2 的相对分子质量为 648.97。维生素 K 是人体必需的营养素，因为 1,4 萘醌核心在体内不能合成（图 6-7）。

天然存在的维生素 K 是黄色油状物，人工合成的则是黄色结晶粉末。所有的 K 类维生素都抗热和水，但易遭酸、碱、氧化剂和光（特别是紫外线）的破坏。由于天然维生素 K 对热稳定，并且不溶于水，在正常的烹调过程中损失很少。

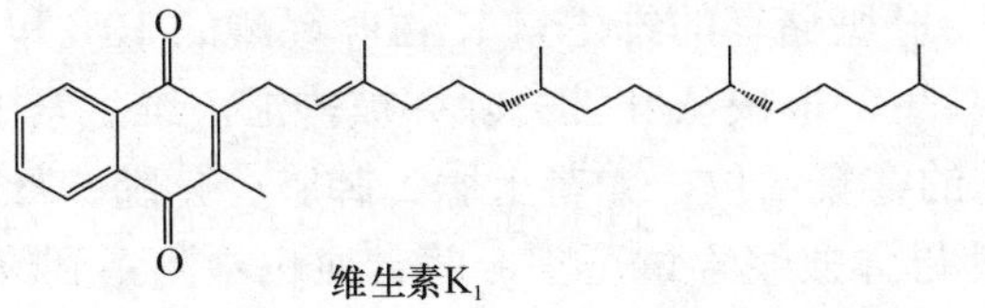

维生素K_1

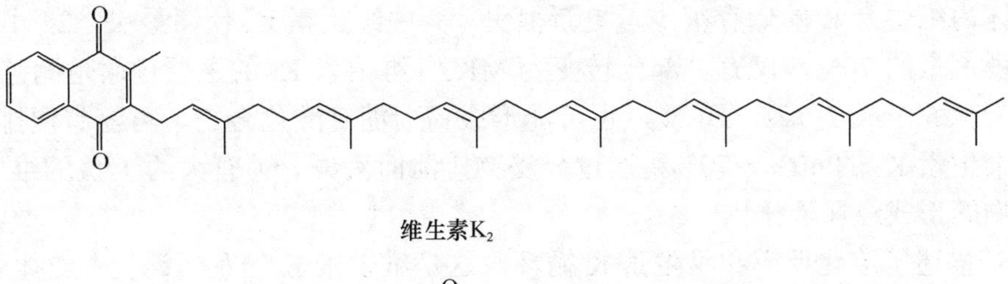

维生素K_2

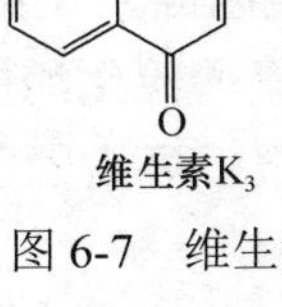

维生素K_3

图 6-7 维生素 K 的结构

二、代谢与转运

（一）吸收

维生素 K 经十二指肠和空肠吸收。这一吸收过程需借助于正常的胰腺和胆道功能。胰腺外分泌功能失调、胆汁淤积等都会损害维生素 K 的肠内吸收。当给动物或人经口服用生理剂量到药理剂量的同位素标记的叶绿醌，20 分钟内即出现在血浆中，2 小时到达峰值，随之在 48～72 小时后呈指数下降、达禁食水平 1～2nmol/L（0.5～1.0ng/ml）。膳食中维生素 K 是甲萘醌和叶绿醌的混合物。一般这些混合物的吸收率为 40%～70%，但是它们是经过不同的机制吸收的。用大鼠的外翻肠囊研究维生素 K 摄取，显示叶绿醌 K_1 经能量依赖过程从近端小肠主动吸收，这一过程受加到微团介质中的短链和中链脂肪酸的抑制。相反，甲萘醌和 2-甲萘醌是完全经由非载体介导的被动扩散吸收的，其吸收速率受微团中脂质和胆盐含量的影响。这种被动吸收产生于远端小肠和结肠。肠道细菌合成的维生素 K，可以从结肠处吸收。

（二）转运

维生素 K 吸收后与乳糜微粒结合，使之转运到肝脏。肝脏迅速摄取维生素 K，但在肝内它的生命半衰期比较短，约 17 小时，在肝脏中，一些叶绿醌被储存，另一些被氧化为非活性终产物，还有一些随极低密度脂蛋白（VLDL）再分泌。在此以后，叶绿醌出现在低密度脂蛋白（LDL）和高密度脂蛋白（HDL）中，再被带至血浆中。目前尚未发现任何一种维生素 K 的特异载体。叶绿醌的血浆浓度与甘油三酯和维生素 E 的含量相关联，健康成人的浓度在 0.1～0.7ng/ml。

（三）代谢

当摄入叶绿醌或甲萘醌时，肝脏迅速吸收维生素 K。与之相比，2-甲萘醌很少为肝脏所吸收，而代之以广泛分布到其他器官。肝脏储存的维生素 K 占叶绿醌的 10%和各种甲萘醌的 90%，维生素 K 的肝内储存为期甚短，很快从肝脏去除并被排泄。维生素 K 在许多器官中的含量并不高，有几个器官是它的富集部位，如肾上腺、肺脏、骨髓、肾脏和淋巴结。维生素 K 基本不经胎盘转运，即使母体血浆含量正常，脐带血也检测不到维生素 K。在细胞内，维生素 K 主要存在于膜上，尤其是内质网和线粒体膜上。

人类体内维生素 K 的储存很少，更新很快。其中维生素 K_3 代谢最快，24 小时内排出量约为生理剂量的 70%，仅有少部分转变为 MK_4。维生素 K_1 的主要代谢是侧链的逐步氧化，转变为含 5 个或 7 个碳的羧酸，也可能形成葡萄糖苷酸化合物，再随粪便排出体外。人体摄入维生素 K_1 的 60%～70%将通过分泌物排泄而丢失。另有大约 15%的维生素 K 以水溶性产物的形式经尿液排出。

图 6-8 描述了羧化反应和维生素 K 循环，这是维生素 K 的利用途径。维生素 K 环氧化物是谷氨酰-羧化反应中维生素 K 的产物，它能通过酶促反应再循环为维生素 K 氢醌。香豆素抗凝剂不能阻断羧化反应，相反，它们阻断了从维生素 K 环氧化物再生为维生素 K 氢醌的两个还原酶。因为维生素氢醌是 γ-谷氨酸羧化酶的必需底物，它不能形成便抑制了羧化。大剂量的维生素 K（1～10mg）能克服香豆素的阻断（通过在肝内利用另外的还原酶再生维生素 K 氢醌）。

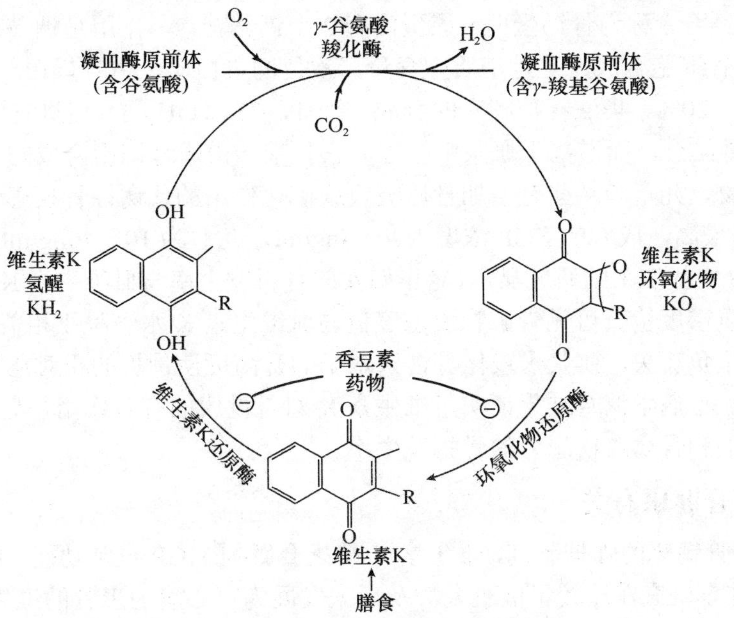

图 6-8 羧化反应和维生素 K 循环

三、生 理 功 能

维生素 K 是维生素 K 依赖羧化酶的辅酶，该羧化酶将蛋白质分子中的谷氨酸羧化成γ-羧基谷氨酸（Gla）残基，该残基具有特异的钙结合活性（Gla domains）。目前人体的 14 种蛋白有 Gla domains，参与三种功能：凝血、骨代谢、血管生物学（vascular biology）反应。

（一）参与凝血过程

凝血的级联反应受到促凝剂原和抗凝血剂两者的紧密调节，它们中的一些与维生素 K 依赖羧化酶将其分子中的特异性谷氨酸残基羧化为 Gla 有关，然后与钙结合后，启动凝血过程。凝血过程中维生素 K 依赖蛋白质主要是凝血因子Ⅱ（凝血酶原），因子Ⅶ（转变加速因子前体），因子Ⅸ（Christmas 因子，血浆促凝血酶原激酶成分）和因子Ⅹ（Stuart 因子）。其他依赖维生素 K 的凝血因子是蛋白质 C、S、Z 和 M。蛋白质 C 和 S 是抗凝血剂。缺乏维生素 K 时，合成的凝血因子没有钙结合功能，导致凝血障碍。

香豆素类药物如双香豆素、华法林（Warfarin）的抗凝血剂作用是基于它们抑制了 Gla 的合成。该作用是在肝脏维生素 K 环氧化物还原酶的水平上，通过它们对维生素 K 代谢循环抑制作用的效力产生的。这与另一种抗凝血剂肝素的作用大相径庭。肝素是一种多聚糖，当经胃肠外给予时，与血浆中凝血酶形成复合物，灭活凝血酶而起抗凝作用。

（二）参与骨代谢

成骨细胞合成 3 种维生素 K 依赖 Gla 蛋白质：骨 Gla 蛋白质（bone Gla protein，BGP 或 osteocalcin）、基质 Gla 蛋白质（metrix Gla protein，MGP）和蛋白质 S。但是，仅成骨细胞和成牙质细胞合成 BGP，MGP 由大多数软组织合成，蛋白质 S 则由肝细胞、巨核细胞和内皮细胞制造。

BGP 与钙结合，称为骨钙蛋白，该蛋白有 2 个钙结合点，作用是调节钙在骨基质中沉积。BGP 由成骨细胞合成，是骨基质中含量居次位的蛋白质，占骨蛋白总量的 2%、非胶原蛋白的 10%～20%。华法林抑制它的合成，而 1，25-（OH）D_3 促进它的合成。约 20% 的 BGP 不与骨结合，而游离于血浆中。因为它是唯一由成骨细胞合成的，因此可以作为骨形成的标志物，儿童和某些有增加骨质吸收或矿化作用的代谢性骨疾患者，他们血循环中的 BGP 浓度最高。成人的 BGP 浓度为 4～8ng/ml，儿童为 10～40ng/ml。

20 世纪 80 年代以来的研究显示，老年妇女的骨折发生率与血维生素 K 水平呈负相关，所做的骨矿物质密度检查可见骨矿物质密度值与血维生素 K 水平呈正相关，而与血浆未羧化骨钙素水平呈负相关。血浆未羧化骨钙素水平的升高可使骨折的相对危险度增加。2006 年以来的多个流行病学调查结果证实了维生素 K 对骨健康的有益作用，成人补充维生素 K 可以降低骨丢失和骨质疏松患者的骨折发生率。

（三）与心血管健康有关

MGP 是血管钙化的强抑制剂，维生素 K 缺乏会影响 MGP 正常功能，被认为与动脉粥样硬化有关。许多研究在比较了健康人群及后来发展为冠心病的患者的维生素 K 摄入状况后，也发现维生素 K 与心血管健康有一定相关性。

（四）其他维生素 K 依赖 Gla 蛋白质

有人描述过一种被甲状旁腺激素（PTH）和维生素 D_3 抑制的肾脏 Gla 蛋白质，它在肾脏转运或排出 Ca^{2+} 中有一些作用。其他的 Gla 蛋白质还见于精子、尿液、肝微粒体、鲸鱼软骨和蛇毒之中。因此，很显然，维生素 K 的功能除与凝血有关外，在生理系统中的功能更为广泛。

四、缺乏与过量

（一）维生素 K 缺乏

健康成人原发性维生素 K 缺乏并不常见，其原因包括维生素 K 广泛分布于动植物食品中，且正常肠道内微生物菌丛合成甲萘醌。维生素 K 缺乏可见于最低限度膳食摄入量的成人，胆道阻塞、吸收不良或实质性肝脏疾病者也是维生素 K 缺乏的危险因素，服用某些药物者，包括抗惊厥剂、抗凝剂、某些抗生素（特别是头孢子菌素）、水杨酸盐和大剂量维生素 A 或维生素 E，对维生素 K 有关的出血性疾病非常敏感。新生儿容易发生维生素 K 缺乏性出血病，其原因包括：①胎盘转运相对不足；②新生儿肝脏对凝血酶原的合成尚未成熟；③母乳维生素 K 的含量低，仅含 1～2μg/L（牛乳含 5～10μg/L）；④新生儿肠道出生后头几天是无菌的。因此有相当多的婴儿发生新生儿出血病（HDN）。正常婴儿在出生时，其血浆凝血酶原浓度和其他维生素 K 依赖因子约为成人值的 20%，如果维生素 K 摄入量足够的话，它们会在 3 周内缓慢升高至成人水平。如果凝血酶原值低于 10%以下，即出现 HDN。HDN 一般见于产后 1～7 天，可表现为皮肤、胃肠道、胸腔内出血，最严重的病例可颅内出血。迟发性出血病（LHD）临床表现相同，可见于产后 1～3 个月。国内外普遍采用新生儿出生后常规注射维生素 K 的预防措施。

（二）过量危害与毒性

天然形式的维生素 K_1 和维生素 K_2 不产生毒性，甚至大量服用也无毒。食物来源的甲萘醌毒性很低，动物摄入相当于每日需要量的1000倍剂量时未见不良反应。维生素 K_1 在500倍 RDA[0.5mg/（kg·d）]时无毒性。然而，维生素 K 前体 2-甲基萘醌（K_3）由于与巯基反应而有一定的毒性，能引起婴儿溶血性贫血、高胆红素血症和核黄疸症。2-甲基萘醌不应用于治疗维生素 K 缺乏。目前，动物和人群研究均未显示从食物或补充剂摄入维生素 K 会对机体产生不良影响。

五、参考摄入量与食物来源

（一）参考摄入量

美国第10版 RDA（1989），美国食物和营养委员会（FNB）首次提出儿童和成年男女的维生素 K 的 RDA，其中25岁以上的成年男子的 RDA 为80μg，成年女子为65μg。因为确定人的维生素 K 需要量的数据库太小，而且由于 RDA 应该至少在 EAR 的两个标准差以上，美国所提出的 RDA 明显高于估计需要量，这是很恰当的，因为可用的资料并未包括有关骨骼和肾脏代谢需要的信息。

中国营养学会（2000）专家组认为，由于目前缺乏有关中国居民维生素 K 的人群摄入资料和营养状况实验数据，维生素 K 的膳食适宜摄入量（AI）只能暂时提出成年人的推荐数值。为简化表达，不分性别，计为 120μg/d。如有必要计算青少年的膳食适宜摄入量，可以根据 2μg/（kg·d）计算。2013版的中国居民膳食营养素参考摄入量（DRIs）新增了维生素 A 的 AI 值（表 6-11）。

表 6-11 中国居民膳食维生素 K 参考摄入量（μg/d）

年龄（岁）/人群	AI
0～	2
0.5～	10
1～	30
4～	40
7～	50
11～	70
14～	75
18～	80
50～	80
孕妇	+0
母乳	+5
—	—

（二）食物来源

叶绿醌广泛分布于动物性和植物性食物中，因为对维生素 K 的膳食需要量低，大多数食物基本可以满足需要，但母乳是个例外，大多数研究表明，母乳维生素 K 含量低，甚至不能满足6个月大婴儿的需要。有许多方法用于测定食物中维生素 K 的含量，但因为维生素 K 对光敏感，在抽提和分析的过程要留心加以保护。表 6-12 为美国日常食物平均维生素 K 含量。

表 6-12 常见食物中维生素 K 的含量（μg/100g 可食部）

食物	含量	食物	含量	食物	含量
菜籽油	830	莴苣	113	绿豆	14
萝卜缨	650	猪肝	88	草莓	14
羽衣甘蓝	275	麦麸	83	鸡蛋	11
黄瓜	275	鸡肝	80	猪肉	11
菠菜	266	燕麦	63	葡萄干	6
大豆	200	麦芽	39	小米	5
花椰菜	191	奶酪	35	苹果	4
卷心菜	149	黄油	30	桃子	3
蛋黄	149	全麦	20	橘子	1.3
生菜	129	火腿	15	香蕉	0.5

（沈秀华）

第六节 维生素 B_1

一、结构与性质

维生素 B_1 又称硫胺素、抗脚气病因子、抗神经炎因子等，是维生素中发现最早的一种。由含有氨基的嘧啶环和含硫的噻唑环通过亚甲基桥相连而成的一种 B 族维生素。化学结构式见图 6-9。纯品为白色结晶或结晶性粉末；微带酵母气味，口感呈咸味，易溶于水，微溶于乙醇。在碱性溶液中容易分解变质。酸碱度在 3.5 时可耐 100℃高温，酸碱大于 5 时易失效。遇光和热效价下降。故应置于遮光、阴凉处保存，不宜久贮。在酸性溶液中很稳定，在碱性溶液中不稳定，易被氧化和受热破坏。二氧化硫和亚硫酸盐在中性及碱性介质中能加速维生素 B_1 的分解破坏，故保存含维生素 B_1 多的谷物和豆类时，不宜用亚硫酸盐作防腐剂，或以二氧化硫熏蒸谷仓。维生素 B_1 被氧化后转变为硫色素（脱氢维生素 B_1），硫色素在紫外线下呈现蓝色荧光，该特性可用于维生素 B_1 的含量测定。

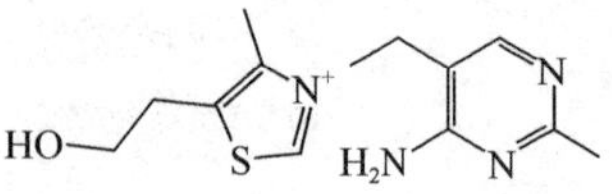

图 6-9 硫胺素的结构式

二、生 理 功 能

（一）辅酶功能

TPP 是维生素 B_1 主要的辅酶形式，在体内参与两个重要的反应，即 α-酮酸的氧化脱羧反应和磷酸戊糖途径的转酮醇反应。

TPP 是碳水化合物代谢中氧化脱羧酶的辅酶，即作为丙酮酸和 α-酮戊二酸脱羧反应的辅酶。由葡萄糖、脂肪酸和支链氨基酸衍生的丙酮酸和 α-酮戊二酸经氧化脱羧反应产生乙酰 CoA（acetyl CoA）和琥珀酰 CoA（succinyl CoA），才能进入三羧酸循环（tricarboxylic acid cycle），氧化产生 ATP。乙酰 CoA 和琥珀酰 CoA 是三大营养物质分解代谢和产生能量的关键环节。因此，当维生素 B_1 严重缺乏时，ATP 生成障碍，丙酮酸和乳酸在机体内堆积，会对机体造成损伤。

TPP 也可作为转酮醇酶的辅酶参与转酮醇作用（transketolation），这是磷酸戊糖通路中的重要反应。转酮醇酶在磷酸戊糖途径中催化 5-磷酸木酮糖生成 3-磷酸甘油醛及催化 5-磷酸核糖生成 7-磷酸景天庚酮糖。转酮醇作用并非碳水化合物氧化供能的主要途径，但它是核酸合成中戊糖及脂肪酸合成中还原型辅酶Ⅱ的重要来源。

（二）非辅酶功能

维生素 B_1 在神经组织中可能具有一种特殊的非酶作用，当维生素 B_1 缺乏时可影响某些神经递质如乙酰胆碱的合成代谢。乙酰胆碱有促进胃肠蠕动和腺体分泌作用，其可被胆碱酯酶水解成乙酸和胆碱而失去活性。维生素 B_1 是胆碱酯酶的抑制剂，当维生素 B_1 缺乏时胆碱酯酶的活性增强，使乙酰胆碱分解加速，导致胃肠蠕动变慢、消化液分泌减少，出现消化不良，所以临床上常将维生素 B_1 作为辅助消化药使用。

三、代谢与转运

（一）吸收

人体从食物中摄入的维生素 B_1 主要在小肠吸收。进餐以后，绝大多数维生素 B_1 以游离形式存在于人的肠腔内，这种维生素在肠液中的浓度一般不超过 2μmol/L。当一定量的维生素 B_1 随食物进入人体后，肠道对它的吸收过程具有很强的规律性，即遵循饱和作用的动力学原则。换句话说，肠道内的维生素 B_1 浓度较高时，被动扩散型的吸收占优势，当其浓度较低，在 1μmol/L 以下时，维生素 B_1 主要通过主动的方式，由载体介导进行吸收。后一种方式与年龄有关，老年人对维生素 B_1 的吸收下降，可能就是因为其肠内的主动吸收过程减弱，如果要保证其维生素 B_1 的良好营养状况，应当增加维生素 B_1 的供给量，这样即可增大维生素 B_1 在肠道中被动吸收的比例，弥补主动吸收的不足。人体对维生素 B_1 的消化吸收受到多种因素的影响。例如，维生素 B_1 吸收需要 Na^+ 及 ATP 的参与，体内缺乏 Na^+ 及 ATP 酶可抑制其吸收；维生素 B_1 进入小肠细胞后需要磷酸化，形成酯的形式后再向其他组织输送，在这个过程中如果叶酸缺乏也可影响维生素 B_1 的吸收和代谢；食物中存在过量的酒精不仅使维生素 B_1 吸收受到影响，而且还可干扰它的转运和储存。膳食中的维生素 B_1 含量是影响吸收率的主要因素之一，这是机体维护内部营养素浓度恒定的一种重要功能。当人体摄入的食物所含维生素 B_1 属于低水平时，吸收率约为 57%，而高水平时仅为 26%左右。人一次口服维生素 B_1 的剂量如果达到 5mg 以上，则大部分不被吸收而随粪便排出体外。天然的维生素 B_1 常常与别的化学基团结合，这些基团也能在一定程度上影响维生素 B_1 的吸收率。根据不同基团对维生素 B_1 吸收率的不同作用，科学家们用人工合成的办法生产吸收率高的维生素 B_1。目前人工合成的维生素 B_1 衍生物有丙基硫胺素二硫化物（TPD）和 4 氢糖醛二硫硫胺素（TTFDD），这两种化合物不溶于水，性质稳定，难以被维生素 B_1 酶破坏。口服后，它们在消化道容易被吸收，使血液、组织及脑脊液中维生素 B_1 的水平较服用其他形式维生素 B_1 时要高，甚至可高 10 倍。因此，临床上经常用这些人工合成的衍生物改善患者维生素 B_1 缺乏的状况。

（二）分布

吸收后的维生素 B_1 在空肠黏膜细胞内由磷酸化作用转变成焦磷酸酯，通过门静脉输送到肝脏，然后经血液转运到组织中。成年人体内维生素 B_1 总量为 25～30mg，主要分布在肌肉中，约占 50%，其次为心脏、大脑、肝脏和肾脏中。维生素 B_1 在体内以不同的焦磷酸化形式存在，其中大约 80%为焦磷酸硫胺素（thiamine pyrophosphate，TPP），10%为三磷酸硫胺素（thiamine triphosphate，TTP），其他为单磷酸硫胺素（thiamine monophosphate，TMP），3 种形式的维生素 B_1 在体内可以相互转化。体内维生素 B_1 生物半衰期为 9～18 天，如膳食中缺乏维生素 B_1，1～2 周后人体组织中的含量就会下降。

（三）排泄

维生素 B_1 在肝脏代谢，代谢产物主要由肾脏随尿排出体外，排出量与摄入量有关。当一个人摄入的维生素 B_1 数量很少时，它的排泄量也很少；而当膳食中维生素 B_1 水平升高时，排泄量也增加。摄入量低于 0.2mg/4184kJ 时，尿中排泄极少，临床上可能出现维生素 B_1 缺乏症。少量由汗液排出，但高温作业人员经汗液排出可高达 90～150μg/L。

四、缺乏与过量

维生素 B_1 是人体能量代谢，特别是糖代谢所必需的，故人体对维生素 B_1 的需要量通常与摄取的热量有关。当人体的能量主要来源于糖类时，维生素 B_1 的需要量最大。

（一）维生素 B_1 缺乏的原因

1. 摄入不足 全麦、糙米、豆类、新鲜蔬菜、肉类和动物肝肾等食物中富含维生素 B_1。食物是人体维生素 B_1 的主要来源，肠道内的细菌可合成少量维生素 B_1，但其量甚微、不能满足需要。维生素 B_1 在体内储存时间不长，储存量也不多（约为 30mg），摄入不足时很容易发生缺乏。维生素 B_1 缺乏常常发生在谷类为主食的地区，其原因在去除麸皮和糠的过程中，维生素 B_1 的损失很大；维生素 B_1 是水溶性维生素，过度淘洗会使其大量损失；维生素 B_1 在高温下，尤其在碱性溶液中非常容易破坏，煮饭时加碱和丢弃米汤也会造成其严重丢失，常常是我国部分农村地区儿童发病的主要原因。患维生素 B_1 缺乏的乳母所喂哺的婴儿也可发生本病。此外，各种原因引起的食欲减退，都可造成维生素 B_1 摄入不足。

2. 需要量增加 儿童处于生长发育旺盛期，对维生素 B_1 的需要相对增加，是本病容易发生的年龄阶段。患有代谢率增加的疾病，如甲状腺功能亢进、长期发热和一些慢性消耗性疾病等，都会使维生素 B_1 的需要量增加，如不给予适当补充，可造成相对缺乏。

3. 吸收利用障碍 长期腹泻或经常服用泻药及胃肠道梗阻都可造成吸收不良。

4. 分解排泄增加 某些食物中含有可使维生素 B_1 结构改变、活力降低的因子，如在淡水鱼和贝类中的硫胺素酶及在咖啡、茶叶等植物中的耐热因子。

（二）维生素 B_1 不足所致危害

体内在维生素 B_1 已经不足的情况下过多进食此类食物容易促使维生素 B_1 缺乏症的发生。使用利尿药、进行腹膜或血液透析都可能加快维生素 B_1 排出体外，导致维生素 B_1 缺乏。维生素 B_1 缺乏症又称脚气病，主要损害神经-血管系统，多发生在以加工精细的面粉为主食的人群。临床上根据年龄差异将脚气病分为成人脚气病和婴儿脚气病。

1. 成人脚气病 早期症状较轻，主要表现有疲乏、淡漠、食欲差、恶心、忧郁、急躁、沮丧、脚沉重麻木和心电图异常。症状特点和严重程度与维生素 B_1 缺乏程度、发病急缓等有关，一般分为三型。

（1）干性脚气病（dry beriberi）：以多发性周围神经炎症为主，出现上行性周围神经炎，表现为指（趾）端麻木、肌肉酸痛、压痛，尤以腓肠肌为甚。

（2）湿性脚气病（wet beriberi）：多以水肿（图 6-10）和心脏症状为主。由于心血管系统功能障碍，出现水肿，右心室可扩大，有心悸、气短、心动过速，如处理不及时，常致心力衰竭。

（3）混合型脚气病：其特征是既有神经炎又有心力衰竭和水肿。

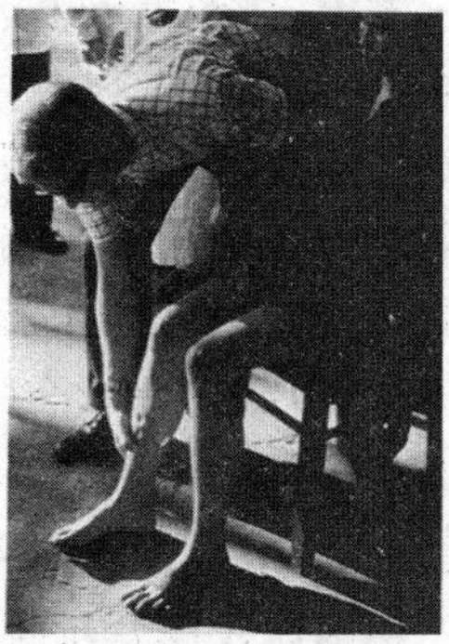

图 6-10 脚气病（下肢水肿）

此外，长期酗酒的人群还极易由于酒精中毒而引起维生素 B_1 缺乏导致 Wernicke-Korsakoff 综合征，发病呈急性或亚急性，临床表现包括精神错乱、共济失调、眼肌麻痹、假记忆和逆行性健忘甚至昏迷，是一种神经脑病综合征，也称为脑型脚气病。Wernicke 综合征是维生素 B_1 缺乏和醇中毒的另一严重后果。此病的特殊体征是眼肌麻痹、眼球震颤和共济失调，服用维生素 B_1 后，可迅速见效。Wernicke 脑病常伴有 Korsakoff 精神病的体征，其特点是记忆力明显减退，不能获得新知识及健谈症。这些常是不可逆的。

2. 婴儿脚气病（infant beriberi） 多发生于 2～5 月龄的婴儿，且多是维生素 B_1 缺乏的母乳所喂养的婴儿，其发病突然，病情急。初期食欲不振、呕吐、兴奋、心跳快，呼吸急促和困难。严重时身体会出现青紫、心脏扩大、心力衰竭和强直性痉挛，这些症状出现后的 1～2 天患儿易突然死亡，抢救时间非常紧急。婴幼儿患“脚气病”其脚部略有水肿，用手指压迫时，即出现一个凹陷，压力解除后，此凹陷不能立即消失。婴幼儿患脚气病人数较多，也较为常见。其原因之一是由于婴幼儿生长发育迅速，维生素 B_1 的需要量相应增多，且婴幼儿抵抗力较差易患疾病，致使维生素 B_1 的吸收受障碍，或消耗增加，如腹泻；呕吐时可使维生素 B_1 的吸收减少，发热或感染时，代谢旺盛，维生素 B_1 消耗增多。另一个原因是这个年龄的小孩多以母乳喂养为主。母乳含维生素 B_1 较低，其含量是牛奶的 1/4，若母亲饮食中缺乏维生素 B_1，则乳汁中维生素含量也就更少。人工喂养儿以淀粉食物为主，食用越多，维生素 B_1 的需要量也就越多。因此，婴幼儿时期患脚气病的人较多。但大多数患儿是轻度缺乏维生素 B_1 而致病。

正常人群中，也可出现许多轻度的维生素 B_1 缺乏，但易被忽略。其主要症状包括食欲不振、肌肉软弱无力、肢体疼痛和感觉异常，易水肿，血压下降和体温降低。通过仔细研究患者的饮食情况及测定红细胞转酮醇酶的活性便可明确诊断。

维生素 B_1 一般不会引起过量中毒，维生素 B_1 属于水溶性维生素，多余的分量完全排出体外，不会贮留在人体中。每天服用超过 5～10g 时，偶尔会出现发抖、疱疹（herpes）、水肿、神经质、心跳增快及过敏等的副作用。

五、参考摄入量与食物来源

人体对维生素 B_1 的需要量与体内能量代谢密切相关，一般维生素 B_1 的供给量应按照总热能需要量推算。

维生素 B_1 的 EAR 的常用研究方法为膳食缺乏补充试验，即控制健康成年受试者膳食维生素 B_1 在较低的水平一段时间，检测补充维生素 B_1 排出量等生化指标的变化。由于维生素 B_1 参与能量代谢，常以每 1000kcal 的能量消耗为单位表述维生素 B_1 的需要量。目前包括我国在内的多数国家，成人的维生素 B_1 供给量都定为 0.46mg/1000kcal，孕妇、乳母和老年人较成人高，为 0.5～0.6mg/1000kcal。新生儿只要有充分的母乳喂养，一般均能保证其营养需求。因此，婴儿适宜的维生素 B_1 摄入量可以根据人乳中维生素 B_1 的平均含量来确定。中国营养学会（2013 年）推荐的维生素 B_1 RNI 成年男性为 1.4mg/d，女性为 1.2mg/d。目前尚缺乏由膳食或补充剂摄入过量维生素 B_1 引起副作用的报告，也无可以定量评估维生素 B_1 可耐受最高摄入量的充足研究数据，因此，无法制定维生素 B_1 的 UL。

中国居民膳食维生素 B_1 参考摄入量见表 6-13。

表 6-13　中国居民膳食维生素 B_1 参考摄入量（mg/d）

年龄（岁）/人群	EAR		RNI	
	男性	女性	男性	女性
0～	—	—	0.1（AI）	
0.6～	—	—	0.3（AI）	
1～	0.5		0.6	
4～	0.6		0.8	
7～	0.8		1	
11～	1.1	1	1.3	1.1
14～	1.3	1.1	1.6	1.3
18～	1.2	1	1.4	1.2
50～	1.2	1	1.4	1.2
65～	1.2	1	1.4	1.2
80～	1.2	1	1.4	1.2
孕妇（早）	—	+0.0	—	+0.0
孕妇（中）	—	+0.1	—	+0.2
孕妇（晚）	—	+0.2	—	+0.3
乳母	—	+0.2	—	+0.3

维生素 B_1 广泛存在于天然食物中，含量丰富的食物有谷类、豆类及干果类。动物内脏（肝、心、肾）、瘦肉、禽蛋中含量也较多。食物中维生素 B_1 的含量见表 6-14。日常膳食中维生素 B_1 主要来自谷类食物，因它多存在于表皮和胚芽中，如米、面碾磨过于精细，可造成维生素 B_1 大量损失。由于维生素 B_1 具有易溶于水且在碱性条件下易受热分解的特性，所以过分淘米或烹调中加碱也可导致维生素 B_1 大量损失。一般温度下烹调食物时维生素 B_1 损失不多，高温烹调时损失可达 10%～20%。

表 6-14 常见食物中硫胺素的含量（mg/100g 可食部）

食物	含量	食物	含量	食物	含量
葵花子仁	1.89	粳米（标三）	0.33	豆角	0.05
花生仁（生）	0.72	黑米	0.33	胡萝卜	0.04
猪肉（瘦）	0.54	小米	0.33	大白菜	0.04
辣椒（红、尖、干）	0.53	鸡蛋黄	0.33	油菜	0.04
豌豆	0.49	豆腐皮	0.31	葡萄	0.04
绿豆面	0.45	猪肝	0.21	甜椒	0.03
黄豆	0.41	早籼（标二）	0.2	番茄	0.03
青豆（青大豆）	0.41	鸡蛋	0.11	梨	0.03
小麦	0.4	苹果	0.06	茄子	0.02
玉米面（白）	0.34	枣（鲜）	0.06	黄瓜	0.02

第七节　维生素 B_2

一、结构与性质

维生素 B_2 又称核黄素（riboflavin），是具有一个核糖醇侧链的异咯嗪类衍生物，化学结构式见图 6-11。维生素 B_2 为黄色粉末状结晶，味苦，熔点高，为 275～282℃，而且不受空气中氧的影响；水溶性较低，常温下每 100ml 水可溶解 12mg 维生素 B_2，维生素 B_2 水溶液呈现黄绿色荧光；不溶于有机溶剂，在 27.5℃时溶解度为 12mg%，维生素 B_2 在酸性及中性环境中对热稳定，在碱性环境中易被热和紫外线破坏。维生素 B_2 有游离及结合两种形式，游离状态的维生素 B_2 容易发生光裂解；结合状态比较稳定。

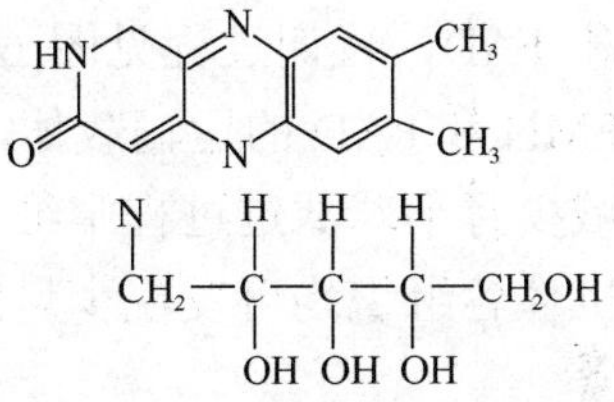

图 6-11　维生素 B_2 结构式

二、生 理 功 能

维生素 B_2 主要以黄素单核苷酸（flavin mononucleotide，FMN）和黄素腺嘌呤二核苷酸（flavin adenine dinucleotide，FAD）的形式参与许多代谢的氧化还原反应。

（一）参与体内生物氧化与能量代谢

维生素 B_2 在体内以 FMN 和 FAD 的形式与特定蛋白合形成黄素蛋白（flavoprotein），黄素蛋白是机体中许多酶系统中重要辅酶的组成成分，通过呼吸链参与体内氧化还原反应与能量代谢，重要的含黄素蛋白的酶有氨基酸氧化酶、细胞色素 c 还原酶、丙酮酸脱氢酶、脂肪酰 CoA 脱氢酶、谷胱甘肽还原酶、黄嘌呤氧化酶和单胺氧化酶等。这些酶在氨基酸的氧化脱氨基作用及嘌呤核苷酸的代谢中起重要作用，从而维持蛋白质、脂肪和碳水化合物的正常代谢，促进正常的生长发育，维护皮肤和黏膜的完整性。若体内维生素 B_2 不足，易发生物质和能量代谢紊乱，将出现生长发育有障碍和物质代谢障碍。

（二）参与维生素 B_5 和维生素 B_6 的代谢

FAD 和 FMN 分别作为辅酶参与色氨酸转变为维生素 B_5 和维生素 B_6 转变为磷酸吡哆醛的反应。

（三）其他生理功能

维生素 B_2 还参与体内其他一些生化过程，如 FAD 作为谷胱甘肽还原酶的辅酶，参与体内抗氧化防御系统，维持还原型谷胱甘肽的浓度；FAD 与细胞色素 P-450 结合，参与药物代谢；提高机体对环境应激适应能力等。

三、代谢与转运

（一）维生素 B_2 的吸收与代谢

维生素 B_2 主要在胃肠道上部吸收，是一个主动转运过程，需要 Na^+ 和 ATP 参与。机体对维生素 B_2 的吸收量与摄入量成正比。一般来说，动物来源的维生素 B_2 比植物来源的维生素 B_2 容易吸收。胃酸和胆盐可促进游离维生素 B_2 的释放；乙醇可干扰维生素 B_2 的消化和吸收；某些金属离子，如 Zn^+、Cu^+、Fe^{2+} 通过螯合可抑制维生素 B_2 的吸收。

在肠道黏膜上皮细胞中，维生素 B_2 被磷酸化为 FMN，在浆膜面 FMN 再脱磷酸化成为游离的维生素 B_2，并经门静脉运输到肝脏。在肝脏维生素 B_2 再转变成作为辅酶的 FMN 和 FAD，代谢过程见图 6-12。血浆中白蛋白、免疫球蛋白和纤维蛋白原作为维生素 B_2、FMN 和 FAD 的运输载体，其中白蛋白为主要运输载体。维生素 B_2 与血浆蛋白的结合能够减少肾小球滤过过程中维生素 B_2 的丢失。组织细胞对维生素 B_2 的吸收具有相对专一性，机体各组织均可发现少量的维生素 B_2，但在肝脏、肾脏和心脏中含量最高。

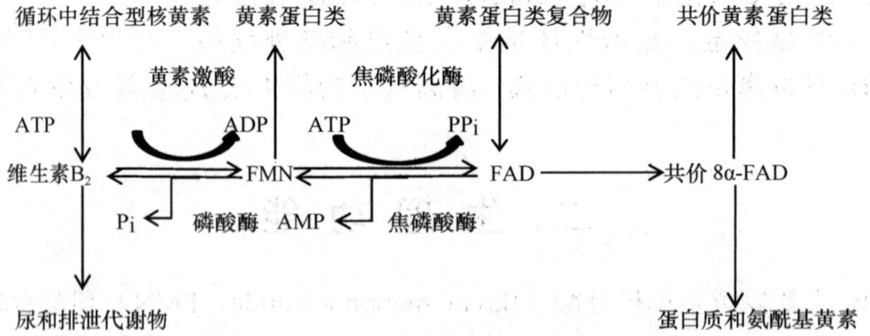

图 6-12　维生素 B_2 代谢

（二）组织分布

维生素 B_2 以游离的形式被转运进细胞。然而，在组织中，维生素 B_2 转变为辅酶形式，主要是 FMN（占总黄素类的 60%～95%）和 FAD（在大多数组织中占黄素总量的 5%～22%。而在肾中大约占 37%），FMN 和 FAD 几乎全部与特定的黄素蛋白结合。在肝、肾、心脏中维生素 B_2 的含量最高。成年人体内维生素 B_2 可维持机体 2～6 周的代谢需要。维生素 B_2 可通过胎盘转运，人体血液中的维生素 B_2 与脐带血中的比例为 1∶4.7。视网膜、尿和奶中的维生素 B_2 主要为游离型，肝脏、肾脏和心脏中的维生素 B_2 则主要为结合型。

（三）排泄

维生素 B_2 可快速排泄，因此，饮食对维生素的需求取决于它的排泄率而不是代谢率。维生素 B_2 主要在尿中排泄。在维生素 B_2 充足的成人中，几乎所有大量口服的维生素 B_2 都要被排泄掉，在尿中的峰浓度在 2 小时达到。正常成年人体内，维生素 B_2 在尿中的排泄大约为 200μg/24h，维生素 B_2 缺乏的个体尿中排泄仅为 40～70μg/24h。一般认为，成人维生素 B_2 排泄肌酸酐小于 27μg/mg 表示维生素 B_2 缺乏。维生素 B_2 主要（60%～70%）以游离核黄素形式排泄，少量以 7α 羟化核黄素和 8α 羟化核黄素、8α 硫酰核黄素、5'-核黄素肽、10-羟乙基黄素、核黄素 5'-*α*-*D*-葡萄糖苷、二甲异咯嗪和 10-甲酰甲基黄素的形式排泄。粪便中含有少量的维生素 B_2 分解产物（小于 5%口服总量）。人类仅有 1%口服维生素 B_2 量在胆汁排泄，粪中代谢产物大多是肠微生物产生的。很少的维生素 B_2 被氧化成 CO_2。

分泌进入哺乳动物母乳中的主要是游离核黄素、FAD 和拮抗性代谢产物 10-（2'-羟乙基）黄素，其量有赖于母体对维生素 B_2 的吸收。乳中也含有少量其他代谢物，包括 7α 羟甲基核黄素和 8α 羟甲基核黄素、10-甲酰甲基黄素和二甲基异咯嗪。

四、缺乏与过量

（一）维生素 B_2 缺乏的原因

1. 不合理饮食 是导致维生素 B_2 缺乏的最主要原因。通常这是因为很少摄入奶制品，而奶制品是大多数饮食中可获得维生素 B_2 最主要的来源。在工业化国家，维生素 B_2 的缺乏主要发生在酗酒者中，他们的奶制品摄入常常不完善，导致维生素 B_2 缺乏和其他营养物质的不足。

2. 分解代谢增强 与疾病或剧烈的体育运动有关，涉及氮损失的分解代谢状况，会增加维生素 B_2 的消耗。

3. 乙醇 大量摄入乙醇可拮抗食物中 FAD 的作用。

4. 光线疗法 如果在治疗中不给予维生素 B_2，高胆红素血症的婴儿接受光线疗法后就发生维生素 B_2 缺乏。

5. 锻炼 身体锻炼导致许多维生素 B_2 水平生物学标志的异常，如红细胞谷胱甘肽还原酶活性系数的增加和尿中维生素 B_2 的减少。然而，尚无证据证明此类异常可导致生理功能受损。

6. 其他因素 虽然早期的一些研究表明，有些用口服避孕药的妇女维生素 B_2 水平降低，但最近更严格的研究未能查明他们之间的相互作用。正在服用利尿剂或做血液透析的患者维生素 B_2（和其他水溶性维生素）缺乏加重。

（二）维生素 B_2 缺乏症

临床症状多为非特异性，但维生素 B_2 缺乏所致的症状常有群体患病的特点，常见的临床症状有阴囊皮炎、口角糜烂、脂溢性皮炎、结膜充血及怕光、流泪等。维生素 B_2 缺乏引起的皮肤、黏膜损伤的发生机制可能是因为维生素 B_2 缺乏可引起某些条件下的维生素 B_6 缺乏，两种维生素缺乏均可因影响皮肤胶原成熟过程而导致皮肤、黏膜受损。

1. 阴囊症状 阴囊瘙痒为初发的自觉症状，夜间尤为剧烈，重者影响睡眠。阴囊皮损大致分为 3 种类型。

（1）红斑型：表现为阴囊两侧对称分布的片状红斑，大小不等，直径在 2～3cm 及以上，红斑发亮，有黏着性灰白色鳞屑、痂皮、无皱纹、无浸润，略高出皮面，故与周围皮肤分界清楚。病程较长者红斑呈暗红色。同样病变可见于包皮末端，即在龟头处包皮上有棕黑色而富黏着性厚痂，边缘明显而整齐。红斑型改变约占阴囊皮炎患者的 2/3。

（2）湿疹型：其症状与一般湿疹无法区别。皮损的特点为干燥、脱屑、结痂并有浸润、肥厚、皱纹深。重的有渗液、糜烂、裂隙或化脓。以手摸之，其硬度似橡皮，边缘为弥漫性或局限性。皮损范围有的仅占阴囊的 1/3，有的累及阴囊及会阴。

（3）丘疹型：皮损特点为散在或密集成群的绿豆至黄豆大的红色扁平丘疹，不对称地分布于阴囊两侧，上覆盖发亮磷屑。少数表现为苔藓样皮损。

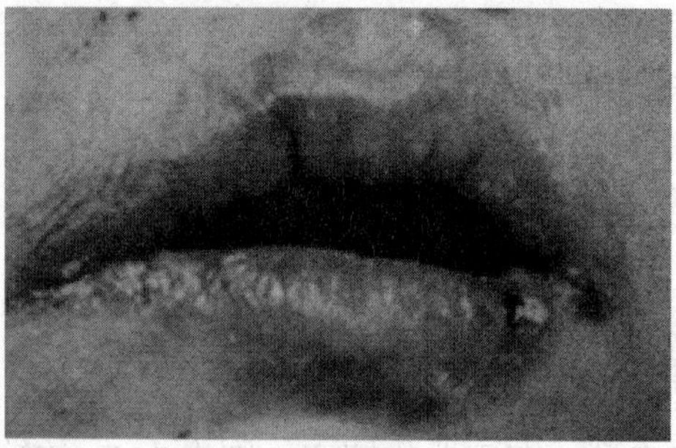
图 6-13 维生素 B_2 缺乏症（唇炎，口角炎）

2. 口腔症状 包括唇干裂、口角炎、舌炎等（图 6-13）。唇炎早期为红肿，纵裂纹加深，后则干燥、皱裂及色素沉着，主要见于下唇。有的唇内口腔黏膜有潜在性溃疡。口角有糜烂、裂隙和湿白斑，多为双侧对称，因有裂隙，张口则感疼痛，重者有出血。结痂和小脓疱也常发生。舌自觉疼痛，尤以进食酸、辣、热的食物为甚。重者全舌呈紫红色或红、紫相间的地图样改变。蕈状乳头充血肥大，先在舌尖部，后波及其他部位。丝状乳头充血者少见。重者伴有咽炎、喉炎、声嘶或吞咽困难。

3. 眼部症状 眼结膜充血，角膜周围血管形成并侵入角膜。角膜、结膜相连处可发生水疱。严重维生素 B_2 缺乏时，角膜下部有溃疡，眼睑边缘糜烂及角膜混浊等。自觉怕光、流泪、烧灼感、视觉模糊并容易疲劳。

4. 脂溢性皮炎 多见于皮脂分泌旺盛处，如鼻唇沟、下颌、两眉间、眼外眦及耳后，患者皮肤皮脂增多，轻度红斑，有脂状黄色鳞片。

维生素 B_2 的缺乏常伴有其他营养素缺乏，如影响维生素 B_5 和维生素 B_6 的代谢；干扰体内铁的吸收、储存及动员，致使储存铁量下降，严重时可造成缺铁性贫血。维生素 B_2 缺乏还会影响生长发育，妊娠期缺乏维生素 B_2，可导致胎儿骨骼畸形。

维生素 B_2 的毒性非常低，因此一般不会出现维生素 B_2 过多症。

五、参考摄入量与食物来源

维生素 B_2 的需要量与机体能量代谢及蛋白质的摄入量有关，所以能量需要量增加、生长加速和创伤修复期，维生素 B_2 的供给量均应相应增加。我国成年人膳食维生素 B_2 的 RNI 男性为 1.4m/d，女性为 1.2mg/d，婴儿、儿童及孕妇、乳母的供给量适当增加。中国居民核黄素膳食参考摄入量见表 6-15。

表 6-15 中国居民维生素 B_2 膳食参考摄入量（mg/d）

年龄（岁）/人群	EAR		RNI	
	男性	女性	男性	女性
0～	—		0.4（AI）	
0.5～	—		0.5（AI）	
1～	0.5		0.6	
4～	0.6		0.7	
7～	0.8		1.0	
11～	1.1	0.9	1.3	1.1
14～	1.3	1.0	1.5	1.2
18～	1.2	1.0	1.4	1.2
孕妇（早）	—	+0.0	—	+0.0
孕妇（中）	—	+0.1	—	+0.2
孕妇（晚）	—	+0.2	—	+0.3
乳母	—	+0.2	—	+0.3

膳食模式对维生素 B_2 的需要量有一定的影响，低脂肪、高碳水化合物膳食对维生素 B_2 需要量减少，高蛋白、低碳水化合物膳食或高蛋白、高脂肪、低碳水化合物膳食可使机体对维生素 B_2 的需要量增加。此外，特殊环境或特殊作业，维生素 B_2 的需要量也会有不同程度的增加，如寒冷、高原环境或井下作业等。

维生素 B_2 广泛存在于动植物食品中，见表 6-16，几乎全部与蛋白质结合，主要以 FMN 和 FAD 的形式出现。动物肝脏、肾脏、心脏、乳汁及蛋类含量尤为丰富；植物性食品以绿色蔬菜、豆类含量较高，而谷类含量较少。

维生素 B_2 是耐热的，因此，高温消毒、保存、烹饪等都不影响食物中维生素 B_2 的含量。暴露在光下（如直接晾干、日光照射玻璃瓶中的牛奶、在开盖的锅中烹饪）能导致大量的维生素 B_2 丢失，因为维生素 B_2 对光非常敏感而容易破坏。维生素 B_2 的光降解作用能被碳酸氢钠（用于保护蔬菜颜色）加强。因为维生素 B_2 是水溶性的，在烹饪中它可溶到水中，也可溶到肉汤中。谷物中的维生素 B_2 主要分布在胚芽和糠麸中，经过研磨可除去这些物质，导致其中大部分维生素 B_2 的丢失。煮半熟（速煮）的米含有大部分整谷的维生素 B_2，原来存在于胚芽和淀粉层的维生素 B_2 进入胚乳，而被保存。

在食物中以非共价结合形式存在的维生素 B_2，FMN、FAD 和游离核黄素，较易吸收；而共价的黄素复合物（如植物中）很难消化和利用。一般而言，动物维生素 B_2 比植物维生素 B_2 有更高的生物利用度。

表 6-16 食物的维生素 B_2 含量（mg/100g 可食部）

食物	含量	食物	含量
猪肝	2.08	核桃	0.14
麸皮	0.30	牛肉	0.14
鸡蛋	0.27	牛奶	0.14
黄豆	0.20	花生仁	0.13

续表

食物	含量	食物	含量
梨	0.06	挂面	0.04
海虾	0.05	茄子	0.04
大白菜	0.05	土豆	0.04
馒头	0.05	柑橘	0.04
菠菜	0.11	米饭（蒸）	0.03
油菜	0.11	豆腐	0.03
猪肉（瘦）	0.10	黄瓜	0.03
鲫鱼	0.09	胡萝卜	0.03
粳米（标一）	0.08	番茄	0.03
小麦粉（标准）	0.08	甜椒	0.03
豆角	0.07	桃	0.03
籼米（标一）	0.06	西瓜	0.03
小麦粉（富强粉）	0.06	苹果	0.02

第八节 烟 酸

一、结构与性质

烟酸（niacin，nicotinic acid）又称维生素 B_3、尼克酸、维生素 PP、抗癞皮病因子等，化学结构式见图 6-14。烟酸在体内也可以烟酰胺形式存在，它们在体内具有相同的生理活性。烟酸和烟酰胺是氮杂环吡啶的衍生物。烟酸为吡啶-3-羧酸，很容易转变为烟酰胺。烟酸为稳定的白色针状结晶，易溶于沸水和沸乙醇，不溶于乙醚，在酸、碱、光、氧或加热条件下不易被破坏，高压、高温 120℃，20 分钟也不会被破坏，是维生素中最稳定的一种，一般烹调加工损失极小，但会随水流失。烟酰胺为白色结晶，易溶于水，不溶于乙醚。

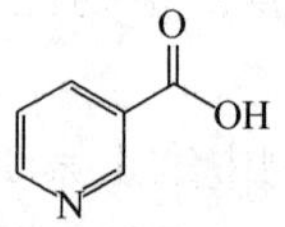

图 6-14 烟酸的化学结构式

二、生理功能

（一）参与体内物质和能量代谢

烟酸在体内以烟酰胺的形式构成辅酶Ⅰ（nicotinamide adenine dinucleotide，NAD）和辅酶Ⅱ（nicotinamide adenine dinucleotide phosophate，NADP），这两种辅酶结构中的烟酰胺部分具有可逆的加氢和脱氢特性，在细胞生物氧化过程中起着传递氢的作用。

（二）与核酸的合成有关

葡萄糖通过磷酸戊糖代谢途径可产生 5-磷酸核糖，这是体内产生核糖的主要途径，核糖是合成核酸的重要原料。而烟酸构成的 NAD 和 NADP 是葡萄糖磷酸戊糖代谢途径第一步生化反应中氢的传递者。

（三）降低血胆固醇水平

每天摄入 1～2g 烟酸，可降低血胆固醇水平。其原理可能是它干扰胆固醇或脂蛋白的合成，或者是它能促进脂蛋白酶的合成。

（四）葡萄糖耐量因子的组成成分

葡萄糖耐量因子（glucose tolerance factor，GTF）是由三价铬、烟酸、谷胱甘肽组成的一种复合体，可能是胰岛素的辅助因子，有增加葡萄糖的利用及促进葡萄糖转化为脂肪的作用。

三、代谢与转运

（一）吸收与代谢

膳食中的烟酸主要以 NAD 和 NADP 的形式存在，经消化后于胃及小肠吸收。吸收后以烟酸的形式经门静脉进入肝脏，在肝内转化为 NAD 和 NADP。在肝内未经代谢的烟酸和烟酰胺随血液进入其他组织，再形成含有烟酸的辅酶。肾脏也可以直接将烟酰胺转变为 NAD。

当营养过剩时，相当一部分的烟酸被排出体外，而两种同效维生素均被肾小球主动重吸收。排泄物包括尿中不同的水溶性代谢物。在标准的烟酸摄入水平上，尿中主要的代谢产物是 1-甲基烟酰胺和它的氧化产物-1-甲基-6-吡啶酮-3-羧酸胺。在这样的情况下，少量完整的烟酸、烟酰胺和其他的氧化产物一起被排出。在高剂量的烟酸摄入水平，该维生素主要以原型排出（总量的 65%～85%）。然而，在所有摄入率下，作为代谢产物排出体外的烟酰胺都远多于烟酸。此外，这两种同效维生素的转归主要由其排泄率决定；因此，在高剂量水平下，烟酰胺的半衰期小于烟酸。

（二）转运

烟酸在血浆中以原型和烟酰胺的游离形式转运，因为烟酸被转化成 NAD（H）后紧接着被转化成烟酰胺，所以肠和肝脏中烟酰胺的循环水平超过了烟酸。烟酸和烟酰胺在大多数外周组织中通过被动扩散吸收，但一些组织中有易化烟酸吸收的转运体系。红细胞通过阴离子转运系统吸收烟酸。肾小管的吸收则通过 Na^+依赖的饱和性转运系统。脑通过能量依赖性的转运系统吸收烟酸，在血-脑脊液屏障的位点——脉络丛，烟酸和烟酰胺的蓄积系统和释放系统是分开的。此外，脑细胞有烟酰胺的高亲和力转运系统。这两个水平的控制影响脑中烟酸内环境稳态，适宜烟酰胺而不适宜烟酸进入。烟酸的高亲和力 G 蛋白耦联受体在脂肪组织中已被分离。

烟酸以原型或烟酰胺的形式吸收，转化为吡啶核苷酸 NAD（H）和 NADP（H）后，被组织收集和保存。储存的形式多数是 NAD（H），与 NADP（H）不同，其大多处于氧化形式（NAD^+）。

四、缺乏与过量

（一）烟酸缺乏

1. 烟酸缺乏的原因

（1）摄入不足：烟酸的主要食物来源是肝、肾、瘦肉、家禽、鱼、花生、豆类等。当这些食物摄入不足，缺乏维生素 B_1 和维生素 B_2 均可引起烟酸缺乏症。见于以玉米为主食者，由于玉米所含的烟酸大部分为结合型，不经分解是不能为机体利用的，加之玉米蛋白质中缺乏色氨酸，故容易发生烟酸缺乏症。

（2）不良生活习惯：如酗酒时膳食摄入不足，进食不规律，当存在其他营养素摄入不足时易影响烟酸的吸收和代谢。

（3）药物：一些药物可干扰烟酸的代谢，其中了解最清楚的是异烟肼，有干扰吡哆醇的作用，而吡哆醇是色氨酸、烟酰胺代谢途径中的重要辅酶。某些抗癌药物，特别是巯嘌呤长期服用可导致烟酸缺乏。

（4）胃肠道疾患：包括各种原因引起的长期腹泻、幽门梗阻、慢性肠梗阻、肠结核等可引起烟酸的吸收不良。

（5）先天性缺陷：如 Hartnup 病，由于小肠和肾小管对色氨酸和其他几种氨基酸的转运缺陷引起。

（6）类癌综合征：由于大量色氨酸转变为5-羟色胺而不转化为烟酸引起。当烟酸缺乏时，体内 NAD 和 NADP 合成受阻，某些生理氧化过程障碍，即出现烟酸缺乏症——癞皮病。其典型症状是皮炎（dermatitis）、腹泻（diarrhea）和痴呆（dementia），即所谓“3D”症状。

2. 临床表现

（1）皮肤：皮炎为本病最典型症状，常在肢体暴露部位对称出现，以手背、足背、腕、前臂、手指、踝部等最多，其次则为肢体受摩擦处。急性者皮损初起时颜色绯红发痒，甚似晒斑，但与周围皮肤有一清晰界线，边缘略高起，中心部病损较著；其后肤色迅速转变为红褐色，有明显水肿，可伴有疱疹及表皮破裂，形成渗出创面，易诱发继发性感染。病情好转时水肿及红色可渐退，痊愈时有大块脱皮，其后出现新生的粉红色皮肤增厚；也可变薄呈萎缩状，边缘有色素沉着。

慢性病例水肿较轻或不显著，但色素沉着更深，在易受磨损处如肘、指节、膝等部位的皮肤往往增厚，呈角化过度，肤色棕黑，与其周围不同，并有干燥、脱屑现象。另一表现为小腿前部及外侧有鱼鳞样皮肤变化，病变部位常有色素沉着。

（2）消化系统：以舌炎及腹泻最为显著。①舌炎：早期舌尖及边缘充血发红，并有蕈状乳头增大。其后全舌、口腔黏膜、咽部及食管均可呈红肿，上皮脱落，并有表浅溃疡，引起舌痛及进食下咽困难，唾液分泌增多。患病较久时舌乳头萎缩、全舌光滑干燥，常伴维生素 B_2 缺乏的口角炎。②腹泻：早期多患便秘，其后因肠壁、消化腺体、肠壁及黏膜、绒毛的萎缩和肠炎的发生常有腹泻，大便呈水样或糊状，量多而有恶臭，也可带血，如病变接近肛门可出现里急后重。腹泻往往严重和难治，可合并吸收障碍。

（3）神经精神系统：早期症状较轻，可有头昏、眼花、烦躁、焦虑、抑郁、健忘、失眠及感觉异常等表现。但本病与脚气病有所不同，本病多影响中枢神经系统，而后者以周围神经为主。

（二）烟酸过量

目前尚未见因食物中盐酸引起中毒的报道。烟酸对人体的毒性报道主要见于服用烟酸补充剂、烟酸强化食品及临床采用大量烟酸治疗高脂血症时患者所发现的不良反应。这些不良反应都与剂量有关，并随剂量减少或停药而缓解。

1. 血管舒张（潮红）　口服 30～100mg/d 烟酸 30 分钟内即可产生血管舒张，如颜面潮红、头晕眼花、皮肤瘙痒等烟酰胺不引起潮红反应，可能与吡啶环上为酰基而非羧基有关。

2. 胃肠道反应　大剂量服用烟酰胺（3g/d）以治疗高脂血症常伴随着非特异性胃肠道反应，如消化不良、腹泻、便秘、恶心和呕吐等。

3. 肝毒性　长时期（数月～数年）口服大剂量烟酸（3～9g/d）治疗高脂血症，可引起黄疸、血清转氨酶升高，严重者出现急性重型肝炎、肝性脑病、脂肪肝等。

五、参考摄入量与食物来源

烟酸的参考摄入量应考虑能量的消耗和蛋白质的摄入情况。烟酸除了直接从食物中摄取外，还可在体内由色氨酸转化而来，平均约 60mg 色氨酸可转化为 1mg 烟酸。因此，膳食中烟酸的参考摄入量应以烟酸当量（niacin equivalence，NE）表示。

烟酸当量（mgNE）=烟酸（mg）+1/60 色氨酸（mg）

中国居民膳食烟酸参考摄入量，成年男性 RNI 为 14mgNE/d，女性为 13mgNE/d，UL 为 35mgNE/d。我国居民烟酸 EAR、RNI 或 AI、UL 建议值见表 6-17。

表 6-17　中国居民膳食烟酸参考摄入量

年龄（岁）/人群	男性		女性		烟酸 UL/(mg/d)	烟酰胺 UL/(mg/d)
	EAR/(mgNE/d)	RNI/（mgNE/d）	EAR/（mgNE/d）	RNI/（mgNE/d）		
0～	—	2（AI）	—	2（AI）	—	—
0.5～	—	3（AI）	—	3（AI）	—	—
1～	5	6	5	6	10	100
4～	7	8	6	8	15	130
7～	9	11	8	10	20	180
11～	11	14	10	12	25	240
14～	14	16	11	13	30	280
18～	12	15	10	12	35	310
50～	12	14	10	12	35	310
65～	11	14	9	11	35	300
80～	11	13	8	10	30	280
孕妇	—	—	+0	+0	35	310
乳母	—	—	+2	+3	35	310

维生素 B_5 广泛存在于各种动、植物食物中，见表 6-18。其中啤酒酵母和肉中含有的烟酸量最多。烟酸在谷物中分布不均，大多存在于谷物的麸皮部分。烟酸主要以结合型存在。例如，在植物中大多是蛋白-烟酸结合型烟酸，在动物组织中大多是 NAD（H）和 NADP（H）的烟酰胺形式。食物中的烟酸非常稳定，不管是储存还是一般的烹饪方法（如蒸煮）对它的破坏都很少。

表 6-18 食物中烟酸的含量和烟酸当量（可食部）

食物	维生素 B_5/（mg/100g）	色氨酸/（mg/100g）	烟酸当量/（mgNE/100g）	食物	维生素 B_5/（mg/100g）	色氨酸/（mg/100g）	烟酸当量/（mgNE/100g）
口蘑	44.3	32	44.8	小麦粉	2.0	139	4.3
花生仁	17.9	229	21.7	鸡蛋	0.2	220	3.9
香菇	20.5	39	21.2	玉米	2.3	80	3.6
鸡胸肉	10.8	226	14.6	蛤蜊	1.5	120	3.5
瘦猪肉	5.3	267	9.8	高粱米	1.6	—	1.6
黄豆	2.1	455	9.7	马铃薯	1.1	29	1.6
瘦牛肉	6.3	162	9.0	海带	1.3	7.0	1.4
瘦羊肉	5.2	223	8.9	豆角	0.9	22.0	1.3
海鳗	3.0	205	6.4	菠菜	0.6	36.0	1.2
带鱼	2.8	207	6.3	甘薯	0.6	24.0	1.0
海虾	1.9	171	4.8	茄子	0.6	10.0	0.8
小米	1.5	178	4.5	大白菜	0.6	10.0	0.8
稻米	1.9	142	4.3	桃	0.7	7.0	0.8

第九节 维生素 B_6

一、结构与性质

维生素 B_6 包括三种天然存在形式，即吡哆醇（pyridoxine，PN）、吡哆醛（pyridoxal，PL）和吡哆胺（pyridoxamine，PM），这三种形式性质接近且均具有维生素 B_6 活性。维生素 B_6 基本结构为 3-甲基-3 羟基-5-甲基吡啶，化学结构式见图 6-15，易溶于水及乙醇，微溶于有机溶剂，在空气和酸性条件下稳定，在碱性条件下易被破坏，各种形式对光均较敏感。

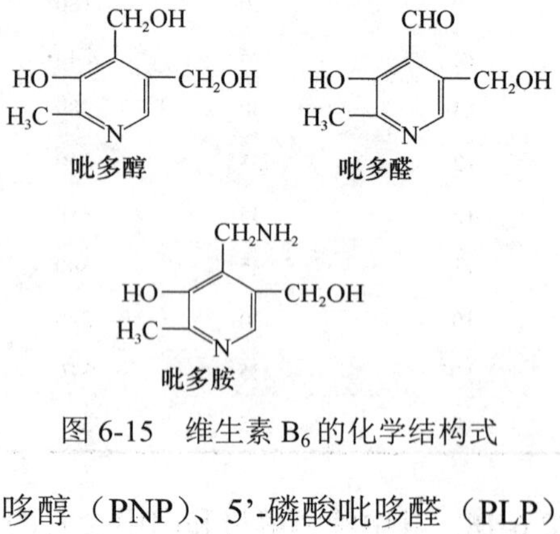

图 6-15 维生素 B_6 的化学结构式

维生素 B_6 广泛分布于自然界中，在植物体内多以吡哆醇形式存在，在动物组织中多以吡哆醛和吡哆胺形式存在，在肝脏、红细胞及其他组织中吡哆醇、吡哆醛、吡哆胺的活性辅酶形式为：5'-磷酸吡哆醇（PNP）、5'-磷酸吡哆醛（PLP）、5'-磷酸吡哆胺（PMP）。

二、生理功能

维生素 B_6 在体内被磷酸化转变为活性辅基形式，即 5'-磷酸吡哆醇、5'-磷酸吡哆醛和 5'-磷酸吡哆胺，参与机体的物质代谢和能量代谢。其中 5'-磷酸吡哆醛是维生素 B_6 在体内的主要活性形式。进入人体的维生素 B_6 以 5'-磷酸吡哆醛辅酶形式参与许多酶系反应。

（一）参与氨基酸代谢

1. 转氨基作用 维生素 B_6 参与机体多种氨基酸代谢的转氨基作用，如丙氨酸、天冬氨酸、精氨酸、半胱氨酸、赖氨酸、异亮氨酸等。

2. 脱羧基作用 包括酪氨酸、组氨酸、色氨酸、多巴等的脱羧基作用，中枢神经系统中谷氨酸转化为 γ-氨基丁酸，半胱氨酸转化为牛磺酸等均需要维生素 B_6 的参与。当缺乏维生素 B_6 时，可使尿中黄尿酸、犬尿酸、3-羟基犬尿酸及喹啉酸排除增多。

3. 转硫作用 维生素 B_6 是半胱氨酸脱羧酶、胱硫醚酶、胱硫醚 *β*-合成酶的辅因子，而这些酶均参加同型半胱氨酸转变为半胱氨酸的转硫反应。

（二）参与糖原与脂肪酸代谢

维生素 B_6 是糖原磷酸化反应中磷酸化酶的辅助因子，催化肌肉与肝脏组织中的糖原转化。维生素 B_6 还参与亚油酸合成花生四烯酸的过程，并参与胆固醇的合成与转运。

（三）参与某些微量营养素的转化与吸收

在色氨酸转化成烟酸的过程中，会受维生素 B_6 营养状况的影响，因磷酸吡哆醛参与该过程的酶促反应，当肝脏中磷酸吡哆醛水平降低时会影响烟酸的合成。另外维生素 B_6 还可促进维生素 B_{12}、铁和锌的吸收等。

（四）调节神经递质的合成和代谢

维生素 B_6 参与神经系统中的多种酶促反应，间接影响神经系统的生理功能，并与某些周围神经病变有关。在神经系统中，5'-磷酸吡哆醛参与的酶促反应可使某些神经递质水平升高，如 5-羟色胺、去甲肾上腺素、γ-氨基丁酸、多巴胺等。

（五）参与一碳单位和同型半胱氨酸代谢

维生素 B_6 是丝氨酸羟甲基转氨酶的辅酶，该酶通过转移丝氨酸羟甲基侧链到四氢叶酸而参与一碳单位代谢，在 DNA 合成中发挥作用。

在同型半胱氨酸代谢的转硫途径中，维生素 B_6 是次代谢途径关键酶——胱硫醚-*β*-合成酶（cystathionine-*β*-synthase，CBS）的辅酶，维生素 B_6 缺乏将导致 CBS 活性降低，引起同型半胱氨酸堆积，形成高同型半胱氨酸血症。

（六）其他生理作用

维生素 B_6 参与造血，以磷酸吡哆醛的形式参与琥珀酰 CoA 和甘氨酸合成血红素的过程，维生素 B_6 缺乏可能造成巨幼红细胞贫血；维生素 B_6 可促进体内抗体的合成，缺乏维生素 B_6 时抗体的合成减少，机体抵抗力降低。

三、代谢与转运

（一）消化与吸收

食物中维生素 B_6 为 PLP、PMP、PN，在小肠腔内必须由非特异性磷解酶（nonspecific phospho hydrolase）分解 PLP、PMP 为 PL，PM。吸收形式为 PL、PM 及 PN。给予饥饿的人以 PN、PL、PM，在给予 PN 后 0.5～3 小时血浆维生素 B_6 水平达到高峰，小剂量（0.5～4mg）时，血浆维生素 B_6 水平在 3～5 小时后又恢复到近似饥饿时水平。服用 PL 后血浆维

生素 B_6 水平及尿中 PA 升高较快，但 PM 吸收代谢都较 PN、PL 要慢一些。而摄入 PLP 剂量大（如 10mg）时，血浆维生素 B_6 及 PLP 在 24 小时内继续上升，维持在高水平上。

（二）运输与代谢

PN 运输至小肠黏膜并到血流中，也可在肠黏膜中合成 PNP，约为剂量 30.6%，血流中 PN 可扩散到肌肉中，然后磷酸化占剂量的 10.4～15.7%。在人体给予 PN 后，血浆 PL 可以增加 12 倍，血浆中 PLP 虽占血浆中维生素 B_6 的 60%，但与蛋白相结合，不易为其他细胞所利用。血浆中 PL 与白蛋白结合不牢固，为运输的形式，能被组织摄取与清除，并氧化为 PA。PN 及 PL 通过扩散进入到红细胞中，并为激酶磷酸化。其代谢及转化过程见图 6-16。人的红细胞可将 PNP 氧化为 PLP，其他动物如大鼠并无此功能。PN 在超过红细胞 PL 激酶饱和浓度时，可在 3～5 分钟进入到红细胞中，细胞内的浓度与培养基浓度一致。PL 在浓度超过红细胞磷酸激酶的浓度时，进入红细胞的量增加，使其浓度比培养基中要高这是由于 PL 与血红蛋白 α-链中末端缬氨酸相结合，所以 PL 在红细胞中积累，它在红细胞中的浓度可为血浆中的 4～5 倍。红细胞中的 PL 可能也是一种运输方式（图 6-16）。

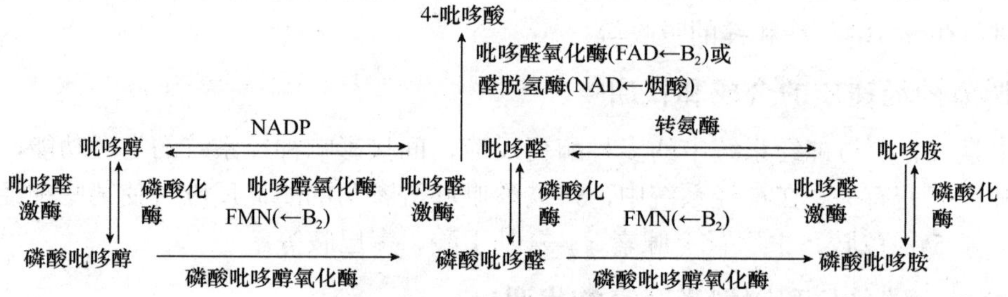

图 6-16 维生素 B_6 的代谢

肝也是维生素 B_6 代谢活跃的组织。PN 为肝细胞纳入后，相继为 PL 激酶及 PNP 氧化酶作用而生成 PLP，然后再经磷解作用，而转变为 PL，进入循环系统中，运至有磷酸激酶的组织形成 PLP。

在脑切片及分离脉络丛中，无 PN，均是磷酸化合物，脉络丛为运输 PN 从血到脑脊液的场所。在维生素 B_6 缺乏的动物（如大鼠）PL 激酶有所下降，饲料 5 周的大鼠肝中，PL 肝激酶下降 50%而脑中仅下降 14%。这也说明维生素 B_6 对神经系统的重要性。

（三）储存

维生素 B_6 在血流中可扩散到肌肉中而磷酸化，若 PN 剂量增加，肌肉中 PN 占剂量的百分数增加，而 PNP 的百分数减少。在肌肉中未发现 PNP 氧化到 PLP。大鼠 60%维生素 B_6 在肌肉中，其中 75%～95%与糖原磷酸化酶（glycogen phosphorylase）相联系。此酶占肌肉可溶性蛋白之 5%，可能为维生素 B_6 的储存场所。通过肌肉蛋白的转换，将维生素 B_6 分解出来以满足最低需要量。

（四）排出

维生素 B_6 的主要代谢产物 PA，可代表维生素 B_6 摄取入量的 20%～40%，尿中 PA 只可为摄入量的指标。而不能代表体内的储存。尿中除 PA 外，尚有小量的 PN、PL 等。给予生理剂量时，在 3 小时内大部分以 PA 排出。PN 在肾小管中积累，当 PN 浓度较大时，可由肾排出。因此 PN 剂量为 10mg 时，尿中 PA 占剂量的百分数减低，但 PN 的排出增多。PL 不易通过肾脏排出，也不易被肾纳入，如纳入则以磷酸化形式积累。但人口服大剂量（100mg）PL、PM、PN 后，在 36 小时内大部分原物从尿中排出。

四、缺乏与过量

引起维生素 B_6 缺乏的原因有需要量增加、生物利用或代谢受干扰，如甲状腺功能亢进、妊娠、受电离辐射、高温环境下生活工作、尿毒症、肝病、慢性酒精中毒、使用干扰维生素 B_6 代谢药物（如异菸肼、环丝氨酸、肼屈哒嗪、左旋多巴、青霉胺、口服避孕药、4-脱氧吡哆醇等），先天遗传缺陷的“维生素 B_6 依存症”。婴儿患者膳食中维生素 B_6 摄入量虽正常，因需要量太大，仍可发生缺乏。

维生素 B_6 缺乏者可出现虚弱、无表情、精神萎靡、嗜睡、忧郁、失去责任感、神经质、易激惹，少数有感觉型周围神经病变，继之发生运动功能欠佳、步履困难、体重下降，婴儿可出现抽搐。眼、鼻两侧脂溢性皮炎样改变，并可扩展至口周、面部、前额、耳后、阴囊和会阴，在乳房下和潮湿部位可有皮肤擦烂。颈项、前臂和膝部色素沉着，前额痤疮样损害，并有唇炎、舌炎、口腔炎和舌乳头肥大。维生素 B_6 缺乏还可引起体液和细胞介导的免疫功能受损，出现高半胱氨酸血症和高尿酸血症，易发生感染，尤为泌尿生殖系统感染。亦可发生小细胞低血素性贫血和巨成红细胞性贫血。

维生素 B_6 缺乏对幼儿的影响更明显，缺乏时表现为烦躁、肌肉抽搐和癫痫样惊厥，呕吐、腹痛、体重下降及脑电图异常等临床症状。补充维生素 B_6 后这些症状即可消失。

维生素 B_6 的毒性相对较低，但高剂量维生素 B_6（>2g/d）可导致感觉神经病变，其特征为步态和外周感觉的改变。因此，主要受损靶点是外周神经系统。虽然大剂量维生素 B_6 能使大鼠惊厥，但人类的中枢神经异常并不常见。应用维生素 B_6（<50mg/d）对人类疾病的治疗作用或药理作用引起的潜在毒性相对较小。据报道，服用大剂量维生素 B_6（>2g/d）的个体，最早的可见症状是共济失调和运动性失控。维生素 B_6 的许多毒性症状与维生素 B_6 缺乏症相似，每种疾病的代谢基础都与磷酸吡哆醛组织水平的耗竭有关，药用量为 250mg/d 时长期应用是安全的。

10～25mg 维生素 B_6 可以促进 *L*-多巴转变为多巴胺，多巴胺与其前体不同，能通过血-脑屏障。因此，维生素 B_6 能够影响 *L*-多巴对于帕金森病的治疗，不宜给单纯使用 *L*-多巴而没有合用脱羧酶抑制剂的帕金森病患者使用。

五、参考摄入量与食物来源

人类对维生素 B_6 的需要，受膳食蛋白质水平、肠道菌合成维生素 B_6 和人体利用程度、生理状况及服用药物的状况等影响。正常情况下，维生素 B_6 不易缺乏，中国营养学会提出成年人维生素 B_6 RNI 为 1.4mg/d，50 岁以上成年人维生素 B_6 的 RNI 为 1.6mg/d，妊娠、哺乳期需适当增加。成年人维生素 B_6 的 UL 为 60mg/d。中国营养学会提出中国居民维生素 B_6 的 DRIs，见表 6-19。口服避孕药或用异烟肼治疗结核时，维生素 B_6 也需增加。

表 6-19 中国居民膳食维生素 B_6 参考摄入量（mg/d）

年龄（岁）/人群	EAR	RNI	UL
0～	—	0.2（AI）	—
0.5～	—	0.4（AI）	—
1～	0.5	0.6	20
4～	0.6	0.7	25
7～	0.8	1.0	35
11～	1.1	1.3	45
14～	1.2	1.4	55
18～	1.2	1.4	60
50～	1.3	1.6	60
孕妇	+0.7	+0.8	60
乳母	+0.2	+0.3	60

维生素 B_6 广泛地分布于食物中，尤其集中存在于肉类、整谷产品（特别是小麦）、蔬菜和坚果中，见表 6-20。在谷粒中，维生素 B_6 主要浓集于胚芽和糊粉层。在面粉生产中，谷物的提纯品去除了许多维生素 B_6，导致维生素 B_6 含量减少。因此，白面面包不被强化，则维生素 B_6 含量很低。

来源于植物和动物的维生素 B_6 的化学形式是不同的，植物组织含大量的吡哆醇（自由醇的形式）。而动物组织中大部分是吡哆醛和吡哆胺。在许多食物中，大部分维生素 B_6 都是以磷酸化形式，或通过赖氨酰残基的 ε 氨基或半胱氨酰残基的巯基团结合到蛋白上而存在，也以糖基化形式存在，如 5'-O-（β-D-吡喃葡萄糖酰）吡哆醇。维生素 B_6 糖苷在不同食物中的含量不同，但在动物产品中很少。

表 6-20 常见食物中维生素 B_6 的含量（mg/100g 可食部）

食物	含量	食物	含量
葵花子（熟）	0.9	鸡翅	0.3
辣椒（小红尖辣椒）	0.8	猪肉	0.2
榛子（熟）	0.6	松子（熟）	0.2
金枪鱼	0.5	韭菜	0.2
鸡胸脯肉	0.5	香蕉（红皮）	0.2
黄豆	0.5	西兰花	0.2
花生（熟）	0.4	辣椒（青、尖）	0.2
腰果（熟）	0.4	胡萝卜	0.2
西瓜子（熟）	0.4	大葱	0.2
牛肉	0.3	南瓜	0.2
鲭鱼	0.3	丝瓜	0.1
芹菜	0.3	羊肉	0.1
猪肝	0.3	草鱼	0.1
马铃薯	0.3	鲫鱼	0.1
羽衣甘蓝	0.3	油菜	0.1

食物中的维生素 B_6 在酸性条件下稳定，但是在碱性和中性条件下是不稳定的，暴露于热和光时更不稳定。就维生素 B_6 的几种存在形式而言，吡哆醇要比吡哆醛或吡哆胺稳定的多。因此烹饪和加热的过程中，维生素 B_6 的丢失高度可变（0～70%），植物性食物（含有大量的吡哆醇）几乎不丢失，动物制品（含大量吡哆醛和吡哆胺）则大量丢失。以牛奶为例，在干燥的过程中，它固有的维生素 B_6 会丢失 30%～70%。虽然许多食物和饲料中存在的天然维生素 B_6 储存期消耗缓慢，但也是很可观的（一年内 25%～50%）。由于盐酸吡啶醇具有特别的稳定性，因此其常被用于食物的强化和多种维生素的补充。

第十节 叶 酸

一、结构与性质

叶酸（folic acid）最初是从菠菜叶子中分离提取出来的，因故得名，也被称为维生素

B_9、维生素 Bc 和维生素 M，其化学结构名称是蝶酰谷氨酸（pteroylglutamic acid），由蝶啶、对氨基苯甲酸和谷氨酸结合而成，化学结构式见图 6-17。叶酸为淡黄色结晶状粉末，不溶于冷水，稍溶于热水，其钠盐易溶于水，不溶于乙醇、乙醚及其他有机溶剂。在水中易被光破坏，在酸性溶液中不稳定，pH＜4 可破坏，在酸性溶液中温度超过 100℃即分解，在中性和碱性溶液中对热稳定。

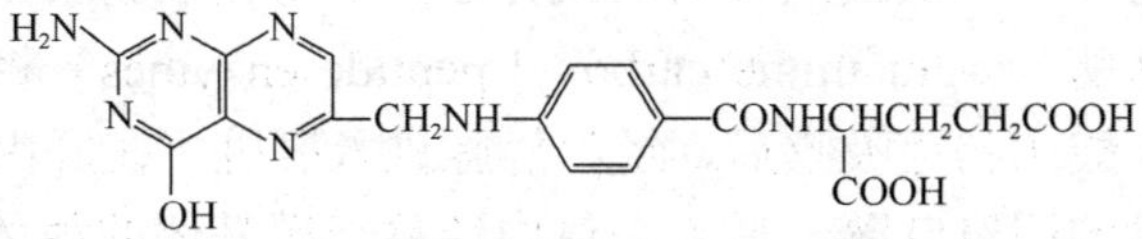

图 6-17 叶酸的化学结构式

二、生 理 功 能

叶酸在肠壁、肝脏及骨髓等组织细胞中，经叶酸还原酶作用，还原成具有生理活性的四氢叶酸。四氢叶酸的主要生理作用是体内生化反应一碳单位转移酶系的辅酶，起着一碳单位传递体的作用。四氢叶酸分子式中第 5、10 两个氮原子极为一碳单位的传递体。天然存在的叶酸大多是还原形式的叶酸，即二氢叶酸和四氢叶酸，但只有四氢叶酸才具有生理功能。

（一）参与核酸和蛋白质合成

组氨酸、丝氨酸、甘氨酸、蛋氨酸等均可供给一碳单位，这些一碳单位从氨基酸释出后，以四氢叶酸作为载体，参与其他化合物的生成和代谢，主要包括：①参与嘌呤和胸腺嘧啶的合成，进一步合成 DNA 和 RNA；②参与氨基酸之间的相互转化，如丝氨酸与甘氨酸之间的相互转化（亦需维生素 B_6 参与）、组氨酸分解为谷氨酸、同型半胱氨酸（homocysteine）与蛋氨酸之间的相互转化（亦需维生素 B_{12} 参与）；③参与血红蛋白和其他重要的甲基化合物合成，如肾上腺素、胆碱、肌酸等。

叶酸携带一碳单位的功能与许多重要的生化过程密切相关。体内叶酸缺乏则一碳单位传递受阻，核酸合成及氨基酸代谢均受影响，而核酸及蛋白质合成正是细胞增殖、组织生长和机体发育的物质基础，因此叶酸对于细胞分裂和组织生长具有极其重要的作用。

（二）参与 DNA 甲基化

DNA 甲基化能引起染色质结构、DNA 构象、DNA 稳定性及 DNA 与蛋白质相互作用方式的改变，从而控制基因表达。基础研究和人类观察研究发现，叶酸水平低下可降低基因组 DNA 甲基化水平。

（三）参与同型半胱氨酸代谢

叶酸与维生素 B_6 和维生素 B_{12} 一起共同作用，是体内同型半胱氨酸代谢的重要因子。如果叶酸缺乏，可出现高同型半胱氨酸血症。

此外，叶酸对蛋白质、核酸的合成及各种氨基酸的代谢有重要作用；参与嘌呤和嘧啶合成；作为辅酶参与核酸合成中嘌呤和嘧啶的形成，在细胞 DNA 合成中发挥作用；参与氨基酸相互转化：参与二碳氨基酸和三碳氨基酸相互转化。促进了苯丙氨酸与酪氨酸，组氨酸与谷氨酸，半胱氨酸与蛋氨酸的转化。因此，叶酸为许多生物和微生物所必需。此外，叶酸还是含铁血红蛋白的组分。

三、代谢与转运

（一）叶酸的吸收与代谢

膳食中的叶酸以与多个谷氨酸结合的形式存在，不易被小肠吸收，需经空肠黏膜刷状缘上的γ-谷氨酰羧基肽酶（γ-glutamine carboxyl peptide enzymes）将其水解为单谷氨酸叶酸才能被小肠吸收。叶酸在肠道吸收后，经门静脉进入肝脏，在肝内二氢叶酸还原酶的作用下，转变为具有活性的四氢叶酸。后者是体内转移一碳基团的载体，是 DNA 合成的主要因素。叶酸在肠道的转运是由载体介导的主动转运过程，并受 pH、能量等因素的影响，最适 pH 为 5.0～6.0，以单谷氨酸盐形式大量摄入时以简单扩散为主。

叶酸的生物利用率在不同食物中相差较大，如在莴苣中仅为 25%，而在豆类中高达 96%，这种差异可能与食物中叶酸的存在形式有关。一般来说，还原型叶酸吸收率高，叶酸结构中谷氨酸分子越少吸收率越高。膳食中的维生素 C 和葡萄糖可促进叶酸的吸收；锌缺乏可引起叶酸结合酶活性降低，从而降低对叶酸的吸收；乙醇及某些药物（口服避孕药和抗惊厥药物）可抑制叶酸的吸收。

正常成人体内叶酸储存量为 5～10mg，约 50%储存于肝脏。血浆中的叶酸大多以 5-甲基四氢叶酸形式存在，转移到细胞内时又重新变为多谷氨酸型。胎儿可通过脐带从母体获得叶酸。叶酸可经胆汁、粪便和尿液排泄，原形叶酸及其水溶性侧链代谢产物对乙酰氨基苯甲酰基谷氨酸和对乙酰氨基苯甲酸酯经由尿和胆汁排泄。叶酸及其代谢产物的总尿排泄量较小（如每天≤1%全身储存量）。叶酸的粪便浓度通常稍高；但是，它们主要代表了肠微生物群来源的叶酸，因为肝肠循环的叶酸有相当的量可被吸收。叶酸少量可随汗与唾液排出，排泄量与血浆浓度成正比。成人叶酸的丢失量平均为 60μg/d。

（二）叶酸的转运

门静脉血浆中最主要的叶酸形式为还原产物四氢叶酸（FH_4）。它被肝脏摄取，转化为 5-甲基-FH_4 后向外周血浆释放，也以 10-甲酰-FH 的形式被释放。10-甲酰-FH_4 的浓度被严格调节，而 5-甲基-FH_4 则没有这种调节机制；也因此，后者在摄入叶酸膳食后会出现波动。因此，膳食来源的叶酸以 FH_4 的形式被吸收和转运到肝脏，然后转换为甲基化形式并转运到周围组织。

人血浆叶酸浓度的一般范围为 10～30nmol/L。其大多数以游离形式循环，但部分结合在低亲和力蛋白结合剂（如白蛋白）上，还有些则结合在可溶性的高亲和力叶酸结合蛋白（FBP）上。后者也以高浓度存在于乳汁中。红细胞所含的叶酸水平一般超过 50～100nmol/L，这些叶酸会在红细胞生成过程中聚集，成熟的红细胞不再摄取叶酸。

吸烟可降低血浆和红细胞的叶酸水平；习惯性吸烟者的血浆叶酸水平要比不吸烟者低 40%以上。适度饮酒者的血清叶酸水平在正常水平，80%以上的长期酗酒者表现为异常低的血清叶酸水平，40%表现为低红细胞叶酸水平。酗酒者骨髓中的情况也相似（34%～42%）。这些效应可能与用几乎不含叶酸的酒精类饮料代替含叶酸的食物有关，同时也与直接的代谢影响相关：肠内叶酰结合酶活性被抑制和尿叶酸回收率降低。

（三）叶酸的组织分布

人体总体叶酸含量为5～10mg，其中一半左右以5-甲基-FH_4和10-甲基-FH_4的四、五、六和七谷氨酸盐的形式存在于肝脏内。各种组织中的一碳衍生物的相对含量各不相同，含量的高低取决于细胞分裂的速度。在细胞快速分裂的组织（如肠黏膜、新生肝、癌组织）中，5-甲基-FH_4的浓度相对较低，通常还伴随10-甲酰-FH_4浓度的升高。与之相反，在细胞分裂速度较低的组织（如正常肝脏）中，主要为5-甲基-FH_4脑中叶酸（主要为5-甲基-FH_4）呈较低水平，而亚细胞分布（五谷氨酸盐和六谷氨酸盐主要位于胞质中，而多聚谷氨酸主要位于线粒体中）与肝脏内正相反。

四、缺乏与过量

（一）缺乏

1. 叶酸缺乏的原因

（1）摄入不足：常见于营养不良、偏食、挑食或喂养不当的婴幼儿中。叶酸衍生物不耐热，食物烹煮时间过长或重复加热都可使其破坏引起摄入不足。

（2）吸收障碍：影响空肠黏膜吸收的各类疾病如短肠综合征、热带口炎性腹泻和某些先天性疾病时的酶缺乏使小肠吸收叶酸受影响。

（3）治疗药物干扰叶酸代谢：如抗惊厥药、磺胺嘧啶在部分人群中可引起叶酸吸收障碍。甲氨蝶呤等抑制二氢叶酸还原酶使二氢叶酸不能转化成有生物活性的四氢叶酸。口服避孕药、氟尿嘧啶、阿糖胞苷、异烟肼、乙胺嘧啶、环丝氨酸等药物可影响叶酸的吸收和代谢。乙醇也影响叶酸代谢。

（4）需要量增加引起相对缺乏：妊娠时尤其是最初3个月，叶酸需要量可增加5～10倍。此外，乳母、婴幼儿、感染、发热、甲状腺功能亢进、白血病、溶血性贫血、恶性肿瘤和血液透析时叶酸需要量也增高，若不增加叶酸的摄入量则引起缺乏。

2. 叶酸缺乏表现

（1）巨幼红细胞贫血：叶酸缺乏时，骨髓中幼红细胞分裂增殖速度减慢，停留在幼红细胞阶段以致成熟受阻，细胞体积增大，核内染色质疏松，形成巨幼红细胞（megaloblast）。骨髓中大的、不成熟的红细胞增多。叶酸缺乏同时也引起血红蛋白合成减少，形成巨幼红细胞贫血。患者红细胞发育障碍，伴有红细胞和白细胞减少，还可能引起智力退化。以叶酸缺乏为主造成的营养性巨幼细胞性贫血好发于妊娠期和婴儿期。1/3的妊娠妇女有叶酸缺乏，妊娠期营养不良性巨幼细胞性贫血常发生于妊娠中末期和产后，感染、饮酒、妊娠高血压综合征及合并溶血缺铁、分娩时出血过多均可诱发叶酸缺乏症。叶酸缺乏引起的巨幼红细胞贫血在我国主要见于山西、陕西、河南诸省，常有营养缺乏病史，新鲜蔬菜摄入少，又极少荤食，加上饮食和烹调习惯不良，因此常伴有复合性营养不良表现，如缺铁，缺乏维生素B_1、维生素B_2、维生素C及蛋白质。婴儿期营养不良性巨幼细胞性贫血好发于6个月～2岁的婴幼儿，尤其应用山羊乳及煮沸后的牛奶喂养者、母亲有营养不良、患儿并发感染及维生素C缺乏易发生叶酸缺乏症，维生素C有保护叶酸免受破坏的作用。

（2）对孕妇和胎儿的影响：叶酸缺乏还可使孕妇先兆子痫和胎盘早剥的发生率增高，胎盘发育不良导致自发性流产，叶酸缺乏尤其是患有巨幼红细胞贫血的孕妇，易出现胎儿宫内发育迟缓、早产和新生儿低体重。妊娠早期叶酸缺乏可引起胎儿神经管畸形（neural tube defect，NTD），主要表现为脊柱裂和无脑畸形的中枢神经系统发育异常。

（3）叶酸和心血管疾病：叶酸形成 N_5-甲基 THFA 后将甲基转移至同型半胱氨酸上合成蛋氨酸叶酸缺乏时，蛋氨酸合成受阻，血中同型半胱氨酸增高，高浓度同型半胱氨酸对血管内皮细胞产生损害，并可激活血小板的黏附和聚集，成为心血管病的危险因素。充足的叶酸摄入对心血管病发生有一定的预防作用。

（4）叶酸与某些癌症：人类患结肠癌、前列腺癌及宫颈癌与膳食中叶酸的摄入不足有关。结肠癌患者的叶酸摄入量明显低于正常人，叶酸摄入不足的女性，其结肠癌发病率是正常人的 5 倍。

（二）过量

叶酸是水溶性维生素，一般超出成人最低需要量 20 倍也不会引起中毒。凡超出血清与组织中和多肽结合的量均从尿中排出。服用大剂量叶酸可能产生的毒性作用有：干扰抗惊厥药物的作用，诱发患者惊厥发作。口服叶酸 350mg 可能影响锌的吸收，而导致锌缺乏，使胎儿发育迟缓，低出生体重儿增加。掩盖维生素 B_{12} 缺乏的早期表现，而导致神经系统受损害。

五、参考摄入量与食物来源

每天叶酸摄入量维持在 3.1μg/kg，体内可有适量的叶酸储存，即使无叶酸继续摄入，3～4 个月也不会出现叶酸缺乏症。孕妇和乳母在此基础上增加 20～300μg/d，婴儿增加 3.6μg/（kg・d）摄入，即可满足其生长发育的需要。美国国家医学科学院的食物和营养委员会（Food and Nutrition Board，FNB）于 1998 年提出叶酸的摄入量应以膳食叶酸当量（dietary folic acid equivalent，DFE）表示，食物叶酸的生物利用率为 50%，而叶酸补充剂与膳食混合时的生物利用率为 85%，比单纯来源于食物的叶酸的生物利用率高 1.7 倍，所以膳食叶酸当量的计算公式为：

$$\text{DFE（μg）=膳食叶酸（μg）+1.7×叶酸补充剂（μg）}$$

当叶酸补充剂与膳食叶酸一起食用时，应以 DFE 计算平均需要量（EAR），以 EAR×1.2 来确定 RNI。我国成人叶酸的 RNI 为 400μg DFE/d，妊娠、哺乳及婴儿需相应增加。叶酸的 UL 为 1000μg DFE/d。我国居民叶酸参考摄入量见表 6-21。

表 6-21　中国居民膳食叶酸参考摄入量

年龄（岁）/人群	EAR/（μg DFE/d）	RNI/（μg DFE/d）	UL/（μg DFE/d）
0～	—	65（AI）	—
0.5～	—	100（AI）	—
1～	130	160	300
4～	150	190	400
7～	210	250	600
11～	290	350	800
14～	320	400	900
18～	320	400	1000
孕妇	+200	+200	1000
乳母	+130	+150	1000

叶酸广泛存在于多种植物性和动物性食品中，见表 6-22。肝、蘑菇和绿叶蔬菜是人类膳食中丰富的叶酸来源，而油料种子制成的饲料（如豆粉）和动物副产品则是动物饲料中叶酸的重要来源。食物和饲料中的叶酸几乎都以还原形式——四氢叶酸（FH_4）多聚谷氨酰衍生物的形式存在。在食物中很少发现游离的叶酸。食物的分析发现，普通型多聚谷氨

酰叶酸衍生物分布广泛，最常见的形式为5-甲基-FH_4和10-甲酰-FH_4，内脏（如肝和肾）中发现的叶酸中约有40%为其甲基衍生物，而乳汁（和红细胞）中几乎完全为甲基形式的叶酸。一些植物也主要含5-甲基-FH_4（如莴苣、卷心菜、橙汁），但另一些植物（如黄豆）中这种形式的叶酸含量相对较少（约15%），其他为5-甲酰和10-甲酰衍生物。卷心菜所含的叶酸大多为六谷氨酸和七谷氨酸型，而黄豆中半数以上为单谷氨酸型。橙汁所含叶酸中1/3以上为单谷氨酸型，近1/2为五谷氨基酸。肝和肾中主要含五谷氨酸，牛奶中约60%的叶酸为单谷氨酸型（二谷氨酸到七谷氨酸型仅分别占到4%～8%）。

表6-22 食物中叶酸的含量（μg/100g可食部）

食物	含量	食物	含量	食物	含量
猪肝	425.1	花生米	63.8	扁豆（四季豆）	15.6
西瓜子（黑）	223.4	韭菜	61.2	大白菜（白口）	14.8
黄豆	181.1	小白菜	57.2	芹菜（茎）	13.6
元蘑（干）	173.6	橘	52.9	香蕉（红皮）	11.2
鸡毛菜	165.8	腐竹	48.4	茄子	9.8
芦笋（绿）	145.5	豆腐（北）	39.8	猪肾	9.2
油菜	103.9	草莓	31.8	苹果	6.3
娃娃菜	86.4	西兰花（绿）	29.8	番茄	5.6
彩椒	83.4	菠萝	25.0	牛肉（中胸）	4.0
鸡蛋（红皮）	70.7	山楂	24.8	羊肉（上脑）	1.7

食物中的大多数叶酸都很易被氧化，因此，它们在有氧环境中储存和加工时是不稳定的。在此条件下（尤其是在加热、光照或存在金属离子的条件下），FH_4衍生物极易被氧化成相应的二氢叶酸（FH_2）衍生物（部分氧化）或叶酸衍生物（完全氧化）。其中一部分产物可进一步反应生成无生理活性的化合物。由于氧化导致的损失的存在，绿叶蔬菜虽然叶酸天然含量相对较高，但也可能失去其作为叶酸来源的价值。

第十一节 维生素B_{12}

一、结构与性质

维生素B_{12}分子中含金属元素钴，因而又称钴胺素（cobalamin），是化学结构最复杂的一种维生素，化学结构式见图6-18，钴可与氰基（—CN）、羟基（—OH）、甲基（—CH_3）、5-脱氧腺苷等基团相结合，分别称氰钴胺素、羟钴胺素、甲基钴胺素、5'-脱氧腺苷钴胺素，后两者是维生素B_{12}的活性型，也是血液中存在的主要形式。

维生素B_{12}为红色结晶体（金属钴的颜色），熔点甚高（320℃时不熔），无臭无味，溶于水和乙醇，不溶于三氯甲烷和乙醚，结构性质相当稳定，在中性溶液中耐热，在强酸、强碱环境中易被破坏，日光、氧化剂和还原剂均能使其破坏。

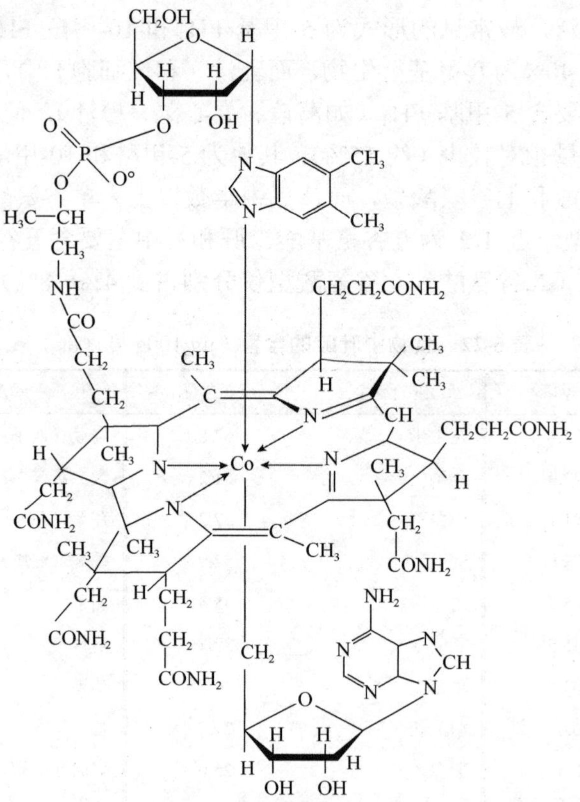

图 6-18　维生素 B_{12} 的化学结构式

维生素 B_{12} 与维生素 C 发生反应，导致前者含量下降并发生降解，这样钴原子会变成自由离子。氰钴胺与相对稳定的配体（如氰基、甲基和腺苷钴胺素）键合后活性降低，故对维生素 C 相对稳定。氰钴胺对光不稳定。维生素 B_{12} 的 CN^- 能被 H_2O 取代；有机氰钴胺素（甲基和腺苷氰钴胺素）的钴碳键发生光还原作用，结果丢失配体，钴啉环的钴被还原。该维生素能通过维生素 B_{12} 酶蛋白中组氨酰残基上的咪唑氮结合于蛋白上，这样可以代替钴原子下方的二甲基苯并咪唑。

二、生 理 功 能

维生素 B_{12} 在体内以两种辅酶形式发挥生理作用，即甲基钴胺素（甲基 B_{12}）和腺苷基钴胺素（辅酶 B_{12}）参与体内生化反应。

作为蛋氨酸合成酶的辅酶参与同型半胱氨酸甲基化转变为蛋氨酸。维生素 B_{12} 从 5-甲基四氢叶酸获得甲基后形成甲基 B_{12}，后者又将甲基转移给同型半胱氨酸。并在蛋氨酸合成酶的作用下合成蛋氨酸。维生素 B_{12} 缺乏时，5-甲基四氢叶酸上的甲基不能转移，蛋氨酸的生成受阻，造成同型半胱氨酸堆积，形成高型半胱氨酸血症；同时使组织中游离的四氢叶酸含量减少，不能被重新利用，影响嘌呤和嘧啶的合成，最终导致核酸合成障碍，影响细胞分裂，结果产生巨幼红细胞贫血即恶性贫血。

作为甲基丙二酰 CoA 异构酶的辅酶参与甲基丙二酸-琥珀酸的异构化反应。维生素 B_{12} 缺乏时，甲基丙二酰 CoA 大量堆积，其结构与脂肪酸合成的中间产物丙二酰 CoA 相似，因此影响脂肪酸的正常合成。脂肪酸的合成异常影响了髓鞘质的更新，髓鞘质变性退化，造成进行性脱髓鞘，导致维生素 B_{12} 缺乏引起精神疾病。

三、代谢与转运

（一）吸收与代谢

维生素 B_{12} 在消化道内的吸收依赖于一种胃黏膜细胞分泌的糖蛋白内因子（IF）。当食物通过胃时，维生素 B_{12} 从食物蛋白质复合物中释放出来，与 IF 结合，形成维生素 B_{12}-IF 复合物，其对胃蛋白酶较稳定，进入肠道后附着在回肠内壁黏膜细胞的受体上，在肠道酶的作用下，内因子释放出维生素 B_{12}，由肠黏膜细胞吸收。吸收过程中的任何阶段出现故障，维生素 B_{12} 便无法被吸收。

维生素 B_{12} 以氧化形式羟钴（Ⅲ）胺素传递到细胞，通过巯基还原，将黄素依赖的以钴为中心的维生素 B_{12} 还原成钴（Ⅰ）胺素。然而，只有一个甲基团（甲基钴胺素）或 5'-脱氧腺苷集团（腺苷酰钴胺素）以共价键的形式与钴原子结合的维生素 B_{12} 衍生物才有代谢活性。向这些辅酶形式的转换涉及两种不同的酶促反应步骤：

1. 甲基钴胺素的生成 这一过程由胞质酶 5-甲基四氢叶酸：高胱氨酸甲基转移酶催化进行。通过产生甲基钴胺素，此酶使维生素 B_{12} 成为有高胱氨酸再生甲硫氨酸过程中一碳单位的载体。

2. 腺苷酰钴胺素的生成 由于维生素 B_{12} 辅酶合成酶的作用，线粒体内发生维生素 B_{12} 的腺苷化，该酶催化源于 ATP 的脱氧腺苷部分与钴（Ⅱ）胺素的反应，这一步反应依赖于维生素 B_{12} 进入到线粒体及随后发生的连续单电子还原步骤，涉及与 NADH 和 NADPH 相连接的水钴胺还原酶，产生钴（Ⅱ）胺素。

（二）维生素 B_{12} 在组织中的分布

维生素 B_{12} 是储备得最好的维生素。在不限制摄入的条件下，维生素 B_{12} 在体内大量蓄积，主要在肝脏（约占全身总储量的 60%）和肌肉（约占全身总储量的 30%）中。身体储存量随着维生素 B_{12} 的摄取而异，但是在老年受试者中要多一些。人体内维生素 B_{12} 的总储备量平均在 2～3mg。垂体中维生素 B_{12} 浓度最高，肾、心脏、脾、脑中次之。维生素 B_{12} 的大量储存和较长的生物半衰期（人体内 350～400 天），在维生素 B_{12} 排空时期起到实质性的保护作用。

（三）排泄

动物体内发生的类钴啉环系统的代谢较少，维生素 B_{12} 以原型排泄。显然，血浆中仅游离的钴胺素（而不是甲基化或腺苷化形式）才可排泄。

每天通过肾和胆汁途径排泄的维生素 B_{12} 占全身总储量的 0.1%～0.2%。尽管能在尿液中发现维生素 B_{12}，但是维生素 B_{12} 的肾小球滤过率是极小的，人们认为尿中的钴胺素来源于肾小管上皮细胞和淋巴液。希林实验是口服小剂量的维生素 B_{12} 后，用尿中的排泄物来评价维生素 B_{12} 水平。通过胆汁排泄的维生素 B_{12} 很多，导致人体中排入肠腔的维生素 B_{12} 时 0.5～5μg/d。这些维生素的大部分（65%～75%）通过 IF 介导的主动转运过程在回肠中被吸收。这种肝肠循环构成了维生素 B_{12} 的高效手段，使得胆汁中的维生素 B_{12} 仅有少量通过粪便排泄。

四、缺乏与过量

（一）维生素 B_{12} 缺乏的原因

1. 摄入过少 人体不能合成维生素 B_{12}。膳食中的维生素 B_{12} 来源于动物食品，乳及乳制品中含量较少，植物性食品基本不含维生素 B_{12}。素食者比起非素食者，更容易发生维生素 B_{12} 缺乏。维生素 B_{12} 的摄入量与血清维生素 B_{12} 的水平呈正相关。母亲的维生素 B_{12} 缺乏或者摄入不足，可能会因为乳汁中维生素 B_{12} 含量低导致婴儿的维生素 B_{12} 缺乏。

2. 吸收不良 老年人容易发生维生素 B_{12} 缺乏，约 60% 是由于胃肠原因造成食物中结合的钴胺素吸收不良。每天服用大于 12～30μg 的合成维生素 B_{12} 可使老年人的低维生素 B_{12}、高甲基丙二酸（MMA）的风险降低。口服大剂量的维生素 B_{12} 能使大部分维生素 B_{12} 缺乏的老年人的 MMA 恢复正常。

3. 内因子缺乏维生素 B_{12} 需要与内因子结合才能最终被吸收。恶性贫血患者产生内因子的自身免疫抗体，可导致严重的维生素 B_{12} 缺乏。

4. 其他 服用抗癫痫药物、二甲双胍、组胺 H_2 受体抑制剂和质子泵抑制剂、遗传性钴胺传递蛋白Ⅱ缺乏、热带口炎性腹泻、幽门螺杆菌感染、寄生虫感染等，也可导致维生素 B_{12} 的缺乏。

（二）维生素 B_{12} 缺乏与疾病

1. 贫血 维生素 B_{12} 参与细胞的核酸代谢，为造血过程所必需。当其缺乏时，红细胞中 DNA 合成障碍，诱发巨幼红细胞贫血。

2. 高同型半胱氨酸血症 血液中总同型半胱氨酸浓度超过 10μmol /L 时即可增加动脉粥样硬化和静脉血栓形成的危险性。维生素 B_{12} 参与同型半胱氨酸的甲基化代谢过程，是甲硫氨酸合成酶（催化同型半胱氨酸甲基化的酶）的必要辅助因子。维生素 B_{12}、叶酸浓度与血中同型半胱氨酸浓度相关。在印度素食人群中，冠状动脉疾病的高发病率与维生素 B_{12} 缺乏相关。糖尿病视网膜病变人群中，维生素 B_{12} 缺乏与高同型半胱氨酸相关，且维生素 B_{12} 缺乏可能是糖尿病视网膜病变的一个独立危险因素。但是维生素 B_{12} 并不能降低心血管病或糖尿病的风险。

3. 神经精神疾病 维生素 B_{12} 与叶酸对维持中枢神经系统（CNS）正常功能有着举足轻重的作用。S-腺苷甲硫氨酸（SAM）是大脑内甲基的重要供体，甲基化的失衡是神经和精神疾病的原因之一。高同型半胱氨酸也是 CNS 失常的原因之一，与认知障碍相关。维生素 B_{12} 或者叶酸缺乏可导致同型半胱氨酸浓度的增加并干扰甲基化状态。MMA 对神经系统也存在毒性。维生素 B_{12} 与叶酸可以对老年人 CNS 病变、情绪异常和痴呆（包括血管性痴呆和阿尔茨海默病）起到保护作用，另一些研究则为阴性结果。尽管大量文献表明 B 族维生素与同型半胱氨酸、认知和情绪障碍、痴呆相关，但即使它们能降低同型半胱氨酸的水平，在随机对照试验中尚无清晰的证据表明补充维生素 B_{12} 与叶酸能改善认知障碍与痴呆，也不能改善抑郁症状。维生素 B_{12} 缺乏会阻抑甲基化反应而引起神经系统损害，可引起斑点、弥漫性的神经脱髓鞘，此种进行性的神经病变起始于末梢神经，逐渐向中心发展累及脊髓和大脑，形成亚急性复合变性，出现精神抑郁、记忆力下降、四肢震颤等精神症状。

4. 生育与出生缺陷 叶酸是神经管缺陷（NTD）的一个保护因素，与叶酸代谢紧密联系的维生素 B_{12} 也是 NTD 的一个独立危险因素。维生素 B_{12} 缺乏也是妊娠早期流产、反复性流产的危险因素之一。在新生儿期，维生素 B_{12} 缺乏可严重损害神经系统的发育和功能，婴儿多表现为生长迟缓和神经系统的缺陷，而不是贫血。婴儿一旦发生维生素 B_{12} 缺乏，维生素 B_{12} 的低水平将会至少持续一年。即使早期纠正了维生素 B_{12} 缺乏，这些孩子仍可能表现为长期的神经、认知损害，包括易激惹、厌食、生长迟缓、发育倒退和智力低下。

5. 其他 维生素 B_{12} 缺乏可能增加一些癌症发生的机会。维生素 B_{12} 和骨密度可能相关，但不同的研究结论并不一致。

维生素 B_{12} 毒性相对较低，据报道每日口服大于 100μg，未见明显不良反应。

五、参考摄入量与食物来源

人体对维生素 B_{12} 的需要量极少，中国营养学会提出我国成人维生素 B_{12} 的 RNI 为 2.4μg/d，孕妇 RNI 应补加 2.48μg/d，乳母维生素 B_{12} 的 EAR 约需补加 0.63μg/d，RNI 应补加 0.756μg/d。我国居民膳食维生素 B_{12} 参考摄入量建议值见表 6-23。

表 6-23 中国居民维生素 B_{12} 参考摄入量（μg/d）

年龄（岁）/人群	EAR	RNI
0～	—	0.3（AI）
0.5～	—	0.6（AI）
1～	0.8	1.0
4～	1.0	1.2
7～	1.3	1.6
11～	1.8	2.1
14～	2.0	2.4
18～	2.0	2.4
孕妇	+0.4	+0.5
乳母	+0.6	+0.8

由于维生素 B_{12} 的合成几乎被细菌单独控制，所以只有被细菌发酵过的食物和有些动物组织中才能发现维生素 B_{12}，这些动物通过瘤胃或肠道微生物菌群吸收食物或粪便中的维生素 B_{12} 食物来源，见表 6-24。维生素 B_{12} 最丰富的食物来源是乳制品、肉、蛋、鱼和贝类。食物中主要的同效维生素是甲基钴胺素、腺苷钴胺酸和羟钴胺素。动物饲料中最丰富的维生素 B_{12} 来源是动物副产品，如肉和骨粉、鱼粉、乳清。

表 6-24 食物中维生素 B_{12} 的含量［μg/（100g 可食部）］

食物	含量	食物	含量	食物	含量
牛肝	87.0	蟹	3.3	龙虾	1.4
羊肝	81.1	鲑鱼	3.2	比目鱼	1.3
全谷	20.0	牛肉	2.8	鸡蛋	1.1
猪肝	26.0	金枪鱼	2.6	猪肉	0.9
鸡肝	16.8	羊肉	2.6	巧克力	0.8
沙丁鱼	9.0	鳕鱼	2.1	虾	0.7
牡蛎	8.7	鸡蛋黄	1.9	脱脂奶	0.5
鸭蛋	5.4	火鸡肉	1.7	全脂奶	0.4
青鱼	4.2	海鲈鱼	1.7	酸奶	0.4

续表

食物	含量	食物	含量	食物	含量
全脂奶粉	4.0	石斑鱼	1.6	鸭肉	0.4
乳酪	3.8	箭鱼	1.6	鸡肉	0.3

人乳中含有 260～300pmol/L 维生素 B_{12}，几乎全部结合到 R 蛋白上，在哺乳期开始的 12 周后含量下降一半。严格素食的女性，其乳汁中的维生素 B_{12} 水平远低于吃混合膳食的女性，而且其与素食者饮食的时间长短呈负相关。已观察到婴儿尿中 MMA 水平增高，显示母乳中的维生素 B_{12} 的浓度低于 360pmol/L 时，婴儿维生素 B_{12} 缺乏。

维生素 B_{12} 在结晶形态和水溶液中都很稳定。研究表明，在铁存在的情况下，大剂量的维生素 C 催化维生素 B_{12} 氧化成不易被利用的形式。

评价维生素 B_{12} 的生物利用度非常困难，但其在食物中的生物利用度一般看来比较适中。研究发现，蛋、肉和鱼中的维生素 B_{12} 25%～65%被吸收。如果摄入维生素 B_{12} 的量过高（＞2mg/d），超过了使肠主动转运机制饱和的量，则其生物利用度迅速下降，因为增加维生素 B_{12} 的肠道吸收依赖扩散进行，该过程的效率低于 1%。相应地，大约 1%的维生素 B_{12} 是从维生素 B_{12} 补充剂中吸收的。

第十二节　维 生 素 C

一、结构与性质

维生素 C 又称抗坏血酸（ascorbic acid），化学结构式见图 6-19，是一种含有 6 个碳原子的酸性多羟基化合物，自然界存在 L 型和 D 型两种，D 型无生物活性。维生素 C 为无色无味的片状晶体，易溶于水，稍溶于丙酮与低级醇类，不溶于脂溶性溶剂，0.5%的维生素 C 水溶液，即呈强酸性（pH＜3）。结晶维生素 C 稳定，其水溶液极易氧化，遇空气、热、光、碱性物质、氧化酶及微量、铁等重金属离子，可促进其氧化进程。

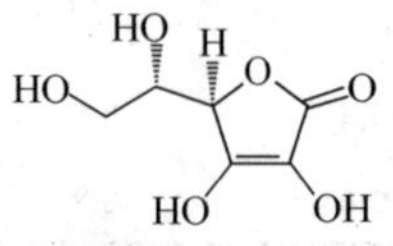

图 6-19　维生素 C 的化学结构式

食物中维生素 C 有还原型与氧化型之分，两者可通过氧化还原相互转变，均具生物活性。血浆中维生素 C 主要以还原形式存在，还原型和氧化型比为 15∶1，故测定还原型维生素 C 即可了解血中维生素 C 的水平。

二、生 理 功 能

维生素 C 是一种生物活性很强的物质，在体内具有多种生理功能。

（一）抗氧化作用

维生素 C 是机体内一种很强的抗氧化剂，可直接与氧化剂作用，使氧化型谷胱甘肽还原为还原型谷胱甘肽，从而发挥抗氧化作用。维生素 C 也可还原超氧化物、羟基、次氯酸及其他活性氧化剂，这类氧化剂可能影响 DNA 的转录或损伤 DNA、蛋白质或膜结构。

（二）作为羟化过程底物和酶的辅助因子

羟脯氨酸和羟赖氨酸是细胞间质胶原蛋白的重要组成成分，体内维生素 C 不足时，脯氨酸和赖氨酸的羟基化过程不能正常进行，影响胶原蛋白的合成，导致创伤愈合延缓，毛细血管壁脆性增加，引起不同程度出血。

（三）改善铁、钙和叶酸的利用

维生素 C 能使难以被吸收利用的三价铁还原成二价铁，促进肠道对铁的吸收，提高肝脏对铁的利用率，有助于治疗缺铁性贫血。维生素 C 可促进钙的吸收，在胃中形成一种酸性介质，防止不溶性钙络合物的生成及发生沉淀。维生素 C 可将叶酸还原成有生物活性的四氢叶酸，防止发生巨幼红细胞贫血。

（四）促进类固醇的代谢

维生素 C 参与类固醇的羟基化反应，促进代谢进行，如由胆固醇转变成胆酸、皮质激素及性激素，降低血清胆固醇，预防动脉粥样硬化的发生。

（五）清除自由基

维生素 C 是一种重要的自由基清除剂，它通过逐级供给电子而变成三脱氢抗坏血酸和脱氢抗坏血酸，以清除 O_2·和 OH·等自由基，发挥抗衰老作用。

（六）参与合成神经递质

维生素 C 充足时大脑中可产生两种神经递质——去甲肾上腺素和 5-羟色胺。如果维生素 C 缺乏，则神经递质的形成受阻。

（七）其他作用

维生素 C 能促进抗体形成，增加人体抵抗力，对于进入人体内的有毒物质如汞、铅、砷、苯及某些药物和细菌毒素，给予大量的维生素 C 可缓解其毒性。

三、代谢与转运

（一）维生素 C 的吸收和代谢

维生素 C 通过扩散或主动转运形式由肠道吸收进入血液循环。维生素 C 在吸收前被氧化成脱氢抗坏血酸，后者通过细胞膜的速度更快。脱氢抗坏血酸一旦进入小肠黏膜细胞或其他组织细胞，在其还原酶的作用下很快还原成维生素 C，在这种氧化还原反应中谷胱甘肽氧化成氧化型谷胱甘肽。胃酸缺乏时，维生素 C 的吸收减少。

维生素 C 在体内连续失去两个电子被氧化。先失去一个电子形成抗坏血酸自由基，此时，抗坏血酸自由基与抗坏血酸形成可逆的电化学复合物，但是经过进一步的不可逆氧化生成 L-脱氢抗坏血酸。脱氢抗坏血酸进一步不可逆性脱氢就生成 2，3-二酮-*L*-古洛糖酸，后者又经过脱羧反应生成 CO_2 和五碳化合物（木糖、木糖酸、来苏糖酸），或者通过氧化作用生成草酸和四碳化合物（如苏糖酸）。

维生素 C 的再生有三条途径：通过抗坏血酸-脱氢抗坏血酸氧化还原对的再循环；通过谷胱甘肽或二氢硫辛酸还原脱氢抗坏血酸；通过酶还原抗坏血酸。

（二）维生素 C 的组织分布

几乎所有组织都储存有维生素 C，包括那些没有抗坏血酸依赖酶的组织，见表 6-25。一些细胞（如外周单核白细胞）内维生素 C 的浓度可达几毫摩尔。机体的各种应激反应能使组织维生素 C 水平下降，而在那些具有自身合成维生素 C 能力的动物体内，应激反应可以刺激维生素 C 的合成。肾上腺中维生素 C 的浓度很高（牛体内可达 72～168mg/100g）；大约 1/3 的维生素以还原的形式储存在合成儿茶酚胺的腺体中，与新合成的皮质激素共同释放对抗应激反应。维生素 C 在脑组织中的浓度也比较高（5～28mg/100g）；维生素 C 含量丰富的区域也富含儿茶酚胺。不能合成维生素 C 的动物中，脑组织因饮食中维生素 C 缺乏而受的影响最小。眼组织中也含有相当浓度的维生素 C，其作用是保护蛋白质巯基不被氧化。血浆中维生素 C 水平要达到最高界值，则每天摄入的维生素 C 的量要超过 2g。白细胞和血浆有相同的浓度范围，而淋巴细胞、血小板、单核细胞和中性粒细胞中其浓度水平要低一些。血细胞里含有血液中大部分的维生素 C，所以白细胞中维生素 C 的含量具有特异的诊断价值，因为其维生素浓度可以反映组织中的维生素 C 水平。维生素 C 在体内的浓度不稳定，过多就会迅速排泄。在正常情况下，人类体内维生素 C 为 1.5～5g，主要储存在肝组织和肌肉组织中。

表 6-25 人体组织中抗坏血酸的浓度（mg/100g）

组织	抗坏血酸浓度
肾上腺	30～40
垂体	40～50
肝脏	10～16
胸腺	10～15
肺	7
肾脏	5～15
心脏	5～15
肌肉	3～4
脑	3～15
胰腺	10～15
晶状体	25～31
血浆	0.4～1

（三）维生素 C 的排泄

抗坏血酸盐可直接通过肾小球，然后在肾小管中通过渗透或载体介导作用被重吸收。每日摄取维生素 C 不到 100mg 的人体内，只有少数维生素 C 会通过泌尿系统排出体外，摄取量为 200mg/d 时，排泄的比例为 1/4。如果每天吸收超过 500mg（也就是说血液中维生素 C 的浓度超过 1.2～1.8mg/dl），那么多余的部分就以原型从泌尿系排出体外。因此体内维生素 C 的储存量不会超过这一界值。剂量超过 2g 时，非口服的维生素 C 排泄接近 100%。

脱氢抗坏血酸从血浆中滤过到肾小管中，然后又通过肾小管上皮细胞被重吸收。人类的维生素 C 主要是生成各种泌尿系统的代谢产物（大部分为抗坏血酸、脱氢抗坏血酸和二酮古洛糖酸，极少部分的草酸和抗坏血酸-硫酸盐）排出。

四、缺乏与过量

膳食摄入减少或机体需要增加又得不到及时补充时，可使体内维生素 C 储存减少，引起缺乏。若体内储存量低于 300mg，将出现缺乏症状，主要引起坏血病。临床表现如下。

（一）前驱症状

起病缓慢，一般为 4～7 个月。患者多有全身乏力、食欲减退。成人早期还有齿龈肿胀，间或有感染发炎。婴幼儿会出现生长迟缓、烦躁和消化不良。

（二）出血

全身点状出血，起初局限于毛囊周围及齿龈处，进一步发展可有皮下组织、肌肉、关节和腱鞘等处出血，甚至形成血肿或瘀斑。

（三）牙龈炎

牙龈可见出血、松肿，尤以牙龈尖端最为显著。

（四）骨质疏松

维生素 C 缺乏引起胶原蛋白合成障碍，骨有机质形成不良而导致骨质疏松。

维生素 C 毒性很低。但是一次口服 2～8g 时可能会出现腹泻、腹胀；有结石的患者，长期过量摄入可能增加尿中草酸盐的排泄，增加尿路结石的危险。

五、参考摄入量与食物来源

中国营养学会推荐的维生素 C 的 RNI 成年人为 100mg/d，孕妇和乳母的需要量相应的增加，UL 值为 2000mg/d。中国居民膳食维生素 C 参考摄入量见表 6-26。在高温、寒冷和缺氧条件下劳动或生活，经常接触铅、苯和汞的有毒作业工种的人群，某些疾病的患者，孕妇和乳母均应增加维生素 C 的摄入量。

表 6-26 中国居民膳食维生素 C 参考摄入量（mg/d）

年龄（岁）/人群	EAR	RNI	PI-NCD	UL
0～	—	40（AI）	—	—
0.5～	—	41（AI）	—	—
1～	35	40	—	400
4～	40	50	—	600
7～	55	65	—	1000
11～	75	90	—	1400
14～	85	100	—	1800
18～	85	100	200	2000
50～	85	100	200	2000
孕妇（早）	+0	+0	200	2000
孕妇（中）	+10	+15	200	2000
孕妇（晚）	+10	+15	200	2000
乳母	+40	+50	200	2000

维生素 C 广泛分布于植物和动物体内，大多数以抗坏血酸的形式存在（占 80%～90%），但也有少数以脱氢抗坏血酸的形式存在。由于其抗氧化的特性具有依赖性，所以随着食物储藏时间的延长，动植物体内维生素 C 的含量易发生变化。水果、蔬菜和组织器官（如肝脏和肾脏）一般含量最丰富；只有少数分布于肌肉组织中，见表 6-27。植物是利用碳水化合物合成 *L*-抗坏血酸的；植物的种子不含有维生素 C（如新鲜的茶叶、草莓、番石榴、

蔷薇果）。在日常生活中，橙子和其他水果都是很好的维生素 C 来源，因为它们一般都是直接食用而不用经过烹调处理，而烹调加工会破坏维生素 C。处理过的食物（如加工了的肉和一些饮料）也可能含有维生素 C 的类似物——异抗坏血酸，它被作为一种防腐剂，在体内的维生素 C 无生物活性，但它的存在可使血浆维生素 C 的检测分析中产生假阳性结果。

表 6-27　常见蔬菜与水果中维生素 C 的含量（mg/100g 可食部）

食物	含量	食物	含量
酸枣	900	白菜（脱水）	187
枣（鲜）	243	野苋菜（假苋菜）	153
辣椒（红，小）	144	大白菜（白梗）	47
苜蓿（草头，金菜花）	118	草莓	47
大蒜（脱水）	79	水萝卜（脆萝卜）	45
萝卜缨（白）	77	木瓜（番木瓜）	43
芥蓝（甘蓝菜）	76	荔枝	41
甜椒（灯笼椒，柿子椒）	72	蒜苗	35
芥菜（大叶，盖菜）	72	金橘（金枣）	35
番石榴	68	橙子	33
豌豆苗	67	柿子	30
辣椒（青，尖）	62	柑橘	28
中华猕猴桃	62	葡萄	25
菜花（花椰菜）	61	柠檬	22
苦瓜（凉瓜）	56	芦柑	19
红果（大山楂）	53	菠萝（凤梨）	18
西兰花（绿菜花）	51	苹果（红香蕉）	3

表 6-28　储存两天的食物中维生素 C 的损失量

食物	损失率（%）	
	4℃	20℃
豆类	33	53
花椰菜	8	26
莴苣	36	42
荷兰芹	13	70
豌豆	10	36
菠菜	32	80
菠菜（冬天）	7	22

大多数食物的维生素 C 含量在储藏的过程中会显著下降，因为经过几步反应，维生素 C 就会被破坏，见表 6-28。因为抗坏血酸易于氧化形成脱氢抗坏血酸，后者又因内酯环水解而不可逆地转化为 2，3-二酮古洛糖酸，该物质不再具有生物学活性。这些反应在氧分子和痕量金属离子的作用下即可发生，在加热或弱碱条件下反应会加强，维生素 C 暴露在植物组织中也可被植物中的氧化酶还原。因此，维生素 C 的丢失相当部分是发生在储存过程中，烹调过程中又损失大半。例如，储藏了 5 个月的土豆，其维生素 C 含量会下降 50%，储藏 8 个月则会下降达 65%。冬天储存的苹果和卷心菜维生素 C 会分别下降 50%和 40%，水煮等烹调手段会使其损失更多，

因为维生素 C 在水溶液中稳定性更差，如土豆在水煮过程中维生素 C 含量减少 40%。显然，快速加热的方法能保护维生素 C 不被氧化酶破坏。

食物中的维生素 C 和那些纯化的 L-抗坏血酸一样，在营养剂量（15～200mg）范围内表现出生物活性，超过此剂量生物活性会下降；当剂量超过 1000mg 时，生物效应会下降大约 50%。因为脱氢抗坏血酸通过代谢会转化成抗坏血酸（肠吸收和细胞转运后），所以在食物中这两种形式都表现出维生素 C 的活性。

第十三节 生 物 素

一、结构与性质

生物素（biotin），又称维生素 H，是由一个脲基环和一个带有戊酸侧链的噻吩环组成，化学结构式见图 6-20。生物素为无色无味的针状结晶，能溶于热水和乙醇，但不溶于有机溶剂。对热稳定，一般烹调损失不大，强碱和氧化剂可使其受到破坏。

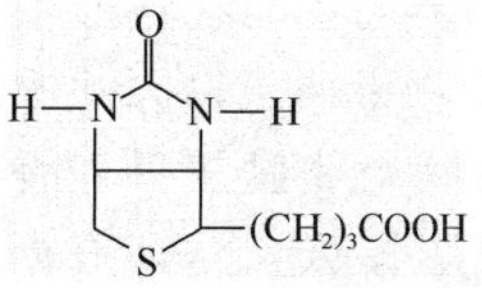

图 6-20 生物素的化学结构式

二、生 理 功 能

（一）构成视沉细胞内感光物质

生物素在体内氧化生成顺视黄醛和反视黄醛。人视网膜内有两种感光细胞，其中杆细胞对弱光敏感，与暗视觉有关，因为杆细胞内含有感光物质视紫物质，它是由视杆细胞和顺视黄醛构成。当生物素缺乏时，顺视黄醛得不到足够的补充，杆细胞不能合成足够的视紫细胞，从而出现夜盲症。

（二）维持上皮组织结构的完整和健全

生物素是维持机体上皮组织健全所必需的物质。生物素缺乏时，可引起黏膜与表皮的角化、增生和干燥，产生眼干燥症，严重时角膜角化增厚、发炎，甚至穿孔导致失明。皮脂腺及汗腺角化时，皮肤干燥，发生毛囊丘疹和毛发脱落。由于消化道、呼吸道和泌尿道上皮细胞组织不健全，易于感染。

（三）增强机体免疫反应和抵抗力

生物素能增强机体的免疫反应和感染的抵抗力，稳定正常组织的溶酶体膜，维持机体的体液免疫、细胞免疫并影响一系列细胞因子的分泌。大剂量可促进胸腺增生，如同免疫增强剂合用，可使免疫力增强。

（四）维持正常生长发育

生物素缺乏时，生殖功能衰退，骨骼生长不良，胚胎和幼儿生长发育受阻。

三、代谢与转运

生物素吸收的主要部位是小肠的近端，结肠也可吸收一部分。浓度低时，以主动转运形式吸收；浓度高时，则以简单扩散形式吸收。吸收的生物素经门静脉循环，运送至肝、肾内储存。生物素在细胞内的分布与生物素酶缺乏有关。抗生物素蛋白（avidin）是生蛋清中的一种糖蛋白，它能与生物素结合，使其不能在肠道中吸收，但加热处理后抗生物素蛋白被破坏，生物素能重新被利用。胃酸缺乏这可使生物素吸收减少。生物素主要经尿排出，乳汁也有生物素排出，但量较少。

四、缺乏与过量

在正常情况下，成人一般不会缺乏生物素。生物素的缺乏主要有以下原因：一是饮食习惯为经常生食或食用开水冲鸡蛋。二是长期服用抗生素，如磺胺类抗菌消炎药可以抑制肠道细菌合成生物素，当食物中生物素摄取不足时即会造成生物素缺乏病。三是长期全静脉营养而忽略在输液中加入生物素。四是长期服用苯妥英、苯巴比妥等抗惊厥药物，会导致生物素缺乏，因此服用抗惊厥类药物的患者，应加服生物素或多食含生物素的食物。

生物素缺乏早期表现有口腔周围皮炎、结膜炎、脱毛、舌乳头萎缩、黏膜变灰、皮肤干燥、麻木、精神沮丧、疲劳、肌肉痛，甚至出现共济失调等症状。生物素缺乏者会出现头发稀少、发色变浅的情况，个别严重者，可在 3～6 个月眉毛、睫毛、头发都脱光，称为“生物素缺乏脸”。

哺乳期的婴儿可能会发生生物素缺乏症，因为母乳中的生物素含量太少，不能满足婴儿的需要。最典型的症状是婴儿脱屑性红皮病和脂溢性皮炎，还可出现食欲减退、肌肉疼痛、贫血等现象，补充生物素后疗效显著。生物素的毒性较低，目前尚罕见生物素毒性反应的报道。

五、参考摄入量与食物来源

表 6-29　中国居民膳食生物素参考摄入量（μg/d）

年龄（岁）/人群	AI
0～	5
0.5～	9
1～	17
4～	20
7～	25
11～	35
14～	40
18～	40
50～	40
65～	40
80～	40
孕妇	+0
乳母	+10

由于缺乏足够的生物素摄入量、生理需要量、生物利用率和毒性等研究资料，难以制定 EAR，只能制定 AI。中国营养学会建议生物素成人 AI 值为 40μg/d，在目前膳食模式下，尚未发现生物素对人和动物的毒副作用，现有研究资料不足以制定生物素的 UL。中国居民生物素 DRIs 建议值见表 6-29。

生物素广泛存在于食品和饲料中，但含量非常低，见表 6-30。只有个别食品（蜂王浆和酿酒酵母）的生物素含量高。牛奶、肝脏、鸡蛋（蛋黄）和一些蔬菜是人类营养的生物素最重要的天然来源。生物素在食品中的含量变化很大，至少在谷物中可受植物品种、季节产量（胚乳与果皮比值）等因素影响，在人乳里，生物素的浓度范围为 30～70nmol/L。它几乎完全以游离形式存在于乳脂部分。大部分食物中生物素的形式是游离生物素和生物包素，后者是生物素与蛋白质赖氨酰残疾共价结合的产物。

表 6-30 常见食物中的生物素含量（mg/100g 可食部）

食物	含量	食物	含量
花生	107.9	甘蓝	9.8
葵花子	104.0	鸡蛋	9.4
榛子	90.1	猪舌	8.8
茶树菇（干）	86.5	芥蓝	8.7
猪肝	61.9	豌豆苗	8.7
咖啡豆	56.1	榴梿	8.5
牛肝菌（干）	55.2	松子（熟）	8.2
杏仁（熟）	49.0	桂圆（干）	7.8
乌鸡蛋	41.4	苦苣菜	7.6
辣椒	41.1	小麦粉	7.6
腐竹	39.4	豆腐（北）	7.2
麦麸	45.0	蟹	7.0
核桃	19.0	根芹	6.9
腰果（熟）	18.9	小米（黄）	6.9
燕麦片	15.2	荞麦	6.0
莜麦面	11.9	全脂牛奶	2.5
荞麦面	11.5	麦胚	2.0
豇豆	9.9	猪肉	2.9

生物素在氧化条件下是不稳定的，因此高温可使其破坏，同时存在脂类过氧化反应时更易破坏。因此，罐头食品和高热溶剂提取的饲料在生产过程中可导致生物素的大量破坏。使用抗氧化剂（如维生素 C、维生素 E、丁羟甲苯、丁基羟基苯甲醚）可减轻其破坏程度。

本 章 小 结

维生素（vitamin）是维持机体生命活动过程所必需的一类微量的低分子有机化合物。维生素的种类很多，化学结构各不相同，在生理上既不是构成各种组织的主要原料，也不是体内的能量来源，但它们却在机体物质和能量代谢过程中起着重要作用。根据维生素的溶解性可将其分为两大类，即脂溶性维生素和水溶性维生素。维生素缺乏的主要原因：膳食中吸收摄入不足，人体吸收利用率降低，维生素需要量增加及存在抗维生素物质。

复 习 题

1. 脂溶性维生素与水溶性维生素有何区别？
2. 维生素 A、维生素 D、维生素 E、维生素 K 主要生理功能是什么？
3. 成年人维生素 A、维生素 D、维生素 E、维生素 K 的参考摄入量分别是多少？

4. 请介绍维生素 A、维生素 D、维生素 E、维生素 K 的主要食物来源。

5. 列表小结 B 族维生素与辅酶的关系，并写出各维生素的主要生理功能和相应的缺乏症。

6. 维生素 C 缺乏的临床表现有哪些？

参 考 文 献

蔡威，邵玉芬. 2010. 现代营养学[M]. 上海：复旦大学出版社.

高倩，刘扬. 2012. 中国人群维生素 D 缺乏研究进展[J]. 中国公共卫生，28（12）：1670-1672.

葛可佑. 2004. 中国营养科学全书[M]. 北京：人民卫生出版社.

廖祥鹏，张增利，张红红，等. 2014. 维生素 D 学科组专家委员会维生素 D 与成年人骨骼健康应用指南（2014 年标准版）[J].中国骨质疏松杂志，20（9）：1011-1029.

孙长颢. 2012. 营养与食品卫生学[M]. 7 版. 北京：人民卫生出版社.

汪之顼. 2014. 维生素 A[J]. 营养学报，36（1）：8-12.

王卫平. 2013. 儿科学[M]. 8 版. 北京：人民卫生出版社.

小杰拉德·F，库姆斯. 2009. 维生素营养与健康基础[M]. 3 版. 北京：科学出版社.

杨月欣. 2012. 《中国食物成分表 2002》[M]. 2 版. 北京：北京医科大学出版社.

中国营养学会. 2013. 中国居民膳食营养素参考摄入量（2013 版）[M]. 北京：科学出版社.

Azzi A. 2007. Molecular mechanism of alpha-tocopherol action[J]. Free Radic Biol Med，43（1）：16-21.

Bowman BA，Ressell RM. 2008. 现代营养学[M]. 9 版. 荫士安，汪之顼，王茵等译.北京：人民卫生出版社.

Bozzetto S，Carraro S，Giordano G，et al. 2012. Asthma，allergy and respiratory infections：the vitamin D hypothesis[J]. Allergy，67：10-17.

Francis RM，Aspray TJ，Bowring CE，et al. 2015. National Osteoporosis Society practical clinical guideline on Vitamin D and bone health[J]. Maturitas，80（2）：119-121.

Gao LY，Ma L，Liu X. 2016. Research progress on the functions of vitamins in body[J]. Journal of Chinese Pharmaceutical Sciences，25（5）：325-341.

Maurice E，Shils MS. 2006. Modern Nutrition in Health and Disease[M]. Lippincott Williams & Wilkins.

Muller DP. 2010. Vitamin E and neurological function[J]. Mol Nutr Food Res，54（5）：710-718.

Rigotti A. 2007. Absorption，transport，and tissue delivery of vitamin E[J]. Mol Aspects Med，28（5-6）：423-436.

Traber MG，Atkinson J. 2007. Vitamin E，antioxidant and nothing more[J]. Free Radic Biol Med，43（1）：4-15.

Wojcik M，Burzynska-Pedziwiatr I，Wozniak LA. 2010. A review of natural and synthetic antioxidants important for health and longevity[J]. Curr Med Chem，17（28）：3262-3288.

Wong AYS，Chan EW，Chui CSL，et al. 2014. The phenomenon of micronutrient deficiency among children in China：a systematic review of the literature[J]. Public Health Nutr，17（11）：2605-2618.

Zingg JM. 2007. Vitamin E：an overview of major research directions[J]. Mol Aspects Med，28（5-6）：400-422.

（于 燕）

第七章　水和其他膳食成分

学习要求

掌握：水的生理功能；水的需要量和食物来源；膳食纤维的概念、生理作用；植物化学物的概念、分类、生理功能。

熟悉：水的平衡；水缺乏和水过量的表现；膳食纤维的分类。

了解：膳食纤维与预防慢性病之间的关系；植物化学物在防治疾病方面的作用及其机制。

核心概念

1. 膳食纤维（dietary fiber）：指 10 个和 10 个以上聚合度（degree of polymerization，DP）的碳水化合物聚合物，且该物质不能被人体小肠内的酶水解，并对人体具有健康效益。

2. 植物化学物（phytochemicals）：是指来自植物性食物中的生物活性物质，能够维持人体健康、调节生理功能和预防疾病。

第一节　水

水是人体含量最多的成分，也是人类赖以维持生命的最基本、最重要的物质。对人的生命而言，水比其他营养素更为重要，因为如果没有水的供给，人只能生存数日，而如果其他营养素缺乏，生命尚能维持数周甚至更长。

一、水在体内的分布

人体中的水主要分布于细胞内、细胞外及身体的固态支持组织中。存在于细胞内的水分称为细胞内液；细胞外液包括血液（血液的液体部分）、淋巴液、脑脊液和细胞周围、细胞之间的组织液等。细胞周围和细胞之间的组织液又称为细胞间液。在人体中，细胞内液及血液、淋巴液、脑脊液等细胞外液的体积是保持相对恒定的，细胞间液的体积可随着机体水分含量的变化而变化。细胞间液被认为是一个缓冲区，机体可通过细胞间液的缓冲作用来维持细胞内液和细胞外液体积的相对稳定。

表 7-1 显示的是机体各组织器官不同的水分含量，其中代谢活跃的肌肉和内脏细胞中的水分含量最高，而在不很活跃的组织或稳定的支持组织中水分含量则较低。

表 7-1　各组织器官的含水量（以重量计）

组织器官	水分（%）	组织器官	水分（%）
血液	83.0	心脏	79.2
肾脏	82.7	肺	79.0

续表

组织器官	水分（%）	组织器官	水分（%）
脑	74.8	皮肤	72.0
肠	74.5	肝脏	68.3
脾	75.8	骨骼	22.0
肌肉	75.6	脂肪组织	10.0

人体内所含的水分总量称作总体水含量。它会因年龄、性别和机体肌肉组织、脂肪组织比例的不同而存在着明显的个体差异。新生儿的总体水含量最多，随着年龄的增长，人体内总体水含量会逐渐下降（图 7-1）。肌肉组织丰富的人其体内的总体水含量比肌肉组织较少的人多，因为机体中肌肉组织中含水量较多，脂肪组织含水量较少。比较女性而言，男性的肌肉组织比例较大、脂肪组织较少，故男性体内总体水含量较女性多（图 7-1）。

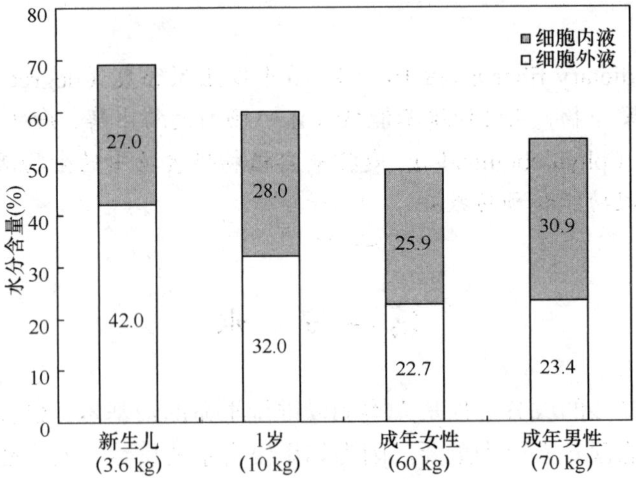

图 7-1 人体中的水分含量

二、水的生理功能

（一）构成细胞和体液的重要组成部分

成人体内水分含量约占体重的 65%，其中，血液中的含水量占人体总水含量的 80%以上，水还广泛分布在组织细胞内外，构成人体的内环境。

（二）作为溶媒，参与机体内新陈代谢

水的溶解性很强，并具有较大的电解力，营养物质的吸收与转运、代谢废物的排出都需要溶解在水中才能进行；水的流动性，可协助加速营养物质的运送和废物的排泄，使消化、吸收、代谢、分泌、排泄等新陈代谢和生理化学反应顺利进行。

具体而言，食物进入口腔后，与唾液混合，接着进入胃、小肠，胃液和肠液使食物与消化酶充分混合。消化后的营养素被吸收进入血液，血管内的水的流动性，可使营养素在血液中溶解并转运到全身各个组织器官。血液中的水也是转运许多机体合成的内源性化学物质如激素和抗体等的媒介。而代谢废物，如二氧化碳、尿素等同样也是溶解在血管内的

水中，被转运到肺或肾排出体外。存在于细胞间隙中的细胞间液，负责将营养素从毛细血管运送到细胞外膜，并协助营养素跨膜转运到细胞内液中；同样，细胞的代谢废物也是通过这条途径逆向转运到毛细血管中。而细胞内液则是将营养素再运送到需要的细胞结构中，以构成和维持细胞的正常功能。

（三）调节体温

水在机体体温调节方面也起着重要作用。水从液相蒸发变为气相是吸热反应，由于水的比热高于其他物质，吸收的热量较多，因此皮肤表面的水分蒸发，即排汗的方式，是人体最有效的散热方式。在37℃体温的条件下，蒸发1g水可带走2.4kJ的热量。在高温下，机体大量排汗，通过皮肤表面汗液的蒸发带走大量的热量，可有助于维持体温的恒定。

皮下脂肪组织可以减缓机体热量散发的速度，在寒冷的环境中有利于体温的维持，但在炎热的环境中则不利于机体热量的散发。机体热量散发的速度还会受到皮下血管和皮肤表面之间的距离及血液流量的影响。在体温升高时，皮下血管扩张，血流量增加，以加快热量散发；相反，当体温降低时，皮下血管收缩，减少热量散发。在炎热的环境中，肥胖的人会感到更加不适，因为肥胖的人皮下脂肪组织较厚，而且皮下血管距离皮肤表面较远。

（四）润滑作用

所有的液体都具有润滑的特性，可使固体物质之间的滑动更加容易。在人体关节、胸腹腔和胃肠道等部位，均存在一定量的水分，对关节、器官、组织和肌肉起着缓冲和润滑的保护作用。

三、水的平衡

人体内的水在不断进行着更新。体内水每天会通过尿液、汗液、呼出气体及粪便等方式排出体外，再通过饮水、食物等的摄入来补充这部分水分的丢失，以维持体内水平衡，也称为体液平衡。

水的摄入量和排出量每日维持在2500ml左右，体内水的来源包括饮水、食物中的水及内生水三部分（表7-2）。其中，内生水主要来源于蛋白质、脂肪和碳水化合物代谢时产生的水。每克蛋白质产生的代谢水为0.42ml，脂肪为1.07ml，碳水化合物为0.6ml。

体内水的排出以经肾脏为主，其次是经肺、皮肤和粪便排出。一般成人每日尿量为500～4000ml，最低量为300～500ml。皮肤是以出汗的形式排出体内的水，出汗分为非显性和显性两种，前者为不自觉出汗，很少通过汗腺活动产生；后者是汗腺活动的结果。一般成年人经非显性出汗排出的水量为300～500ml，婴幼儿体表面积相对较大，非显性失水也较多。显性出汗量与运动量、劳动强度、环境温度和湿度等因素有关。经肺和粪便排出水量的比例相对较小，但在特殊情况下，如高温、高原环境及胃肠道炎症引起的呕吐、腹泻时，可造成大量失水。

表 7-2 正常成人体内的水平衡

来源	摄入量（ml）	排出器官	排出量（ml）
饮水或饮料	1200	肾脏（尿液）	1500
食物	1000	皮肤（蒸发）	500
内生水	300	肺（呼气）	350
		大肠（粪便）	150
合计	2500	合计	2500

体内的水平衡（体液平衡）受神经系统的口渴中枢、垂体后叶分泌的抗利尿激素及肾脏调节。口渴中枢是调节体内水来源的重要环节，肾脏则是水分排出的主要器官，它通过排尿多少和对尿液的稀释和浓缩功能，发挥调节体内水平衡的作用。当机体水摄入不足，血浆渗透压过高时，可引起口渴中枢神经兴奋，激发饮水行为；也可致抗利尿激素的分泌，抗利尿激素通过改变肾脏远端小管和集合小管对水的通透性，增加水重吸收进入血液，减少水的排出，浓缩尿液。相反，如果水摄入过多，机体会抑制抗利尿激素的分泌，则排尿增加，以减少体内水量。

四、水缺乏与水过量

（一）水缺乏

水的摄入不足，或因腹泻、呕吐、排汗太多、发热等情况造成机体水的丢失太多时，均可引起体内失水亦称脱水。机体脱水的最初表现是口渴。当机体失去水分占体重的 1%左右时，除了有口渴感之外，还会伴有头痛、疲劳、心跳加快等。当失水量达到体重的 2%～4%时，为轻度脱水，人体会表现为口渴、食欲下降、尿少，尿呈深黄色，且会出现工作效率降低、体能下降、生理应激反应增加和体温调节受到干扰等现象。当失水量达到体重的 4%～8%时，为中度脱水，除上述症状之外，还可见皮肤干燥失去弹性、口舌干燥、全身乏力、尿量明显减少并伴有烦躁不安等现象。如果失水量超过体重的 8%，为重度脱水，将出现精神恍惚、神志不清等精神及神经系统异常，还可见高热、皮肤黏膜干燥等现象。若机体失水量达到体重的 10%时，除了表现出烦躁、全身无力、体温升高、血压下降、皮肤失去弹性等现象之外，甚至会危及生命。失水超过体重的 20%时，可以引起死亡。

因为在细胞内液和细胞外液中，除了水之外，还存在着像 Na^+、Ca^{2+}、Cl^-、HCO_3^-、HPO_4^{2-}等这样的电解质，因此在失水过程中，根据水与电解质丧失比例的不同，临床上常常将脱水分为三种类型。

1. 高渗性脱水 特点是以水的流失为主，电解质流失相对较少。常见于急性腹泻伴高热，多汗而饮水不足者，表现为不同程度的上述脱水现象。

2. 低渗性脱水 以电解质流失为主，水的流失较少。表现为丢失的盐多于水，细胞外液不仅容量减少，而且渗透压也低于细胞内液，因此细胞外液的水进入细胞内，导致循环血量下降、血浆蛋白质浓度增加，也可引起脑细胞水肿等。常见于长期禁盐而又反复使用利尿剂的患者，如慢性肾炎、慢性充血性心力衰竭的患者。

3. 等渗性脱水 此类脱水临床较为常见。它是体液中水和电解质丢失基本平衡，细胞内、外渗透压无较大差异。其特点是细胞外液减少，细胞内液一般不减少，血浆 Na^+浓度正常，兼有上述两型脱水的特点，有口渴和尿少的表现。常见于婴幼儿腹泻，急性胃肠炎、胃肠减压等大量丢失消化液的患者。

（二）水过量

由于机体中水的排出受中枢神经系统和肾排尿的调节，因此，一般情况下不会出现水中毒。但是在短时间内大量饮水，或水过量摄入而电解质摄入不足时，吸收的水分很快进入血液，可造成体内水分过多，细胞外液中电解质浓度下降，使细胞外的水大量进入细胞，造成细胞胀大或造成细胞内钾的丢失，引起水分过多症或水中毒。

人体内水分过多会造成乏力、肌肉痉挛、细胞外液体积下降等表现。大脑细胞发生水中毒会因脑细胞肿胀、脑组织水肿、颅内压增高而引起头痛、恶心、呕吐、记忆力减退，重者还可发生惊厥、昏迷等，严重者可引起呼吸衰竭而死亡。

任何原因造成的人体内水分增加超过正常水平的10%或以上时，都会表现为水肿。某些特定组织的局部水肿会引起多种损伤和疾病，特别是会影响到血液循环和淋巴引流。

五、水的需要量与来源

虽然水可以作为代谢的终产物在体内合成，但是由于机体每日会通过尿液、汗液等排出一部分水分，因此正常情况下，人体需要每日摄入一定量的水以维持体内的水平衡。

水的需要量受代谢、性别、年龄、身体活动水平、温度和膳食等因素的影响，故水的需要量个体差异会较大。而且同一个体在不同环境或生理条件下水的需要量也有差异。因此，水的人群推荐量并不完全等同于个体每日的需要量。目前，根据我国的一些饮水量相关研究的结果，中国居民膳食营养素参考摄入量（2013 版）建议的我国居民的总水摄入量和饮水量的适宜摄入量见表 7-3。其中，总水摄入量是指来源于食物中的水（食物水）和来源于普通水、各种饮料的水（饮水），两者合计构成人体水的摄入总量。

表 7-3　中国居民水适宜摄入量[a]（L/d）

年龄（岁）/人群	饮水量[a]		总摄入量[b]	
	男性	女性	男性	女性
0～	—		0.7[c]	
0.5～	—		—	
1～	—		1.3	
4～	0.8		1.6	
7～	1.0		1.8	
11～	1.3	1.1	2.3	2.0
14～	1.4	1.2	2.5	2.2
18～	1.7	1.5	3.0	2.7
孕妇（早）	—	+0.2	—	+0.3

续表

年龄（岁）/人群	饮水量[a]		总摄入量[b]	
	男性	女性	男性	女性
孕妇（中）	—	+0.2	—	+0.3
孕妇（晚）	—	+0.2	—	+0.3
乳母	—	+0.6	—	+1.1

注：a. 温和气候条件下，轻水平的身体活动（如果在高温或进行中等以上身体活动时，应适当增加水摄入量）；b. 总摄入量包括食物中的水及饮水中的水；c. 来自母乳。

一般情况下，人体的最低需水量是 1500ml。在高温或强体力劳动的条件下，应适当增加饮水量。婴幼儿由于单位体重的体表面积相对较大，而且体内含水百分比较高、新陈代谢速度快、肾功能发育尚不完全，因此婴幼儿单位体重需要的摄水量通常大于成人。某些膳食或疾病因素也是可以影响人体对水的需要量的，如高蛋白、低碳水化合物饮食可造成体内水丢失增加，使人体对水的需要量相应增加。

每日摄入的水来源于日常的饮水及食物水。其中，饮用水及各类饮料是水摄入的主要来源，提倡饮用白开水和茶水。虽然酒精饮料、咖啡也是水的来源之一，但是这些饮料具有利尿剂的作用，可促进水从肾脏排出。像果汁饮料这样的含糖饮料，不仅会导致水分的流失，还会破坏机体血糖的平衡，且所含能量也较高，所以建议不喝或少喝含糖饮料。还应注意的是人体胃对水的吸收速率是 800ml/h，如果每小时饮水量超过 800ml，则超出的部分将不能被吸收。食物水来自于主食、菜、零食和汤，包括食物本身含的水分和烹调过程中的水。常见含水分较多（≥80%）的食物主要有液态奶、豆浆、蔬菜类、水果类等（表 7-4），以及汤类和粥类。

表 7-4　部分食物中的水含量

食物名称	含水量（g/100g）	食物名称	含水量（g/100g）
小麦	10.0	馒头	43.9
稻米	13.3	米饭（蒸）	70.9
黄豆（大豆）	10.2	豆腐	82.8
马铃薯	79.8	胡萝卜	90.0
茄子	93.4	西红柿	94.4
柿子椒	93.0	油菜	95.6
蘑菇（鲜）	92.4	蘑菇（干）	13.7
苹果	85.9	西瓜	93.3
橙子	87.4	葡萄	88.7
香蕉	75.8	花生仁（干）	6.9
花生（鲜）	48.3	猪肝	70.7
猪肉	46.8	鱼肉	74.1
牛肉	72.8	鸡蛋	74.1
鸡	69.0	酸奶	84.7
液态奶	89.8		

第二节　膳 食 纤 维

虽然“膳食纤维”（dietary fiber）这一名词是由英国医生 Eban Hipsley 在 1953 年最先提出，但是人们对膳食纤维的研究则是开始于 20 世纪 70 年代 Denis Burkitt 和 Hugh Trowell 提出的“膳食纤维假说”，认为粗粮或富含膳食纤维的食物可以预防西方发达国家的许多常见病，如心血管疾病、结肠癌等。当时，Trowell 也提出了膳食纤维的定义：“Dietary fiber consistes of the remnants of edible plant cells，polysaccharides，lignin，and associated substances resistant to digestion by the alimentary enzymes of humans.”。但是，随着膳食纤维在预防人体疾病方面研究的广泛和深入，发现“膳食纤维”包含的成分的种类繁多，再加之现代科技和食品工业的高速发展，不断地研发出越来越多的具有类似膳食纤维性质的食品成分，使得最初被认可的膳食纤维的定义的局限性也越来越明显，因此有必要提出一个更为准确的定义。

2007 年，WHO/FAO 组织了膳食纤维工作组，经过近 3 年的讨论达成基本共识，2010 年报告发布了“膳食纤维”的定义为：膳食纤维是指 10 个和 10 个以上聚合度（degree of polymerization，DP）的碳水化合物聚合物，且该物质不能被人体小肠内的消化酶水解，并对人体具有健康效益。但是，我国食品标准 GB/Z 21922-2008 对膳食纤维的定义还包括 3～9 个 DP 的低聚糖。

一、膳食纤维的种类

（一）膳食纤维分类

膳食纤维包括一大类具有相似生理功能的物质。从化学结构和聚合度的角度，膳食纤维的种类可分为非淀粉类多糖，如纤维素、半纤维素、植物多糖（果胶、瓜尔胶等）、微生物多糖（黄原胶等）；抗性低聚糖，如低聚果糖、低聚半乳糖、其他抗性低聚糖；抗性淀粉（resistant starch，RS），如包括物理结构上的包埋淀粉（RS1）、天然淀粉颗粒（RS2）、回生直链淀粉（RS3）、化学（物理）改性淀粉（RS4）及木质素类等。从目前分析方法的角度来看，根据样品处理过程中所得到的不同组分，膳食纤维又可分为包括所有组分的总膳食纤维，以及不同溶解性的可溶性膳食纤维和不溶性膳食纤维。可溶性膳食纤维主要是植物细胞壁内的储存物质和分泌物、部分半纤维素、部分微生物多糖和合成类多糖，如果胶、魔芋多糖、瓜尔胶、阿拉伯胶等。不溶性膳食纤维，包括纤维素、不溶性半纤维素和木质素，还包括抗性淀粉、一些不可消化的寡糖、美拉德反应的产物、虾蟹等甲壳类动物表皮中所含的甲壳素、植物细胞壁的蜡质与角质和不被消化的细胞壁蛋白。但是，常见的膳食纤维是指如下的几类物质。

（二）常见的膳食纤维

1. 纤维素　是大多数植物细胞壁的主要成分，如水果、蔬菜及谷物中的膳食纤维大部分都是纤维素。纤维素是由葡萄糖单元组成，以 β-1,4 糖苷键的形式连接（图 7-2）。每个纤维素分子的葡萄糖单元可多达 10 000 个，它们以直链的形式紧密聚合而成。纤维素不溶于水，但具有吸水性。

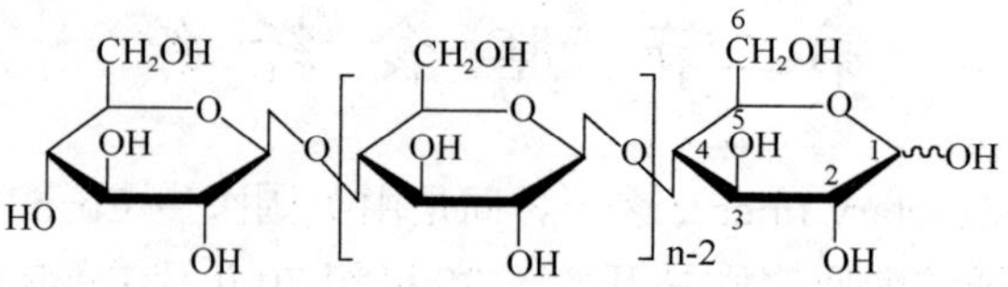

图 7-2　纤维素的结构

2. 半纤维素　也是蔬菜、水果、豆类和坚果植物细胞壁的主要组成成分。半纤维素的分子量比纤维素小得多，且是支链聚合物。其组成单位不仅有葡萄糖，还包括木糖、甘露糖、半乳糖、鼠李糖和阿拉伯糖。因此，根据主链和支链上所含糖的不同，可分为木聚糖、半乳聚糖、甘露聚糖和阿拉伯聚糖的多聚体。有的还含有半乳糖醛酸和葡萄糖醛酸。半纤维素可溶于水，谷物中可溶的半纤维素可形成黏稠的水溶液。在人的大肠中，半纤维素比纤维素易于被细菌分解。

3. 果胶和树胶　果胶主链上的糖基为半乳糖醛酸酯，典型的侧链为半乳糖和阿拉伯糖，也是水果、蔬菜细胞壁胞间层的主要成分（图 7-3）。树胶的化学结构因来源不同而有差异，主要成分是葡萄糖醛酸、半乳糖、阿拉伯糖及甘露糖等组成的多糖，存在于海藻、植物渗出液和种子中。果胶和树胶可溶于水，形成黏滞的水溶液，在食品加工中常作为增稠剂使用。

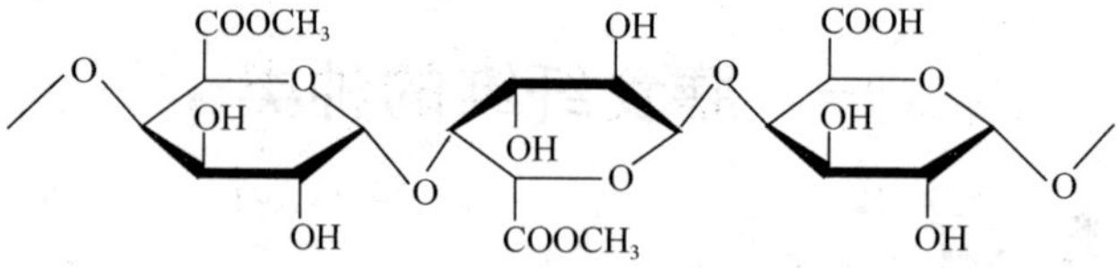

图 7-3　果胶的分子结构

4. 抗性淀粉　是人类小肠内不能吸收、在肠内被发酵的淀粉及其分解产物，也属于膳食纤维的一种。目前认为有四类抗性淀粉，包括①RS1：这类淀粉的颗粒被食物的一些成分包裹着，影响消化酶的直接接触，消化较慢，如全谷粒、部分碾碎的谷粒、种子、豆粒。②RS2：即生淀粉粒，如马铃薯、青香蕉所含的淀粉。RS2 只有糊化后才被 α-淀粉酶消化。③RS3：是糊化后在冷却或储存过程中引起结构变化的淀粉，难以被淀粉酶分解。④RS4：是根据需要对原淀粉进行变性处理所得到的淀粉。

5. 不可消化寡糖　具有生理调节作用的不可消化寡糖是由 3～9 个单糖聚合而成的短链多糖，存在于蔬菜、谷物和水果中。这些低聚糖可能由相同或不同的单体聚合，并经不同的键连接而成，如低聚果糖、低聚木糖、低聚异麦芽糖及大豆低聚糖等。不可消化寡糖大多溶于水，且不会形成黏滞的溶液。它们能被结肠益生菌作用，具有益生元的特性。

6. 木质素　不属于多糖的范畴，它的结构是苯基丙烷类的聚合物（图 7-4）。但是因为木质素与纤维素、半纤维素共同构成植物细胞壁，且在检测时不能将其排除，又不能被人体消化酶所消化，故将其也包括在膳食纤维之中。

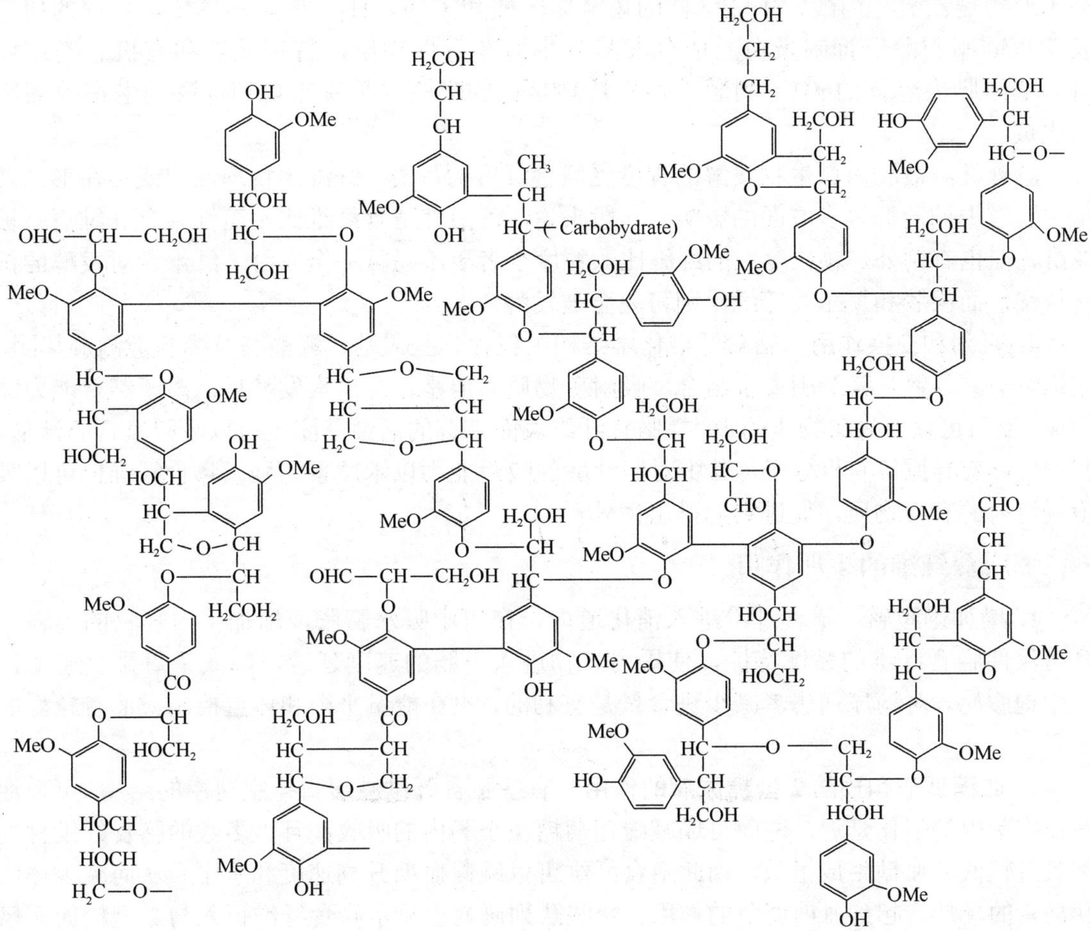

图 7-4　木质素的结构的一部分

二、膳食纤维的生理作用

（一）膳食纤维的特性

1. 持水性　膳食纤维的化学结构中含有许多亲水基团，因此具有很强的吸水膨胀的能力。不同种类的膳食纤维的持水作用是不同的，可溶性膳食纤维比不溶性膳食纤维的持水性强。不溶性膳食纤维的吸水膨胀可增加人体肠道不能被消化的食物残渣的体积，加速排便，缩短直肠内有害化学物存留时间。可溶性膳食纤维吸水后，重量能增加到原自身重量的 30 倍，并能形成溶胶和凝胶，而体现出下述膳食纤维黏性的特性。

2. 黏性　一些水溶性膳食纤维，包括果胶、树胶、海藻多糖、混合键的 β-葡聚糖等吸水后，形成高黏度的溶液，具有很强的黏滞性。可溶性膳食纤维的黏性和凝胶性可增强胃肠中内容物的黏度，延缓胃中食糜的排空速度，引起饱腹感，也可延缓和降低葡萄糖、胆汁酸和胆固醇等物质的吸收。不溶性膳食纤维其溶解性和黏性均不如水溶性膳食纤维。

3. 发酵特性　膳食纤维能被肠内微生物不同程度地发酵分解，可改变肠道中寄生菌群的组成，尤其是可促进双歧菌和乳酸杆菌的生长。膳食纤维经大肠菌群分解，最后的终末产物是乙酸、丙酸、丁酸这样的短链脂肪酸和 CO_2、H_2、甲烷等气体。目前的研究表明短链脂肪酸能抑制蛋白质成分发酵产生潜在毒性物质，特别是氨和有机胺类；还可降低结肠内容物的 pH，刺激矿物质特别是钙的吸收，抑制来自胆汁酸的潜在致癌物的生成。

膳食纤维被肠内微生物发酵的程度受膳食纤维的种类、纤维的物理性状或存在形式及宿主肠道中的菌群等多方面的影响。一般来说，可溶性膳食纤维比不溶性膳食纤维更易被发酵，但也有例外，颗粒度大的纤维比颗粒度小者更不易被完全发酵。纤维素对发酵的抗性很强，而果胶和瓜尔胶等纤维则可完全被发酵。

4. 吸附和交换作用 膳食纤维化学结构中包含一些羧基、醛酸基及羟基类侧链基团，它们可与钙、锌、镁等阳离子结合，吸附矿物质。但是，纤维素发酵后，离子结合能力即消失，反而可以促进矿物质的吸收。膳食纤维表面带有的活性基团还可以吸附螯合胆汁酸、胆固醇、变异原等有机分子，其中对胆汁酸的吸附能力以木质素为强。膳食纤维也可以吸附肠道内的有毒物质，促进它们排出体外。

（二）膳食纤维的生理作用

1. 增加饱腹感 膳食纤维进入消化道内，在胃中吸水膨胀，增加胃内容物的容积，且可溶性膳食纤维的黏性特性，使胃内容物进入小肠的速度延缓，降低了胃排空速率，产生饱腹感，对糖尿病患者减少进食量是有利的，也在能量平衡和体重控制方面有较好的作用。

2. 血糖调节和预防 2 型糖尿病的作用 有些膳食纤维减缓胃排空速率的结局，可致淀粉在小肠内的消化延迟，进而可以减缓葡萄糖在小肠内的吸收；且大多数的膳食纤维种类都具有较低的血糖生成指数，因此膳食纤维可以减慢血糖升高速度和水平，从而减少体内胰岛素的释放，起到血糖调节的作用。一些队列研究也显示膳食纤维摄入与 2 型糖尿病风险呈负相关。

3. 降低血浆胆固醇浓度 目前的研究表明胰岛素可刺激肝脏合成胆固醇。膳食纤维减少体内胰岛素的释放，可以使血浆胆固醇水平受到影响。而且有些膳食纤维的黏性特性，可吸附肠道中的胆汁酸、脂肪和胆固醇等，使其吸收率下降，也可达到降低血浆胆固醇、预防脂代谢紊乱的作用。

4. 改变肠道菌群 不能被消化酶消化而进入到大肠的膳食纤维能部分地、选择性地被肠内细菌分解与发酵，所产生的短链脂肪酸降低了肠道的 pH，从而改变肠内微生物菌群的构成与代谢，诱导益生菌如双歧杆菌、乳酸菌大量繁殖，抑制有害菌群的活性或生长。其中，短链脂肪酸，尤其是丁酸盐，还具有抑制促炎性细胞因子的活性的作用，刺激淋巴细胞活化和抑制细胞增殖，表现出膳食纤维的肠道屏障功能和一定的免疫作用。

5. 促进排便 在人体的结直肠部位，不溶性膳食纤维组成肠内容的核心，由于其吸水性可促进粪便膨胀，增加粪便重量，以机械刺激使肠壁蠕动；还可被结肠细菌发酵产生短链脂肪酸和气体，以化学刺激肠黏膜，从而促进粪便排泄，缓解便秘。

6. 影响矿物质的吸收 不溶性的膳食纤维与植酸或其他螯合剂等结合，可影响钙、镁、铁等矿物质的吸收，特别是大量摄入不溶性膳食纤维，其吸附作用可使矿物质随粪便排出。但是在正常的摄入水平下，部分膳食纤维的结肠发酵可增加矿物质的吸收，如水溶性膳食纤维类对钙、镁和铁吸收具有促进作用。

三、膳食纤维与疾病

近年来，关于膳食纤维与疾病的关系的研究，已经有了较深入的认识，证实膳食纤维与胆结石、憩室病、结肠直肠癌、肥胖、高血压、心血管疾病、糖尿病、便秘等许多疾病关系密切。

（一）膳食纤维与胃肠道疾病

由于食物的精细加工和生活习惯改变，现代人的肠道健康状况不断下降，肠道疾病的发病率不断增加。肠道疾病的发生多与有毒有害代谢产物在肠道内过久滞留，引起肠道环境改变恶化，进而损伤肠道细胞并引发各类炎症有关。膳食纤维具有促进排便，清除肠道内的有毒有害物质，以及促进肠内有益菌生长的功效，因此，在维持胃肠道健康方面具有重要的作用。

1. 便秘　是消化系统常见的病症之一，多见排便反射失常或阻塞引起的直肠性便秘和结肠蠕动缓慢引起的结肠性便秘。膳食纤维在预防便秘中的主要机制是通过其吸水膨胀，增加粪便的体积和柔软度，从而刺激胃肠道的蠕动，加快肠道运动频率，促进排便，以达到维持正常的排便习惯、预防便秘的效果。一些临床的干预实验也显示出便秘儿童、老年人在增加膳食纤维摄入后，粪便体积增加、结肠传输时间显著降低，排便次数增加，缓解了便秘，改善了排便习惯。

2. 腹泻　与膳食纤维改善便秘的作用相反，部分膳食纤维还具有改善腹泻的作用。其作用机制是膳食纤维酵解产生的短链脂肪酸，可促进结肠对水合 Na^+的吸收，从而减少粪便的含水量，降低粪便的湿度，减轻腹泻症状。此外，产生的短链脂肪酸还可降低肠道 pH，改善肠道益生菌群的生长环境，使双歧杆菌等有益菌数量增加，同时抑制大肠杆菌、链球菌及腐败菌的生长，改善肠道环境，对缓解腹泻也有一定的作用。腹泻也是重症患者在接受肠内营养支持期间出现的一种常见并发症。多项研究证实，在重症患者应用肠内营养时添加膳食纤维，可明显改善肠道功能，保护肠黏膜屏障，治疗便秘、腹泻、减少肠道菌群易位等，其中改善腹泻作用尤为明显。

3. 肠易激综合征（irritable bowel syndrome，IBS）　是临床常见的功能性肠病，表现为与粪便性状和（或）排便频率改变相关的反复发作的腹痛或腹部不适，排便后改善。目前 IBS 的发病机制尚不明确，其病因之一可能是肠道菌群失调引起肠道动力异常、肠道反应过敏、肠道持续低度炎症反应等。膳食纤维有助于维持和修复肠道的生态环境，因而在一定程度上可以改善 IBS 患者的症状表现。但目前对此作用尚无明确结论。多数研究认为不溶性膳食纤维对 IBS 症状无益，可溶性膳食纤维对其有一定的作用，且主要用于便秘型 IBS 患者。

4. 炎性肠道疾病　炎症性肠病（inflammatory bowel disease，IBD）包括溃疡性结肠炎（ulcerative colitis，UC）和克罗恩病（Crohn’s disease，CD），属于慢性非特异性炎性肠道疾病，病变多累及结肠和直肠，临床上表现为腹泻、腹痛、黏液脓血便等。目前，膳食纤维在炎性肠道疾病中的作用也尚具有争议，大多数的干预实验结果倾向于膳食纤维在控制 IBD 发生和复发中可能起到辅助治疗的作用，因为膳食纤维在肠道的酵解产物——短链脂肪酸能够抑制炎症因子和肠道炎症反应，起到保护肠黏膜及增强结肠黏膜的防御屏障作用。

5. 憩室病 膳食纤维增加粪便的体积，吸收水分，可降低粪便的硬度和黏度，对防治憩室病有一定的好处。

（二）膳食纤维与癌症

1. 膳食纤维与肠癌的关系 自1971年Burkitt第一次提出膳食纤维具有预防大肠癌的保护作用以来，膳食纤维与人类健康的关系日益受到人们的重视。大量的研究证明膳食纤维与结肠直肠癌的发生密切相关，蔬菜、水果摄入量与大肠癌危险因素呈负相关，精制谷物则呈正相关。Aune等对25项前瞻性研究及BEN等对20项研究进行综合分析的结果均表明膳食纤维的摄入与结肠直肠癌呈负相关，增加膳食纤维摄入可以降低患结肠直肠癌的风险，但是不同来源的膳食纤维对结直肠癌的作用不一，这两个研究都支持全谷物膳食纤维对结直肠癌的预防保护作用。

目前认为膳食纤维预防肠癌的机制可能为：①增加了粪便重量，缩短了粪便在大肠内存留的时间，稀释了致癌物，也减少了致癌物与结直肠接触的机会。②减少次生胆汁酸的产生，胆汁中的胆酸和鹅胆酸可被细菌代谢为次生胆汁酸和脱氧胆酸，这两者都是致癌剂和致突变剂；膳食纤维可以黏附胆酸和次生胆汁酸，将其排出体外。③膳食纤维被细菌分解产生的短链脂肪酸降低了结肠内容物的 pH，抑制腐生菌的生长和致癌物的产生。④膳食纤维被细菌分解产生的丁酸，可通过抑制肿瘤细胞分化并诱导其凋亡、抑制癌变结肠黏膜细胞增殖、诱导谷胱甘肽转化酶合成、抑制诱变物潜在毒性而发挥着抗癌作用。⑤不溶性膳食纤维本身携带有其他生物活性物质，如植酸、阿魏酸等，它们对癌症的形成有抑制作用。

2. 膳食纤维与乳腺癌 国外的研究表明膳食纤维的摄入量与乳腺癌的患病风险呈负相关，且如果每天多摄入10g膳食纤维，能使患乳腺癌的发病风险降低7%。Aune等对不同来源及不同类型的膳食纤维对乳腺癌的影响进行分层分析的结果提示只有可溶性膳食纤维对女性乳腺癌有预防作用，其他来源和类型的膳食纤维对乳腺癌的影响均无统计学意义。膳食纤维预防乳腺癌的可能机制是膳食纤维可以抑制雌激素在肠道的吸收和分泌，同时增加雌激素在粪便中的排泄而减少了雌激素的重吸收。

3. 膳食纤维与子宫内膜癌 子宫内膜癌是女性生殖系统常见的恶性肿瘤，目前的研究发现膳食纤维的摄入量与子宫内膜癌的患病风险呈负相关。作用机制可能是膳食纤维的摄入导致肠道运转时间减缓，减少胆汁酸的重吸收，加速胆固醇分解，从而减少内源性雌激素的合成，进而达到了预防子宫内膜癌的目的。

（三）膳食纤维与肥胖

近年来，肥胖和超重已经被认为是一项严重的公共卫生问题，因为肥胖是高血压、冠心病、糖尿病、高脂血症等疾病的最常见的诱发因素，还可以增加人们患恶性肿瘤的概率，因此，保持理想体重是控制这些常见慢性病的重要手段之一。肥胖是由于人体进食的热能多于消耗的能量，多余的能量就以脂肪的形式储存于体内，而致体内脂肪堆积过多和（或）分布异常，体重增加。诸多的人体和动物研究表明，合理的膳食纤维摄入具有减少体内脂肪、控制体重、预防和治疗肥胖的作用。

其机制被认为可能是：①膳食纤维吸水膨胀，增加胃内容物的容积，减缓胃排空速度，延缓胃中内容物进入小肠，产生饱腹感，可以减少食物的摄入。②有研究表明，便秘是肥胖发生的危险因素之一。膳食纤维的摄入可以刺激肠道运动，减少结肠通过时间，增加粪便重量，增加排便次数，有效地预防和改善便秘，从而降低肥胖的发生风险。③膳食纤维可以降低小肠吸收率，阻碍脂肪、胆固醇的吸收，减少体内胆固醇、低密度脂蛋白水平和体脂肪含量，也可以促进胆汁酸的排泄，使血液中的胆固醇被用于制造胆酸，继而降低血液中胆固醇水平。④膳食纤维形成的黏性食物团可以阻碍淀粉和蛋白质等营养素的消化和吸收，从而可以控制血糖的升高，且膳食纤维是一种低血糖生成指数饮食，对控制血糖、改善胰岛素抵抗、降低体脂含量有积极作用。⑤近年来越来越多的研究者开始关注肥胖症患者肠道内的菌群变化，膳食纤维被肠内有益菌酵解产生短链脂肪酸后，可调节肠道 pH，改善有益菌的繁殖环境，调节肠道菌群，纠正肥胖者肠道微生态的紊乱，促进体重的减轻。

（四）膳食纤维与糖尿病

2 型糖尿病目前已成为危害人类健康的重大公共卫生问题，如何预防糖尿病的发生、防止其并发症及改善预后，也成为全球关注的热点。研究表明，膳食纤维的摄入量与糖尿病的发病率呈负相关，增加膳食纤维的摄入，可以降低糖尿病患者的空腹血糖和糖化血红蛋白（HbAlc）水平，从而预防和改善 2 型糖尿病。

妊娠糖尿病（gestational diabetes mellitus，GDM）是一种多发于妊娠中晚期的高危妊娠疾病，是围产期多种并发症的主要诱因之一。临床研究表明，饮食控制是 GDM 治疗过程中的基础治疗，高膳食纤维营养食谱对治疗 GDM 有较好的疗效，且能降低 GDM 患者产后糖尿病的患病风险。

膳食纤维降低血糖的机制主要是：①增加肠内容物黏度，延缓葡萄糖的吸收，可抑制血糖的上升，使餐后血糖曲线变平，改善糖耐量；②束缚吸附葡萄糖，降低肠内葡萄糖的有效浓度；③影响淀粉酶对淀粉的降解作用，延长酶解时间，降低肠内葡萄糖的释放速度；④膳食纤维在肠道发酵过程中产生的短链脂肪酸可以增强胰岛素敏感性，还可以激活肠促胰岛素分泌，改善机体胰岛素抵抗，从而达到降血糖的作用；⑤可以减少过食或摄入脂肪过高的食物，从而降低患者体重，有利于维持适宜的体重。

许多研究证实的是，水溶性膳食纤维具有显著的降低血糖的作用，而不溶性膳食纤维多无此作用。

（五）膳食纤维与心血管疾病

目前，心血管疾病已经成为引起我国居民死亡的主要原因。流行病学调查的结果表明膳食纤维摄入对降低男性及女性冠心病的发生率均有显著的效果。Threapleton 等对 22 个队列研究进行 Meta 分析的结果发现，谷物和蔬菜来源的总膳食纤维或不可溶性膳食纤维与心血管疾病和冠心病呈负相关，而水果来源的食物中仅仅是总膳食纤维与心血管疾病呈负相关。

膳食纤维降低心血管疾病和冠心病的发病风险的作用机制可能与其降血脂、降血压作用有关。膳食纤维对于血脂的调节作用机制，主要是通过膳食纤维黏附肠腔内的胆汁酸，形成胶团后随粪便排出体外，减少了机体的重吸收量，降低了血浆胆固醇水平、改善了肝脏脂质代谢，从而有效地维持机体血脂水平保持在较合理的状态。

大量的观察性和实验性研究还发现，膳食纤维的摄入有利于改善血压，这可能归结于膳食纤维可降低食盐的吸收，以及膳食纤维的阳离子交换功能，可促使 Na^+、K^+通过粪便排出，而起到降低血压的作用。

（六）膳食纤维与脑卒中

脑卒中被认为是危害人体健康的三大杀手之一，具有高发病率、高死亡率、高致残率的特点。Chen 等对 6 项前瞻性队列研究进行的 Meta 分析的结果显示，膳食纤维的摄入与脑卒中之间呈负相关。若按照性别进行分层分析提示，膳食纤维对女性脑卒中有保护作用，而对男性的保护作用无统计学意义；若将脑卒中按缺血性和出血性进行分层分析，结果提示，增加膳食纤维的摄入量对预防缺血性脑卒中有预防作用，而对出血性脑卒中的作用无统计学意义。

因为脑卒中是高血压的主要并发症，所以膳食纤维预防脑卒中的机制被考虑主要是由膳食纤维可以降低收缩压和舒张压，改善血压所致；另一方面也可能是由于膳食纤维降低了血脂和增强了胰岛素的敏感性。

虽然目前膳食纤维与脑卒中风险相关性的研究有很多，但是研究结论尚不统一，膳食纤维与脑卒中之间的关系仍不明确，还有待于更多的前瞻性队列研究和相关临床研究做进一步的分析和论证。

四、膳食纤维的缺乏与过量

膳食纤维过多过少都对机体产生明显的影响。膳食纤维摄入量过少，容易引起便秘和肠道功能紊乱；当摄入量过多时，容易产生胃肠充盈和不舒服的感觉。

（一）摄入过少

短期膳食纤维摄入过低或无膳食纤维的膳食，可引起便秘；若长期缺少蔬菜和全谷物的摄入，同时摄入过多高蛋白、高脂肪食物将增加心血管疾病、肠道疾病、2 型糖尿病发生的风险。而青少年长期低膳食纤维（15g/d）摄入，将导致 40 岁以后发生慢性病的风险性增加数倍。日常生活中除了手术和疾病的情况之外，长期“过低”膳食纤维摄入的人群并不常见，但是摄入量低或边缘缺乏还是比较普遍的。

（二）摄入过量

过量摄入膳食纤维而引起的不适症状或疾病的发生率并不高，但是在以非加工的植物性食物为主的情况下，也有发生，常表现为：

1. 胃肠不适　当膳食纤维摄入量过多时（75～80g/d），会引起胃肠胀气和腹胀。对某些肠易激综合征患者、儿童和老人更是如此。不同种类的膳食纤维引起胃肠不适的摄入量是不同的，如葡聚糖、抗性糊精的胃肠耐受性相对较好，即使是单次剂量高达 50g/d 和 90g/d 都未见副作用，且可以被较好地接受。有报道还认为长期大量膳食纤维的摄入会有导致胃癌发生的可能。

2. 对其他营养素的影响　含有大量膳食纤维的食物因体积庞大且能量和营养素密度较低，可致使能量和营养素很难得到充足的摄入，因此非常不适合食欲较差的儿童和老人食用。除此之外，膳食纤维的摄入过量对营养素的影响还包括，可减少脂肪、糖类、脂溶性维生素的吸收利用，也可降低某些矿物质在小肠的吸收等。

五、膳食纤维的适宜摄入量与食物来源

膳食纤维推荐摄入量的研究相对较少。一般对于膳食纤维的推荐量有两种方法来评估，一是根据健康人的膳食调查来推算适宜摄入量；二是根据人群实验和观察实验，如膳食纤维与肠道的相关指标来确定摄入量。

我国居民膳食营养素参考摄入量（2013 版）建议我国成人（19～50 岁）膳食纤维的适宜摄入量为 25～30g/d，并鼓励每日至少全天谷物的 1/3 为全谷物食物，蔬菜水果摄入至少达到 500g 以上。从膳食能量密度和营养需求考虑，儿童膳食纤维摄入量应适当减少。按照成人平均 25～30g/2000kcal 计算，即 12.5～15.0g/1000kcal。14 岁以下儿童适量下调可根据 10g/1000kcal（2.4mg/MJ）能量计算。婴幼儿伴随辅食添加，膳食纤维的摄入量应从 6～12 个月龄开始逐步提高，到 12 个月龄以后，建议达到 10g/1000kcal（2.4g/MJ）。

全谷类、豆类、水果、蔬菜和薯类是膳食纤维的主要来源，坚果和种子中的膳食纤维含量也很高。全谷物食物中主要的膳食纤维都来源于谷皮。燕麦和大麦中水溶性、黏性的多聚糖、β-葡聚糖、果胶含量很高，且谷类中的纤维素、半纤维素、低聚糖等膳食纤维常常同时存在，而精加工的谷类食物则含量较少。

第三节　植物化学物

食物中除了含有蛋白质、脂类、碳水化合物、矿物质、维生素等多种营养素之外，还含有许多在维持人体健康、调节生理功能和预防疾病方面发挥重要作用的其他物质。

大量流行病学调查研究表明，蔬菜、水果的摄入量与心脑血管疾病、肿瘤等慢性病的发病率、死亡率呈负相关，但是，蔬菜、水果成分复杂，何种成分起主要作用一直是颇有争议的问题。由于自由基造成的氧化应激损伤在慢性病的发生发展过程中起着重要作用，所以早期一些学者推测蔬菜、水果中所含有的抗氧化营养素，如 β-胡萝卜素、维生素 C、维生素 E 可能是其主要的功能因子。可是，随后采用这些维生素进行干预试验并没有得到预期的结果。因此，人们开始将目光转向蔬菜、水果等植物性食物中的非营养素成分——植物化学物。

一、概　　述

植物化学物，英文名称为 phytochemicals，其中“phyto”是“植物”的希腊语，“chemicals”是“化学物质”，故植物化学物是指来自植物性食物中的生物活性物质。

植物体内存在着种类繁多的化学物质，根据其代谢的产生过程可将代谢产物分为初级代谢产物（primary metabolites）和次级代谢产物（secondary metabolites）。植物中的初级代谢产物，一般是植物的营养物质，主要包括蛋白质、脂肪和碳水化合物，其主要作用是进行维持生命的最基本的能量代谢和参与结构物质的转化。次级代谢产物是由植物中的糖类、脂肪和氨基酸等有机物代谢衍生出来的多种低分子量的末端产物，是通过降解或合成产生，且不再对代谢过程起作用的化合物。这些产物除个别是维生素的前体物质（如 β-胡萝卜素）外，其余均为非传统营养素成分。营养学上的植物化学物的本质即为一些植物

的次级代谢产物。一般来说，这些次级代谢产物是生物进化过程中植物为了维持其与周围环境相互作用而产生的生物活性物质，这些生物活性物质可以保护植物本身不受杂草、昆虫及微生物的侵害；或可以作为植物色素，吸引昆虫和动物前来传粉和传播种子，从而维系植物与其生长环境之间的相互作用；或可以作为植物激素以调节生长发育等。值得注意的是，不同植物性食物中存在的植物化学物的种类和数量不同，不同种类的植物化学物的生物活性也不尽相同。而且，与植物初级代谢产物相比，植物性食物中这些次级代谢产物的种类众多，但是含量微乎其微。

虽然，我国传统医学的"药食同源"理论，以及世界上很多国家都有使用可食用药用植物用于疾病的发生、发展和预防方面的经验，均提示在食物中可能存在着某些对人类健康有促进作用的物质，但是针对植物化学物的研究的时间还不是很长。相反，早期一些研究的观点认为，有些物质，如存在于马铃薯和西红柿中的配糖碱（glycoal-kaloids）、存在于木薯中的氰苷等属于天然毒素，对人体的健康有害；此外，植物化学物对一些矿物质的吸收呈现出抑制的作用，故并未对其生物学作用进行深入的研究。直到20世纪50年代，Winter等提出植物次级代谢产物对人类有药理学作用，随后的研究不断发现植物化学物在防治人类慢性病的过程中可能具有重要作用。人们意识到植物化学物对健康具有有益和有害的双重作用。

二、植物化学物的分类

植物化学物的种类繁多，目前被分离鉴定的物质已逾 10 万种，通常根据它们的化学结构或者功能特点来进行分类。其中几种摄入量较高的主要的植物化学物见表 7-5。

表 7-5　常见植物化学物的种类及食物来源

植物化学物分类	代表化合物	食物来源
类胡萝卜素	胡萝卜素、番茄红素、玉米黄素	红色、黄色蔬菜和水果
酚类化合物		
酚酸类	原儿茶酸、绿原酸	蔬菜、水果及整粒的谷物
类黄酮	黄酮、花色苷	蔬菜、水果、茶、红酒
二苯乙烯类	白藜芦醇	葡萄属植物
植物雌激素	异黄酮、木酚素	大豆、大豆制品、亚麻种籽、葛根
植物固醇	β-谷固醇、豆固醇	豆类、坚果、植物油
含硫化合物	烯丙基硫化物	大蒜、洋葱等
萜类化合物	单萜、倍半萜、二萜、三萜	柑橘类水果、薄荷、芹菜等
皂苷	甾体皂苷、三萜皂苷	豆科植物
芥子油苷	异硫氰酸盐	十字花科蔬菜
蛋白酶抑制剂	丝氨酸蛋白酶抑制剂 半胱氨酸蛋白酶抑制剂	所有植物，特别是豆类和谷类
植酸	肌醇六磷酸	谷物、粮食作物

（一）类胡萝卜素

类胡萝卜素（carotenoids）是水果和蔬菜中广泛存在的植物次级代谢产物，它们的主要功能之一是使植物显示出红色或黄色。目前已有600多种类胡萝卜素得到了分离和鉴定，其结构以含有多个共轭双键为主要特征，常见的有*α*、*β*-胡萝卜素（*α*、*β*-carotene）、番茄红素（lycopene）、玉米黄素（zeaxanthin）和叶黄素（lutein）等（图7-5）。通常根据极性基团的存在与否可将类胡萝卜素分为无氧（oxygen-free）和含氧（oxygen-containing）两种类型。人类血清中主要以*α*、*β*-胡萝卜素和番茄红素这样的无氧型类胡萝卜素的形式存在，有氧型的类胡萝卜素，如叶黄素、玉米黄素、*β*-隐黄质只是少量存在。其中，在人血清中*β*-胡萝卜素占总类胡萝卜素含量的15%～30%。

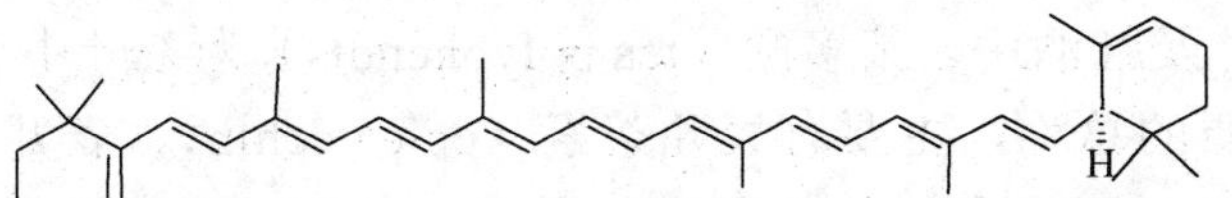

α-胡萝卜素

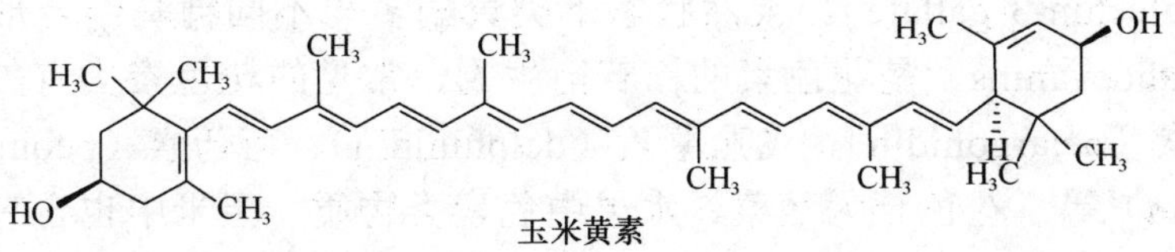

玉米黄素

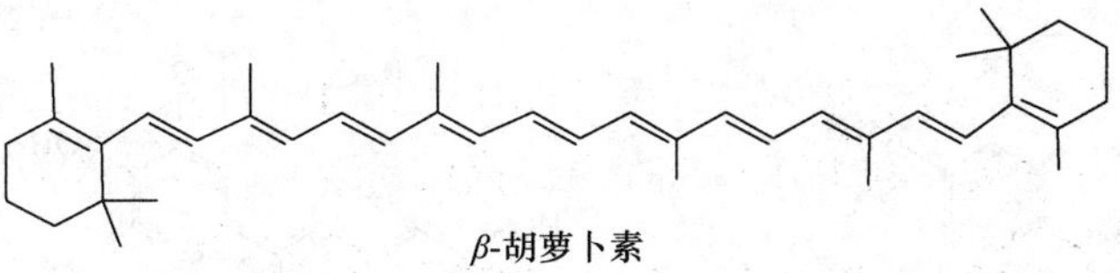

β-胡萝卜素

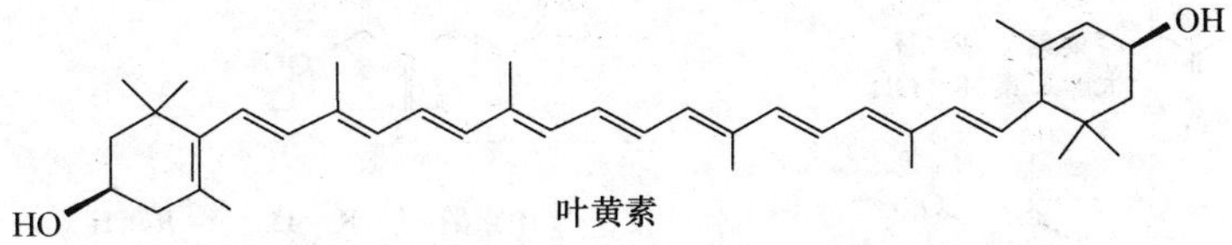

叶黄素

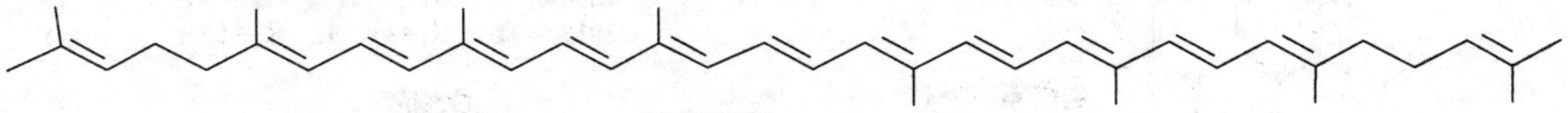

番茄红素

图7-5　常见的类胡萝卜成分

黄色的蔬菜、水果如胡萝卜、红薯、南瓜、木瓜、芒果等含有丰富的类胡萝卜素；西红柿、西瓜、紫色葡萄柚、杏等则含有较多的番茄红素。

（二）酚类化合物

酚类化合物（phenolics），也称多酚（polyphenols），包括酚酸（phenolic acids）、类黄酮（flavonoids）、二苯乙烯（stilbenes）及香豆素（coumarins）和单宁（tannins）等化合物，其化学结构的特点是含有带一个或者多个羟基的芳香环。

1. 酚酸类　主要由羟基苯甲酸类（hydroxybenzoic acids）和羟基苯丙烯酸类（hydroxycinnamic acids）组成（图7-6）。前者包括羟基苯甲酸、原儿茶酸（protocatechuic acid）、香草酸（vanillic acid）、丁香酸（syringic acid）和没食子酸（gallic acid）；后者包括香豆酸

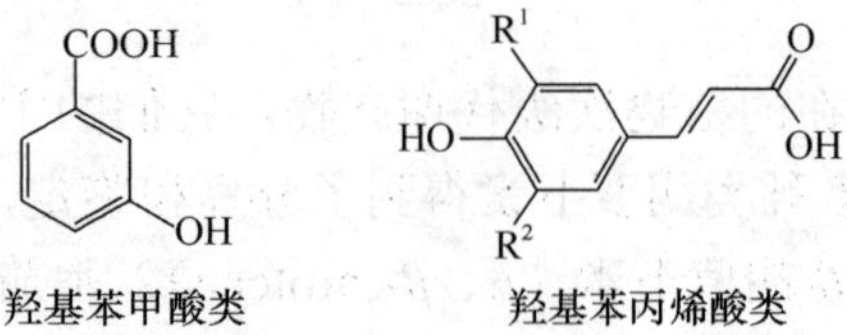

图 7-6 酚酸类化合物的典型化学结构

（coumaric acid）、咖啡酸（caffeic acid）、阿魏酸（ferulic acid）和芥子酸（sinapic acid）。作为咖啡酸的酯化物的绿原酸（chlorogenic acid）和由二个阿魏酸化合而成的姜黄素（curcumin）也是常见的酚酸类化合物。植物中酚酸类化合物多以结合的形式存在，加热、发酵等加工过程可有助于其游离释放。

2. 类黄酮 化学结构中含有 2 个芳香环（A 环和 B 环），其间由 3 个碳原子组成的氧合杂环（C 环）连接而成。基于 C 环上的不同结构，通常又分类为黄酮醇（flavonols）、黄酮（flavones）、黄烷醇（flavanols）、黄烷酮（flavanones）、花色素（anthocyanidins）和异黄酮（isoflavones）等（图 7-7）。槲皮素（quercetin）属最常见的黄酮醇类，广泛分布于蔬菜、水果、茶叶及红酒中。茶多酚（tea polyphenols）为茶叶中含有的黄烷醇、黄酮醇及其他酚酸类物质的总称，主要有表儿茶素（epicatechin）、表儿茶素-3-没食子酯（epicatechin-3- gallate）、表没食子儿茶素（epigallocatechin）、表没食子儿茶素-3-没食子酯（epigallocatechin-3-gallate）。天然状态下类黄酮多与不同糖基结合形成糖苷衍生物，花色苷（anthocyanins）是花色素的糖苷衍生物，常见的花色素类有矢车菊色素（cyanidin）、花葵素（pelargonidin）、飞燕草素（delphinidin）、芍药素（peonidin）和二甲花翠素（malvidin）等。花色苷为蔬菜、水果中色素类物质，黑米中也含有丰富的花色苷类。

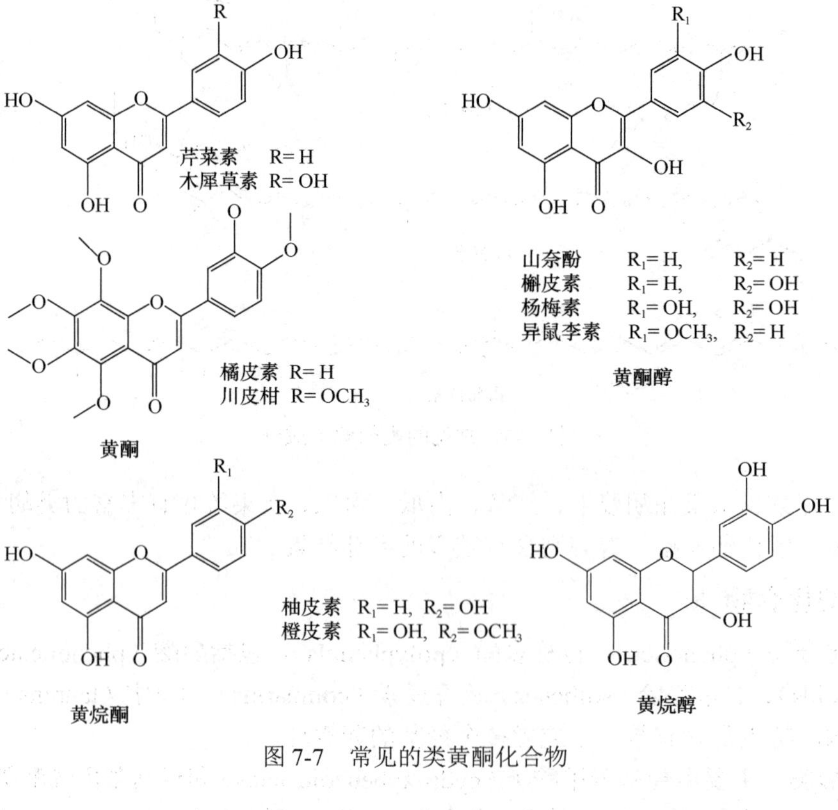

图 7-7 常见的类黄酮化合物

（三）植物雌激素

植物雌激素（phyto-oestrogens）是存在于植物中，可结合到哺乳动物体内雌激素受体上并能发挥类似于内源性雌激素作用的成分。

植物雌激素主要属于多酚类化合物，根据其分子结构可分为异黄酮类（isoflavones）、木酚素类（lignans）、香豆素类（coumestans）和芪类（stilbenes）四大类。异黄酮类包括染料木黄酮、大豆苷元、大豆苷等，主要存在于豆科植物中，如大豆异黄酮含量为0.1%～0.5%；木酚素中最常见的是开环异落叶松树脂酚和穗罗汉松树脂酚，广泛分布于油籽、谷物、蔬菜、茶叶中，在亚麻籽中含量可达 370mg/100g；香豆素类包括香豆雌醇和 4-甲氧基豆雌醇等，主要存在于处于发芽阶段的植物中，含量丰富的食物包括黄豆芽、绿豆芽、苜蓿等，其中干豆芽中香豆雌醇的含量可达 7mg/100g；芪类代表物为白藜芦醇，主要分布在葡萄属植物、花生中，以葡萄皮中含量最高，红酒中含量也十分丰富。常见的植物雌激素与雌二醇的化学结构见图 7-8。

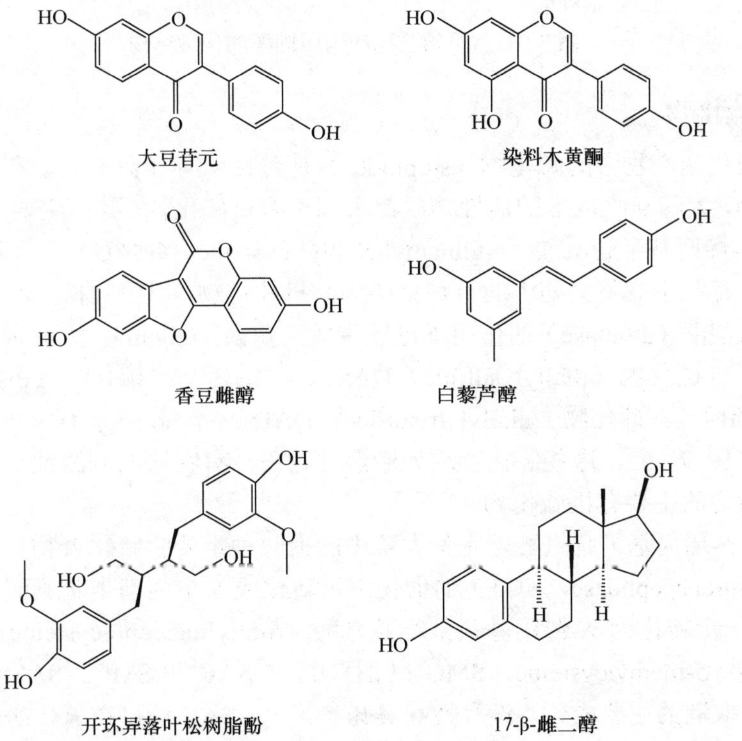

图 7-8　常见植物雌激素与雌二醇的化学结构

（四）植物固醇

植物固醇（phytosterols）是一类以环戊烷全氢菲为甾核的物质，广泛存在于蔬菜、水果等各种植物的细胞膜中，常见的植物固醇有β-谷固醇（β-sitosterol）、豆固醇（stigmasterol）、菜油固醇（campesterol）。从化学结构来看植物固醇和胆固醇的区别是前者多了一个侧链（图 7-9）。人每日从膳食中摄入的植物固醇为 150～400mg，但人体对植物固醇的吸收率很低，仅为 5%左右，影响吸收率的原因目前尚不清楚。

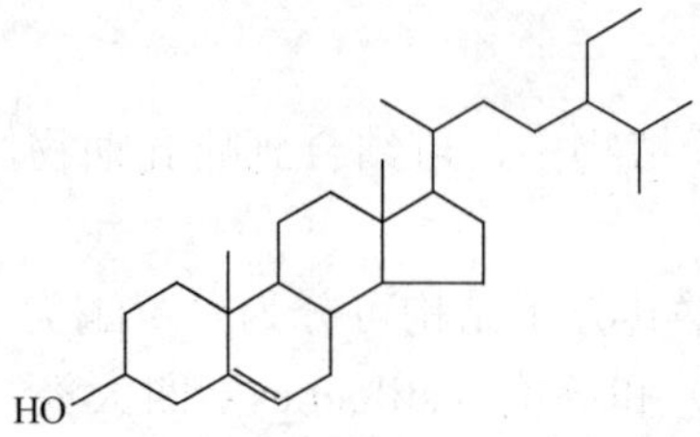

β-谷固醇

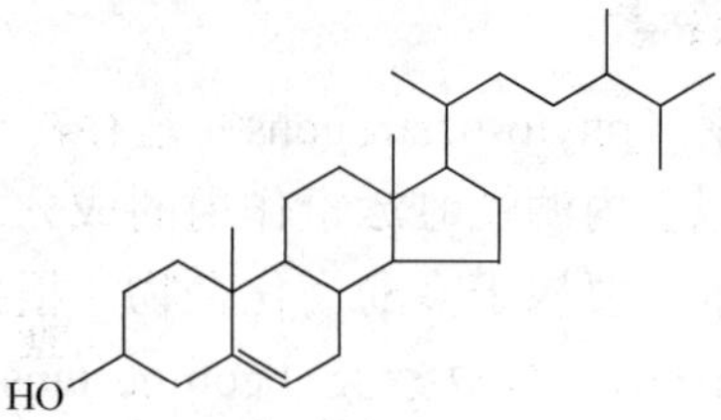

油菜固醇

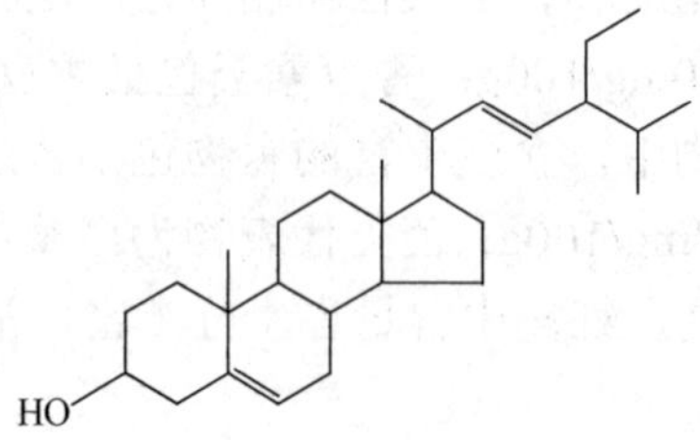

豆固醇

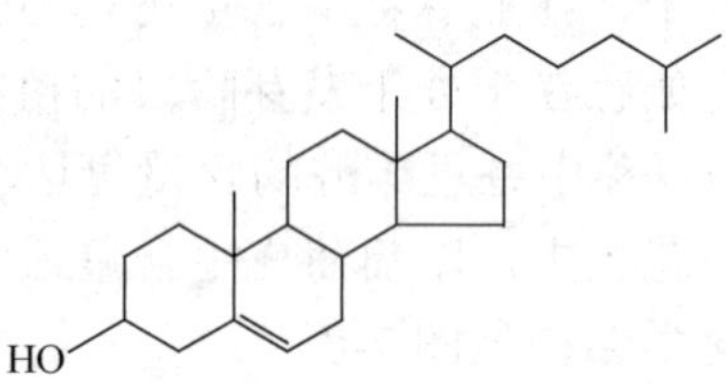

胆固醇

图 7-9　常见植物固醇与胆固醇的化学结构

（五）有机硫化物

植物次级代谢产物中的硫化物（sulphides）是包括所有存在于大蒜和其他球状植物中的有机硫化物。大蒜 90%以上的活性物质都来源于有机硫化物，其中主要为蒜氨酸（alliin）和 *γ*-谷氨酰-*S*-烯丙基半胱氨酸（*γ*-glutamyl-*S*-allyl-cysteine，GSAC）。

蒜氨酸是存在于完整大蒜中的一种重要的有机硫化物，组织破损（如切割或挤压）后，蒜氨酸在蒜氨酸酶（alliinase）的作用下迅速生成大蒜素（allicin），大蒜素在室温下极易转化成二烯丙基一硫化物（diallyl sulfide，DAS）、二烯丙基二硫化物（diallyl dissulfide，DADS）、二烯丙基三硫化物（diallyl trisulfide，DATS）、二硫杂苯类（dithiins）和阿藿烯（ajoene）等（图 7-10）。这些硫化物均为脂溶性物质，有特殊的刺激性臭味，也是大蒜油和大蒜浸油所含的主要有机硫化物。

γ-谷氨酰-*S*-烯丙基半胱氨酸是完整大蒜中的另一种重要含硫化合物，在 *γ*-谷氨酰转肽酶（*γ*-glutamyltranspeptidase，*γ*-GT）的催化下可转化成 *S*-烯丙基半胱氨酸（*S*-allycysteine，SAC），并进一步转化为 *S*-烯丙基巯基半胱氨酸（*S*-allylmercaptocysteine，SAMC）和 *S*-甲基半胱氨酸（*S*-methylcysteine，SMC）（图 7-11）。SAC 和 SMC、SAMC 均为水溶性物质，是大蒜提取液的主要成分，没有特殊臭味。其中，SAC 还可在氧化酶的作用下生成蒜氨酸。

（六）萜类化合物

萜类化合物（terpenes）是广泛存在于植物中、以异戊二烯为基本结构单位的一大类化合物，根据其所含异戊二烯数量可分成单萜（mono terpenes）、倍半萜（sesquiterpenes）、二萜（diterpenes）、三萜（triterpenes）、四萜（tetraterpenes）和多萜（polyterpenes）。从结构特点而言，*β*-胡萝卜素、辅酶 Q_{10}、维生素 A、维生素 E、维生素 K 也属于萜类化合物。

单萜是最常见的萜类化合物，主要存在于一些调味料中，如薄荷中的薄荷醇、薄荷酮，葛缕子种籽中的香芹酮，柑橘油中的柠檬精等。除了柑橘类水果、芹菜外，富含萜类化合物的食物还有胡萝卜、番茄、葫芦等。常见的单萜类化合物见图 7-12。

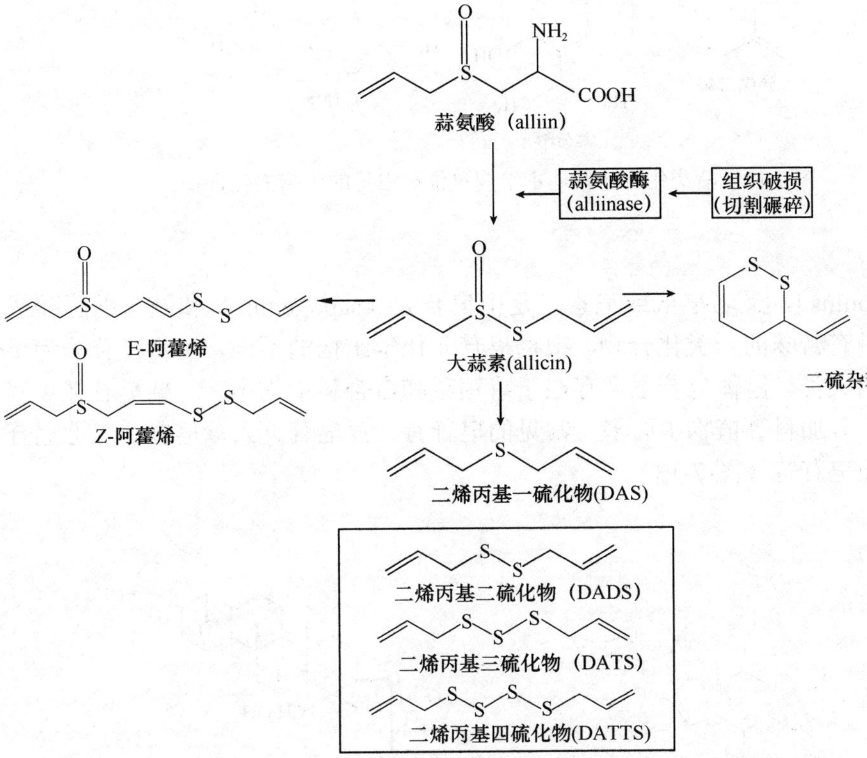

图 7-10 大蒜中主要脂溶性硫化物的形成及化学结构

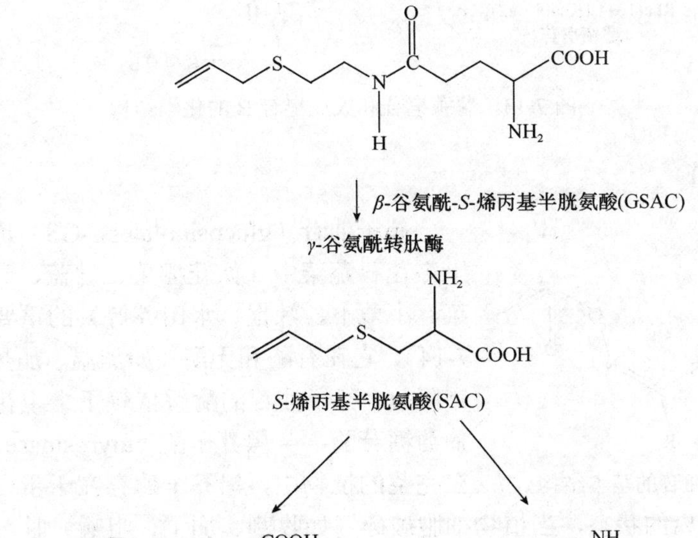

图 7-11 大蒜中主要水溶性硫化物的形成及化学结构

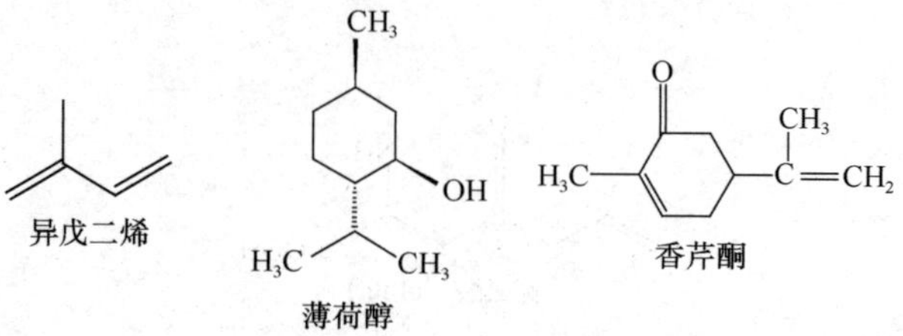

图 7-12　萜类化合物的基本结构单位和常见的单萜类化合物

（七）皂苷

皂苷（saponins），又名皂甙或皂素，是由皂苷元（sapogenins）和糖、糖醛酸或其他有机酸组成的具有苦味的一类化合物。根据皂苷元化学结构的不同，可将皂苷分为甾体皂苷和三萜皂苷两大类。甾体皂苷主要存在于薯蓣科和百合科植物中。三萜皂苷在豆科、石竹科、桔梗科、五加科等植物中居多。常见的皂苷有大豆皂苷、人参皂苷、三七皂苷、绞股蓝皂苷、薯蓣皂苷等（图 7-13）。

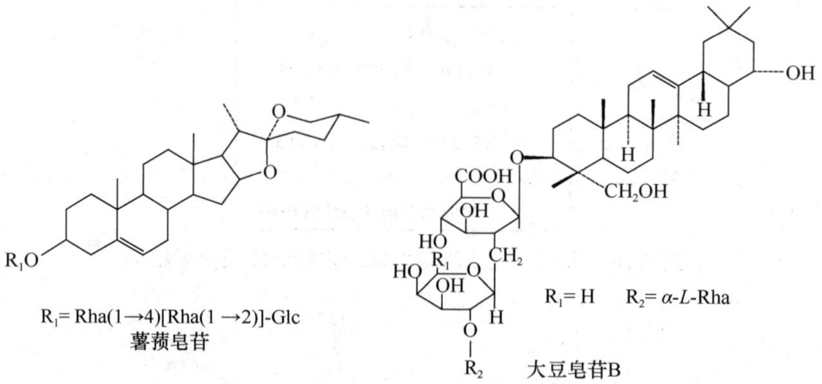

图 7-13　薯蓣皂苷和大豆皂苷 B 的化学结构

（八）芥子油苷

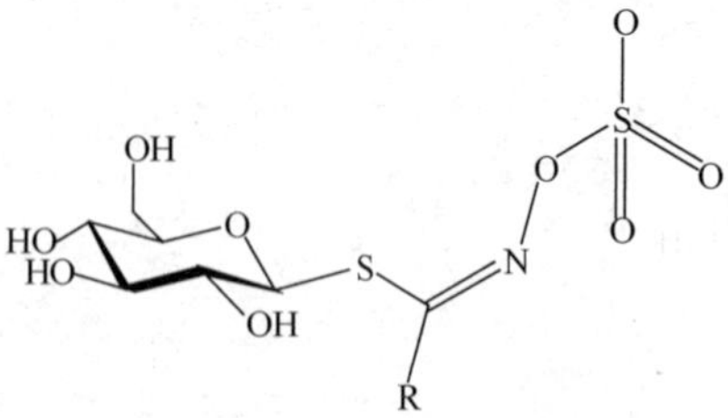

图 7-14　芥子油苷的基本结构

芥子油苷（glucosinolates，GS）是一类广泛存在于十字花科蔬菜中（如花椰菜、甘蓝、卷心菜、白菜、芥菜、小萝卜、辣根、水田芥等）的重要次生代谢物（图 7-14），它在有酶和无酶（如加温、加热）的条件下均能够降解。芥子油苷的酶解依赖于十字花科植物中的硫代葡萄糖苷酶——黑芥子酶（myrosinase，MYR）的作用。在完整的植物中，黑芥子酶存在于蛋白体内，与胞液中的芥子油苷呈分离的状态，当植物细胞破碎（如收割、加工、咀嚼）时，黑芥子酶释放出来，使芥子油苷水解成异硫氰酸盐（isothiocyanates，ITCs）、硫氰酸盐和腈等产物。芥子油苷经非酶解后主要产生的是异硫氰酸盐和腈类化合物。

完整的芥子油苷几乎没有活性，只有在水解成异硫氰酸盐后才能体现出活性。

（九）蛋白酶抑制剂

蛋白酶抑制剂（protease inhibitors）存在于大多数植物性食物中。研究较多的有丝氨酸蛋白酶抑制剂和半胱氨酸蛋白酶抑制剂。蛋白酶抑制剂具有抑制如胰蛋白酶、糜蛋白酶等活性的作用，有助于植物抵御昆虫侵袭，但在人体内可导致相应的消化酶合成增加。

（十）植酸

植酸（phytic acid），又称肌醇六磷酸（inositol hexaphosphate，IP6），是天然存在于谷物和豆类食物中，富含磷的一种有机化合物（图 7-15）。植酸主要存在于种子胚层和谷皮中，其螯合能力较强，因此摄入过多可影响某些矿物质的生物利用率。

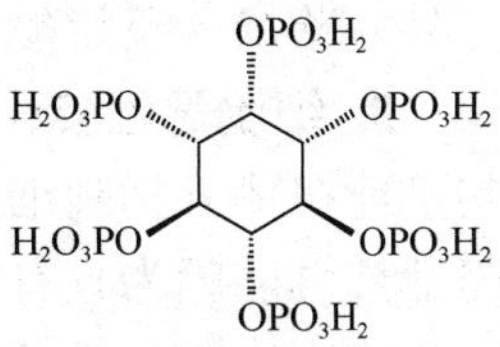

图 7-15　植酸的化学结构

除上述各种植物次级代谢产物外，还有一些植物化合物，如植物血凝素、叶绿素、葡萄糖二胺、苯酞和生育三烯酚等。

三、植物化学物的生理功能

关于植物化学物的生理功能方面的结论主要来源于流行病学资料、动物实验和体外组织培养等相关研究。已有的研究结果表明，植物化学物具有多种生理作用，主要表现在以下几个方面。

（一）抗癌作用

目前大量的研究证实，蔬菜和水果具有明显的预防人类癌症发生的潜在的可能性，而其发挥抗癌作用的主要成分是存在于蔬菜和水果中的植物化学物，大约有 30 余种的植物化学物被证明在降低人类癌症发病率方面具有可能的实际意义。

癌症的发生是一个多阶段过程，主要包括启动、促进和发展三个过程。第一阶段主要是在接触致癌物后正常细胞内 DNA 的损伤并引起突变，如果这种损伤在细胞分裂前没有被及时修复，突变将会传至子代细胞，这一过程称为启动。启动阶段很短且不可逆，膳食因素、避免接触致癌物对于预防这一阶段的形成有重要作用。第二阶段是促进阶段，被启动的细胞暴露于有益其生长的环境，使决定分裂的基因发生突变而导致癌前细胞形成。因该阶段受环境因素的影响而加快或减慢，所以这个阶段也为肿瘤的化学预防提供了最好的可能时机。第三阶段是发展阶段，癌前细胞转变成癌细胞，便显出无限增殖的特性。

不同体系（离体、动物、人群）的研究资料都表明植物化学物几乎可以在癌症发生的每个阶段都发挥其抑制肿瘤的作用，机制可能为：

1. 抑制Ⅰ相酶活性，诱导Ⅱ相酶活性　Ⅰ相酶（Ⅰphrase enzyme）主要参与外源性化学物质在体内的生物转化，包括氧化、还原和水解，通过这些反应增强物质的活性。多种致癌物通常是以未活化的形式被摄入体内且需要在Ⅰ相酶（如依赖于单加氧酶的细胞色素 P450）的作用下加以活化，从而具备了与 DNA 相互结合的能力。因此，由Ⅰ相酶介导的内源性生物活化是致癌物与 DNA 相互作用产生遗传毒性的先决条件。Ⅱ相酶（Ⅱphrase enzyme），如谷胱甘肽-*S*-转移酶（glutathione-*S*-transferase，GST）、苯醌还原酶（quinone reductase，QR）主要是参与Ⅱ相反应，通常是通过与致癌物发生结合，增加致癌物的水溶性，从而促进已活化的致癌物排出来并发挥减毒作用。在离体细胞培养和动物实验中，植物化学物（如芥子油苷、多酚、单萜类、硫化物）均可通过抑制Ⅰ相酶和诱导Ⅱ相酶来抑制致癌作用。例如，十字花科植物提取物的芥子油苷代谢物萝卜硫素（1-异硫氰酸-4-甲磺酰基丁烷，sulforaphane）可活化细胞培养系统中具有去毒作用的Ⅱ相酶-苯醌还原酶来抑制实验动物肿瘤的形成。

2. 致癌物质到达组织靶器官的阻断剂 某些酚酸可与活化的致癌剂发生共价结合，并掩盖了致癌剂与DNA的结合位点，从而抑制了由DNA损伤所造成的致癌作用。除了酚酸之外，萜烯、黄烷酮、芳香异硫氰酸盐、吲哚也具有这样的特性。

3. 细胞恶性转化及进一步发展成肿瘤细胞的抑制剂 大量的实验研究表明，蛋白酶抑制剂能在体外抑制细胞的恶性转化，在体内具有抑制自由基形成和癌症发生的作用。次级胆汁酸可能因为具有促进细胞增生的特性而有利于结肠癌的形成，植物固醇和皂苷不仅能够影响次级胆汁酸的内源性形成，同时可通过抑制初级胆汁酸向次级胆汁酸转化来降低次级胆汁酸的形成，从而降低了增生的细胞进一步发展成肿瘤细胞的可能性。

4. 影响机体的激素代谢 动物试验表明，植物雌激素和芥子油苷的代谢物吲哚-3-甲醇可影响雌激素的代谢。已知雌激素对某些肿瘤生长有轻度促进作用，而植物雌激素在人体肝脏可诱导性激素结合球蛋白的合成，这样可增加雌激素与该种转运蛋白的结合，从而降低雌激素促肿瘤生长的作用。

除了以上几种机制以外，植物化学物抗癌作用的另一种可能机制是调节细胞生长（增生）。单萜类植物化学物可减少内源性细胞生长促进物质的形成，从而阻止细胞的异常增生。大豆中存在的金雀异黄酮在离体条件下可抑制血管内皮细胞的生长、使肿瘤细胞周期进程发生停滞并能够诱导肿瘤细胞发生凋亡，这些研究说明抑制肿瘤细胞生长和转移也可能是植物化学物发挥抗肿瘤作用的机制。

（二）抗氧化作用

活性氧可以损伤几乎所有的细胞成分，如蛋白质、酶、DNA、RNA 等生物大分子及细胞器，甚至引起细胞的氧化应激损伤，导致细胞突变。研究表明，癌症和心血管疾病的发病机制与反应性氧分子及自由基的存在有关。人体可以通过机体内的抗氧化酶系统[超氧化物歧化酶（superoxide dismutase，SOD）、谷胱甘肽过氧化物酶（glutathione peroxidase，GSH-Px）]、内源性抗氧化物（尿酸、谷胱甘肽、*α*-硫辛酸、辅酶 Q_{10} 等）及具有抗氧化活性的必需营养素（维生素E和维生素C等）的摄入来清除机体内产生的多余的自由基，以保护其对机体的氧化损伤。现已发现植物化学物，如类胡萝卜素、多酚、植物雌激素、蛋白酶抑制剂和硫化物等也具有明显的抗氧化作用。

在植物性食物来源的抗氧化物中，多酚无论在数量还是在抗氧化作用上都是最高和最强的。众所周知，血液中低密度脂蛋白胆固醇浓度升高是动脉硬化症的主要原因，但低密度脂蛋白只有经过氧化后才会引起动脉粥样硬化。有报道红葡萄酒中的多酚提取物及黄酮醇在离体条件下与等量具有抗氧化作用的维生素相比，可更有效地防止低密度脂蛋白胆固醇的氧化。番茄红素是抗氧化能力最强的类胡萝卜素，其不仅能清除自由基，还能明显减轻由体内过氧化物引起的对淋巴细胞DNA的氧化损伤，从而具有减缓动脉粥样硬化形成的效果。

另外，动物实验研究表明染料木黄酮可显著提高实验动物小肠、皮肤等器官的抗氧化酶如过氧化氢酶、SOD、GSH-Px等的活性。

（三）免疫调节作用

迄今为止，动物实验和人群干预试验表明了类胡萝卜素能增强机体的免疫功能，通过促进 T、B 淋巴细胞增殖，刺激巨噬细胞、细胞毒性 T 细胞和自然杀伤（natural killer，NK）细胞而表现出杀伤肿瘤细胞、减少免疫细胞的氧化损伤的能力。类胡萝卜素还能促进某些白细胞介素（interleukin，IL）的产生而发挥免疫调节的功能。植物固醇、皂苷、植酸也被报道具有一定的升高 NK 细胞数量或增强 NK 细胞活性的作用。

（四）降低胆固醇作用

植物化学物中的植物固醇、皂苷、硫化物被证实具有降低胆固醇水平的作用。

降低胆固醇是植物固醇的一个主要生理作用。植物固醇能将小肠腔内胆酸微团中的胆固醇替换出来，或抑制肠腔内游离胆固醇的酯化，妨碍乳糜微粒的形成，或竞争性抑制肠胆固醇转运蛋白对胆固醇的转运，从而降低胆固醇的吸收。植物固醇还可通过激活固醇流出转运体基因而促进胆固醇的排泄。值得注意的是植物固醇仅能降低血清胆固醇水平，而不能降低甘油三酯或升高高密度脂蛋白的水平。

大豆皂苷和绞股蓝皂苷也能够降低血中胆固醇和甘油三酯的水平，通常认为是通过阻止胃肠道外源性胆固醇的吸收；阻断肠肝循环，促进胆固醇排泄；与血清胆固醇结合形成不溶性复合物；降低羟甲基戊二酸辅酶 A（hydroxymethyl glutaryl coenzyme A，HMG-CoA）还原酶与提高胆固醇 7α-羟化酶的活性；促进非受体途径的胆固醇代谢降解来实现的。而大蒜硫化物是通过抑制肠道胆固醇的吸收、促进胆固醇转化为胆汁酸及加快胆固醇排泄来降低血清胆固醇水平的。

（五）抗微生物作用

自古以来，某些食用性植物或调味料植物就被用来处理感染。后来由于磺胺及抗生素的发现及它们成功的抗感染作用，人们降低了从食物中寻找具有抗感染作用的植物成分的兴趣。但是近些年来，考虑到化学合成药物的副作用，又重新掀起了从植物性食物中提取具有抗微生物作用成分的热潮。

早期研究已证实球根植物中的硫化物具有抗微生物作用。蒜素是大蒜中的硫化物，它可抑制细菌巯基蛋白酶的活性，从而具有很强的抑菌作用。除抗菌外，大蒜还具有抗真菌、抗寄生虫和抗病毒的作用。芥子油苷的代谢物异硫氰酸盐和硫氰酸盐、皂苷、黄酮类化合物及单萜类化合物也都同样具有明显的抗细菌、抗真菌、抗病毒的生物学活性。

（六）其他生理作用

此外，动物及人群研究发现，槲皮素、山柰酚、锦葵色素、甲基花青素及染料木素等摄入量均与血清高敏 C 反应蛋白（high-sensitivity C reactive protein，hs-CRP）水平呈负相关，表现出抗炎的作用。黄酮类化合物的抗炎机制：①抑制花生四烯酸代谢酶，减少炎症反应递质的产生；②抑制基质金属蛋白酶 2（matrix metalloproteinase 2，MMP-2）和 MMP-9 的活性；③抑制活性氧，控制炎症反应；④抑制 NF-κB 的活化及组织炎症相关蛋白的合成。

增加类胡萝卜素中的叶黄素摄入还具有明显的预防和改善老年性眼部退行性病变的作用，如视网膜色素变性、黄斑变性和白内障等。另外，萜类化合物还有良好的镇痛及保护神经损伤的作用等。

各类植物化学物的具体生物学功能，见表 7-6。

表 7-6 植物化学物的分类及其主要的生理作用

植物化学物	生物学作用									
	A	B	C	D	E	F	G	H	I	J
类胡萝卜素	o		o		o			o		
酚类化合物	o	o	o	o	o	o	o		o	
植物雌激素	o	o								
植物固醇	o							o		
有机硫化物	o	o	o	o	o	o	o		o	o
萜类化合物	o	o								
皂苷	o	o			o			o		
芥子油苷	o	o						o		
蛋白酶抑制剂	o		o							
植酸	o		o		o				o	

注：A，抗癌作用；B，抗微生物作用；C，抗氧化作用；D，抗血栓作用；E，免疫调节作用；F，抑制炎症过程；G，影响血压；H，降低胆固醇；I，调节血糖作用；J，促进消化作用。

四、植物化学物的吸收和代谢

植物化学物的吸收和代谢贯穿整个消化道，不同的消化吸收场所及不同的消化道微环境对植物化学物的吸收代谢有着不同的作用（图 7-16），具体包括：①口腔内微生物和唾液酶的作用；②胃内酸性环境的影响；③小肠或大肠内胰酶或微生物酶类的作用；④跨膜细胞转运过程中内源性Ⅰ、Ⅱ相酶的作用；⑤肝脏Ⅰ、Ⅱ相酶的作用；⑥肝外组织中Ⅰ、Ⅱ相酶的作用。在此过程中，植物化学物本身的生物学特性也在不断发生变化，如活性基团的改变、化合物部分的或完全的解体、化合物与其他化合物结合等。

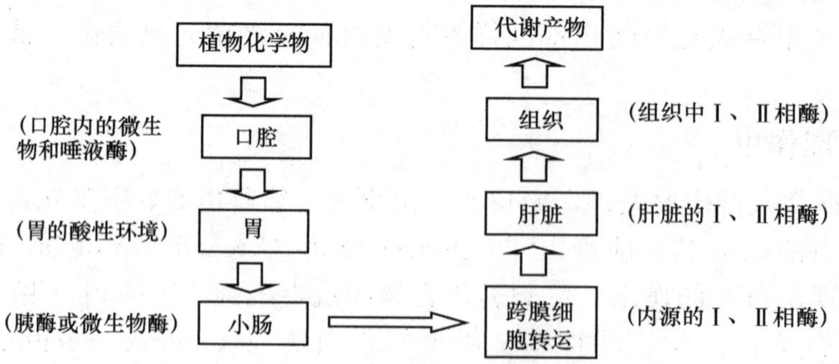

图 7-16 不同部位对植物化学物代谢的影响

植物化学物的吸收率总体来说比较低，且不同的植物化学物的吸收率也是有差异的。就黄酮类化合物而言，尿液中排出的槲皮素是其摄入量的 20%～30%，而花色苷的排出量则小于其摄入量的 1%。但植物化学物在结肠被肠道菌群代谢的产物如大豆异黄酮的肠道细菌代谢产物雌马酚（equol）和花色苷的肠道细菌代谢产物原儿茶酸可大量被吸收，且它们被吸收进入体内后表现出与原型化合物相类似的生物活性。

由于植物化学物具有种类繁多、生物活性形式不同、吸收机制多样、在体内分布广泛及代谢过程复杂等特点，要清晰地明确它们各自的生物利用率及具体发挥作用的机制是存在较大难度的。下面仅以黄酮类化合物为例初步阐述植物化学物的吸收、代谢、排泄的状况，以便于理解其他植物化学物在类似体系中的代谢。

（一）吸收

黄酮类化合物在植物体中通常是以与糖结合的苷类形式存在，只有小部分是游离态（苷元）的形式。

1. 黄酮类化合物在胃中的吸收　胃内具有特殊的酸性环境和较小的胃黏膜吸收面积，在这样的条件下，只有少数弱酸性化合物能有较好的吸收。黄酮类化合物属于多酚类化合物，呈弱酸性，目前已发现某些黄酮苷元，如槲皮素、大豆素（daidzein）和染料木素（genistein），可以经胃部吸收。另外，花色苷类化合物也可在胃部快速吸收，但其吸收机制目前尚不清楚，考虑可能与存在于胃壁上皮细胞的一种有机阴离子转运载体——胆移位酶（bilitranslocase）参与这种吸收有关。

2. 黄酮类化合物在小肠中的吸收　黄酮苷元具有较大的疏水性，可以在小肠中通过被动扩散透过生物膜而被吸收。

黄酮苷类化合物由于与糖基的连接，而呈现出较大的亲水性和相对分子质量，因此，曾一直被认为经口服不能在小肠直接吸收，只有被下段肠道的细菌糖苷酶水解成苷元或进一步被降解转化为酚酸后才能被吸收。但是，Hollman 等研究了洋葱中的槲皮素葡萄糖苷在回肠造口术志愿者体内的吸收情况，结果发现，洋葱中的槲皮素葡萄糖苷在人体中的吸收（52%）明显高于相当量的槲皮素苷元（24%）。于是，人们开始对小肠不参与黄酮苷类化合物吸收的看法提出质疑。进一步研究结果证明了至少部分黄酮苷能够在小肠吸收。

目前有两种可能的机制引起人们的关注，一是考虑存在于小肠肠壁上皮细胞细胞膜的 Na^+依赖葡萄糖转运蛋白（sodium-glucose transporter，SGLT）可能参与将黄酮苷类化合物转运进入肠壁上皮细胞，然后被存在于其中的广谱 β-葡萄糖苷酶水解为苷元，以苷元或苷元进一步形成的结合产物的形式吸收进入循环系统。另一种机制是存在于哺乳动物小肠绒毛边缘的乳糖酶-根皮苷水解酶（lactase phlorizin hydrolase，LPH）参与水解至少一部分黄酮苷类化合物。因为 LPH 是位于小肠壁的肠腔侧，故黄酮苷是不需要转运进入肠壁细胞即可完成水解，释放的苷元在局部以高浓度快速扩散进入肠黏膜。

研究表明，黄酮苷类化合物连接的糖基的不同，将直接影响着它的吸收。

3. 黄酮类化合物在大肠中的吸收　像黄酮类化合物这样的植物化学物在小肠的吸收量相对较少，更多地随小肠蠕动进入大肠，与结肠的微生物菌群相接触，被它们代谢后，代谢产物吸收进入血液。

肠道内大量的微生物，它们对植物化学物的代谢具有重要作用。肠内微生物利用植物化学物（如黄酮苷类化合物）为自身提供能量，而黄酮类化合物则需要借助微生物使其分解为相对分子质量更低的物质以进行下一步代谢。黄酮类化合物的吸收在很大程度上受到肠道菌群构成的影响。大肠中大量存在的厌氧菌可以产生 α-鼠李糖苷酶、β-葡萄糖苷酶、类-β-葡萄糖苷酶、β-葡萄糖醛酸苷酶、葡萄糖碳苷酶等多种糖苷酶参与水解黄酮苷类化合物的各种糖苷键，如 O-糖苷及 C-糖苷键，释放出苷元，苷元可被进一步代谢成不同的代谢物，特别是酚酸及其不同的结合物。不同种属细菌产生的糖苷酶具有明显的底物选择性，此外，黄酮骨架上的糖苷键连接位置也会影响到水解反应的效率。

（二）代谢

1. Ⅰ相代谢 黄酮类化合物被肠道吸收以后就要经历由Ⅰ相和Ⅱ相酶介导的代谢过程。Ⅰ相代谢反应包括氧化、去甲基化和水解反应。羟基化和去甲基化反应是细胞色素P-450 单加氧酶系的主要作用形式，它们可能都参与了黄酮类化合物的代谢过程。从正常大鼠体内制备的微粒体能够羟基化某种黄烷醇，发生此反应的条件是黄烷醇 B 环上无羟基或只存在一个羟基，B 环上有 2 个或更多的羟基时将阻止其进一步羟基化。去甲基作用见于甲基位于 4′而不是 3′位置上。较多的结果表明，大多数膳食黄酮类化合物在体内进行Ⅰ相代谢过程的程度并不明显，可能是因为在黄酮类化合物的反应位点上已经存在的羟基更容易发生Ⅱ相结合反应的缘故。

2. Ⅱ相代谢 黄酮类化合物被吸收后很容易发生葡糖醛酸化、硫酸酯化或甲基化等结合反应，结合反应是植物化学物生物利用中一个普遍的反应，它可减少活性羟基的数量，增加溶解度和相对分子质量，从而使物质易于通过胆汁和尿液排出。

葡萄糖醛酸糖苷化作用需要尿苷二磷酸（uridine diphosphate，UDP）-葡萄糖醛酸转移酶和辅助因子 UDP-葡萄糖醛酸，后者在细胞内含量丰富，可确保结合反应即使是在底物浓度很高的条件下也不会饱和。与硫酸的结合主要是通过硫酸基转移酶来进行有效的硫酸化，硫酸转移酶需要辅助因子 3′-磷酸腺苷-5′-磷酸硫酸（3′-phospho-adenosine-5′-phosphosulphate，PAPS）的作用，它在细胞内的数量有限，因此硫酸化作用只有在黄酮类化合物浓度较低时才会占主导地位。此外，甲基化也是一种常见的结合反应。一般黄酮在酚氧位甲基转移酶作用下发生甲基化反应。甲基来自 S-腺苷酰基甲硫氨酸或其他甲基供体。黄酮葡萄糖醛酸结合物可能会抑制其苯环的甲基化。

黄酮类化合物的结合反应可发生在酚羟基结构中的一个或多个位点上，但并不是所有的位点均易于发生结合反应。一般情况下，黄酮类化合物的 5′-羟基不能参与结合反应，除非该基团为唯一的可结合位点。例如，在以肝细胞提取液为研究对象的实验中发现，UDP-葡萄糖醛酸转移酶与 4′位的亲和性最强。人在摄入富含槲皮素的洋葱后，发现血浆内的主要代谢产物是槲皮素-3-葡萄糖醛酸苷、3′-甲基槲皮素-3-葡萄糖醛酸苷和槲皮素-3′-硫酸盐。

此外，结合位点不同会极大地影响结合产物的生物活性。例如，结合反应发生在槲皮素 B 环上的邻苯二酚基团（在结构-功能研究中发现邻苯二酚基团可明显提高抗氧化能力）可降低槲皮素的抗氧化能力；当异黄酮上能与雌激素 α、β 受体相结合的 7-羟基发生结合反应时，则异黄酮与雌激素受体发生作用的能力将大大降低。

当然，黄酮类化合物的结合反应也同样存在种属间的差异，如在大鼠体内占主导地位的代谢途径（如槲皮素的甲基化反应），在人体内可能只是一条次要的途径。

（三）排泄

黄酮类化合物及其衍生物主要经尿液和胆汁排泄，通过各种结合反应得到的代谢物则主要经胆汁排泄，但结构较简单的代谢物如单硫酸酯优先经尿排泄。尿液中排泄的代谢物的总量大致与血浆中代谢物的峰浓度有关。尿液中黄烷酮、异黄酮和儿茶素的排泄量在 4%～30%，而黄酮醇的尿液排泄量偏低，其他多酚类化合物的尿液回收率则更低，如花色苷类为摄入量的 1%以下。由于植物化学物存在许多分子异构体且存在很多代谢产物，其代谢产物可能受分析技术的限制而未能被鉴定出来。植物化学物大部分还是主要以肠道代谢物的形式排出体外。

值得注意的是，目前关于植物化学物相关研究的资料多来源于动物实验、细胞或组织离体培养实验。在这些实验中，受试的植物化学物往往不是以其在膳食中的存在形式而是以其非糖苷化或代谢产物的形式进行的干预，并且其给予的浓度远远高于正常膳食所引起的血液的浓度，这些因素均会影响体外实验结果外推至人类。另外，在实验模型系统上所展示出的代谢途径与其在人类体内相比，还会存在质和量上的差别。更为重要的是，由于代谢酶的多态性及菌群的变异，植物化学物的代谢存在明显的个体差异。当植物化学物与其他复杂的成分混合时（如全食试验），膳食中的其他成分也会影响到其代谢过程。因此，充分地解析植物化学物的代谢过程，对于阐明植物化学物发挥其生物学作用的可能机制及为其有效利用提供理论依据和科学基础具有重要意义。

五、植物化学物与疾病

（一）植物化学物与肿瘤

恶性肿瘤严重威胁着人类的健康，尽管全世界的医学工作者仍在为探求肿瘤的病因及有效的预防和治疗方法而不懈的努力，但就目前世界范围内恶性肿瘤的发生情况来看，肿瘤的预防和治疗仍然是医学界所面临的一个长期的、艰巨的任务。根据 WHO 统计，2006 年癌症死亡病例高达 760 万，占人类总死亡率的 13%，在许多国家中此比例甚至超过 25%，癌症已成为发展中国家面临的重要公共卫生问题，且有超过工业化国家的趋势。

研究发现，癌症的发病率、死亡率与膳食结构有关，而且膳食中的植物化学物与癌症进程中的细胞与分子间存在着一定的关系。

1. 黄酮类化合物　黄酮类化合物的抗肿瘤作用最初是起源于茶的抗肿瘤作用。研究发现，茶中所含有的聚酯型儿茶素成分能诱导癌细胞分化和凋亡，这种成分对动物肿瘤生长有明显的抑制作用，对体外培养的人急性早幼粒细胞株、肝癌细胞株、肺癌细胞株的生长也有明显的抑制作用。茶叶的抗癌作用机制主要包括阻断亚硝胺类致癌物的合成、干扰致癌物在体内活化、消除自由基、抗突变、对肿瘤细胞直接抑制、增强机体的免疫能力等方面。

虽然大量的流行病学研究显示，饮茶可降低结肠癌、乳腺癌、卵巢癌、前列腺癌、肺癌等的危险性，但也有不一致的结果，不一致的原因主要与饮茶种类、茶的制备及摄入量有关。一些流行病学资料进行的 Meta 分析结果，支持饮茶对前列腺癌、肺癌、乳腺癌的预防作用，但不支持对胃癌和膀胱癌的预防作用。也有相反的报道，美国研究人员则发现茶可增加患膀胱癌的危险，另一个伊朗地区的研究显示食管癌发病率高的地区，人们的饮茶量大于发病率低的地区。

原花青素是一类由不同数量的儿茶素、表儿茶素或没食子酸聚合而成的多酚类黄酮化合物，广泛存在于水果、蔬菜、坚果、花朵和树皮中，其中葡萄和蔓越橘等食物中含量较为丰富。流行病学调查显示，原花青素摄入量高者患结直肠癌、胃癌、子宫癌及胰腺癌的风险较低。但是另一项临床干预研究则显示，原花青素的摄入量与结肠癌和直肠癌的复发没有明显的相关性，表明了原花青素可能具有预防癌症的作用，而癌症一旦发生，则其保护作用不再显现。

大豆异黄酮是大豆及其制品中的一类黄酮类化合物。Meta 分析表明，大豆异黄酮的摄入与亚洲绝经后女性乳腺癌的发病率存在负相关，而对西方绝经后女性不存在类似相关性；且大豆异黄酮摄入与乳腺癌的复发率亦存在负相关。考虑其抗肿瘤的机制可能是通过大豆异黄酮增加了雌激素向抗癌产物 2-羟雌酮转化，从而发挥了降低乳腺癌发病风险的作用；还可能通过抗氧化、促进细胞凋亡、抑制细胞增殖等抑制了癌症的发生发展。除此之外，研究也发现大豆异黄酮对前列腺癌、结肠癌、胃癌和肺癌均有预防作用。

2. 类胡萝卜素 是食品中分布广泛的一类天然产物。膳食中类胡萝卜素对癌症的影响目前一直被人们关注着。抗癌作用研究较多的类胡萝卜素是番茄红素和β-胡萝卜素。番茄红素具有明显的抗癌作用，能有效地预防多种癌症的发生。血液中的番茄红素浓度与前列腺癌、食管癌、胰腺癌、胃肠癌、乳腺癌等发病率呈负相关。有研究证实，摄入番茄红素及其制品可使发生前列腺癌的危险性下降 21%。体外研究也发现，番茄红素对人前列腺癌、宫颈癌、乳腺癌等具有明显地抑制其发生发展的作用。*β*-胡萝卜素可使致癌物质处理的细胞癌前变化发生逆转。

类胡萝卜素抗癌作用的发生机制可能与其抗氧化、诱导细胞间隙通信、调控细胞信号传导、抑制癌细胞增殖、诱导细胞分化及凋亡、抑制致癌物质形成、调节药物代谢酶、增强免疫功能等有关。

3. 有机硫化物 目前研究较多的含有有机硫化物的植物性食物是大蒜。大蒜能抑制胃中的硝酸盐还原为亚硝酸盐，从而阻断致癌物亚硝胺的合成。大蒜硫化物对胃癌、食管癌、结肠癌、肝癌、肺癌、乳腺癌和白血病等多种肿瘤均有明显的抑制作用，且多呈浓度依赖关系。其发挥抗肿瘤作用的机制可能是通过其抗氧化、抗突变、提高机体免疫力、对外源性物质的解毒作用、影响细胞周期、抑制细胞增殖、诱导细胞凋亡、影响组蛋白乙酰化、抑制端粒酶活性、诱导细胞分化和抑制肿瘤转移等多方面来实现的。

流行病学研究证实，富含大蒜的膳食可以降低多种癌症的患病风险。其中，美国的一项研究发现，在被研究的 15 种水果和蔬菜中，大蒜与肿瘤之间的关系最为密切，进食大蒜与结肠癌之间呈现显著的负相关。我国的人群研究也发现，食管癌、胃癌和喉癌的发病率与大蒜的食用量密切相关。然而，有关大蒜硫化物与肿瘤关系的流行病学研究还较少。

4. 芥子油苷 对于芥子油苷抗肿瘤作用的人群干预试验研究，一般多采用的是十字花科蔬菜，而非异硫氰酸盐单体。一项研究显示：总十字花科蔬菜摄入量为 57g/d 的女性与总十字花科蔬菜摄入量达到 166g/d 的女性相比，总死亡率的风险比由 0.87 降至 0.79。总十字花科蔬菜摄入量为 34g/d 的男性与总十字花科蔬菜摄入量达到 208g/d 的男性相比，总死亡率的风险比由 1 降至了 0.62。

通过动物实验证明，不同的异硫氰酸盐可以有效地阻断多种化学致癌物，抑制肺、胃、结肠、食管、前列腺和乳腺肿瘤的形成；还可以增强Ⅱ相代谢酶对致癌物的解毒作用，同时抑制Ⅰ相代谢酶对前致癌物的激活；此外，其抗肿瘤作用也能通过减缓肿瘤细胞生长、影响细胞周期、促进凋亡、提高机体免疫功能等来实现。

5. 其他植物化学物 许多皂苷如大豆皂苷、葛根总皂苷、绞股蓝总皂苷、人参皂苷及薯蓣皂苷等都具有抗肿瘤的作用，其中以大豆皂苷的抗癌研究较多，作用机制表现在抑制多种肿瘤细胞的生长方面。流行病学研究还显示，膳食中植物固醇的摄入与部分癌症如前列腺癌、卵巢癌、胃癌等癌症的发生率之间具有一定负相关。

（二）植物化学物与心血管疾病

近些年来，心血管疾病的发生率在急剧上升，且据 WHO 预测，至 2020 年非传染性疾病将占我国死亡原因的 79%，其中心血管疾病将占首位，严重威胁着人类健康。高血脂、高血压、动脉粥样硬化、冠心病等是人群中最常见的心血管疾病，它们被认为是各种心血管疾病的原因和归宿。目前的研究表明，新鲜果蔬、谷物等植物性食物可以有效地预防心血管疾病的发生，原因之一即是植物性食物中存在着大量的植物化学物，它们具有广泛的生物活性和健康促进作用。

1. 皂苷　具有明显地降低胆固醇和调节脂质代谢的作用。除了大豆皂苷和绞股蓝皂苷能降低血中胆固醇和甘油三酯的水平之外，大豆皂苷还可激活纤溶系统，促进纤维蛋白溶解；抑制纤维蛋白原向纤维蛋白转化，增强抗凝作用；减少血栓素释放，抑制血小板凝集。

2. 有机硫化物　大蒜硫化物可显著降低高脂饲料喂养小鼠血清中总胆固醇（total cholesterol，TC）、甘油三酯（triglyceride，TG）、低密度脂蛋白和极低密度脂蛋白的水平，同时升高高密度脂蛋白水平。人群研究也证实补充大蒜素可降低血清 TG 和低密度脂蛋白，同时升高高密度脂蛋白水平，但甘油三酯的含量无显著性变化。大蒜硫化物降血脂的机制，一方面是通过抑制肠道胆固醇的吸收、促进胆固醇转化为胆汁酸、加快胆固醇排泄来降低血清胆固醇；另一方面还可减轻血管壁的胆固醇沉积和动脉硬化斑块的形成。此外，对大蒜粉的研究显示，其可以促进血栓溶解，也可抑制血小板凝集而阻止血栓的形成。

3. 多酚类化合物　流行病学调查证实，摄入富含黄酮类化合物的食物可以减少冠心病、动脉粥样硬化的发生。其中，人群干预试验显示饮茶和儿茶素可降低血胆固醇和低密度脂蛋白胆固醇、血脂、血压、血糖，以及降低体重，从而降低冠心病、心肌梗死等心血管疾病的风险，但也有不一致的结果。

美国的一项大规模前瞻性队列研究显示，原花青素摄入量越高，心血管病死亡的风险越低。Razavi 等发现原花青素可降低轻度高脂血症患者的血清 TG、低密度脂蛋白胆固醇（low density lipoprotein cholesterol，LDL-C）和氧化型 LDL-C 水平。对探究葡萄籽提取物与心血管疾病关系的随机对照试验进行 Meta 分析发现，葡萄籽提取物可显著降低收缩压和心率。

多酚类化合物对心血管系统的保护作用，其机制主要体现在：①调节血脂，降低血清 TG、甘油三酯、LDL-C 含量，并使高密度脂蛋白胆固醇含量有一定程度的提高；②抑制低密度脂蛋白的氧化，减少氧化型低密度脂蛋白的生成；③抑制血小板聚集，防止血栓形成；④促进血管内皮细胞一氧化氮的生成，引起血管舒张效应；⑤降低毛细血管的通透性和脆性；⑥抑制炎症反应，抑制内皮细胞黏附分子表达及黏附反应，减少免疫细胞在动脉壁上的积聚，防止泡沫细胞的生成，抑制动脉粥样硬化和血栓形成。

一些黄酮类化合物如芦丁、葛根素及银杏黄酮等目前已用于治疗心血管系统疾病。

4. 其他植物化学物　大量的临床和动物实验及流行病学研究资料都发现，补充植物固醇具有降低血清 TG 和 LDL-C 的作用，但不降低高密度脂蛋白胆固醇和甘油三酯的水平。我国的学者对近 4000 人的调查研究也显示，膳食植物固醇的摄入水平在一定范围内与血清 TG、LDL-C 呈显著负相关。经能量校正的膳食植物固醇日均摄入水平 300mg 以上，比摄入量为 200mg 的人群，其血清 TG、LDL-C 可降低 2.2%～4.3%。

流行病学调查及动物实验表明植物雌激素也具有保护心血管系统的作用。植物雌激素具有降血脂、抗脂质过氧化、抑制血小板凝集、改善血管内皮细胞功能、抗动脉粥样硬化和舒张冠状动脉等作用。

（三）植物化学物与糖尿病

糖尿病作为一种慢性疾病严重地威胁着人们的健康，它不仅影响了患者的正常生活与工作，同时也给家庭和社会带来了沉重的经济负担。因此，寻求对糖尿病有效的治疗方法和开发有效的治疗药物对于糖尿病的预防和治疗具有重要意义。

近年来的研究表明某些植物化学物可能对糖尿病有预防和治疗作用。人群队列和干预研究显示花色苷具有降低 2 型糖尿病的风险。随机对照研究的结果表明口服绿原酸可以改善健康人和超重者的糖耐量和血浆胰岛素水平；用含绿原酸的植物提取物对糖尿病患者进行辅助治疗，绿原酸有助于改善糖尿病患者糖、脂代谢，可降低空腹血糖。而一项在澳大利亚进行的空腹血糖水平、葡萄糖耐量试验及血清叶黄素含量分析的研究，结果显示血清叶黄素含量与 2 型糖尿病及葡萄糖耐量受损成反比，进食含叶黄素丰富的蔬菜、水果可以减少糖尿病的发病风险。另有文献报道，用大豆异黄酮对糖尿病进行干预时，它可抑制小肠对糖的吸收，更好地调整体内糖代谢平衡；大豆异黄酮具有较弱的雌激素样作用，对糖尿病患者的代谢紊乱也有一定的调节功能。

（四）植物化学物与骨质疏松

骨质疏松（osteoporosis）是绝经后妇女和老年人最为常见的骨代谢疾病，其后果是轻微的活动或创伤都可能导致骨折。

由于雌激素水平下降与女性骨质疏松有关，因此可采用雌激素替代疗法来预防骨质疏松。动物实验表明，具有雌激素活性的植物化学物大豆异黄酮可使大鼠骨细胞的形成超过骨细胞的消融，进而防止了骨质疏松。Meta 分析也显示，围绝经期和绝经期女性补充富含大豆异黄酮的食物或提取物半年以上，可以明显增加腰椎骨密度，而对于股骨颈、总髋部和大转子的骨密度没有影响。也有文献报道，高番茄红素摄入与血清高番茄红素浓度相关，且高番茄红素浓度与胶原酶 N-端粒（骨吸收的标志物）呈负相关，提示番茄红素对绝经后女性的骨质疏松也可能有一定的保护作用。

（五）植物化学物与其他疾病

1. 植物化学物与保护视觉作用 叶黄素是视网膜黄斑中的主要类胡萝卜素。叶黄素可在人眼视网膜内部形成一种有效的蓝光过滤器，能将蓝光造成的氧化损伤减至最小。增加叶黄素摄入量具有明显地预防和改善老年性眼部退行性病变的作用，如视网膜色素变性、黄斑病变和白内障等。

一项综合了多项大规模观察性研究 Meta 分析报告发现，叶黄素膳食摄入量和晚期老年性黄斑变性及湿性老年性黄斑变性有明显负相关。干预试验发现适量补充叶黄素可改变机体组织叶黄素、血清叶黄素含量，增加视网膜黄斑色素密度，并使蓝色光对视网膜上的光感受细胞的伤害降低，对视觉功能的改善起到一定作用，且可以显著降低老年性黄斑变性的患病风险。对长期暴露于荧屏光辐射的工作和生活环境人群的干预试验发现，叶黄素补充者的对比敏感度、眩光敏感度等视觉功能指标与叶黄素干预前及对照组相比都有明显改善，且与剂量呈正相关。

2. 植物化学物与免疫系统疾病　由于许多植物化学物都具有免疫调节作用，因此植物化学物对于免疫系统疾病的治疗作用也引起了学者们的注意。艾滋病是一种免疫缺陷病，主要由于免疫系统中的T细胞群大量破坏，而使机体丧失自身免疫调节能力。我国的研究表明通过大蒜的干预治疗，艾滋病患者的症状有明显的好转。虽然大蒜中的硒元素可抑制细胞免疫反应，恢复和重建艾滋病患者的免疫系统功能，但对艾滋病患者单纯补硒效果并不理想，所以大蒜对艾滋病的治疗作用不能完全用硒来解释，其中的有机硫化合物也起了重要作用。另外，国外有人报道大豆皂苷对人类艾滋病病毒也具有一定的抑制作用，因此推测大豆皂苷在艾滋病的防治上可能具有积极作用。

本章小结

水是人体含量最多的成分，也是人类赖以维持生命的最基本、最重要的物质。水广泛分布在人体组织细胞的内外，作为溶媒、体温调节因子、润滑剂、机体组织构成成分及反应剂在人体的物质代谢中发挥着重要作用。人体内的水每天都在不断地进行着更新，以尿液、汗液、呼出气体及粪便等方式排出体外，再通过饮水、食物等的摄入来补充，以维持体内水的平衡。水分丢失过多或摄入过多均可对机体产生不利影响。日常的饮水及食物水是每日摄入的水的主要来源。

膳食纤维是指10个和10个以上聚合度的碳水化合物聚合物，不能被人体小肠内的消化酶水解，但对人体具有健康效益。常见的膳食纤维有纤维素、半纤维素、果胶和树胶、抗性淀粉、不可消化寡糖、木质素。生理作用包括增加饱腹感、血糖调节和预防2型糖尿病的作用、降低血浆胆固醇浓度、改变肠道菌群、促进排便、影响矿物质的吸收等。膳食纤维的摄入过多过少都对机体产生明显的影响。我国居民膳食营养素参考摄入量（2013版）建议我国成人（19～50岁）膳食纤维的适宜摄入量为25～30g/d。

植物化学物是植物性食物中除营养素之外，在维持人体健康、调节生理功能和预防疾病方面发挥重要作用的生物活性物质。根据它们的化学结构或者功能特点通常分为类胡萝卜素、酚类化合物、植物雌激素、植物固醇、有机硫化物、萜类化合物、皂苷、芥子油苷、蛋白酶抑制剂、植酸等。植物化学物具有多种生理作用，主要表现在抗癌作用、抗氧化作用、免疫调节作用、降胆固醇作用、抗微生物作用等方面。流行病学资料、动物实验和体外组织培养等相关研究显示了植物化学物在疾病预防方面具有重要意义，而代谢研究对于阐明植物化学物的作用机制则起着积极的作用。

复习题

1. 名词解释：膳食纤维，植物化学物。
2. 人体内水的主要生理功能是什么？
3. 试述人体的水平衡及其调节机制。
4. 水缺乏和水摄入过量会对人体造成怎样的健康问题？
5. 中国居民膳食营养素参考摄入量（2013版）建议我国居民饮水量的适宜摄入量是多少？通过怎样的方式合理饮水？
6. 膳食纤维的分类及常见的膳食纤维有哪些？

7. 结合膳食纤维的特性简述其生理作用。
8. 膳食纤维与哪些疾病有关？其可能的作用机制是什么？
9. 简述植物化学物的分类。
10. 试述芥子油苷的生物转化过程。
11. 植物化学物的生理作用表现在哪些方面？
12. 以黄酮类化合物为例，试述植物化学物的代谢过程。
13. 试述植物化学物抗肿瘤作用的可能的机制。
14. 试述多酚类化合物保护心血管疾病的可能的机制。

参 考 文 献

郭红辉，凌文华. 2015. 花色苷类植物化学物对心血管系统的保护作用[J]. 生命科学，27（4）：495-503.
郭长江，顾景范. 2010. 植物化学物及其生物学作用[J]. 营养学报，32（6）：521-523.
韩冬. 2013. 膳食纤维与肠道健康[J]. 中国微生态学杂志，25（10）：1225-1228.
李亚珍. 2007. 植物化学物——番茄红素与人体健康[J]. 河套大学学报，4（2）：42-45.
李勇. 2005. 营养与食品卫生学[M]. 北京：北京大学医学出版社.
孙长颢. 2012. 营养与食品卫生学[M]. 7 版. 北京：人民卫生出版社.
唐雪，顾银燕，张玲霞. 2015. 膳食纤维摄入与卒中发生风险关系的 meta 分析[J]. 50（4）：389-393.
吴婷，杨月欣，张立实. 2009. 食物的营养学评价方法研究进展[J]. 国外医学（卫生学分册），36（2）：97-101.
杨俊峰，任国峰. 2011. 植物化学物预防乳腺癌作用的研究进展[J]. 实用预防医学，18（12）：2442-2444.
杨楠，贾晓斌，张振海，等. 2015. 黄酮类化合物抗肿瘤活性及机制研究进展[J]. 中国中药杂志，40（2）：373-381.
杨杨，陶陶，姬诺. 2010. 膳食纤维在结肠癌防治中的作用[J]. 医学综述，16（10）：1494-1496.
张薇. 2015. 膳食纤维与营养相关疾病的关系：来自 Meta 分析的证据[J]. 卫生研究，44（2）：347-351.
中国就业培训技术指导中心组织. 2012. 公共营养师（基础知识）[M]. 北京：中国劳动社会保障出版社.
中国营养学会. 2014. 中国居民膳食营养素参考摄入量（2013 版）[M]. 北京：科学出版社.
周岚. 2016. 膳食纤维[J]. 肿瘤代谢与营养电子杂志，3（1）：18-23.
Mahan LK，Escott-Stump S. 2000. krause's Food，Nutrition，and Diet Therapy[M]. New York：W.B. Saunders Company.
Watzl，Leitzmann. 2002. Essentials of human nutrition. 2 版. 261.

（田　粟）

第二篇　食物的营养价值

人体所需能量和营养素的来源是各种食物，要了解膳食质量、摄入充足的营养物质、合理安排膳食，就要了解食物的营养价值。

食物按其来源和性质可分为三类：①动物性食物，如畜、禽肉类及奶类、蛋类、水产品等；②植物性食物，如粮谷类、豆类、薯类、蔬菜、水果等；③各类食物的制品，是指以动物性、植物性天然食物为原料，通过加工制作的食品，如糖、油、酒、罐头、糕点等。

食品（foodstuff）指“各种供人食用或者饮用的成品和原料以及按照传统既是食品又是药品的物品，但是不包括以治疗为目的的物品”，按照《中华人民共和国食品安全法》对食品的这一定义，食品等同于食物，即包括了原料和加工成品。但严格地说，食物是未经特殊加工制作的食物和食品的原料，而食品往往指经加工制作后的具体食物，如大米、面粉可称为食物，而面条、粉条称为谷类制品。

第八章　食物的营养价值

学习要求

掌握：食物营养价值的概念。

熟悉：食物营养价值的评价指标。

核心概念

1. 食物的营养价值：某种食物中所含的能量和营养素满足人体营养需要的程度。

2. 营养质量指数（index of nutrition quality，INQ）：食物或膳食中含有各种营养素占推荐摄入量的百分比，与其能量占推荐摄入量的百分比之间的比值（WS/T 476-2015《中华人民共和国卫生行业标准 营养名词术语》）。

食物中某种营养素的INQ可用公式计算：

$$INQ=\frac{食物中某种营养素含量/该营养素参考摄入量}{该食物提供的能量/能量推荐摄入量}$$

一、食物的营养价值

食物的营养价值是指某种食物中所含的能量和营养素满足人体营养需要的程度。食物营养价值的高低，取决于食物中营养素种类是否齐全、数量是否充足、相互比例是否合理及是否容易消化吸收四方面因素。事实上，食物的营养价值是相对的。如奶、蛋类的蛋白质营养价值较高，但铁的营养价值则较低；蔬菜、水果提供丰富的维生素、矿物质和膳食纤维，但其蛋白质、脂肪的营养价值较低。即使是同一种食物，由于产地、品种、部位和烹调加工方法不同，营养价值也会存在一定差异。

二、食物营养价值的评价

（一）评价依据

1. 营养素的种类与含量 对某食物进行营养价值评定时，应对其所含营养素的种类进行分析，并确定其含量。一般来说，食物所提供营养素的种类和含量越接近人体需要，营养价值越高。在实际工作中除用化学分析法、仪器分析法、微生物法、酶分析法等测定食物中营养素的种类和含量外，也可通过查阅食物成分表，初步评定食物的营养价值。

2. 营养素质量 在评价某食物或某营养素的价值时，营养素的质与量是同等重要的。其中质的优劣反映在营养素可被消化利用的程度上。评价营养素质量，主要依靠动物实验及人体试食试验结果，根据生长、代谢、生化等指标，与对照组进行比较分析才能得出结论。

3. 营养素在烹调加工中的变化 食物的营养价值不仅取决于食物中营养素的种类、含量，在很大程度上还受食品的加工、烹调和贮藏等影响。食物经过加工、烹调可改善其感官性状，去除或破坏一些抗营养因子，提高消化吸收率，但同时也可使部分营养素受到损失和破坏。因此，应采用合理的加工、烹调方法，最大限度地保存食物中的营养素，使食物具有较高的营养价值，以满足人体的营养要求。

蛋白质中除赖氨酸以外的其他氨基酸比较稳定；碳水化合物因其来源丰富，一般不担心损失；脂类的主要损失是必需脂肪酸在脂肪酸败时遭破坏；矿物质除溶于水流失外亦较稳定；维生素最不稳定，在各种烹调加工中都易被破坏，所以通常更关注维生素的损失。

影响维生素稳定性的因素包括：

（1）脂溶性维生素：脂肪酸败、紫外光、氧化剂。

（2）维生素 C：碱、氧气、加热、金属离子和紫外线。

（3）维生素 B_1：碱和加热。

（4）维生素 B_2：光、碱。

（二）注意事项

在评价食物的营养价值时必须注意以下问题：

（1）几乎所有天然食物都含有人体所需的各种营养素。除了为某些特殊人群的全面营养需要而特别设计的特殊食品（如母乳、婴儿配方奶粉和宇航食品等）外，食物的营养价值是相对的。例如，以蛋白质论，鸡蛋的营养价值高，橘子的营养价值低；而以维生素 C 论，鸡蛋的营养价值低，橘子的营养价值高。对缺乏蛋白质的人来说，豆类的营养价值很高；对蛋白质充足而缺乏维生素 C 的人来说，豆类的营养价值比不上小白菜。平常所说的“营养价值高”是指多数人容易缺乏的营养素含量较高，或各种营养素比较全面的食品。

（2）不同食物能量和营养素含量不同，同一种食物的不同产地、不同品种、不同部位、不同成熟程度等因素影响也造成能量和营养素含量的差异，在选择时必须注意。

（3）食物的营养价值还受储存、加工和烹调的影响。如米、面过于精制，会损失大量B族维生素，食盐爆锅会损失碘，水果罐头在生产中破坏了维生素C。科学合理的加工可改善或保持食品的营养价值，如大豆做成豆腐等豆制品可明显提高蛋白质的消化率，面粉经过发酵可减少植酸对钙、铁、锌等矿物质吸收的不良影响。同样，食物储存、烹调方法是否合理，也直接关系到食品营养价值的高低。

（4）在评定食物营养价值时还应注意一些食品天然存在的抗营养因子或毒性物质。如生大豆中的抗胰蛋白酶因子、鸡蛋中的抗生物素、菠菜中的草酸、高粱中的单宁等，可能影响某些营养素的吸收利用，甚至直接对人体健康产生不良影响，故应通过适当加工、烹调破坏或消除这些抗营养因素。

（5）食品安全性是首先需要考虑的，如果食品受到各种污染，就无法考虑其营养价值。

（6）食物的营养价值常常与价格相差甚远。

（三）食物营养价值的评价指标

1. 食物利用率　是指食物进入人体内后被机体消化吸收和利用的程度，一般用实验动物进行测定。目的是评价对体重起作用的营养素如蛋白质、脂肪、碳水化合物的营养水平，计算方法如下：

$$\text{食物利用率}(\%)=\frac{\text{饲养期间动物增重(g)}}{\text{饲养期间总的饲料消耗(g)}}\times 100$$

从式中可见，饲料消耗越少，动物的体重增加越多，表明这种饲料的营养价值越高。

2. 营养质量指数

（1）背景：营养质量指数（index of nutrition quality，INQ）是由美国学者Hansen最早提出的作为评价食物营养价值的指标。食物的营养价值是一个相对概念，是相对于人体的营养需要而言；但是食物所能提供的能量和营养素的“能力”却是不变的。因此，Hansen等引进了两个术语：能量密度和营养素密度，其定义如下：

$$\text{能量密度}=\frac{\text{一定量食物提供的能量}}{\text{能量供给量标准}}$$

$$\text{营养素密度}=\frac{\text{一定量食物中某种营养素含量}}{\text{该营养素供给量标准}}$$

1973年，Hansen及同事根据营养素密度设计了一种食物INQ。他们根据成人最低能量需要2000kcal，建立每1000kcal能量单值（single value）营养素供给量（表8-1），从而将每种营养素的RDA转换为每1000kcal的供给量。具体计算方法如下：

$$\text{每1000kcal能量单值供给量}=\frac{\text{每种营养素的RDA}}{\text{2000kcal}}\times 1000$$

一份含能量1000kcal的食物所含某种营养素的量与每1000kcal单值营养素供给量的比值即为该营养素的INQ。例如，一份有1000kcal的全脂奶含蛋白质54g，而推荐每1000kcal的蛋白质供给量为25g，则牛奶蛋白质的INQ约为2.2（54/25≈2.2）。

表 8-1 每 1000kcal 能量单值营养素供给量

营养素	每 1000kcal 能量单值营养素供给量	营养素	每 1000kcal 能量单值营养素供给量
维生素 A	400μgRE	磷	450mg
维生素 D	4μg	镁	150mg
维生素 E	4mg	铁	8mg
维生素 C	30mg	锌	8mg
维生素 B_1	0.5mg	碘	75μg
维生素 B_2	0.6mg	蛋白质	25.00g
维生素 B_5	7mgNE	碳水化合物	137.50g
维生素 B_6	1.0mg	脂肪	39.00g
叶酸	200μg	油酸	12.25g
维生素 B_{12}	1.5μg	亚油酸	10.00g
钙	450mg	饱和脂肪酸	14.25g

（2）含义：INQ 是在营养素密度的基础上提出来的，其含义是指某食物中营养素能满足人体营养需要的程度（营养素密度）与该食物能满足人体能量需要的程度（能量密度）的比值。

$$\text{INQ}=\frac{\text{某营养素密度}}{\text{能量密度}}=\frac{\text{食物中某种营养素含量/该营养素参考摄入量}}{\text{该食物提供的能量/能量推荐摄入量}}$$

以轻体力劳动成年男子的营养素参考摄入量标准为例计算出鸡蛋、大米、大豆中蛋白质、维生素 A、维生素 B_1 和维生素 B_2 的 INQ 值，见表 8-2。

表 8-2 鸡蛋、大米、大豆中几种营养素的 INQ

项目	能量（kJ）	蛋白质（g）	维生素 A（μgRE）	维生素 B_1（mg）	维生素 B_2（mg）
营养素参考摄入量	9410	65	800	1.4	1.4
100g 鸡蛋	653	12.8	194	0.13	0.32
INQ		2.85	3.51	1.34	3.31
100g 大米	1456	8.0	—	0.22	0.05
INQ		0.80	—	1.02	0.23
100g 大豆	1502	35.1	37	0.41	0.20
INQ		3.38	0.24	1.83	0.90

（3）INQ 的用途

1）指导食品选购：选购食品时，应多选 INQ≥1 的食品，因为 INQ≥1 的食品在满足能量供给的同时也满足了营养素的供给，而 INQ<1 的食品，如快餐食品，虽可满足能量需要，却不能满足一些必需营养素的需要，如果通过 INQ<1 的食品来满足必需营养素的需要，势必造成能量摄入过多，导致肥胖。更要少购买 INQ=0 的纯能量食品或净卡路里食品（empty caloric food），如白糖、酒精、纯淀粉。因为这些食品只提供能量而不提供必需营养素。

2）指导强化食品：强化食品是充分利用食物资源，提高营养水平的一个重要途径。但是滥加营养素不仅不能达到增进营养水平的目的，反而会造成营养素失衡而损害健康。

根据 INQ 的定义，各种营养素的 INQ 均为 1 时，营养价值最高。用 INQ=1 作为食品强化的限度指标，也可作为管理强化食品的客观指标。

3）在食品标签上的应用：因为 INQ 方法简单明了，容易为消费者接受。如把 INQ 值列在食品标签上，消费者可以直观地评价营养质量，有利于消费者从营养角度挑选食品，同时将促进食品生产者改善食品的营养质量，以增强产品的竞争力。

此外，在营养流行病学研究中，可用 INQ 作指标比较分析食物营养素与疾病的相关性。

3. 营养素度量法（nutrition profiling）　是一种根据食物营养成分组成对其进行分类和营养评价的新方法，能够较好地体现食物整体营养价值，是食品营养标签的科学基础。

（1）背景：通常食物营养价值评价多依据食物营养素含量的绝对和相对高低进行，如目前使用较多的 INQ、食物利用率、氨基酸评分等方法。这些方法或只针对食物中的某一种营养素，或只重点考虑食物在某一方面的营养特性，不能较为综合地反映食物的整体营养价值，存在一定的局限性。为了克服这一局限性，研究人员创建了一种新的、能较全面地体现食物特性的评价方法来评价食物对健康作用的大小，即食物营养素度量系统。目前，全世界共有 20 余种营养素度量系统，美国、荷兰、英国等已建立了各自的食物营养素度量系统。

（2）营养素度量法的主要用途

1）健康推荐和消费指导，如营养宣教、帮助消费者选择健康食物。

2）国际相关政策指导和法规发布的技术支撑，如应用于膳食指南、营养标签、营养和健康声称的规范，以及儿童食品广告宣传和市场销售的应用等。

3）构建营养信息交流平台，如引导企业新产品开发及内部的营养质量控制。

（3）实例

1）英国 FSA-WXY 营养素度量系统：基于英国儿童超重、肥胖率居高不下，儿童食品营养不均衡及广告宣传对儿童选择食品的影响，英国食品标准局（FSA）于 2005 年正式发布了一个营养素度量系统——FSA-WXY Nutrient Profiling，用于管理面向儿童进行广告宣传的食品。这是一个简单的评分模型，以 100g 食物为计算基准，选择的营养评价指标包括：①负作用营养成分，如能量、饱和脂肪、钠、总糖；②正作用营养成分，如蛋白质、膳食纤维、水果和蔬菜。通过三步计算食品的最终得分。

第 1 步：计算 A 分。A 分=能量得分+饱和脂肪得分+总糖得分+钠得分（表 8-3）。

表 8-3　FSA-WXY 营养素度量系统中 A 分的评分标准

项目	得分										
	0	1	2	3	4	5	6	7	8	9	10
能量（kJ）	≤335	＞335	＞670	＞1005	＞1340	＞1675	＞2010	＞2345	＞2680	＞3015	＞3350
饱和脂肪（g）	≤1	＞1	＞2	＞3	＞4	＞5	＞6	＞7	＞8	＞9	＞10
总糖（g）	≤4.5	＞4.5	＞9	＞13.5	＞18	＞22.5	＞27	＞31.5	＞36	＞40.5	＞45
钠（mg）	≤90	＞90	＞180	＞270	＞360	＞450	＞540	＞630	＞720	＞810	＞900

第 2 步：计算 C 分。C 分=蛋白质得分+膳食纤维得分+水果蔬菜得分（表 8-4）。

表 8-4 FSA-WXY 营养素度量系统中 C 分的评分标准

项目	得分					
	0	1	2	3	4	5
蛋白质（g）	≤1.6	>1.6	>3.2	>4.8	>6.4	>8.0
膳食纤维（g）	≤0.7	>0.7	>1.4	>2.1	>2.8	>3.5
水果蔬菜（%）	≤40	>40	>60	–	–	>80

第 3 步：计算总分。总分=A 分–C 分。

总分≥4 的食品或总分≥1 的饮料被限制对儿童进行广告宣传。

2）美国用于食品健康声称管理的营养素度量系统（requirements for foods carrying a health claim）：美国 FDA 于 2002 年建立的营养素度量系统，主要用于考核和批准可进行健康声称的食品。它是一个以“份（serving）”为计算基准，针对所有类别食物，以每日推荐量（daily values，DV）为基础的阈值模型，考虑了“推荐的”和“限制的”共 10 种营养成分，包括总脂肪、饱和脂肪、胆固醇、钠、维生素 A、维生素 C、铁、钙、蛋白质和膳食纤维，具体如表 8-5 所示。

表 8-5 美国 FDA 用于食品健康声称管理的营养素度量系统

限制性营养成分	最大量（丧失资格阈值）/份	标准
总脂肪（g）	13	20%DV
饱和脂肪（g）	4	
胆固醇（mg）	60	
钠（mg）	480	
推荐性营养成分	最小量（获得资格阈值）/份	标准
维生素 A（U）	500	10%DV
维生素 C（mg）	6	
铁（mg）	1.8	
钙（mg）	100	
蛋白质（g）	5	
膳食纤维（g）	2.5	

在这一系统中营养素的阈值是以 DV = 2000kcal 为基准制定的。具体来说，对于脂肪、饱和脂肪酸、胆固醇和钠的界点阈值为 20% DV；对于维生素 A、维生素 C、铁、钙、蛋白质及膳食纤维的界点阈值为 10% DV。符合标准（某种食物所含所有限制性营养成分的含量均小于规定的最大量，并且至少有一种推荐性营养成分的含量达到规定的最小量）的食品可以进行营养和健康声称。同时，推荐性营养成分的含量须是食物本身所含有的量，而非强化后的量。FDA 考虑到食物类别间的差异，也补充了一系列的“例外”条款，根据食物拟进行的健康声称的不同，而有相应的特殊规定，如某种食物要进行与高血压相关的健康声称，则钠含量要低于一般的规定。

4. 血糖生成指数 1998 年在国际粮农组织/世界卫生组织（FAO/WHO）专家会议上，专家建议把食物生成血糖指数（glycemic index，GI）作为评价食品营养价值的一个指标。

GI 可用于评价含碳水化合物类食物引起餐后血糖反应的一个生理指标，能够真实地反映机体对食物中碳水化合物的利用率和食物摄入后对人体血糖的影响。GI 计算公式如下：

$$\text{GI}=\frac{\text{摄入含50g碳水化合物食物后2小时葡萄糖反应曲线下面积}}{\text{摄入50g葡萄糖后2小时葡萄糖反应曲下面积}}\times 100$$

高 GI 食物进入胃肠道后消化快，吸收完全，如葡萄糖迅速进入血液；低 GI 食物在胃肠停留时间长，吸收缓慢，如糖进入血液后峰值低，下降速度慢。一般情况下，低 GI 食物对血糖的影响较小，有利于血糖浓度保持稳定。

常见食物的血糖指数见第四章。

5. 食物中的抗营养因子 在进行食物营养价值评价时，还要考虑某些食物中存在抗营养因子，如植物性食物中的植酸、草酸可影响矿物质的吸收，大豆中含有蛋白酶抑制剂、植物红细胞凝集素等抗营养因子。

三、评价食物营养价值的意义

（1）全面了解各种食物的天然组成成分，包括营养素、非营养因素、抗营养因素等，发现各种食物的主要营养缺陷，并指出改造或开发新食品的方向，解决抗营养因素问题，充分利用食品资源。

（2）了解在加工烹调过程中食品营养素的变化和损失，采取相应的有效措施，最大限度地保存食物中的营养素，提高食物营养价值。

（3）指导人们科学地选购食品和合理配制平衡膳食，以达到增进健康、增强体质、延年益寿及预防疾病的目的。

本章小结

食物的营养价值是指食物中所含各类营养素和能量满足人体营养需要的程度。食物营类价值的高低不仅取决于食物中所含营养素种类数量和比例是否合适，还与其在人体中被消化吸收和利用的程度有关。影响食物营养价值的因素很多，如产地、品种、气候、加工和烹调方式等。评价食物营养价值的指标很多，常用的有营养质量指数等。

复习题

1. 名词解释：食物的营养价值，INQ。
2. 从哪些方面评价食物的营养价值？
3. 如何计算营养质量指数？有何营养学意义？

参考文献

李勇. 2005. 营养与食品卫生学[M]. 北京：北京大学医学出版社.

孙长颢，王舒然. 2005. 营养与食品卫生学[M]. 北京：科学技术文献出版社.

孙长颢. 2012. 营养与食品卫生学[M]. 7版. 北京：人民卫生出版社.

吴婷，杨月欣，张立实. 2009. 食物的营养学评价方法研究进展[J]. 国外医学（卫生学分册），36（2）：97-101.

（吕晓华）

第九章　各类食物的营养价值

学习要求

掌握：1. 各类食物及其制品的营养特点。　2. 各类食物中的抗营养因子。

熟悉：加工、烹调、储藏对各类食物营养价值的影响。

了解：谷类、蛋类的结构和营养素分布。

核心概念

1. 胀气因子：由于人体内缺乏水苏糖和棉子糖的水解酶，占大豆碳水化合物一半的水苏糖和棉子糖，经肠道微生物发酵产气，故又被称为胀气因子。

2. 酸碱平衡：正常生理条件下，人体血液和组织液的酸碱度保持相对稳定的状态（pH7.35～7.45）。

第一节　谷类的营养价值

谷类主要指单子叶禾本科植物的种子，包括大麦、小麦、燕麦、稻谷、小米、玉米、高粱、糯米等，其中以稻谷和小麦为主。我国居民膳食中 50%～70%的能量、40%～70%的蛋白质和 60%以上的维生素 B_1 主要来源于谷类食品。中国总膳食调查显示谷类食品占我国膳食构成比的 49.7%，是各类食物中摄入量最大的一类，故被称为“主食”(staple food)。

一、谷类的结构和营养素分布

各种谷类种子的结构基本相似，谷粒的最外层是谷壳，主要成分是硅，对谷粒起保护作用，可防害虫、防微生物、防机械损伤及防潮。去壳以后的谷粒，其结构由外向内可分为谷皮、糊粉层、胚乳和胚芽四部分（图 9-1），分别占谷粒重量的 6%～7%、6%～7%、83%～87%、2%～3%。

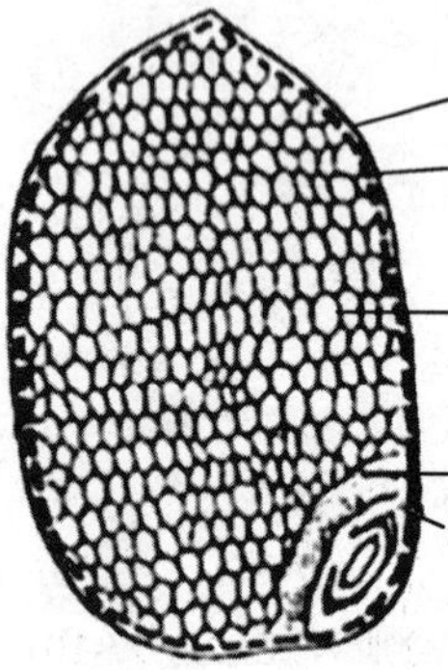

图 9-1　谷粒的结构

谷皮为谷粒的外壳，主要由纤维素、半纤维素等组成，含有较多矿物质和脂肪。谷皮不含淀粉，植酸含量较高，不宜食用，在加工中作为糠麸除去，成为动物饲料。在加工精度不高的谷物中，允许保留少量谷皮成分。

糊粉层介于谷皮与胚乳之间，含有较多的 B 族维生素和矿物质，有重要营养意义。但糊粉层的细胞壁较厚，不易被消化，而且含有较多酶类，影响产品的耐储藏性。在碾磨加工时，糊粉层易与谷皮同时被除去。

胚乳是谷类的主要部分，含大量淀粉和一定量的蛋白质。胚乳周围部分蛋白质含量较高，越接近胚乳中心，含量越低。谷胚容易消化，适口性好，耐储藏，但维生素和矿物质含量很低。精制米、精制面基本上只剩下胚乳。

胚芽位于谷粒的一端，是种子中生理活性最强、营养价值最高的部分，富含脂肪、蛋白质、矿物质、B 族维生素和维生素 E。胚芽质地较软而有韧性，不易粉碎，但在加工时易与胚乳分离而丢失。

二、谷类的营养价值

（一）蛋白质

谷类蛋白质含量因品种、气候、地区及加工方法不同而异，一般在 7.5%～15%。大米的蛋白质含量在 7%～9%，燕麦、荞麦的蛋白质含量较高。谷类蛋白质由谷蛋白、白蛋白、醇溶蛋白、球蛋白组成，主要是醇溶蛋白（醇溶蛋白中严重缺乏赖氨酸）和谷蛋白。糊粉层和谷胚中的蛋白质氨基酸比例合理，生物价较高，越向胚乳内部，蛋白质含量越低，赖氨酸含量也越低。但外层质量较高的蛋白质在谷类的加工精制过程中损失较大，保留下来的多是胚乳内部质量较差的蛋白质。一般谷类蛋白质必需氨基酸组成不平衡，赖氨酸含量少，是谷类的第一限制氨基酸，苏氨酸、色氨酸、苯丙氨酸、蛋氨酸含量也偏低，因此谷类蛋白质营养价值低于动物性食物（表 9-1）。

表 9-1　谷类蛋白质的特点

种类	溶解性	氨基酸构成特点	实例
清蛋白	易溶于水和盐溶液	存在于糊粉层和胚芽中 含有丰富的赖氨酸、色氨酸和精氨酸	小麦清蛋白、大麦清蛋白
球蛋白	不溶于纯水，溶于中性稀溶液	存在于糊粉层和胚芽中 含有丰富的赖氨酸、色氨酸和精氨酸	小麦球蛋白
醇溶蛋白	溶于 70%～90%乙醇溶液或稀酸、稀碱溶液	存在于谷物籽粒中 含有大量谷氨酰胺和脯氨酸，少量碱性氨基酸（如赖氨酸） 玉米胶蛋白缺乏赖氨酸和色氨酸	玉米胶蛋白、大麦胶蛋白、面筋的主要蛋白
谷蛋白	只溶于稀酸或稀碱溶液	存在于谷物籽粒中 与醇溶蛋白共存	小麦谷蛋白

小麦蛋白质主要缺乏赖氨酸，玉米和高粱蛋白质的色氨酸含量也明显不足，生物价比小麦更低。大米的蛋白质含量虽然不高，但因其中醇溶蛋白含量少，质量比小麦蛋白质好，因此其蛋白质的综合利用率接近其他谷类。燕麦和荞麦蛋白质中赖氨酸丰富，生物价较高。

由于谷类在膳食中所占比例较大，也是膳食蛋白质的重要来源，为了提高谷类蛋白质的营养价值，常采用氨基酸强化和蛋白质互补的方法。如果与豆类、奶类、蛋类或肉类同食，谷类蛋白质的生物价可通过蛋白质互补作用而大大提高。

（二）碳水化合物

谷类的碳水化合物主要是淀粉，集中在胚乳的淀粉细胞内，含量在 70%以上。此外还含有糊精、戊聚糖、葡萄糖和果糖等。淀粉是人类最理想、最经济的能量来源，在我国居民膳食中 50%～70%的能量来自谷类碳水化合物。

根据葡萄糖分子的聚合方式不同，淀粉可分为直链淀粉和支链淀粉两种，在天然淀粉中，直链淀粉一般占 20%～25%。直链淀粉呈线性结构，分子量小，易卷曲为螺旋形。直链淀粉易溶于水，较黏稠，可以被β-淀粉酶完全水解成为麦芽糖，易消化；支链淀粉则相反，分子结构呈树枝分叉状，分子量大，不溶于水，在热水中体积膨胀而成糊状。支链淀粉加热糊化后，分子结构变得较为松散，因此具有较高的黏度。支链淀粉只有 54%能被β-淀粉酶水解，不易消化。与支链淀粉相比，直链淀粉升高血糖的幅度较小。糯米中含支链淀粉较多。糯性粮食如糯米、糯玉米等谷类中的淀粉几乎全为支链淀粉（图 9-2）。

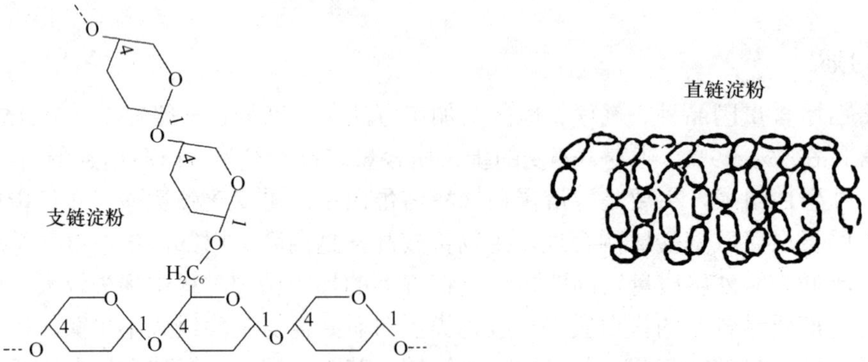

图 9-2　直链淀粉和支链淀粉的结构

除淀粉外，谷类种子中尚含有少量可溶性糖和糊精。可溶性糖主要有葡萄糖、果糖、麦芽糖和蔗糖，含量通常低于 3%。含可溶性糖最多的部位是谷胚。

谷粒中的膳食纤维含量在 2%～12%，主要是纤维素和半纤维素，果胶物质较少，主要在壳中，谷皮和糊粉层中也含一部分膳食纤维，胚乳中几乎没有膳食纤维。因此，各种未精制的谷类都是膳食纤维的良好来源，而精制米面中膳食纤维含量极低。

半纤维素的化学成分较为复杂，包括β-葡聚糖和戊糖、己糖、糖醛酸、蛋白质和分类复杂的多聚体。大麦和燕麦中富含β-葡聚糖，例如，大麦细胞壁中含有 70%的β-葡聚糖及 20%的戊聚糖。β-葡聚糖近年来备受关注。

（三）脂肪

谷类脂肪含量低，大米、小麦为 1%～2%，玉米和小米可达 4%。谷类脂肪主要集中在糊粉层和胚芽。从胚芽中提取的油脂营养价值很高，含有丰富的亚油酸、卵磷脂和植物固醇，并含有大量维生素 E。在谷类加工时，大部分脂类转入副产品中，见表 9-2。

表 9-2　谷类的脂肪含量和脂肪酸构成（%）

谷类	脂肪含量（g）	脂肪酸构成		
		饱和脂肪酸	单不饱和脂肪酸	多不饱和脂肪酸
富强粉	1.1	30.3	24.1	44.8
黑米	2.5	35.1	48.0	16.3
玉米面	4.5	15.3	28.4	56.3
小米面	2.1	35.6	14.6	49.8
荞麦	2.3	33.2	51.6	14.6

（四）矿物质

谷类的矿物质占 1.5%～3%，集中在谷皮、糊粉层和胚芽中，主要是磷和钙，钾、镁的含量也较高，铁含量低。小麦中的矿物质含量高于稻谷，燕麦的钙、铁含量高于一般谷物。谷类所含的植酸常常与钙、铁等矿物质形成不溶性的盐类，对其吸收有不良影响。植酸和矿物质的分布类似，在谷粒的外层较多，胚乳中几乎不含植酸，所以加工精度低的谷类，钙、铁、锌等矿物质利用率低。

（五）维生素

谷类是 B 族维生素的重要膳食来源，如维生素 B_1、烟酸、维生素 B_2、泛酸和维生素 B_6，主要分布在胚芽、糊粉层和谷皮。谷类加工的精度越高，保留的胚芽和糊粉层越少，维生素损失越多。小麦粉中的维生素 B_1 含量比大米高，因此以面粉为主食的人较吃大米的人不易患脚气病。玉米和小麦含有少量 β-胡萝卜素。玉米中烟酸为结合型，不易被人体利用，须经适当加工变成游离型烟酸后才能被吸收利用。鲜玉米中含少量维生素 C。谷类中不含维生素 A 和维生素 D。

三、常见谷物的营养特点

（一）稻谷

稻谷是世界上一半以上人口的主要食用谷类，主要种植区域在印度、中国、日本、孟加拉和东南亚国家。就产量而言，稻谷次于小麦和玉米居第三位。我国的稻谷种植总产量居世界首位，约占世界稻谷总产量的 1/3。

1. 稻谷的分类　稻谷可分为籼稻谷和粳稻谷。籼稻谷籽粒形细长而稍扁平，颖毛短而稀，一般无芒，即使有芒也很短，籽粒强度小，耐压性能差，易折断，加工时容易产生碎米，米质胀性较大而黏性较小。粳稻谷籽粒短而阔，较厚，呈椭圆形或卵圆形，颖毛长而密，芒较长，籽粒强度大，耐压性能好，加工时不易产生碎米，米质胀性较小，而黏性较大。

在籼稻谷和粳稻谷中，根据生长期的长短和收获季节的不同，又可分为早稻谷和晚稻谷两类。一般来说，早稻谷米粒腹白较大，硬质粒少，品质比晚稻谷差。早稻谷米质疏松，耐压性差，晚稻谷米质坚实耐压性强。就米饭的口感而言，也是晚稻谷优于早稻谷。国家标准（GB1350-1999）规定：稻谷分为早籼稻谷、晚籼稻谷、粳稻谷、籼糯稻谷、粳糯稻谷五类。

2. 稻谷的营养特点

（1）蛋白质：不同品种、不同类型的稻谷蛋白质含量不同。同一品种，也因产地、种植条件不同而异，甚至同株谷穗上谷粒生长部位不同，蛋白质含量也略有差异。稻谷蛋白质含量一般为 7%～12%，大多在 10%以下，香大米蛋白质含量较高，可达 12.7%、红籼米蛋白质较低，仅为 7.0%。

稻谷赖氨酸和苏氨酸含量较低，分别为第一限制性氨基酸和第二限制性氨基酸，赖氨酸约占蛋白质总量的 3.5%，略高于其他谷物。

稻谷蛋白质与其他谷类蛋白质相比，生物价和蛋白质功效比值均较高。糙米皮层即糠层是稻米营养素最丰富的部分，糙米或低精度大米营养价值优于高精度大米。

（2）碳水化合物：稻谷碳水化合物的含量一般在77%左右，主要存在于胚乳中。

按直链淀粉含量，稻米可分为糯性、低含量直链淀粉、中等含量直链淀粉、高含量直链淀粉等，目前还没有稻米含很高直链淀粉的报道。糯性稻米可用于制糖、甜食和色拉调味汁，低含量直链淀粉稻米可用作婴儿食品、早餐大米片和发酵米糕，中等含量直链淀粉稻米可用于制作发酵大米饼，高含量直链淀粉是理想的米粉丝原料。

（3）脂肪：稻谷脂肪含量一般为2.6%～3.9%，脂肪在稻谷籽粒中的分布不均匀，谷胚中含量最高，其次是谷皮和糊粉层，胚乳中脂肪含量极低。米糠主要由糊粉层和谷胚构成，脂肪含量高。大米中脂肪含量仅为0.3%～0.5%，含量随大米精度的提高而下降。因此，脂肪含量可用来测定大米的加工精度。

（4）矿物质：稻谷的矿物质以磷含量最高，其次是钙和镁，其中90%以植酸盐的形式存在。精米中矿物质含量很低，黑色、紫色、红色等有色稻米矿物质含量高于白色大米。

糙米矿物质含量比精制大米高。

（5）维生素：稻谷中B族维生素主要分布在谷皮和谷胚中，稻米外层维生素含量高，越靠近米粒中心含量越低。相对糙米而言，精米维生素B_1的含量很低，长期食用高精度大米，会造成体内维生素B_1缺乏。维生素在稻谷中主要以衍生物的形式存在，如75%的维生素B_2以酯化物的形式存在，米糠中的烟酸有86%以结合形式存在。

3. 特种大米的营养特点

（1）胚芽米：指留胚率在80%以上的大米。大米胚芽含有22%的谷胚蛋白，必需氨基酸的比例合理，脂肪含量为25 %，其中必需脂肪酸高达80 % 以上。此外，还含有丰富的维生素B_1、维生素B_2和维生素E等。因此，胚芽米的营养价值较高。胚芽米煮成的米饭黏性高，饭粒整齐，颜色、口味和质地都较好，且易被消化吸收。我国经过多年的生产实践研究了一套加工胚芽米的新工艺，采用多机轻碾，即碾白道数多，碾白压力小，防止胚芽脱落。其包装方法采用真空或充气（二氧化碳）包装，防止胚芽米酸败而降低营养价值。

（2）免淘米：也叫清洁米，是指达到国家卫生标准，不经淘洗就可蒸煮食用的大米。常用的加工方法有渗水碾米、湿润摩擦碾米及表面淀粉膜化三种方法。免淘米具有加工精度高、米粒表面不含糠粉、米粒表面光洁、易于保存等特点。食用免淘米可避免因大米淘洗而损失营养成分，所以免淘米营养价值较高，大米不经淘洗直接烹调是保留维生素B_1的有效方法。

（3）蒸谷米：也叫半煮米，指稻谷经过浸泡、汽蒸、干燥和冷却后，再碾磨制成的大米。稻米中维生素和矿物质等营养素在水热处理过程中向内部转移，因此碾磨后营养素损失少，蒸谷米的维生素B_1和烟酸含量提高一倍，钙、磷、铁的含量比相同精度的普通大米也有不同程度的提高。此外，蒸谷米的营养成分容易被人体吸收，蛋白质的消化率高于普通大米。蒸谷米与普通大米比较，还有出米率高、米糠出油率高、煮饭胀性好、易于储藏等优点，但也存在米色较深、煮饭黏性差、加工成本较高等缺点，有待改进。

蒸谷米约占全球大米总产量的25 %，主要消费地区是印度、斯里兰卡、缅甸、泰国、菲律宾和马来西亚及非洲的马里等国家。美国、意大利、德国及南美洲的部分国家也有食用蒸谷米的习惯。

（4）营养强化米：是在普通大米中添加营养素的成品米，通常用造粒方式将营养素混入免淘米中，以强化维生素B_1、维生素B_2、烟酸、叶酸、赖氨酸和苏氨酸、钙和铁等营养素。

（二）小麦

小麦是全球种植最广泛的作物之一，除南极外，小麦种植遍布世界各大洲，从北极圈到南纬 45°（除少数热带岛国外），从海平面到海拔 4570m 的高原都有小麦种植。小麦的种植面积约占谷类种植面积的 31%，产量接近谷类总产量的 30%，均居谷类作物之首。世界上有 1/3 以上人口以小麦为主食。我国小麦种植面积约占粮食作物总面积的 26%，产量约占总产量的 22%，均次于水稻居第二位。尽管我国从 1983 年以来小麦总产量已跃居世界首位，但目前仍是世界第二大小麦进口国。

1. 小麦的分类　小麦一般根据播种期，皮色或粒质进行分类。

（1）按播种期分类：可分为冬小麦和春小麦。冬小麦耐寒性较强，一般是秋末冬初播种，第二年夏初成熟收获；冬小麦一般皮层较薄，颜色浅，白皮麦多，硬质麦较少，但出粉率较高，粉色较好；春小麦耐寒性较弱，越冬困难，一般春季播种，当年秋季收获。春小麦皮层较厚，颜色深，多为褐色，硬质麦多，面筋含量高，品质较好，但出粉率较低，粉色较差。冬小麦又有南方冬麦与北方冬麦之分，也有冬麦、春麦兼种的中间地带。

（2）按麦粒皮色分类：可分为红皮麦、白皮麦、花麦三类。红皮小麦的皮层颜色为红褐色或深红色，白皮小麦的皮层呈乳白色或黄白色，红皮麦与白皮麦互混时为花麦。红皮麦皮层较厚，出粉率较低，粉色较差，但筋力较好；白皮麦皮层较薄，出粉率较高，粉色较好，但筋力较差。

（3）按麦粒粒质分类：可分为硬质小麦与软质小麦两类。硬质麦皮色较深，籽粒不如软质麦饱满，但面筋含量较高，品质较好，适于制作面包；软质麦皮色较浅，籽粒饱满，但面筋含量较低，适于制作饼干和糕点。

2. 小麦的营养特点

（1）蛋白质：小麦的蛋白质含量差异较大，普通小麦含蛋白质 8%～13%，蛋白质含量高的品种可达 18%。硬粒小麦面筋含量较高，适用于面包、面条、饺子等食品的原料；软粒小麦面筋含量较低，适合制作糕点类产品。春小麦蛋白质含量通常高于冬小麦。

小麦含有较多谷蛋白和醇溶蛋白，能够形成独特的面筋结构，容易加工成品种丰富的面制品，特别是其发酵后具有多孔结构。面筋的含量和质量高时，面制品的品质也随之提高。

小麦蛋白质的第一限制氨基酸是赖氨酸。糊粉层和谷胚的氨基酸比例合理，生物价较高；越向胚乳内部，蛋白质中赖氨酸的含量越低。精制加工过程中，外层质量较高的蛋白质大部分损失，精制小麦粉保留下来的多是胚乳内部质量较低的蛋白质。小麦麸皮中也含有一定数量的蛋白质，赖氨酸含量较高，蛋白质功效比值为 2.07，消化率为 89.9%，仅略逊于酪蛋白而优于大豆蛋白和小麦胚乳蛋白等。

延伸阅读：小麦粉是由胚乳细胞壁及其内含物组成的混合物。在小麦粉中加水至含水量超过 35%时，再用手工或机械进行糅合即得到黏聚在一起具有黏弹性的面块，即面团。面团在水中搓洗时，淀粉和水溶性物质渐渐离开面团，冲洗后，最后只剩下一块具有黏合性、延伸性的胶状物质，这就是湿面筋。湿面筋低温干燥后可得到干面筋（又称活性谷朊粉）。在所有谷粉中，只有小麦粉能形成可夹持气体而制作出松软烘烤食品的强韧黏合的面团。面筋蛋白质是小麦具有独特性质的根源。面筋复合物主要由麦胶蛋白和麦谷蛋白组成，麦胶蛋白是一大类具有相似特性的蛋白质，这类蛋白质的抗延伸性小或无，被认为是造成面团黏合性的主要原因。麦谷蛋白有弹性但无黏性，使面团具有抗延伸性。

（2）碳水化合物：小麦碳水化合物含量为 74%～78%，主要是淀粉。小麦淀粉对面制食品特别是面条的品质影响极大。

（3）脂肪：小麦籽粒中的脂肪主要集中于麦芽，小麦胚芽油中不饱和脂肪酸占 80%以上，其中亚油酸含量达 60%，脂肪的含量与品种、土壤、气候等条件有直接关系。谷胚中脂肪含量最高，麦麸次之，胚乳最少。由于麦胚含有活力较强的脂肪酶，与脂肪反应容易酸败变味，为了避免小麦粉在储藏过程中发生脂肪酸败，在制粉时应使谷胚与胚乳分离，不使其混入小麦粉中。面粉中脂肪的含量和类型对烘焙品质都有影响。在面包烘焙过程中，极性脂能抵消非极性脂的破坏作用，改善烘焙品质。在极性脂中，糖脂如双半乳糖甘油二酯对促进面团的醒发和增大面包体积最为有效。面粉中添加糖脂，不仅可保持原有品质，还可使面包的体积显著增加，质地松软并能保鲜。

（4）矿物质：小麦矿物质主要有钙、镁、锌、锰、铜等，矿物质含量虽高于大米，但也集中于谷粒外层。锌、铜、镁、锰等元素在胚乳中的含量不足全粒的 10%。40%～50%的锌、锰、铜和 70%以上的镁分布在糊粉层，这可能与糊粉层中植酸含量高有关。

（5）维生素：小麦含有较多 B 族维生素，如维生素 B_1、烟酸、泛酸、吡哆醇等，主要分布在糊粉层和谷胚中，谷胚还含有较多维生素 E，含量达 250～520mg/100g。

小麦籽粒含有微量的类胡萝卜素，包括 β-胡萝卜素和隐黄素等，未漂白面粉呈淡淡的黄色，被氧化后面粉颜色变白。

（三）玉米

玉米是一种全球性作物，生长适应性强，耐旱，种植范围很广，种植面积及产量仅次于小麦居第二位。玉米也是我国主要谷类作物，在粮食总产量中所占的比例仅次于稻谷和小麦，居第三位。

玉米按粒色、粒质分为黄玉米、白玉米、糯玉米和杂玉米，常见的是黄玉米和白玉米。玉米的品种不同，营养成分存在一定差异。

玉米淀粉含量在 70%以上，膳食纤维较为丰富。蛋白质含量为 7%～10%。普通玉米的蛋白质以脂溶谷蛋白为主，缺乏赖氨酸，色氨酸也不足，生物价比小麦蛋白低，但玉米胚的蛋白质质量较高。一些特殊的玉米品种蛋白质营养价值较高，如高赖氨酸玉米的赖氨酸含量是普通玉米的 2 倍左右，色氨酸含量和蛋白质含量也有所提高，蛋白质的生物价达 70 以上。高油玉米不仅脂肪含量较高，蛋白质品质也有一定改善。

普通玉米的脂肪含量可达 3%～4%。玉米胚芽是食用油脂的重要来源，其中不饱和脂肪酸的含量达 85%，并含有丰富的维生素 E。

玉米中的矿物质以磷、钾、镁等为主，其中钾含量高于大米和白面。

玉米未经精制加工，其中的 B 族维生素充分保留，维生素 B_1 和维生素 B_2 较为丰富。玉米中烟酸含量也较高，但以结合型存在，不能被人体吸收利用。而且玉米色氨酸不足，故长期以玉米为主食且又缺乏其他副食时，可能导致癞皮病的发生。若在玉米食品中加入少量小苏打或食碱，能使结合型烟酸分解为游离型烟酸。嫩玉米中含有一定量的维生素 C。黄玉米含有少量的胡萝卜素。

（四）小米

小米，又称粟、谷子，是我国最早种植的作物，也是我国北方的主要粮食作物之一。殷商时代，称五谷为禾、稷、菽、麦、稻，禾就是小米，被列于五谷之首。明代以后，水稻、小麦种植面积扩大，玉米、甘薯先后引入，小米的种植面积才逐渐减少，而水稻和小麦逐步居上。

小米有粳小米、糯小米之分，粳小米多作为主食，糯小米可制作各种糕点，也可做粥饭。

小米的淀粉含量与其他谷物相当，蛋白质含量为 7%～14%，其中醇溶蛋白含量高，缺乏赖氨酸，但其他氨基酸比例较为合理。如能与富含赖氨酸的食物搭配食用，可提高蛋白质的生物价。

小米脱壳后即可食用，无须精磨，含有较丰富的膳食纤维和 B 族维生素。黄色小米中含有少量 β-胡萝卜素。小米的铁含量较高，是传统的滋补食品。

（五）大麦

大麦种植面积次于小麦、水稻、玉米、燕麦和黑麦，居第六位。大麦是能耐受恶劣气候和环境的谷物，从北极圈到热带地区都有种植，甚至在喜马拉雅山脉海拔 4500m 的地方也能种植。在经常遭受寒冷霜冻、干旱或碱性土壤的地区，大麦是最可靠的作物之一。我国栽培大麦已有数千年的历史，大约公元前 6 世纪，黄河和淮河流域就已开始种植大麦。目前我国大麦的种植面积超过燕麦和黑麦，居第四位，主要产区是江苏、湖北、四川、河南、安徽等省。大麦多用作啤酒工业及酒精工业的原料，少量大麦用于人类食用。大麦根据是否有稃可分为有稃和无稃两类，无稃大麦成熟收获时，是无壳的裸粒，故又称稞大麦或元麦，青海、西藏等地又称青稞。

大麦蛋白质含量在 10%左右，赖氨酸含量远高于其他谷物，赖氨酸是第一限制性氨基酸，苏氨酸是第二限制性氨基酸。

大麦中脂肪含量约占籽粒重量的 3.3%，约 1/3 存在于胚芽中。大麦脂肪酸的饱和度比小麦稍高。

食用大麦时，一般先制成粉，然后加工成糌粑（炒熟的青稞）食用。加工糌粑要注意掌握烘炒的温度与时间。温度过高或烘炒时间太长，易将青稞炒焦，食味变苦，维生素大量破坏，降低营养价值；温度过低或烘烤时间过短，青稞未熟，则香味不浓，消化吸收率也低。

（六）燕麦

燕麦的淀粉含量稍低，在 60%以上。由于燕麦以全谷形式食用，其中富含膳食纤维，特别是可溶性纤维，主要是 β-葡聚糖，含量可达燕麦总重量的 4%～6%，占燕麦半纤维素的 70%～87%。

燕麦的蛋白质含量可达 15%～17%，其中醇溶谷蛋白仅占总蛋白质的 10%～15%，赖氨酸含量较高，生物价高于其他谷物。

燕麦的脂肪含量为 5%～9%，大部分存在于胚乳中，其中富含不饱和脂肪酸，亚油酸含量为 38%～46%，油酸含量高于其他谷物，有益于心脑血管健康。

燕麦中 B 族维生素和维生素 E 含量略高于其他谷物，矿物质含量显著高于其他谷物，特别是铁、镁、锌等。此外，燕麦籽粒中还含有皂苷等有益健康的成分，对降低血胆固醇和三酰甘油具有一定作用。

莜麦也称为裸燕麦，营养价值与燕麦相似。

（七）荞麦

荞麦又名三角麦，是蓼科一年生草本植物。荞麦生长期短、适应性强，生育期短，一般 60～80 天就能成熟，既可春种，也可秋种，是一种救灾作物。荞麦不属于禾本科，但因其使用价值与禾本科粮食相似，因此通常将它列入谷类。

荞麦起源于中国和亚洲北部国家，公元前 5 世纪的《神农书》中记载，荞麦是当时栽培的八谷之一。目前种植荞麦最多的国家是俄罗斯，其次是中国、法国、波兰和加拿大等。我国荞麦的种植面积约 3000 万亩，主要分布在西北、华北和西南的一些高寒地区。荞麦由于其独特的营养价值和药用价值，备受关注。目前栽培的荞麦有普通荞麦、鞑靼荞麦和有翅荞麦三类。

荞麦面的蛋白质含量高于大米和玉米粉，含有较多赖氨酸，生物价较高；脂肪含量低于玉米面而高于大米和小麦粉；维生素的含量也较丰富，此外还有钙、磷、铁等矿物质。荞麦含有铬，可用于糖尿病营养治疗。

四、加工、烹调及储藏对谷类营养价值的影响

（一）加工

谷类的加工分为精制加工和食品加工。

1. 精制加工 主要方式是适当碾磨，去除杂质和糠皮，不仅可改善谷类的感官性状，而且有利于消化吸收。由于谷类所含矿物质、维生素、蛋白质、脂肪等多分布在谷粒的周围和胚芽内，向胚乳中心则逐渐减少，因此这些营养素的存留程度与加工方法和精度关系密切（表 9-3）。加工精度越高，糊粉层和胚芽损失越多，营养素损失也越多，尤以 B 族维生素损失严重（表 9-4）。

表 9-3 不同出米率大米和不同出粉率面粉的营养素含量（%）

营养成分	大米出米率			面粉出粉率		
	92%	94%	96%	72%	80%	85%
水分	15.5	15.5	15.5	14.5	14.5	14.5
粗蛋白	6.2	6.6	6.9	8～13	9～14	9～14
粗脂肪	0.8	1.1	1.5	0.8～1.5	1.0～1.6	1.5～2.0
糖	0.3	0.4	0.6	1.5～2.0	1.5～2.0	2.0～2.5
矿物质	0.6	0.8	1.0	0.3～0.6	0.6～0.8	0.7～0.9
粗纤维	0.3	0.4	0.6	≤0.2	0.2～0.4	0.4～0.9

表 9-4 不同出粉率面粉中 B 族维生素的含量（mg）

维生素	出粉率（%）				
	50	72	80	85	95～100
维生素 B_1	0.08	0.11	0.26	0.31	0.40
维生素 B_2	0.03	0.04	0.05	0.07	0.12
烟酸	0.70	0.72	1.20	1.60	6.00
泛酸	0.40	0.60	0.90	1.10	1.50
吡哆酸	0.10	0.15	0.25	0.30	0.50

如果谷类加工粗糙、出粉（米）率高，虽然营养素损失减少，但感官性状差，且消化吸收率也相应降低，由于植酸和纤维素含量较高，还会影响其他营养素的吸收，如植酸与铁、锌、钙等螯合成植酸盐，不能被机体利用。我国于20世纪50年代初制造出的标准米（九五米）和标准粉（八五粉），较精制米、面保留了较多的B族维生素、纤维素和矿物质，在节约粮食和预防某些营养缺乏病方面收到了良好效果。为保障食用者的健康，应采取米面的营养强化及改进谷类加工工艺，提倡粗细粮搭配食用等方法来克服精制米、面的营养缺陷。

2. 食品加工

（1）发酵：发酵过程中消耗部分淀粉和可溶性糖。酵母是B族维生素的良好来源。酵母菌所含的植酸酶将面粉中大部分植酸水解，从而大大提高了钙、铁、锌的吸收率，同时，伴随酵母发酵的轻度乳酸发酵所生成的乳酸与钙、铁结合，可以形成易为人体利用的乳酸钙和乳酸铁。因此发酵可增加B族维生素的含量，并使各种微量元素的生物利用率增高。

（2）烘烤：面粉蛋白质中赖氨酸的ε-氨基在烘烤的高温下可与羰基化合物（主要是还原糖）发生美拉德反应产生褐色物质，使蛋白质中赖氨酸的生物利用率降低。高温也可造成B族维生素的损失。

（3）油炸：油炸的高温会使谷物中的维生素 B_1 损失殆尽，维生素 B_2 和烟酸也损失50%以上，是谷物营养素损失最大的一种加工方式。

（4）糕点制作：以面粉为主料，添加糖、油脂和膨松剂等，含大量简单糖和脂肪，能量高。

（5）提取淀粉：粉皮、粉丝、凉粉等是由谷类或薯类提取淀粉制成的，通常经过浸泡、磨浆、过滤、沉淀、洗涤、干燥等工序，绝大部分蛋白质、维生素和矿物质随多次洗涤而损失殆尽，剩下的几乎是纯粹的淀粉，仅存少量矿物质，营养价值较低。

（6）方便面：面粉中的维生素经油炸后损失严重，使方便面的营养不平衡，且容易发生油脂氧化，不利于健康。

（二）烹调

经过烹调，谷类淀粉糊化，易于消化吸收，但可能造成营养素的损失，主要是B族维生素的损失较大，以维生素 B_1 损失最为严重，蛋白质和矿物质在烹调过程中损失不大。不同烹调方式造成的营养素损失程度不同，蒸、烤、烙等烹调方法营养素损失较少。

大米淘洗过程中水溶性维生素和矿物质流失，维生素 B_1 可损失30%～60%，维生素 B_2 和烟酸可损失20%～25%，矿物质损失70%。营养素的损失与淘洗的次数、浸泡的时间、用水量和温度密切相关，淘米时水温高、搓洗次数多、浸泡时间长、营养素的损失就大。因此，洗米时应根据米的清洁程度适当清洗，不要用流水冲洗或用热水烫洗，更不要用力搓洗。

1. 米类食物的烹调 米以煮蒸的烹饪方法最好，捞饭弃米汤的食用方式营养素损失最大。米饭在电饭煲中保温时，随时间延长维生素 B_1 的损失增加。

2. 面食的加工与烹调 面食常用的烹饪方法有蒸、煮、炸、烙、烤等。烹饪方法不同，营养素的损失程度也不同。一般蒸馒头、包子、烙饼时营养素损失较少；捞面条时营养素损失较多，大量营养素会随面汤丢弃而损失，所以煮面条和水饺的汤应尽量吃掉；炸制的面食，如油条、油饼，维生素几乎全部破坏。

玉米中的烟酸含量较低，且不易被人体吸收。如果在做玉米粥、蒸窝头、贴玉米饼时加小苏打，则玉米面食品不但色香味俱佳，而且烟酸易被人体吸收利用。

（三）储藏

谷类储藏期间营养素的质与量受温度、湿度的影响较大。变化最明显的是脂肪。原粮种子含有天然抗氧化剂，可起保护作用；加工粮则变化较明显，主要变化有两个方面：一是氧化产生过氧化物和不饱和脂肪酸氧化产生醛、酮等羰基化合物，因而大米出现"陈米臭"，玉米粉出现"油耗味"等；另一方面是被脂肪酶水解产生甘油和脂肪酸，使粮食酸价增高。随着脂肪酸败，脂溶性维生素如维生素 E 和黄玉米中的 β-胡萝卜素被破坏，B 族维生素在储存期间也减少。

在正常的储藏条件下，谷类种子的生命活动缓慢进行，蛋白质、维生素、矿物质的含量变化不大。当环境条件改变，如相对湿度增大、温度升高时，谷粒内酶活性增高、呼吸作用增强，使谷粒发热，促进霉菌生长，引起蛋白质、脂肪、碳水化合物分解产物堆积，发生霉变，不仅影响感官性状，而且降低食用价值。由于谷类储藏条件和水分含量不同，各种维生素在储存过程中变化不尽相同。故谷类应储存在避光、通风、干燥和阴凉的环境下，控制霉菌及昆虫的生长繁殖条件，减少氧气和紫外光对营养素的破坏，保持谷类原有的营养价值。

第二节　豆类及豆制品的营养价值

豆类是指各种豆科栽培植物的可食种子，包括大豆类（黄豆、黑豆和青豆）和其他豆类（豌豆、蚕豆、绿豆、红豆等）。常见的鲜豆有蚕豆、豌豆等；豆荚类有豇豆、扁豆、菜豆、毛豆等；干豆有大豆（黄豆、青豆、黑豆）、蚕豆、绿豆、红豆（赤豆）等。豆类是我国居民膳食中优质蛋白质的重要来源。

一、豆类的营养价值

（一）大豆的营养价值

1. 蛋白质　大豆蛋白质含量为 35%～40%，是植物中蛋白质数量和质量俱佳的作物之一。大豆蛋白质的氨基酸组成接近人体需要，具有较高的营养价值，为优质蛋白质，而且富含谷类蛋白质缺乏的赖氨酸，是与谷类蛋白质互补的理想食品。大豆蛋白质蛋氨酸含量低。

大豆与谷类不同，营养成分主要集中在籽粒内部的子叶中，种皮基本上不含营养成分，因此在加工中去除种皮不影响其营养价值。

2. 碳水化合物　大豆含 25%～30%的碳水化合物，其中只有一半是可利用的淀粉、阿拉伯糖、半乳糖和蔗糖，另一半是人体不能消化吸收的棉子糖和水苏糖，存在于大豆细胞壁，在肠道细菌作用下发酵产生二氧化碳、甲烷、氢气等，可引起腹胀，因此被称为胀气因子。但近年来发现这些低聚糖是肠内双歧杆菌的生长促进因子，对健康有益。目前已将大豆低聚糖作为功能性食品基料，可部分代替蔗糖应用于清凉饮料、酸奶、面包等多种食品。

3. 脂类　大豆的脂肪含量为15%～20%，其中不饱和脂肪酸高达85%，亚油酸占50%以上，油酸为30%，维生素E和磷脂的含量也很高，且易消化吸收，是一种优质的食用油脂。

大豆中的亚麻酸含量因品种而异，多在2%～10%。目前，人们倾向低亚麻酸、高油酸和亚油酸的品种，因为高亚麻酸的油脂容易发生脂肪氧化，不利于加工和储藏。

4. 矿物质　大豆中含有丰富的矿物质，占4.5%～5.0%，其中钙含量高于谷类食品，铁、锰、锌、铜、硒等微量元素含量也较高。豆类是一类高钾、高镁、低钠的碱性食品，能纠正饮食中矿物质的摄入不平衡，并维持血液酸碱平衡。

5. 维生素　大豆的B族维生素含量较高，黄豆中含有少量β-胡萝卜素，大豆油的黄色是含有类胡萝卜素的缘故。干大豆中不含维生素C和维生素D。

青豆（毛豆）是鲜嫩未完全成熟的大豆，含蛋白质13.6%，脂肪5.7%，矿物质和维生素也很丰富，唯一缺点是含草酸较高，妨碍食物中钙和铁的吸收。

（二）其他豆类的营养价值

其他豆类蛋白质含量在20%左右，脂肪含量极低，碳水化合物占50%～60%，主要为淀粉，故被称为淀粉类干豆。其他营养素的含量与大豆近似（表9-5）。

鲜豆类和豆芽除含有丰富的蛋白质和矿物质外，维生素B_1和维生素C的含量较高，常被列入蔬菜类中。

表9-5　常见豆类的营养成分（/100g）

种类	蛋白质（g）	脂肪（g）	碳水化合物（g）	维生素B_1（mg）	维生素B_2（mg）	钙（mg）	铁（mg）	锌（mg）
大豆	35.0	16.0	34.2	0.41	0.20	191	8.2	3.34
蚕豆	21.6	1.0	61.5	0.09	0.13	418	8.2	3.42
绿豆	21.6	0.8	62.0	0.25	0.11	81	6.5	2.18
红豆	20.2	0.6	63.4	0.16	0.11	74	7.4	2.20
豌豆	20.3	1.1	65.8	0.49	0.14	97	4.9	2.35
豇豆	19.3	1.2	65.6	0.16	0.08	40	7.1	3.04

（三）豆类的抗营养因素

豆类中含有一些抗营养因素，可影响人体对某些营养素的消化吸收，甚至对健康有害。

1. 蛋白酶抑制剂（protease inhibitor，PI）　是存在于大豆、棉籽、花生、油菜籽等植物中，能抑制胰蛋白酶、糜蛋白酶、胃蛋白酶等13种蛋白酶的物质的总称。其中以抗胰蛋白酶（或抗胰蛋白酶抑制剂）存在最为普遍，对人体胰蛋白酶的活性有部分抑制作用，妨碍蛋白质的消化吸收，有抑制动物生长的作用。常压蒸汽加热30分钟，或1kg压力加热10～25分钟，即可破坏大豆中的抗胰蛋白酶。大豆中脲酶的抗热能力较抗胰蛋白酶强，且测定方法简单，故常用脲酶反应来判定大豆中抗胰蛋白酶是否已被破坏。我国食品卫生标准中明确规定，含有豆粉的婴幼儿代乳食品，脲酶试验必须是阴性。然而，近年来国外一些研究表明，蛋白酶抑制剂作为植物化学物可能具有预防肿瘤和抗氧化作用，因此对其具体评价与应用有待深入。

2. 豆腥味　大豆中含有丰富的脂肪氧化酶，在该酶作用下脂肪部分氧化产生乙醛、乙醇及羰基化合物，从而出现豆腥味。脂肪氧化酶不仅是豆腥味的原因之一，而且在储藏中容易造成不饱和脂肪酸的氧化酸败。95℃以上加热 10～15 分钟，或用乙醇处理后减压蒸发，以及采用纯化大豆脂肪氧化酶等方法均可脱去部分豆腥味。

3. 胀气因子 由于人体内缺乏水苏糖和棉子糖的水解酶，占大豆碳水化合物一半的水苏糖和棉子糖，经肠道微生物发酵产气。大豆加工制成豆制品时，胀气因子已被除去。

4. 植酸 大豆中存在的植酸可与铁、锌、钙、镁等螯合而影响其吸收利用。在 pH4.5～5.5 时可得到含植酸很少的大豆蛋白质，因为在此条件下 35%～75%的植酸可溶解，而对蛋白质影响不大。目前研究发现，植酸也是一种很有发展前途的抗氧化剂。

5. 皂苷和异黄酮 大豆中的皂苷可引起胃肠道不适，过去认为它是有害物质，但目前已确定此两类物质具有抗氧化、降低血脂和血胆固醇的作用，特别是大豆皂苷、大豆异黄酮（主要为金雀异黄酮）还具有雌激素样作用和抗溶血、抗真菌、抗细菌及抑制肿瘤等作用。

6. 植物红细胞凝集素（phytohematoagglutinin，PHA） 植物红细胞凝集素是一种糖蛋白，能与人和动物的红细胞特异性结合，使其凝集，可影响动物的生长，对人体有一定毒性。加热即可破坏。

二、豆制品的营养价值

传统豆制品包括非发酵性豆制品，如豆浆、豆腐、豆腐干、干燥豆制品（如腐竹），以及发酵性豆制品，如腐乳、豆豉、臭豆腐等。

（一）豆浆、豆腐脑和豆奶

1. 豆浆 大豆经浸泡、碾磨、过滤、煮沸后成为豆浆。1∶8 豆浆（1 斤豆出 8 斤浆）含蛋白质 4.4%，比牛奶略高，蛋白质利用率可达 90%，含铁 2.5mg/100g，是牛奶铁含量的 25 倍，其他营养成分则不如牛奶。生豆浆中含有皂苷，饮后可致恶心、呕吐、头晕、头痛、腹泻等，充分煮沸可将其破坏。

2. 豆腐脑 豆浆加石膏水（含硫酸钙）搅匀静置，浆中蛋白质凝固即为豆腐脑，其营养成分与豆浆相同。

3. 豆奶 用加热钝化脂肪氧化酶的方法，或用浸出法以提取豆油后的低温脱溶豆粕为原料，经水浸、加热，加入精制的大豆磷脂、油脂或高营养调和油，再经均质或超声共振作用使其中的大豆蛋白、油脂和磷脂三者结合成脂蛋白复合体并充分乳化，可获得组分、感官、口感类似牛奶的豆奶。随着脱除豆腥味技术的实际应用，豆奶在色泽、口感、风味等方面都优于传统豆浆，且营养丰富，8 种必需氨基酸比较平衡，不含胆固醇。在豆乳中加入维生素或用其他配方制作婴儿食品，可供对牛奶、乳糖有过敏反应的婴幼儿食用。豆乳还可与其他各种饮料相混合，配制成营养和口味不同的饮料，如果汁豆奶、菜汁豆奶、肉汁豆奶、低糖豆奶、可可豆奶、芝麻豆奶、花生豆奶、橘汁豆奶、草莓豆奶、咖啡豆奶等。

（二）豆腐、豆腐干和千张（百页）

煮沸的豆浆加卤水（主要成分为硫酸镁、硫酸钙等）或石膏水使蛋白质凝固，再经压榨去水就成为豆腐、豆腐干、千张等豆制品。

1. 豆腐　蛋白质消化率达 92%～96%，大豆本身含有较多的钙，并因加入石膏和卤水作为凝固剂，豆腐钙、镁含量大大增加。大豆中的微量元素基本上都保留在豆腐中。大豆中的水溶性维生素在豆腐的制作过程中有较大损失，维生素 B_1、维生素 B_2 和烟酸含量下降。

近年来，国内外使用新型凝固剂——葡萄糖酸内酯，所产豆腐色白如玉，不流失黄浆水，每斤大豆出豆腐 5～6 斤，含蛋白质 5%。

2. 豆腐干　豆腐干、豆腐丝等比豆腐含水更少，蛋白质含量在 20%左右，相当于瘦牛肉和鸡肉，高于鸡蛋和瘦猪肉。其他营养成分与豆腐相似。

（三）腐竹和油皮

豆浆煮沸冷却后，一部分凝固蛋白质连同部分脂肪浮于豆浆表面，取出晾干成片为豆皮（或称油皮），成条为腐竹。两者都含有极高的蛋白质（50%以上）和脂肪（23.7%），属于高蛋白、高能量的优质食品。矿物质和维生素含量也相当高。用油皮做的素鸡、素火腿，不仅口味鲜美，而且营养价值超过真正的鸡和火腿。

（四）发酵豆制品

豆酱、豆豉、臭豆腐、各种腐乳（红、白、臭及酒糟腐乳）都是大豆及豆制品经接种霉菌发酵后制成的传统食品。豆制品经微生物作用后，产生多种具有香味的有机酸、醇、酯、氨基酸而更易消化吸收。发酵过程中维生素 B_{12} 的含量增加，促进造血功能，并具有营养神经的作用。

（五）豆芽

豆芽是大豆经水泡发芽制成，除原有营养成分外，维生素 C 含量增加，可作为蔬菜供应淡季时维生素 C 的良好来源。其他营养成分与青豆相似，但矿物质和 B 族维生素含量较低。

（六）新型大豆制品

大豆还可制成蛋白制品，如浓缩蛋白、分离蛋白和组织化蛋白等，利用蛋白制品可制成一系列新型大豆制品，如素肉、素蟹、大豆蛋白饮料等。

新型豆制品的蛋白质、不饱和脂肪酸和 B 族维生素含量丰富，但缺乏某些维生素，钙含量较低。在加工中可强化维生素 A、维生素 D、维生素 C 和钙等，以提高其营养价值。分离蛋白的蛋白质含量达 90%，可以用来强化或制成各种食品；浓缩蛋白含蛋白质 70%；组织化蛋白可做成肉丝状，有肉的口感，故又称人造肉（表 9-6）。

表 9-6　常见豆制品的营养成分（/100g）

种类	蛋白质（g）	脂肪（g）	碳水化合物（g）	维生素 B_1（mg）	维生素 B_2（mg）	钙（mg）	铁（mg）	锌（mg）
豆浆	1.8	0.7	1.1	0.02	0.02	10	0.5	0.24
南豆腐	6.2	2.5	2.6	0.02	0.04	116	1.5	0.59
北豆腐	12.2	4.8	2.0	0.05	0.03	138	2.5	0.63
内酯豆腐	5.0	1.9	3.3	0.06	0.03	17	0.8	0.55
豆腐干	16.2	3.6	11.5	0.03	0.07	308	4.9	1.76
腐竹	44.6	21.7	22.3	0.13	0.07	77	16.5	3.69
素什锦	14，0	10.2	8.3	0.07	0.04	174	6.0	1.25

三、加工和储藏对豆类营养价值的影响

（一）加工对豆类营养价值的影响

豆类经过不同的加工方法可制成多种豆制品，经过加工的豆类蛋白质消化率、吸收率都有所提高，如大豆经浸泡、制浆、凝固等多道工序后，不仅去除了大豆中的纤维素、抗营养因素，而且大豆蛋白质的结构由致密状态变为疏松状态，蛋白酶容易进入分子内部而使蛋白质消化率提高。整粒大豆的蛋白质消化率在65%左右，加工成豆浆后蛋白质消化率可达 84%，加工成豆腐后蛋白质消化率为 92%～96%，营养价值提高。

豆腐加工中，大豆中的水溶性维生素损失较大，表现为硫胺素、维生素 B_2 和烟酸含量下降。部分原因是加热维生素时降解，而主要原因是凝固时维生素随析出的水分流失。

大豆经发酵工艺可制成豆腐乳、豆瓣酱、豆豉等，此时蛋白质因部分分解而易于消化吸收，而且某些营养素含量也会增加，如豆豉在发酵过程中，由于微生物作用可合成维生素 B_2，每 100g 豆豉中含维生素 B_2 0.61mg，明显高于其他豆类食品。

大豆和坚果类都是食用油脂的良好来源，但在油脂精炼过程中会造成磷脂、维生素 E、β-胡萝卜素的损失。

（二）储藏对豆类营养价值的影响

在一定的储藏期间内，由于豆类含有大量维生素 E，能够保证其中油脂的稳定性，但如果储藏时间过长，尤其是去皮或破损后，容易发生脂肪氧化。因此应密闭储存于避光、阴凉处。

第三节　蔬菜、水果的营养价值

蔬菜和水果在我国居民膳食中分别占食物构成比的 33.7%和 8.4%，是膳食中的重要组成部分。蔬菜、水果除含有丰富的维生素和矿物质外，还富含各种有机酸、芳香物质和色素等成分，使其具有良好的感官性状，对增进食欲、促进消化、丰富食物多样性具有重要意义。

一、蔬菜、水果的营养价值

（一）碳水化合物

蔬菜、水果中所含碳水化合物包括糖、淀粉、纤维素和果胶等物质。

含糖较多的蔬菜有胡萝卜、西红柿、南瓜和甘薯。水果含糖量高于蔬菜，但因其种类和品种不同，含糖的种类和数量有较大差异，如苹果和梨以果糖为主，桃子、李子、柑橘以蔗糖为主，葡萄、草莓则以葡萄糖和果糖为主。根茎类蔬菜含较多淀粉，如土豆、藕等。

蔬菜、水果所含纤维素、半纤维素、木质素和果胶是膳食纤维的主要来源，在体内不参与代谢，但可促进肠蠕动而利于排便，抑制胆固醇的吸收，有益健康。水果中的果胶对果酱、果冻的加工有重要意义。

（二）矿物质

蔬菜、水果中含丰富的钙、磷、铁、钾、钠、镁、铜等，是膳食矿物质的主要来源，

对维持体内酸碱平衡起重要作用。

（三）维生素

新鲜蔬菜、水果是维生素C、β-胡萝卜素、维生素B_2和叶酸的重要来源。

维生素C一般在蔬菜代谢旺盛的叶、花、茎内含量丰富，与叶绿素的分布平行。一般深色蔬菜维生素C含量较浅色蔬菜高，叶菜维生素C含量较瓜菜高。

β-胡萝卜素在绿色、黄色或红色蔬菜中含量较高，如胡萝卜、南瓜、苋菜等。

水果中鲜枣、草莓、柑橘、猕猴桃维生素C含量较高，芒果、柑橘、杏等含β-胡萝卜素较多。

（四）蛋白质

蔬菜、水果的蛋白质含量很低。

（五）芳香物质、有机酸和色素

蔬菜、水果中常含有各种芳香物质和色素，使食品具有特殊的香味和颜色，赋予蔬菜、水果良好的感官性状。

芳香物质为油状挥发性物质，称为精油，主要成分为醇、酯、醛和酮等。有些芳香物质以糖苷或氨基酸状态存在，必须经酶的作用分解成精油才具有香味（如蒜油）。

水果中的有机酸以苹果酸、柠檬酸和酒石酸为主，因水果种类、品种和成熟度不同而异。未成熟果实中琥珀酸和延胡索酸较多，柑橘类和浆果类柠檬酸含量丰富。有机酸能刺激人体消化腺的分泌，增进食欲，有利于食物的消化。此外，有机酸使食物保持一定的酸度，对维生素C有保护作用。

蔬菜、水果中还含有一些酶类、杀菌物质和具有特殊生理活性的植物化学物。如萝卜含有淀粉酶，生食有助于消化；大蒜中含有植物杀菌素和含硫化合物，具有抗菌消炎、降低血清胆固醇的作用；苹果、洋葱、西红柿等含有生物类黄酮，为天然抗氧化剂，除具有保护心脑血管、预防肿瘤等多种生物学作用外，还可保护维生素C、维生素A、维生素E等不被氧化破坏；南瓜、苦瓜已被证实有降血糖作用等。

栽培方式、成熟度、品种都是影响蔬菜和水果营养价值的重要因素。有些野生蔬菜和野生水果的营养素含量比栽培蔬菜和水果高；露天栽培、应季采收作物营养素含量高于温室栽培和反季节栽培作物；从植株部位来看，叶片的营养价值高于茎和根，外周果肉营养价值高于中心果肉。

水果的营养价值较蔬菜逊色，但水果食用前不经烹调，营养素不会损失，而且含有保护维生素C的有机酸，因此营养学意义同样重要。

二、蔬菜、水果的营养特点

（一）蔬菜

蔬菜按其结构及可食部分不同，可分为叶菜类、根茎类、瓜茄类、鲜豆类等。

（1）叶菜类：如菠菜、油菜、卷心菜、韭菜、雪里蕻、蒿菜、大白菜、小白菜等。

（2）根茎类：如萝卜、马铃薯、红薯、藕、山药、芋头、葱、葱头、蒜、竹笋等。

（3）瓜茄类：如冬瓜、南瓜、番茄、辣椒、西葫芦、丝瓜、黄瓜、茄子等。

（4）花菜类：如菜花、菜薹等。

（5）鲜豆类：如四季豆、扁豆、毛豆、豌豆等。

1. 碳水化合物 蔬菜中的碳水化合物包括单糖、双糖、淀粉、纤维素、半纤维素和果胶等，多数蔬菜中碳水化合物含量都很低，仅为2%～6%。根茎类蔬菜淀粉含量较高，如马铃薯、山药、藕、红薯等蔬菜中淀粉的含量可达10%～25%，其他蔬菜中淀粉的含量仅2%～3%。一些有甜味的蔬菜含有少量的糖，包括单糖和双糖等，如胡萝卜、番茄、红薯等。蔬菜是人体膳食纤维（纤维素、半纤维素、果胶）的重要来源，叶类和茎类蔬菜中含有较多的纤维素和半纤维素，而南瓜、胡萝卜、番茄等则含一定量的果胶。蔬菜中胡萝卜、南瓜含单糖和双糖较多，分别为3.3%～12%和2.5%～9.0%，青椒、黄瓜等仅含1.5%～4.5%。某些菊科蔬菜，如菊芋、牛蒡的块茎和肉质根部含有一种称为菊糖的天然果聚糖，属于可溶性膳食纤维，具有促进双歧杆菌和乳酸菌繁殖的作用。菊糖含量较多（2%～20%）的蔬菜有菊苣、菊芋、大蒜、韭菜、牛蒡、洋葱、芦笋等。

2. 含氮物质 蔬菜中的含氮物质主要是蛋白质、氨基酸，此外还有酰胺、铵盐、硝酸盐和亚硝酸盐等。鲜豆类蔬菜含氮量较高，其次为叶菜类、根茎类和花菜类。蔬菜不是蛋白质的主要食物来源。

3. 矿物质 蔬菜中含钙、磷、铁、钾、钠、镁等多种矿物质，其中以钾最为丰富，占总矿物质的50%。富含钾的蔬菜有豆类蔬菜、辣椒、榨菜、蘑菇、香菇等。

绿叶蔬菜一般每100g含钙在100mg以上，含铁1～2mg，如菠菜、雪里蕻、油菜、苋菜含钙较多。但蔬菜中存在的草酸不仅影响蔬菜本身钙和铁的吸收，还影响其他食品中钙和铁的吸收。因此选择蔬菜时，不能只考虑钙和铁的绝对含量，还应注意其草酸含量（表9-7）。草酸是一种有机酸，能溶于水，故食用含草酸较多的蔬菜时，可先在开水中烫一下，去除部分草酸，以利钙、铁的吸收。

表9-7 常见蔬菜中钙和草酸含量（mg/100g）

食物名称	钙	草酸	理论上计算可利用的钙量	食物名称	钙	草酸	理论上计算可利用的钙量
冬苋菜	230	161	160	芋头	73	63	45
芫荽	252	231	150	葱	95	115	44
红萝卜缨	163	75	130	蒜	65	42	44
圆白菜（未卷心）	123	22	114	豌豆（连荚）	102	142	39
乌鸡白	137	76	104	球茎甘蓝	85	99	41
小白菜	159	133	100	大白菜	67	60	38
马铃薯	149	99	99	蒜苗	105	151	38
青菜	149	109	86	小白萝卜	49	27	37
芹菜	181	231	79	韭菜	105	162	34
红油菜	116	94	74	蕹菜	224	691	-83
茼蒿	108	106	61	厚皮菜	64	471	-145
绿豆芽	53	19	45	圆叶菠菜	102	606	-147

$$\text{理论上可利用钙量（mg/100g）}=\left(\frac{\text{钙含量}}{40(\text{钙相对原子质量})}-\frac{\text{草酸含量}}{126(\text{草酸相对分子质量})}\right)\times 40$$

4. 维生素 蔬菜是维生素的重要食物来源。蔬菜中瓜茄类维生素含量最多，其次是花菜类、叶菜类，根茎类含量较低。

（1）维生素 A：蔬菜中所含的类胡萝卜素，有 10%为维生素 A 原，即在人体内可转变成有生理活性的维生素 A。类胡萝卜素在各种绿色、黄色及红色蔬菜中含量较高，如胡萝卜、菠菜、辣椒、韭菜、南瓜等。

（2）B 族维生素：鲜豆类蔬菜维生素 B_2 含量较高，每 500g 约 0.5mg，如油菜、芹菜、菠菜、蒜薹等。维生素 B_1 主要存在于豆类中。新鲜绿叶蔬菜叶酸含量高。

（3）维生素 C：各种新鲜绿叶蔬菜富含维生素 C，其次是根茎类蔬菜（如萝卜），瓜类蔬菜（如冬瓜、西葫芦、黄瓜）中维生素 C 的含量相对较低。各种蔬菜中，柿子椒、新鲜雪里蕻、苦瓜、菜花、芥菜、油菜及小白菜等维生素 C 含量都在 200mg/500g 左右；韭菜、卷心菜、蒜苗、菠菜、葱、白萝卜则为 100mg/500g 左右。

（4）维生素 E：在绿叶蔬菜和豆类中含量丰富。

此外，蔬菜中还含有丰富的维生素 K、泛酸等人体必需的维生素。

5. 有机酸　蔬菜中含有各种有机酸，通常数种有机酸同时存在，如番茄中含有苹果酸、柠檬酸及微量酒石酸；卷心菜以柠檬酸为主，还含咖啡酸、绿原酸等；菠菜含苹果酸、柠檬酸等；青菜含有醋酸和少量丁酸。蔬菜中的有机酸常与无机盐结合成酸式盐，与糖形成甜、酸混合的特殊风味，因此蔬菜的风味主要取决于糖和酸含量的比例。如黄瓜的清香味是由于含有少量游离有机酸，即绿原酸和咖啡。应当指出，蔬菜中还含有对人体无益或有害的有机酸，如草酸、苯甲酸、水杨酸等。草酸抑制钙、铁的吸收。

6. 色素物质　为蔬菜中呈色物质的总称，按其溶解性可分为两大类：一类是脂溶性色素，如叶绿素、类胡萝卜素等；另一类是水溶性色素，如花青素、花黄素等。蔬菜的颜色取决于色素物质，如绿色蔬菜是由于叶绿素的存在。在蔬菜的根、花、果中存在类胡萝卜素，相应部位表现为黄色、橙黄色、橙红色。类胡萝卜素主要包括胡萝卜素（存在于胡萝卜、番茄、辣椒等中）、番茄红素（存在于番茄、西瓜）、叶黄素（各种植物中）、辣椒黄素和辣椒红素（存在于辣椒中）。

7. 酶类　蔬菜中含有大量酶，如萝卜中含有丰富的淀粉酶，可以促进食物消化。大蒜含有植物抑菌素，生吃大蒜可以预防肠道传染病，并有刺激食欲的作用。

8. 植物化学物　存在于植物性食物中（主要是蔬菜和水果），除传统营养素（不包括维生素）以外的植物活性物质，称为植物化学物。实际上，植物化学物就是植物中的蛋白质、脂类和糖类的次级代谢产物，目前已经发现十余类，绝大多数存在于蔬菜中。

（1）植物固醇：主要存在于植物的种子及其油料作物中，其中有 β-谷固醇、豆固醇、菜油固醇。植物固醇与动物固醇之间的区别在于结构上多了一个侧链。每日可以通过膳食摄入 150～400mg 的植物固醇。植物固醇具有降低胆固醇的作用。

（2）芥子油苷：存在于十字花科植物中的具有芥末样味道的物质。当这些植物组织受到机械性破坏后，在硫葡萄苷酶的作用下，可释放一些活性物质，如异硫氰酸盐、硫氰酸盐和吲哚。其中以莱菔硫烷研究得最深入，具有抗癌作用。在十字花科植物中，如西兰花（2.3mg/100g）、空心菜、甘蓝等都含有比较多的莱菔硫烷。

（3）多酚类：多酚广泛地存在于蔬菜、水果，特别是水果的外皮中，还有整粒的粮食中，如豆类。多酚有两类：一类是酚酸，如羟基肉桂酸；另一类是类黄酮。多酚类是生物学作用最多的植物化学物质。新鲜蔬菜含有较多的类黄酮，如新鲜莴苣叶中类黄酮含量达 0.1%，随着成熟度增加，绿叶蔬菜类黄酮含量不断升高。

（4）硫化物：蔬菜中存在一类有机硫化物。在大蒜中有机硫化物有 30 多种，含量最多的主要有三种，即二丙烯基一硫化物、二丙烯基二硫化物、二丙烯基三硫化物。生物活性最强的是二丙烯基二硫化物，即通常所说的蒜素。蒜素的基本成分是蒜苷，蒜苷在蒜氨酸酶的作用下，产生蒜素。新鲜大蒜中蒜素的含量高达 0.4%。

（5）其他：除上述植物化学物外，在蔬菜中还存在许多其他生理活性物质，如植酸、木聚素、蛋白酶抑制剂、类胡萝卜素和皂苷类等。

（二）野菜的营养特点

我国野菜资源非常丰富，野菜种类多达几百种，常见野菜有 100 多种。野菜的分布很广，有植被的地方均有野菜存在。

1. 分类

（1）全株类：指全株均可食用的种类，多为草本植物，如菊科的蒲公英、苦菜；豆科的苜蓿类、野豌豆；伞形科的水芹、独活；还有荠菜、车前等。

（2）叶菜类：多数为草本植物，如铁线莲、鸡眼草、藿香等。

（3）花菜类：如百合花、鸡冠花等。

（4）果菜类：如酸豆、一些仙人掌的果实、菱角等。

（5）根菜类：如蕨菜的根、桔梗、牛蒡等。

2. 营养特点 野菜营养价值不亚于一般蔬菜，含有较丰富的胡萝卜素、抗坏血酸和维生素 B_2，研究发现，栽培蔬菜维生素含量大多比野菜低，个别野菜的维生素含量特别高，有些野菜还含有一般植物中所没有的维生素。野菜钙和铁含量也较高，蛋白质含量略低于一般蔬菜，蛋氨酸为其第一限制性氨基酸。

虽然野菜营养价值高，有很大的食用价值，但由于野菜中含有各种有毒物质，如生物碱、苷类和毒蛋白等，因此必须正确识别野菜和掌握科学食用野菜的方法。

（三）蔬菜中的抗营养因子

1. 毒蛋白 蔬菜中的毒蛋白多为糖蛋白，如菜豆、绿豆、芸豆、扁豆、刀豆、蚕豆中含量较高的植物红细胞凝集素，豆类和马铃薯中的为蛋白酶抑制剂，菜豆和芋头中的淀粉酶抑制剂。因此不能生食或食用未煮熟的豆类和薯芋类蔬菜。

2. 毒苷类物质 蔬菜中含有一些毒苷类物质。氰苷类存在于很多可食植物中，特别是豆类、木薯的块根含量较高。在酸或酶的作用下，氰苷可水解产生氢氰酸，对人和动物体内的细胞色素具有较强的抑制作用和很大毒性。用含氰的工业废水灌溉农田，被浇灌的作物中有毒氰化物的含量明显增加。

3. 硫苷——致甲状腺肿物质（goitrogens） 甘蓝、萝卜、芥菜等十字花科蔬菜及洋葱、大蒜等蔬菜中都含有辛辣类物质，其主要成分为硫苷类化合物。过多摄入硫苷类化合物可阻碍碘的吸收并竞争性抑制甲状腺激素的合成，导致甲状腺肿。油菜、芥菜、萝卜等植物的可食部分硫苷含量不高，但籽粒中的含量比茎叶高出 20 倍以上。

4. 皂苷 又称皂素、皂甙，有溶血作用并能与水生成溶胶溶液，搅动时会像肥皂一样产生泡沫。皂苷主要有大豆皂苷和茄碱两种，前者无明显毒性，后者则有剧毒。茄碱主要存在于茄子、马铃薯等茄属植物中，主要分布在果实表皮，多食后会引起喉部、口腔瘙痒和灼热感。需要注意的是，茄碱即便高温加热也不会被破坏。

5. 草酸 几乎存在于一切植物中，草酸对食物中的各种矿物质，特别是钙、铁、锌等的吸收和利用有明显的抑制作用。某些蔬菜中草酸含量较高，如菠菜、厚皮菜、茭白、鲜竹笋、毛豆等，而莴苣、芹菜、甘蓝、花椰菜、萝卜、胡萝卜、马铃薯、豌豆等蔬菜草酸含量并不高。

6. 硝酸盐　是大自然中氮元素循环的一部分，存在于空气、泥土、水及食物中，人体摄取的硝酸盐大部分来自蔬菜。蔬菜中的硝酸盐含量会因蔬菜的不同种类、食用部位、种植的季节、光线的强弱、温度、肥料、存放的地点及加工程序等而有所不同。如西兰花、茄子等属于较低硝酸盐含量的蔬菜，而苋菜、莴苣、菠菜、香菜硝酸盐含量则较高（表 9-8）。

表 9-8　常见蔬菜的平均硝酸盐含量（mg/kg）

蔬菜品种	硝酸盐含量	蔬菜品种	硝酸盐含量
苋菜	2167	西兰花	279
莴苣	1324	花菜	311
菠菜	1066	洋葱	164
芹菜	1103	蒜头	69
白萝卜	1416	番茄	43
甜菜根	1379	蘑菇	61
椰菜（高丽菜）	933	豌豆	30
南瓜	894		

7. 生物碱　鲜黄花菜中含有无毒的秋水仙碱，但经肠道吸收后在体内氧化成二秋水仙碱，毒性较大。秋水仙碱可溶于水，通过蒸、煮等烹调可减少其含量。

（四）水果的营养特点

1. 分类　按果树的种类对水果进行分类，可分为：仁果类，苹果、沙果、梨、山楂；核果类，桃子、李子、杏、樱桃等；浆果类，葡萄、石榴、无花果等；柿枣类，柿子、枣、酸枣等；多年生草本；香蕉、菠萝等。

2. 营养特点

（1）水分：新鲜水果组织中含有大量水分，一般水果的含水量为 70%～90%。水果中的水分以游离水、胶体结合水和化合水三种不同形式存在。游离水以游离状态存在于水果组织的细胞间隙和液泡中，占水分总量的 70%～80%，其中含有多种水溶性成分，并具有稀溶液的一般性质。胶体结合水与水果组织中的蛋白质、多糖类等胶体微粒结合在一起，或包围在胶体微粒周围形成水膜，性质与游离水不同，不能作为溶剂也不能自由流动。化合水是存在于水果化学物质中的水分，一般不会因干燥作用而损失。

（2）碳水化合物：水果中的碳水化合物包括淀粉、蔗糖、果糖、葡萄糖、纤维素和果胶等。

糖：果实中的甜味来源主要是葡萄糖、果糖和蔗糖，其比例和含量则因水果种类、品种和成熟度的不同而异。仁果类以果糖为主，葡萄糖和蔗糖次之；核果类以蔗糖为主，葡萄糖和果糖次之；浆果类主要含葡萄糖和果糖，蔗糖较少；柑橘类则以蔗糖为主。

淀粉：水果中以香蕉、苹果、西洋梨等含量较多，淀粉在淀粉酶或酸的作用下，逐渐分解成葡萄糖，未成熟果实中淀粉含量较高，成熟之后转化为单糖或双糖，口味变甜；含淀粉多的果实经过储藏后口味会变甜。

纤维素和果胶：它们都是水果的骨架物质，是细胞壁的主要成分。纤维素在果皮层含量最多，含纤维素、半纤维素多的水果质粗多渣，品质较差。果实中纤维素含量一般为0.2%～4.1%，其中以杧果、菠萝、柿子、桃子等果实中的含量较高。水果种类不同，果胶的含量和性质亦有差异，水果中的山楂、柑橘、苹果等含有较多的果胶。

（3）矿物质：水果中矿物质含量在0.4%左右，主要是钾、镁、钙等，钠含量较低。在膳食中，水果是钾的重要来源。水果干制品也是矿物质的重要来源。一些水果镁和铁含量丰富，如草莓、大枣和山楂的铁含量较高，而且因富含维生素C和有机酸，铁的生物利用率较高。水果中的微量元素含量则因栽培地区的土壤微量元素含量和化肥施用情况不同而具有较大的差异。

经过脱水处理之后，水果干品的矿物质含量因浓缩而大幅度提高。杏干、葡萄干、干枣、龙眼、无花果干等干果钾、铁、钙等矿物质含量很高。

（4）维生素：水果中含有除维生素D和维生素B_{12}以外的所有维生素。但B族维生素含量相对较低，在水果中具有营养学意义的维生素主要是维生素C和β-胡萝卜素，香蕉中含有较多的叶酸和维生素B_6。维生素C含量丰富的水果主要有鲜枣、山楂、猕猴桃等。有些水果还可以提供叶酸、维生素K和维生素B_6。水果中维生素B_1和维生素B_2的含量通常低于0.05mg/100 g。总体而言，水果中的维生素含量低于绿叶蔬菜。

在各类水果中，柑橘类是维生素C的良好来源，包括橘、橙、柑、柚、柠檬等。草莓、山楂、酸枣、猕猴桃、龙眼等也是某些季节中维生素C的优良来源。热带水果多含有较为丰富的维生素C，半野生水果维生素C含量普遍超过栽培水果。然而，苹果、梨、桃等消费量大的温带水果维生素C含量不高。

黄色和橙色的水果可提供类胡萝卜素。水果中常见的类胡萝卜素是α-胡萝卜素、β-胡萝卜素、番茄红素、玉米黄素和隐黄素。西瓜和粉红色葡萄柚的主要类胡萝卜素是番茄红素。除了柑橘类和杏、黄桃之外，其他富含类胡萝卜素的水果包括杧果、木瓜、黄肉甜瓜、西番莲和柿子。果肉颜色浅的水果所含β-胡萝卜素甚少，大多数水果β-胡萝卜素含量不及绿叶蔬菜和橙黄色蔬菜。

水果中维生素的含量受到种类、品种的影响，也受到成熟度、栽培地域、肥水管理、气候条件、采收成熟度、储藏时间等的影响，因此即使同一品种，也可能产生较大的差异。此外，水果不同部位的维生素C含量有所差异。对于苹果来说，靠近外皮的果肉部分维生素C含量较高，而甜瓜则以靠近种子的部位维生素C含量较高。

水果加工品中的维生素C含量有所下降，但柑橘汁和山楂汁酸性较强，可保留较多的维生素C。干制水果中的维生素C破坏较为严重。

（5）有机酸：水果中有机酸含量为0.2%～3.0%，其中主要为柠檬酸、苹果酸、酒石酸和抗坏血酸，仁果、核果、浆果和热带水果以柠檬酸为主，蔷薇科水果则以苹果酸为主，而葡萄中含有酒石酸。一些水果中还含有少量的草酸、水杨酸、琥珀酸、奎宁酸等。从营养角度看，多数有机酸可以提供少量能量，如每克柠檬酸和苹果酸提供能量分别为10.33kJ和10 kJ 。一方面，有机酸具有开胃和促进消化的作用，还能起到整合和还原的作用，促进多种矿物质的吸收。另一方面，水果中的有机酸对维生素C具有保护作用。

（6）单宁：亦称鞣质，是几种多酚类化合物的总称，在水果中普遍存在，它不仅影响水果风味，还是水果变色的一个重要原因。一般果实未成熟时单宁含量较高，涩味较强；随着果实成熟度的提高，单宁发生一系列变化，果实的涩味逐渐减少直至消失。单宁的涩味在一定程度时，具有强化酸味的作用。单宁在果实中糖和酸的比例适当时，能产生良好的风味感。对含单宁多的水果如处理加工不当，常会引起水果颜色的改变。单宁遇铁变成黑色，与锡长时间共热呈玫瑰红色，而在碱性条件下变成黑色，在酸性条件下加热则变为红色。单宁的另一种变色是氧化变色，它很容易被空气中的氧氧化而形成褐或黑色物质，从而影响果实的外观和色泽。

（7）含氮物质：水果中的含氮物质种类很多，但含量很少，一般含量为 0.3%～2%，主要有蛋白质和氨基酸，其次是酰胺、胺盐及硝酸盐等。其中以核果类、柑橘类较多，而仁果类含量较低。

（8）糖苷类物质：糖苷是由糖与醇、醛、酚或含氮物质等构成的酯类化合物，水果中存在各种糖苷，大多数具有苦味，某些糖苷还具有水果的独特风味，但也有部分糖苷有剧毒。水果中较重要的糖苷有苦杏仁苷、橘皮苷、柚皮苷等。其中苦杏仁苷普遍存在于果实的种子中，以核果类的杏核、扁桃核、李子核等含量较高，仁果类的种子中含量很少。苦杏仁苷有特殊的香味，本身无毒，但在酶或热或酸的作用下水解成葡萄糖、苯甲醛和氢氰酸，氢氰酸对人体有害，苯甲醛则具有特殊的香味。

（9）色素和酶：色素物质是表现水果色彩的物质总称，主要有叶绿素、类胡萝卜素（呈现黄、红、橙等颜色）、番茄红素、花青素（呈现红、紫等颜色的主要色素）。水果中的酶主要有酚酶、抗坏血酸氧化酶、葡萄糖氧化酶、过氧化氢酶、淀粉酶、果胶酶、蛋白质分解酶等。

总体来说，水果的营养价值较蔬菜逊色，但是因其无须烹调，营养素损失较少，而且富含有机酸、芳香物质等，也是膳食的必要成分。

野生水果的营养素含量往往高于栽培水果，特别是β-胡萝卜素、维生素 B_2、维生素 C 和钙、铁等营养素。如酸枣、刺梨、沙棘和野生猕猴桃等野果的维生素 C 含量一般每百克鲜重数百以至数千毫克。

（五）菌藻类的营养特点

菌藻类包括食用菌和藻类，在我国日常膳食中通常归为蔬菜类。食用菌是指可供人们食用的真菌，又称真菌食物。我国的食用菌品种很多，据调查，我国的食用菌资源有 625 种、127 属、41 科。食用菌一般分为野生菌、栽培菌（人工）两大类，目前为止经栽培利用的大约有 22 种，仅占我国食用菌总数的 3.5%。因此食用菌的开发潜力很大。我国经栽培而常食用的食用菌主要有蘑菇、香菇、草菇、银耳、木耳、猴头及金针菇等。食用量较大的藻类主要是海带和紫菜。菌类和藻类不同于一般的动植物性食物，由于含有丰富的蛋白质，习惯上常将其归为独立的一类。

1. 蛋白质　新鲜食用菌含蛋白质较少，为 3%～4%，干菌藻类蛋白质含量高达 20%以上，且大多数菌藻类蛋白质富含人体必需氨基酸，赖氨酸和亮氨酸含量尤为丰富。

2. 碳水化合物　菌藻类的碳水化合物随种类不同而异，研究发现多种菌藻类含有真菌多糖和海藻多糖。菌类中的碳水化合物主要是菌类多糖，如香菇多糖、银耳多糖等，具有提高人体免疫力的作用；海藻类中的碳水化合物主要是海藻多糖，能促进体内多余的胆固醇和某些有毒物质的排出。菌藻类膳食纤维含量较丰富。

3. 脂肪　食用菌的脂肪含量较低；为 2%左右；且多为不饱和脂肪酸。

4. 矿物质和维生素　菌藻类矿物质含量丰富，黑木耳富含铁，紫菜镁含量高，海带钙、铁含量丰富。藻类含丰富的碘，是碘的良好来源。

菌藻类含有多种维生素，菌藻类维生素 C 含量不高，但维生素 B_2、烟酸和泛酸等 B 族维生素的含量比普通蔬菜高。菌类还含有维生素 B_{12}。

三、加工、烹调和储藏对蔬菜水果营养价值的影响

（一）加工

蔬菜、水果经加工可制成罐头食品、果脯、菜干、干果等，加工过程中易受损失的主要是维生素和矿物质，特别是维生素 C。

1. 蔬菜加工 膳食中的蔬菜以新鲜蔬菜为主要食用形式，但是仍有少量蔬菜用来腌制、干制、速冻和罐藏。

脱水蔬菜的水分含量通常在 8%以下，其中的矿物质、碳水化合物、膳食纤维等成分得到浓缩。在脱水过程中，维生素 C 有部分损失，损失程度因干制方法的不同而异。一般说来，真空冷冻干燥法营养素损失最小，而且由于浓缩效应，干制后的营养素含量升高。长时间晾晒或烘烤则营养素损失较大，其中维生素 C 损失率最高可达 100%，β-胡萝卜素大部分被氧化。

蔬菜腌制前往往要经过反复洗、晒或热烫，水溶性维生素和矿物质损失严重。因此，腌制蔬菜不是维生素 C 的良好来源。传统酱菜的盐含量可达 10%以上。低盐酱菜的盐含量也在 7%左右。

速冻蔬菜经过清洗、热烫、包冰衣、装袋、深冻等处理后，水溶性维生素有一定损失，但 β-胡萝卜素损失不大。

罐藏蔬菜经过热烫、热排气、灭菌等处理后，水溶性维生素和矿物质可能受热降解，也可能随水流失。由于蔬菜的 pH 比水果高，酸性较低，维生素 C 的加工稳定性较差。

蔬菜汁通常由多种蔬菜调配而成，包含了蔬菜中主要矿物质和 β-胡萝卜素，但除去了蔬菜中的大部分不溶性膳食纤维。

2. 水果加工 水果的加工品保留了水果的特有风味，主要损失的营养素是维生素 C，β-胡萝卜素损失不大。除柑橘类和山楂等酸味水果外，富含维生素 C 的水果以生食为佳。

水果罐头、果酱、果脯、果汁、果糕等的维生素 C 保存率与原料特点、加工水平及储藏条件有很大关系。在适当的加工条件下，柑橘汁等酸性果汁中的维生素 C 保留率较高，但多数市售加工品中的维生素 C 含量较低。

纯果汁分为两类：一类是带果肉的混浊汁，其中含有除部分纤维素之外的水果中的全部养分。如柑橘汁等；另一类是澄清汁，经过过滤或超滤，除去了水果中的膳食纤维，各种大分子物质和脂类物质，只留下糖分、矿物质和部分水溶性维生素，如苹果汁。市售“果汁饮料”中原果汁的含量在 10%以下，有的在 2.5%以下，仅能提供水分和部分能量。

果酱和果脯加工品需要加大量蔗糖长时间熬煮或浸渍，含糖量可达 50%～70%，因此大量消费这类产品可能带来精制糖摄入过量的问题。

水果干制可导致维生素 C 损失 10%～50%，在酸性条件下损失较少。而矿物质得到浓缩。如杏干、葡萄干、干枣等为矿物质的良好来源。

（二）烹调对蔬菜水果营养价值的影响

根据蔬菜水果的营养特点，在烹调中应注意水溶性维生素及矿物质的损失和破坏，特

别是维生素 C。维生素 C 是在蔬菜烹调中最易被破坏的营养素。烹调对蔬菜维生素 C 的影响与烹调过程中洗涤方式、切碎程度、用水量、pH、加热温度及时间有关。蔬菜清洗不科学，如先切后洗或长时间浸泡会使维生素 C 严重损失；在 80℃以上时快速烹调，维生素 C 损失较少；凉拌加醋可减少维生素 C 的损失；烹调后的蔬菜放置时间过长，不仅感官性状有改变，维生素也会有损失。采用合理的加工烹调方法，即先洗后切，急火快炒，现做现吃，可有效保存蔬菜中的维生素。

（三）合理的家庭烹调

由于蔬菜主要在家庭中烹调食用，烹调方法对营养素的影响较大，必须加以重视。

1. 择菜　是营养素保存的关键。许多家庭丢弃外层叶片，只留下较嫩的菜心，或者削皮过厚，造成较大浪费。因为蔬菜外面的绿色叶片的营养价值高于中心的黄白色叶片，马铃薯等蔬菜靠皮的外层部分的营养素浓度高于中心部分。例如，圆白菜外层绿叶中 β-胡萝卜素的浓度比白色的心部高 20 多倍。矿物质和维生素 C 高数倍。大白菜、生菜等蔬菜与此类似。

2. 洗菜　是另一道重要的工序。正确的方法是先洗后切，洗菜时不要损伤叶片。如果先切后洗，大量营养素溶于水而流失。特别是切菜后不宜长时间地在水中浸泡，否则可溶性营养素将损失严重。

切菜时，如果蔬菜需要长时间熬煮，可切大块；如果切小片或切丝，应迅速烹调，以减少营养素在高温下氧化的时间。

3. 烹调　烹调时适当加些醋，可提高维生素 C 对热的稳定性，减少损失。蔬菜烹调的较好方法是凉拌、急火快炒和快速蒸煮。适合生吃的蔬菜应尽量凉拌生吃，或在沸水中焯 1 分钟后再拌。*β*-胡萝卜素含量较高的绿叶蔬菜可以用急火快炒的方法，因为油炒能促进 *β*-胡萝卜素的吸收。炒菜时的油温不应过高，时间不应过长，以蔬菜刚刚变软为好，以免维生素 C 损失过多。一般绿叶蔬菜炒 2～3 分钟即可。用带油的热汤来烫熟蔬菜也是较好的方法。

（四）储藏对蔬菜水果营养价值的影响

蔬菜、水果在采收后仍会不断发生生物、物理和化学变化，如呼吸、发芽、抽薹、后熟、老化等。如储藏条件不当时，蔬菜、水果的鲜度和品质会发生改变，使食用价值和营养价值降低。

1. 蔬菜、水果的呼吸作用　是蔬菜、水果生命活动必不可少的，但旺盛的有氧呼吸会加速氧化过程，使蔬菜、水果中的碳水化合物、有机酸等物质分解，降低蔬菜、水果的风味和营养价值。在储藏过程中应避免厌氧呼吸和过旺的有氧呼吸，以减少营养素的损失。

2. 蔬菜的春化作用　是指蔬菜打破休眠期而发生发芽或抽薹变化，如马铃薯发芽、洋葱抽薹等。春化作用会大量消耗蔬菜内的养分，使其营养价值降低。

3. 水果的后熟　是水果脱离果树后的成熟过程。水果经过后熟进一步增加芳香和风味，果肉软化宜食用，对改善水果质量有重要意义。香蕉、鸭梨等水果只有达到后熟才有较高的食用价值，但后熟以后的水果不宜储藏。因此储藏水果时采收应在未完全成熟期，储藏在适宜温度和条件下，延缓其后熟过程，便于储藏和运输。

（吕晓华　韩　加）

第四节　畜禽肉及水产品的营养价值

畜肉、禽肉和水产品中的鱼虾蟹贝类等属于动物性食物，是人类膳食构成的重要组成部分。此类食物能够供给人体生长发育所需的优质蛋白质、脂类、矿物质和维生素，具有很高的食用价值。动物性食物的营养素含量因动物的种类、年龄、肥瘦程度及部位的不同而差异较大，一般肌肉中含蛋白质、脂肪较多，内脏中富含维生素和矿物质、脂肪较少。动物性食物有红肉和白肉之分：畜肉中肌红蛋白、血红蛋白、铁元素含量较高，肉色较深，呈暗红色，故称“红肉”；而禽肉及一些水产品动物的肉色较浅，呈白色，故称“白肉”。

近年来，随着我国居民生活水平的提高，动物性食物在居民膳食结构中的比例逐渐增加。根据 2016 年中国居民膳食指南推荐，每周需摄入畜禽肉类 280～525 g，摄入鱼虾类 280～525 g，平均每天摄入鱼虾、畜禽肉类 80～150 g。

一、畜肉的营养价值

畜肉是指猪、牛、羊、马、驴、骡、鹿、兔等牲畜的肌肉、内脏及其制品。主要提供蛋白质、脂肪、矿物质和维生素等营养成分。畜肉中营养素的含量因动物的种类、年龄、肥瘦程度及部位不同而不同（表 9-9）。和畜肉酮体相比，动物内脏脂肪含量少，蛋白质、维生素、矿物质和胆固醇含量较高。畜肉食品质量主要根据其酮体的成熟程度、肌肉坚实度、脂肪花纹、色泽等方面去衡量，这些因素在一定程度上会影响肉的产量、嫩度、风味和营养价值。

表 9-9　常见畜类食物营养素含量（/100g）

食物名称	能量（kcal）	蛋白质（g）	脂肪（g）	胆固醇（mg）	碳水化合物（g）	维生素A（μgRE）	维生素 B_1（mg）	维生素 B_2（mg）	维生素E（mg）	钙（mg）	钾（mg）	铁（mg）	硒（μg）
猪肉（$\bar{x}$）	395	13.2	37.0	80	2.4	18	0.22	0.16	0.35	6	204	1.6	11.97
猪里脊	155	20.2	7.9	55	0.7	5	0.47	0.12	0.59	6	317	1.5	5.25
猪五花	339	13.6	30.6	77	2.2	10	0.36	0.15	0.20	6	168	1.3	6.05
猪蹄	260	22.6	18.8	192	0	3	0.05	0.10	0.01	33	101	1.1	5.85
猪肾	96	15.4	3.2	354	1.4	41	0.31	1.14	0.34	12	217	6.1	111.77
猪血	55	12.2	0.3	51	0.9	—	0.03	0.04	0.20	4	56	8.7	7.94
牛肉（$\bar{x}$）	125	19.9	4.2	84	2.0	7	0.04	0.14	0.65	23	216	3.3	6.45
牛后腱	98	20.1	1.0	54	2.2	3	0.03	0.15	0.78	5	182	4.2	3.82
牛肚	72	14.5	1.6	104	0	2	0.03	0.13	0.51	40	162	1.8	9.07
羊肉（$\bar{x}$）	203	19.0	14.1	92	0	22	0.05	0.14	0.26	6	232	2.3	32.20
瘦驴肉	116	21.5	3.2	74	0.4	72	0.03	0.16	—	2	325	4.3	6.10
马肉（$\bar{x}$）	122	20.1	4.6	84	0.1	28	0.06	0.25	—	5	526	5.1	3.73
兔肉（$\bar{x}$）	102	19.7	2.2	59	0.9	26	0. 11	0.10	0.42	12	284	2.0	10. 93

（一）蛋白质

畜肉中蛋白质含量为10%～20%，不同种属的牲畜其蛋白质含量差异较大：牛肉和兔肉中的蛋白质含量较高，达20%左右；猪肉的含量较低，平均在15%左右；羊肉的蛋白质含量介于猪肉和牛肉之间。

蛋白质主要存在于肌肉组织中，按照存在部位的不同，可分为间质蛋白质、肌浆蛋白质和肌原纤维蛋白质，不同种类畜肉中各类蛋白质的含量明显不同（表9-10）。间质蛋白质亦称基质蛋白质，在肌肉组织中占10%～20%，主要存在于结缔组织中，以弹性蛋白、胶原蛋白为主，构成间质蛋白质的氨基酸中有1/3是甘氨酸，色氨酸、酪氨酸及蛋氨酸等必需氨基酸含量很少，属于不完全蛋白质；肌肉组织中肌浆蛋白质含量为20%～30%，包括肌溶蛋白、肌红蛋白等，肌溶蛋白质含有人体营养所必需的全部氨基酸，属于完全蛋白质；肌红蛋白是由珠蛋白及其辅基血红素所组成的一种含铁的结合蛋白，肌红蛋白及其衍生物与肉及肉制品的颜色有直接关系；肌原纤维蛋白质占肌肉蛋白质总量的40%～60%，主要包括肌球蛋白、肌动蛋白和肌动球蛋白等，肌原纤维是骨骼肌的收缩单位，由细丝状的蛋白质凝胶组成，这些细丝平行排列成束，直接参与收缩过程，其含量与肉的嫩度密切相关。

表9-10　不同肌肉中蛋白质的构成比例

种类	肌原纤维蛋白质（%）			肌浆蛋白质（%）	基质蛋白质（%）
	肌球蛋白	肌动蛋白	肌动球蛋白		
猪肉	19	32	32	20	29
牛肉	30	20	1	24	25
马肉	4	9	35	16	36
家兔肉	2	18	31	34	15
野兔肉	38	14	—	28	20

（二）脂肪

畜肉中的脂肪可分为蓄积脂肪和组织脂肪两大类。蓄积脂肪是能量的集中储存场所，包括皮下脂肪、大网膜脂肪、肌肉间脂肪和肾周围脂肪；组织脂肪为肌肉及脏器内的脂肪，即“瘦肉”中存在的脂肪。脂肪在畜肉中的含量差异较大，为15%～45%，取决于动物种类和品种。例如，猪肥肉脂肪含量达90%，前肘为31.5%，肋条肉为59%，里脊肉为7.9%。畜肉脂肪含量以猪肉最高，羊肉次之，牛肉和兔肉较低。

畜肉脂肪多为饱和脂肪酸，主要包括棕榈酸和硬脂酸；不饱和脂肪酸含量低，主要为油酸和亚油酸，此外，还含有一定量的胆固醇、卵磷脂和游离脂肪酸，胆固醇多存在于动物内脏。畜肉脂肪中的脂肪酸因动物种类不同而有所差异，猪肉脂肪中的必需脂肪酸（多不饱和脂肪酸）含量高于牛、羊等反刍动物（表9-11）。

表9-11　不同畜肉食物中脂肪酸含量（g/100 g）

食物名称	总脂肪酸	饱和脂肪酸	单不饱和脂肪酸	多不饱和脂肪酸	未知
猪肉	29.4	10.8	13.4	3.6	1.6
猪肝	2.6	1.1	0.7	0.7	0.1

续表

食物名称	总脂肪酸	饱和脂肪酸	单不饱和脂肪酸	多不饱和脂肪酸	未知
牛肉	3.8	2.0	1.7	0.2	0
羊肉	12.9	6.2	4.9	1.8	0
兔肉	2.0	0.8	0.5	0.7	0

（三）碳水化合物

畜肉中的碳水化合物以糖原形式存在于肝脏和肌肉中，且含量很低，一般为1%～3%。牲畜在屠宰之前因过度疲劳，糖原会迅速下降；在储存过程中，由于酶的分解作用，糖原含量会进一步减少，而乳酸含量相应增高，导致畜肉的pH逐渐下降；pH的改变能使肌肉松软多汁，并具有一定的弹性，滋味较为鲜美，产生的乳酸还能够杀灭畜肉中的病毒。

（四）矿物质

畜肉中含矿物质为 0.8%～1.2%，是铁、硒等微量元素的主要膳食来源。畜肉中含铁较多，平均含量约为 5 mg/100g，畜肉中的铁主要以血红素铁的形式存在，颜色深红的肉类所含的血红素铁较颜色淡红的肉类高，血红素铁不受食物其他因素影响，生物利用率高；畜类的肾中硒的含量较高，是其他一般食物的数十倍；畜肉中磷含量较高，达 120～180 mg/kg，所以肉类食物也是磷的良好来源。但畜肉中钙的含量较低，而钾和钠则几乎全部存在于软组织及体液之中。

（五）维生素

畜肉是B族维生素的良好来源，主要有维生素 B_1、维生素 B_2、维生素 B_6、维生素 B_{12}、烟酸等，对于以精白米为主食的膳食是很好的补充。畜类内脏中维生素D、维生素E含量均较畜肉中多，尤其是动物肝脏作为各种维生素的储藏场所，是维生素A、维生素D、B族维生素的极好来源。如羊肝中富含维生素A，祖国医学很早就用羊肝治疗因维生素A缺乏引起的夜盲症。而长期素食会导致维生素 B_{12} 缺乏，可能会导致高同型半胱氨酸的水平升高，高同型半胱氨酸已经被认为是引发心脏病的危险因素之一。

（六）其他呈味物质

畜肉中含有能溶于水的浸出物，使肉汤具有鲜味，能促进胃液分泌，提高食欲。浸出物是指肉类中除蛋白质、盐类、维生素外能溶于水的浸出性物质，包括含氮浸出物和无氮浸出物。浸出物成分中含氮化合物为多肽、肌酐、肌酸、嘌呤碱及游离氨基酸等；非含氮化合物主要有糖原、葡萄糖、肌醇、有机酸等。畜肉中浸出物含量为2%～5%，成年动物含量较幼年动物高；浸出物的成分与肉的风味、滋味、气味等密切相关。

二、禽肉的营养价值

禽肉包括鸡、鸭、鹅、火鸡、鸽、鹌鹑、鸵鸟等的肌肉、内脏及其制品。禽肉的营养价值与畜肉相似，不同之处在于脂肪含量相对少、熔点低，并含有20%左右的亚油酸，更易于消化吸收。禽肉质地较畜肉细嫩，含氮浸出物多，故禽肉炖汤味道较畜肉鲜美。市场上对禽肉的等级一般基于生长年限和体重，主要考虑的是烹调加工方面的鲜嫩度。常见禽类食物营养素含量见表 9-12。

表 9-12 常见禽类食物营养素含量（/100g）

食物名称	能量（kcal）	蛋白质（g）	脂肪（g）	胆固醇（mg）	碳水化合物（g）	维生素 A（μgRE）	维生素 B_1（mg）	维生素 B_2（mg）	维生素 E（mg）	钙（mg）	钾（mg）	铁（mg）	硒（μg）
鸡（$\bar{x}$）	167	19.3	9.4	106	1.3	48	0.05	0.09	0.67	9	251	1.4	11.75
土鸡	124	20.8	4.5	106	0	64	0.09	0.08	2.02	9	276	2.1	12.75
鸡心	172	15.9	11.8	194	0.6	910	0.46	026	—	54	220	4.7	4.10
鸭（$\bar{x}$）	240	15.5	19.7	94	0.2	52	0.08	0.22	0.27	6	191	2.2	12.25
填鸭	425	9.3	41.3	96	3.9	30	—	—	0.53	15	139	1.6	5.80
鹅	251	17.9	19.9	74	0	42	0.07	0.23	0.22	4	232	3.8	17.68
鹅肝	129	15.2	3.4	285	9.3	6100	0.27	0.25	0.29	2	336	7.8	—
鸽	201	16.5	14.2	99	1.7	53	0.06	0.20	0.99	30	334	3.8	11.08
鹌鹑	110	20.2	3.1	157	0.2	40	0.04	0.32	0.44	48	204	2.3	11.67

（一）蛋白质

禽类食物中的蛋白质含量为 10%～20%，大部分是优质蛋白质。相比畜肉，禽肉结缔组织少，肌纤维较细，肉更细腻，更易消化吸收。鸡、鹌鹑等的蛋白质比例较高，鸽、鹅、鸭比较低，其中北京填鸭最低。禽肉中含有比畜肉更多的浸出物，炖汤味道更加鲜美。

（二）脂肪

由于品种、肥瘦程度、部位的不同，禽类脂肪含量差异很大。鸭和鹅肉的脂肪含量较高，达 20%左右；鸡和鸽子次之，为 14%～17%；鹌鹑和火鸡的脂肪含量较低，在 3%左右。内脏当中，脑组织和心脏的脂肪含量较高，为 9%～12%；肝脏的脂肪含量较低，约为 3%。

禽类脂肪中不饱和脂肪酸的含量高于畜肉（表 9-13），导致禽肉脂肪在室温下呈半固态，且易于人体消化吸收。禽类脂肪中油酸含量超过 30%，亚油酸约占 20%，胆固醇含量与畜肉相当，因此其营养价值要稍高于畜肉。

表 9-13 禽类脂肪和畜类脂肪的主要脂肪酸含量（%）

脂肪	饱和脂肪酸		不饱和脂肪酸			
	棕榈酸	硬脂酸	棕榈烯酸	油酸	亚油酸	亚麻酸
猪油	26	15.7	2.3	44.2	8.9	—
牛油	25.3	28.6	3.4	28.8	1.9	1
羊油	18.2	35.9	3.1	33	2.9	2.4
鸡油	20	5.3	6.2	39.6	24.7	1.3
鸭油	21.6	7.3	3.6	51.6	14.2	0.8

（三）碳水化合物

禽肉中碳水化合物含量极少，主要以糖原的形式存在于肌肉和肝脏中。

（四）矿物质

禽肉中矿物质分布的特点与畜肉相同，含有钾、钙、钠、镁、磷、铁、锰、硒等，其中部分矿物质的含量要略高于畜肉，一般散养的比肥育的禽肉中矿物质的含量要更高。禽类的肝脏和血液中铁的含量十分丰富，含量在 10 mg/100g 以上，是铁的最佳膳食来源。禽肉中镁、锌、硒、铜等微量元素含量也十分丰富。

（五）维生素

禽肉中维生素分布的特点与畜肉相同，B 族维生素含量丰富，烟酸的含量比畜肉稍高，平均含量约为 10 mg/100g。禽类内脏中维生素含量更高，是维生素 A、维生素 D、维生素 B_2、维生素 E 等的良好来源，如鸡肝中富含维生素 A，其中维生素 A 的含量为 10 414 μg/100g。

三、水产品的营养价值

广义的水产品是指在水域中捕捞、获取的水产资源，本节主要指水产动物性食物，按其品种可分成鱼、虾、蟹、贝和其他等亚类。鱼类有海水鱼和淡水鱼之分，海水鱼又分为深海鱼和浅海鱼；虾类包括白米虾、对虾、基围虾等各种虾和虾仁等；蟹包括海蟹、河蟹等；贝类包括鲍鱼、蛏、扇贝、牡蛎、蛤蜊、蚶、螺等；此外，还有海参、海蜇、鱿鱼等软体动物。水产食物富含优质蛋白质、脂类、维生素和矿物质，其营养成分因不同种类而差异较大，同时受季节、成熟度及饲料等因素的影响也很大（表 9-14）。

表 9-14　水产食物的营养素含量（/100g）

食物名称	能量（kcal）	蛋白质（g）	脂肪（g）	胆固醇（mg）	碳水化合物（g）	维生素A（μgRE）	维生素 B_1（mg）	维生素 B_2（mg）	维生素E（mg）	钙（mg）	钾（mg）	铁（mg）	硒（μg）
草鱼	113	16.6	5.2	86	0	11	0.04	0.11	2.03	38	312	0.8	6.66
鲤鱼	109	17.6	4.1	84	0.5	25	0.03	0.09	1.27	50	334	1.0	15.38
刀鱼	127	17.7	4.9	76	3.1	29	0.02	0.06	0.82	28	280	1.2	36.57
白虾	81	17.3	0.4	103	2.0	54	0.05	0.03	3.34	403	255	2.1	—
海米	198	43.7	2.6	525	0	21	0.01	0.12	1.46	555	550	11.0	75.40
螃蟹	95	13.8	2.3	125	4.7	30	0.01	0.10	2.99	208	232	1.6	82.65
扇贝	60	11.1	0.6	140	2.6	116	—	0.21	11.85	142	122	7.2	20.22
鲍鱼	84	12.6	0.8	242	6.6	242	0.01	0.16	2.20	266	136	22.6	21.38
海参	78	16.5	0.2	51	2.5	3.7	0.03	0.04	3.14	285	43	13.2	63.93

（一）蛋白质

鱼类蛋白质含量一般为 15%～25%，含有人体必需的各种氨基酸，组成结构合理，尤其富含赖氨酸和亮氨酸，属于优质蛋白质，是膳食蛋白质的良好来源。鱼类肌肉组织中肌纤维细短，间质蛋白少，水分含量多，组织柔软细腻，肉质鲜嫩，更易被人体消化吸收。存在于鱼类结缔组织和软骨中的蛋白质主要为胶原蛋白和黏蛋白，可使鱼汤冷却后形成凝胶。鱼类还含有较多的含氮浸出物，是鱼汤的呈味物质。其他水产品如河蟹、对虾、章鱼的蛋白质含量约为 17%；软体动物的蛋白质含量约为 15%，其酪氨酸和色氨酸的含量比牛肉和鱼肉高。贝类的牛磺酸含量普遍高于鱼类，牛磺酸是一种非常重要的乳化剂，与肝脏的功能有关。由于胎儿或新生儿体内的牛磺酸酶活性较低，牛磺酸也被视为新生儿的必需氨基酸。

（二）脂肪

鱼类因种类不同而脂肪含量相差较大。大部分鱼类脂肪含量低，主要分布在皮下和内脏周围，为 1%～10%。鱼类脂肪多由不饱和脂肪酸组成，占脂肪总量的 60%以上，消化吸收率高。如表 9-15 所示，深海鱼类脂肪含有更多的长链多不饱和脂肪酸，其中含量较高的有二十碳五烯酸（eicosapentaenoic acid，EPA）和二十二碳六烯酸（docosahexoenoic acid，DHA），目前报道有调节血脂、预防动脉粥样硬化、辅助抗肿瘤等生理学功能。

其他水产品如蟹、虾等脂肪含量约为 2%，软体动物的脂肪含量平均为 1%；通常贝壳类和软体类水产品中的胆固醇含量高于一般鱼类，但鱼子中胆固醇含量较高，如鲳鱼子胆固醇含量约为 1070mg/100g。

表 9-15　常见鱼类 EPA 和 DHA 含量（g/100 g）

食物名称	脂肪	脂肪酸	占总脂肪酸的百分比（%）	
			EPA（20∶5）	DHA（22∶6）
河鳗	10.8	7.6	2.6	6.2
鳙鱼	2.2	1.5	3.6	4.2
带鱼	4.9	3.4	1.9	5.3
小黄花鱼	3.0	2.1	4.3	11.2
大黄花鱼	2.5	1.8	2.7	5.1
鲐鱼	7.4	5.2	4.4	12.7
海鳗	5.0	3.5	3.7	8.3
沙钻鱼	0.6	0.4	9.9	25.4

（三）碳水化合物

鱼类碳水化合物的含量低，约为 1.5%，主要以糖原形式存在。软体动物的碳水化合物含量平均为 3.5%，海蜇、牡蛎和海螺等含量较高，可达 6%～7%。也有些水产品不含碳水化合物，如草鱼、鲈鱼、生蚝等。

（四）矿物质

水产品中矿物质含量为 1%～2%，磷、钙、钠、钾、镁、铁、锌、碘等含量丰富。磷的含量最高，占总含量的 40%；钙的含量较畜禽肉高，如河虾的钙含量高达 325 mg/100 g，为钙的良好来源；海水鱼类含碘丰富，为 50～100 mg/100g；软体动物中硒含量十分丰富，海蟹、牡蛎、海参等的硒含量都超过 50 μg/100g。

（五）维生素

水产品中鱼、虾、蟹、贝类富含 B 族维生素，维生素 A、维生素 D、维生素 E 的含量也比较高。鳝鱼、蟹类中的维生素 B_2 含量特别丰富，海水鱼的肝脏含有丰富的维生素 A，是药用鱼肝油中维生素 A 的来源。贝类的脂溶性维生素 A、维生素 D 的含量要比畜肉多，维生素 A、维生素 D 可防止夜盲症、干眼症、佝偻病的发生。鱼油中还含有畜肉脂肪中缺少的维生素 E，它具有抗氧化的作用，能够清除自由基、抗衰老。鱼类几乎不含维生素 C。贝类还含有水溶性维生素，与畜肉相近。一些生鱼中含有硫胺素酶，当生鱼存放或生吃时

可破坏维生素 B_1，但加热即可破坏硫胺素酶。

四、加工、烹调、储藏对畜禽类及水产品营养价值的影响

食物的营养价值除了受到食品中营养素的种类、含量、比例的影响外，还与食品的加工、烹调及储藏密不可分。畜禽类及水产品食物烹调加工时，蛋白质含量不会发生太大变化，且经烹调后，蛋白质更有利于消化吸收；矿物质和维生素在用蒸、炖、煮等方法时，损失较小；在高温制作过程中，B 族维生素损失较多。另外，在过长时间的高温加工，特别是烧烤、煎炸下会产生杂环胺，危害身体健康。

（一）加工

肉类制品是以畜禽类及水产品为原料经加工而成，根据我国肉制品最终产品的特征及其加工工艺，可将肉制品分为十大类：香肠制品、火腿制品、腌腊制品、酱卤制品、熏烧烤制品、干制品、油炸制品、调理肉制品、罐藏制品和其他制品。腌腊制品、干制品在制作过程中因水分减少，蛋白质、脂肪、矿物质的含量会升高，但易出现脂肪氧化及 B 族维生素的损失；酱煮制品中饱和脂肪酸的含量会降低，B 族维生素也有所损失，但游离脂肪酸的含量会升高；制作熏烤制品时，硫氨酸、色氨酸和谷氨酸等因高温而分解，营养价值会降低；此外，有些肉制品的加工会带来亚硝酸盐、多环芳烃等有毒物质的危害。2015 年 10 月，世界卫生组织（WHO）下属的国际癌症研究机构将火腿、培根等加工肉制品列为Ⅰ类致癌物，旨在提醒人们减少食用经过盐渍、腌制、发酵、烟熏等加工方式处理以提高其风味或储藏特性的肉类食品。

（二）烹调

在烹调中，对肉类蛋白质、脂肪和矿物质的损失一般较小，但对维生素的损失则较大，又因烹调方法不同而损失各异。红烧和炖煮会使维生素 B_1 损失 60%～65%；蒸和炒损失较少，大火急炒的营养素保存率高，维生素 B_1 保存率约为 90%，维生素 B_2 为 98%，烟酸为 78.6%，炖煮过程中对营养素的破坏相对较小，主要是使水溶性维生素和矿物质溶于水中，因此其汤汁不宜丢弃。做肉类食品时，上浆挂糊能够减少营养素的流失，使肉质表面形成一层较硬的保护层，水分不易蒸发，蛋白质、脂肪不外溢，维生素也可得以保存。

（三）储藏

肉类经过冷冻冷藏，可抑制细菌的繁殖生长，冷冻肉质的变化受冻结速度、储藏时间和解冻方式影响。冷冻冷藏得当，肉质的鲜度、风味和营养价值保持良好；根据肉的不同冷冻储存方式，可分为冷鲜肉（cold meat）、冷却肉（chilled meat）、冷冻肉（frozen meat）。冷鲜肉是指在 0℃环境下，将肉温降低到冰点（–1.2℃左右）以上，保持（0～7℃）之间的肉；冷却肉是指经过一段时间的冷处理，保持低温（0～4℃）而不冻结的肉；冷冻肉是指经低温（–23～–15℃）冻结处理后的肉。“快速冷冻，缓慢解冻”是减少冷冻动物性食物营养损失的重要措施。要食用时将冻肉置于常温下或流动的水中浸泡，让其缓慢解冻，使组织液被组织细胞充分吸收，就可使冻肉恢复到鲜肉的原状和滋味。

水产品极易腐败变质，通过气调保鲜与低温储藏结合使用保鲜效果更佳。气调保鲜一般是用某种惰性气体（如 N_2、CO_2）充入装有食品的包装袋，替换包装袋内空气。它可使

包装物免受大气中的氧或其他元素的影响，抑制腐败。

干燥法和腌制法都是通过减少肉内的水分，阻碍微生物的生长发育，达到储藏目的。常常将盐腌法与干燥法结合使用，制作各种风味的腊肉制品。

五、畜禽肉类及水产品的合理利用

畜禽肉及水产品可提供人体所需要的优质蛋白质和多种微量营养素，但不合理的摄入对健康不利，因此，合理利用尤为重要。

（一）合理搭配食物

肉类食品的蛋白质属于优质蛋白质，氨基酸种类全面，构成比例适当。谷类食物一般缺少的赖氨酸、蛋氨酸、精氨酸和组氨酸在肉类食品中含量特别丰富，因此肉类食品最适宜与谷类食物搭配食用，以提高蛋白质的生物学价值。肉类食物中有较多的饱和脂肪和胆固醇，可能会诱发血脂异常，在食用肉类食物时，搭配食用膳食纤维丰富的蔬菜可促进肉类食物中所含的胆固醇从人体内排出，从而减少人体对胆固醇的摄入量。当食用牛肉时，可与番茄一起烹饪，番茄中的维生素 C 会使牛肉中的铁更易被人体吸收，而且，这种食物搭配还能让牛肉更快地被煮烂，从而缩短烹调的时间。例如，将鱼肉与豆腐一起烹饪不仅味道鲜香，而且能显著提高营养价值，豆腐中所含的蛋氨酸很少，鱼肉中含有丰富的蛋氨酸能弥补豆腐中蛋氨酸的缺乏，豆腐中富含苯丙氨酸能与鱼肉氨基酸互补。

（二）合理烹调，保护肉类食品的营养素

烹调畜禽肉类，可采用炒、烧、爆、炖、蒸、熘、焖、炸、煨等方法。在滑炒或爆炒前可上浆挂糊，急火快炒，使肉类外部蛋白质迅速凝固，既可增加口感，又可减少营养素丢失。我国南方地区居民炖鸡有喝汤弃肉的习惯，这种吃法不仅不能使食物中营养素得到充分利用，还会造成食物资源的浪费。

烹调水产品可采用煮、蒸、炒、熘等方法。蒸时与水接触比较少，可溶性营养素的损失得少，因此提倡多采用蒸的方法。煮的烹饪方法对营养素的破坏也相对较小，但可使水溶性维生素和矿物质溶于水中，其汤汁鲜美，不宜丢弃。近年来，由于膳食结构的改变和缺乏适量的运动，痛风的发病率呈直线上升，痛风是嘌呤代谢紊乱，烹调中煮或炖能将嘌呤物质溶解在汤中，有痛风的患者则不宜食用肉汤。

（三）合理选择肉类食物

目前我国居民膳食结构中水产品和畜禽肉摄入比例不适当，畜肉摄入过高，鱼禽肉摄入过低。水产品类脂肪含量相对较低，且含有较多的不饱和脂肪酸，对预防血脂异常和心血管疾病有一定作用；禽类脂肪酸组成优于畜类脂肪，选择时禽肉应先于畜肉；烟熏和腌制肉类在加工过程中易遭受一些致癌物污染，过多食用可增加肿瘤发生的风险，应当少吃或不吃。

内脏食物中含有丰富的维生素和矿物质，适量摄入可弥补日常膳食的不足，《中国居民膳食指南（2016）》建议成人每月食用动物内脏食物 2～3 次，每次 25 g 左右。

第五节　乳及乳制品的营养价值

乳类（milk）是哺乳动物的乳汁，是其哺育幼崽的最理想食物，包含人乳、牛乳、羊乳等。乳制品是以乳类为原料，经浓缩、发酵等生产工艺制成的产品，如奶粉、酸奶、炼乳等。乳类食品营养素种类齐全、组成比例适宜，容易消化吸收，因此它能够满足初生幼崽生长发育的全部需求，也是不同年龄段健康人群和特殊人群（如婴幼儿、患者等）的理想食品。作为人类饮食的重要组成部分，乳及其制品提供优质蛋白、脂肪、碳水化合物、矿物质、维生素等，是钙的最佳食物来源，1g 鲜牛奶可以提供 1mg 钙。《中国居民膳食指南（2016）》推荐，每天应食用各种各样的乳制品，相当于每天液态奶 300 g，相当于酸奶 360g，奶粉 45g，奶酪 30g。

目前市面上销售的乳及乳制品主要以牛乳为主要原料。

一、乳类的营养价值

鲜乳是由水、脂肪、蛋白质、乳糖、矿物质、维生素等组成的一种复杂乳胶体，其组成随动物的品种、饲养方式、季节、挤奶时间等因素的影响而不同（表 9-16），其中变化较大的是乳脂肪，其次是蛋白质和乳糖。

表 9-16　常见乳类营养素含量（/100 g）

名称	水分（g）	蛋白质（g）	脂肪（g）	碳水化合物（g）	热能（kJ）	钙（mg）	磷（mg）	铁（mg）	维生素 B_1（mg）	维生素 B_2（mg）	烟酸（mg）
人乳	87.6	1.3	3.4	7.4	272	30	13	0.1	0.01	0.05	0.2
牛乳	89.8	3	3.2	3.4	226	104	73	0.3	0.03	0.14	0.1
羊乳	88.9	1.5	3.5	5.4	247	82	98	0.5	0.04	0.12	2.1

（一）蛋白质

牛乳、羊乳、人乳中蛋白质含量分别为 3%、1.5%和 1.3%。牛乳蛋白质是完全蛋白质，具有较高的营养价值，主要包括酪蛋白（casein）、乳清蛋白（lactalbumin）和乳球蛋白（lactoglobulin），三者分别占总蛋白含量的 80%、15%和 3%。酪蛋白可以与钙、磷等结合形成酪蛋白胶粒而存在于乳液中，使乳具有不透明性，在皱胃酶的作用下可生成副酪蛋白，加入过多的钙就生成不溶性的凝胶块状的副酪蛋白盐，该性质为生产奶酪的主要依据；乳清蛋白是热敏性蛋白，受热时发生凝固而对酪蛋白有保护作用；乳球蛋白与机体的免疫有关，是新生儿被动免疫的来源，能够增强婴儿的抗病能力。牛乳中富含乳铁蛋白（lactoferrin）（20～200 μg/ml），对铁的代谢调节、促进生长和抗氧化等具有重要作用。牛乳中还含有谷类食品的限制性氨基酸，可作为谷类食品的互补食品。人乳蛋白质适合婴幼儿消化，蛋白质组成与牛乳差异较大，母乳的酪蛋白、乳清蛋白之比为 0.3∶1，而牛乳则是 4∶1。因此在生产配方奶粉时，需要通过添加乳清蛋白将二者比例调至接近母乳的蛋白质比例。牛乳、羊乳与人乳的营养成分见表 9-16，人乳比牛乳的蛋白含量低，并且酪蛋白比例低于牛乳，以乳清蛋白为主。

（二）脂肪

牛乳中脂肪的含量为 2.8%～4.0%，与人乳大致相同，主要包括三酰甘油、少量磷脂和胆固醇。乳脂肪在牛乳中以微粒的形式存在，呈高度乳化状态，容易消化吸收，吸收率高达 98%。乳脂肪组分复杂，饱和脂肪酸和不饱和脂肪酸的比例约为 2∶1，油酸占 30%，亚油酸和亚麻酸各占 5.3%和 2.1%，短链脂肪酸（如丁酸、己酸、辛酸）含量也较高，这也是乳脂肪风味良好及易于消化的原因。

（三）碳水化合物

牛乳中碳水化合物的含量为 3.4%～7.4%，几乎全部是乳糖（lactose），还有少量的葡萄糖和半乳糖。乳糖是哺乳动物乳汁中特有的糖，在人乳、羊乳、牛乳中乳糖的含量依次降低。乳糖有调节胃酸、促进胃肠蠕动和促进消化液分泌的作用，还能促进钙的吸收和促进肠道有益菌的繁殖，对肠道健康有重要作用。

乳糖的甜度为蔗糖的 1/6，在人体肠道中，乳糖在乳糖酶的作用下，会被分解为葡萄糖和半乳糖。婴儿出生后，消化道内含有较多的乳糖酶，但伴随年龄的增长，乳类食品食用量的减少，乳糖酶的活性和含量会逐渐下降。部分人群体内乳糖酶的含量和活性过低，不能将乳及乳制品中的乳糖分解成葡萄糖和半乳糖为人体所吸收，而被肠道细菌分解化为乳酸，并伴有胀气、腹泻等症状，称为乳糖不耐症（lactose intolerance）。这类人群可以改喝酸奶、脱乳糖的奶或乳糖酶解的奶。在生产乳制品时事先添加乳糖酶使乳糖分解，这样可以防止乳糖不耐症的发生，又可以增加乳制品的甜度。

（四）矿物质

乳中矿物质含量丰富，富含钙、磷、钾、镁、钠、硫、锌、锰等，牛乳中含钙 110 mg/100 ml，且钙、磷比值较合理，消化吸收率高，是膳食中最好的天然钙来源。牛乳铁含量低，含量约为 0.30 mg/100 ml，是一种贫铁食品，故用牛乳喂养婴儿时要注意铁的补充。但牛初乳中铁含量较高，是正常牛乳的 10～17 倍。母乳中矿物质含量低于牛乳，几乎不含钾和钠，钙含量为 30 mg/100 ml，铁含量为 0.1 mg/100 ml。虽然母乳矿物质含量比牛乳低，但是母乳可以满足婴幼儿生长发育阶段的营养需要，又不会增加婴幼儿的肾脏负担，因此，母乳是婴幼儿的最佳食物。

（五）维生素

乳中含有人类所需的多种维生素。牛乳中维生素含量受季节、饲养条件和加工方式的不同而变化较大。在放牧期，牛乳中维生素 A、维生素 C、胡萝卜素的含量明显高于冬春季的棚内饲养，且因日照时间长，维生素 D 含量也会有所增加。人乳中维生素 A 含量丰富，约为牛乳的两倍，羊乳的维生素 A 含量也高于牛乳。人乳及牛乳的维生素 D 含量都很低，婴幼儿应注意维生素 D 的补充。牛乳维生素 E 的含量约为 0.6 mg/L，远低于人乳中维生素 E 的含量。人乳中的维生素 K 含量低于牛乳，初乳中几乎不含维生素 K，单纯母乳喂养的婴儿易发生维生素 K 缺乏。牛乳也是 B 族维生素的良好来源，特别是维生素 B_2，但瓶装牛乳在光线下较长时间存放会使牛乳中的维生素 B_2 被分解破坏。鲜乳中含有少量的维生素 C，但经高温消毒处理后其维生素 C 含量所剩无几。

（六）乳中其他成分

1. 酶类 乳中含有多种酶类，主要包括氧化还原酶、转移酶和水解酶。转移酶主要是γ-谷氨酰转移酶和黄素单核苷酸腺苷转移酶。水解酶包括淀粉酶、蛋白酶和脂肪酶等，可促进营养物质消化。此外，乳中还含有抗菌酶，如溶菌酶和过氧化物酶。

2. 有机酸 主要是柠檬酸，还有微量的乳酸、丙酮酸等。乳中柠檬酸的含量约为0.18%，除了以酪蛋白胶粒的形式存在外，还存在离子态及分子态的柠檬酸盐，主要是柠檬酸钙。乳类腐败变质时，乳酸的含量会增高。

3. 生物活性物质 乳中富含生物活性肽、乳铁蛋白（lactoferrin）、免疫球蛋白、激素和生长因子等。生物活性肽是蛋白质在消化过程中经蛋白酶水解产生的，包括镇静安神肽、抗高血压肽、免疫调节肽和抗菌肽等。乳铁蛋白的含量为20～200 μg/ml，具有调节铁代谢、促进生长和抗氧化等作用，经蛋白酶水解形成的短肽片段有一定的免疫调节作用。

4. 细胞成分 乳中含有白细胞、红细胞等。牛乳的体细胞数是衡量牛乳卫生品质的指标之一，体细胞数越低，生鲜乳质量越高；体细胞数越高，对生鲜乳的质量影响越大，并对下游其他乳制品如奶酪等的产量、质量、风味等产生极大的不利影响。

另外，乳味温和，稍有甜味，具有特有的乳香味，其特定的香味是由低分子化合物如丙酮、乙醛、二甲硫、短链脂肪酸和内酯形成的。

二、乳制品的营养价值

乳制品（milk products）是以乳类为原料经浓缩、发酵等工艺制成的产品，如奶粉、酸奶、炼乳等。乳制品因加工工艺不同，其营养素含量差异较大。

（一）消毒牛奶

消毒牛奶（sterilized milk）主要包括巴氏杀菌奶和超高温杀菌奶两大类，其蛋白含量不低于2.9%。消毒牛奶除维生素 B_1 和维生素 C 有所损失外，其他营养成分与鲜牛奶差别不大。

1. 巴氏杀菌奶（pasteurized milk） 通常指将牛奶加热到75～85℃，瞬间杀死致病微生物，保留有益菌群。瞬间灭菌保证了加热对牛乳营养物质破坏少，保持牛奶的新鲜度，但该产品只能低温保存，产品的保质期较短。

2. 超高温杀菌奶（ultra-high temperature sterilization milk） 通常指将牛奶加热到121℃持续2～3秒，完全破坏微生物和芽孢。该产品在常温下可保存较长时间，但高温下易导致较多营养素损失。

（二）发酵乳

发酵乳（fermented milk）指以生牛（羊）乳或乳粉为原料，经杀菌、发酵制成的pH降低的产品。以生牛（羊）乳或乳粉为原料，经杀菌、接种保加利亚乳杆菌和嗜热链球菌发酵制成的产品，又称酸奶（yoghourt）。以80%以上生牛（羊）乳或者奶粉为原料，添加其他原料，经杀菌、发酵后pH降低，发酵前或发酵后添加或者不添加食品添加剂、营养强化剂、果蔬、谷物等制成的产品称为风味发酵乳（flavored fermented milk）。发酵乳经乳酸菌发酵后，乳糖变为乳酸，有效提高了钙、磷在人体中的利用率，同时还有提高食欲、加强消化的作用。蛋白质凝固、游离氨基酸含量增加，脂肪不同程度的水解，形成了独特的风味，提高了其营养价值。酸奶更容易消化吸收，还可刺激胃酸分泌。发酵乳中的益生菌可抑制肠道腐败菌的生长繁殖，防止腐败胺类产生，对维护人体健康有重要作用，尤其对乳糖不耐症患者更适合。由于发酵乳比纯奶更容易消化吸收，营养保健功能更强，对乳糖不耐症患者的症状有所减轻，因此，酸奶几乎适合于任何人群食用。

（三）炼乳

炼乳（condensed milk）分为淡炼乳和甜炼乳。淡炼乳是新鲜牛乳在低温真空条件下浓缩，去除 2/3 的水分，经均质、加热灭菌处理而成的无糖炼乳。蛋白质含量不低于 6.0%，脂肪含量不低于 7.5%。由于进行了均质操作，使得脂肪球破裂并与蛋白质结合，食用后在胃酸和凝乳酶的作用下可形成柔软的凝块，所以淡炼乳比牛乳更易消化，适合于喂养婴儿。淡炼乳经高温灭菌后，营养素受到了一定程度的破坏，特别是维生素 B_1，因此，常用维生素加以强化，按适当比例稀释后，其营养价值与鲜乳的营养价值基本相同。

甜炼乳是在鲜乳中加入约 15%的蔗糖后，经减压浓缩而成。甜炼乳中蔗糖浓度约为 45%，蛋白质含量不低于 6.8%，脂肪含量不低于 8.0%。利用蔗糖的高渗透压可以抑制微生物的生长繁殖，故该乳制品的保质期较长。由于糖分过高，食用前需较多的水分稀释，导致蛋白质等营养素含量相对较低，故该产品不宜用于喂养婴儿。

（四）奶粉

奶粉（milk powder）是由鲜乳经消毒、脱水和干燥制成的粉状食品。成品与鲜奶相比，易于运输保存是其最大优势。以使用目的为标准，可将奶粉分为全脂奶粉、脱脂奶粉和调制奶粉。

1. 全脂奶粉　鲜奶消毒后，去除 70%～80%的水分，将奶粉用喷雾干燥法制成雾状微粒。产品溶解性好，营养成分保存较好，蛋白质的消化性有所改善，但维生素 C、维生素 B_1 等营养素会有所损失。此产品适合于血脂正常的人群食用。

2. 脱脂奶粉　其生产工艺与全脂奶粉相同，但原料奶要经过脱脂处理。该产品中脂肪含量低至 1.3%，脂溶性维生素如维生素 A、维生素 D、维生素 E 等损失较多，其他成分含量变化不大。该产品适合于腹泻的婴儿及要求低脂膳食的人群食用。

3. 调制奶粉　以牛奶为基础，调整其营养成分，再根据不同人群的营养需要，加入适量的维生素、矿物质等调制而成。调制奶粉主要是减少奶粉中的酪蛋白、三酰甘油、钙、磷、钠的含量，添加乳清蛋白、亚油酸和乳酸，并强化维生素 A、维生素 D、维生素 B_1、维生素 B_2、维生素 C、叶酸，以及铁、铜、锌、锰等微量元素。除婴幼儿配方奶粉外，还有孕妇奶粉、儿童奶粉、中老年奶粉等。

（五）奶油

奶油有三种类型，主要用于佐餐和面包、糕点等的制作。

1. 稀奶油　以乳为原料，分离出含脂肪的部分，添加或不添加其他原料、食品添加剂和营养强化剂，加工制成的脂肪含量为 10.0%～80.0%的产品。

2. 奶油（黄油）　以乳和（或）稀奶油（经发酵或不发酵）为原料，添加或不添加其他原料、食品添加剂和营养强化剂，加工制成的脂肪含量不小于 80.0%的产品。

3. 无水奶油（无水黄油）　以乳和（或）奶油或稀奶油（经发酵或不发酵）为原料，添加或不添加其他原料、食品添加剂和营养强化剂，加工制成的脂肪含量不小于 99.8%的产品。

（六）奶酪

奶酪（cheese）是一种营养价值很高的发酵乳制品，是在原料乳中加入适当量的乳酸菌发酵剂和凝乳酶，待蛋白质发生凝固后弃乳清，将凝乳块压成所需形状而制成的乳制品。奶酪含有丰富的蛋白质、钙、脂肪、磷和维生素等营养成分，是纯天然的食品。在生产过程中，除了维生素 D 和维生素 C 流失外，其他维生素大部分被保留。由于发酵作用，乳糖含量降低，蛋白质被分解成肽和氨基酸等，消化吸收率增加。奶酪可以维持肠道健康，预防心血管疾病、预防龋齿等。

三、加工、储存对乳及乳制品营养价值的影响

（一）加工

热处理能够杀灭原料乳中的蛋白酶，可有效延缓或抑制牛乳蛋白的水解，增强牛乳蛋白的稳定性。热处理程度可影响牛乳中的呈味物质，进而影响牛乳的风味。加热强度的增大会降低牛乳蛋白质中的乳清蛋白含量，但对其营养价值的影响并不显著。

免疫球蛋白（immunoglobulin，Ig）和乳铁蛋白（lactoferrin，Lf）是牛奶中最重要的免疫活性蛋白。研究表明，乳品加工过程中的均质化处理提高了乳中 IgG 活性、Lf 活性及 IgG 与 Lf 之和的水平。牛奶 IgG 能够有效地抑制细菌的繁殖，抑制细菌定植，抑制细菌分泌毒素，阻止毒素与人体细胞受体的结合，中和毒素，有效抗病毒等。

（二）储存

牛乳是一个复杂的体系，在保藏过程中风味和品质会因热处理的程度和保藏环境而发生改变。储藏过程中，超高温灭菌乳的整体特性比较稳定，这与热处理的强度有很大关系，同时与酶的活性也有密切联系。电子鼻和电子舌分析表明超高温灭菌乳风味稳定，不会随保藏时间的延长而发生明显变化。也有报道发现，超高温瞬时灭菌后，牛乳中会残留部分蛋白酶、脂肪酶和纤溶酶，这些酶对牛乳的储藏品质有一定的影响。

第六节　蛋类的营养价值

蛋类（egg）包括鸡蛋、鸭蛋、鹅蛋、鹌鹑蛋、鸽子蛋、火鸡蛋等。蛋制品是以蛋类为原料加工而成的食品。蛋类占我国居民膳食构成的 1.4%，营养成分全面，主要提供优质蛋白质，易被人体消化，是居民膳食不可或缺的一部分，尤其以鸡蛋的食用和加工最为广泛。

一、蛋类的结构

蛋类的形状、大小和色泽各不相同，但结构基本相似，主要都是由蛋壳（egg shell）、蛋白（egg while）和蛋黄（egg yolk）组成（图 9-3），各部分有其不同的形态和生理功能。

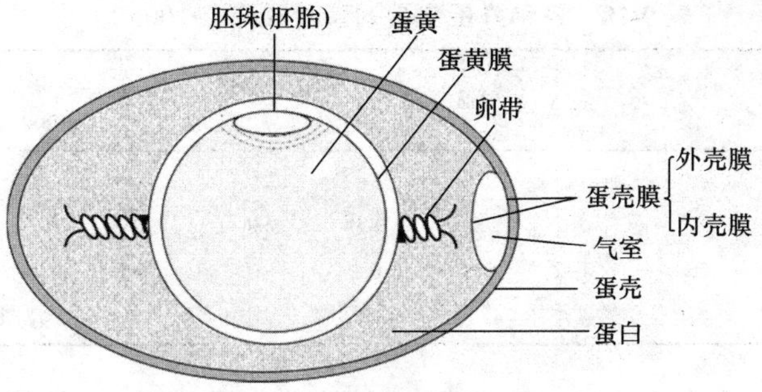

图 9-3　鸡蛋的结构示意

（一）蛋壳

以鸡蛋为例，蛋壳位于最外层，壳厚 300～340 μm，占全蛋重量的 11%～13%，主要成分是碳酸钙（96%），其余为碳酸镁（2%）和蛋白质（2%）。新鲜的蛋壳外表面附着厚 5～10 μm 的霜状水溶性胶状黏蛋白，蛋壳的内表面和蛋白的外表面之间由两层紧紧相贴的膜组成称为壳下膜。在蛋的钝端，壳下膜分离成一气室，可根据气室的大小判断蛋的新鲜程度，气室越大，蛋越不新鲜。

（二）蛋白

蛋白也称为蛋清，位于蛋白膜的内层，是一种白色半透明黏性胶状物质，约占全蛋质量的 60%。在蛋白中，位于蛋黄的两端各有一条螺旋形的白色带状物，称为系带，系带是由浓厚蛋白构成的，其作用是将蛋黄固定在蛋的中心。

（三）蛋黄

蛋黄由无数富含脂肪的球形微细胞组成，为浓稠、不透明、半流动黏稠物，约占全蛋质量的 32%，包括蛋黄膜、蛋黄内容物和胚盘，蛋黄膜对蛋黄内容物和胚盘有保护作用；蛋黄内容物是一种浓稠不透明的半流动黄色乳状液，其颜色由叶黄素（二羟基-α-胡萝卜素）、β-胡萝卜素及黄体素三种色素以不同的比例组成；蛋黄颜色鲜艳度受禽类饲料成分的影响；蛋黄表面上的乳白色的小点是胚盘，直径为 2～3 mm。

二、蛋类及蛋制品的营养价值

蛋黄和蛋白是蛋类的可食用部分，营养极其丰富，主要提供蛋白质、脂肪、矿物质及维生素等营养物质。蛋类的营养价值主要取决于蛋黄与蛋白的含量、构成比例及化学成分，其中宏量营养素含量基本稳定，而微量营养素含量受品种、饲料、季节等多方面影响（表 9-17）。全蛋的蛋白质几乎都能被人体完全吸收利用，其生物学价值高达 95，是食物中最理想的优质蛋白质（表 9-18）。

表 9-17　蛋类各部分的主要营养含量（/100 g）

食物名称	水分（g）	能量（kJ）	蛋白质（g）	脂肪（g）	碳水化合物（g）	矿物质（g）	维生素（mg）
全蛋	67～77	500～700	12～17	8～15	1～4	1～1.3	2.5～6
蛋白	83～89	40～60	8～12	0～0.1	1.5～3.5	0.9～1.2	0.3～0.6
蛋黄	44～58	250～400	14～16	19～35	3～6.5	1～1.5	16～17.5

表 9-18 各种鲜蛋全蛋的营养成分（/100g）

食物名称	蛋白质（g）	脂肪（g）	碳水化合物（g）	维生素A（μg）	维生素B_1（mg）	维生素B_2（mg）	烟酸（mg）	维生素E（mg）	钙（mg）	铁（mg）	硒（μg）	胆固醇（mg）
鸡蛋（$\bar{x}$）	13.3	8.8	2.8	234	0.11	0.27	0.2	1.84	56	2.0	14.34	585
鸭蛋	12.6	13.0	3.1	261	0.17	0.35	0.2	4.98	62	2.9	15.68	565
鹅蛋	11.1	15.6	2.8	192	0.08	0.3	0.4	4.5	34	4.1	27.24	704
鹌鹑蛋	12.8	11.1	2.1	337	0.11	0.49	0.1	3.08	47	3.2	25.48	515

（一）蛋白质

蛋类中的蛋白质含量较高，一般在 10%以上。蛋白中的蛋白质含量（11%～13%）较低于蛋黄中的蛋白质含量（15%～17%），加工成咸蛋或者皮蛋后，蛋白质含量变化不大。蛋白中主要含有卵清蛋白、卵伴清蛋白、卵黏蛋白、卵胶黏蛋白、卵类黏蛋白、卵球蛋白等。蛋黄中蛋白质主要是卵黄磷蛋白和卵黄球蛋白。蛋类必需氨基酸含量丰富，且比例适当，与人体的需要最为接近。由于鸡蛋中的蛋白质与人奶的营养价值相当，通常将鸡蛋的蛋白质作为评价其他食物蛋白质营养价值的参考蛋白（表 9-19，表 9-20）。

表 9-19 蛋类中八种必需氨基酸的含量（mg/100g）

食物名称	色氨酸	缬氨酸	异亮氨酸	亮氨酸	赖氨酸	苏氨酸	蛋氨酸	苯丙氨酸
鸡蛋	220	694	624	1038	843	573	360	617
鸭蛋	210	722	583	1062	864	694	500	711
鹅蛋	—	815	636	994	976	555	313	671

表 9-20 几种食物氨基酸构成比例评分

食物名称	全蛋	人奶	牛奶	大豆	稻米	玉米	全麦
氨基酸评分	100	100	95	74	67	53	49

（二）脂肪

蛋类中的脂肪含量也相对比较高，一般占鲜蛋总量的 11%～15%。98%的脂肪集中在蛋黄中，呈乳化状，分散成细小颗粒，故易消化吸收。三酰甘油占蛋黄中脂肪的 62%～65%（其中油酸约占 50%，亚油酸约占 10%），磷脂占 30%～33%，固醇占 4%～5%，还有微量脑苷脂类。蛋黄是磷脂的良好来源，蛋黄中磷脂主要是卵磷脂和脑磷脂，除此之外还有神经鞘磷脂。卵磷脂具有降低血胆固醇的作用，并能促进脂溶性维生素吸收，脑磷脂及神经鞘磷脂对人体生长发育非常重要，是构成体细胞及神经活动不可或缺的物质。蛋类固醇含量较高，主要集中在蛋黄中，是机体合成固醇类激素的重要组成成分，而且适量摄入也不会明显影响血清胆固醇水平和成为引起心血管等疾病的危险因素。

（三）碳水化合物

蛋类含碳水化合物较少，蛋白中主要含葡萄糖、甘露糖和半乳糖，蛋黄中主要含葡萄糖，也有少量的乳糖。主要以两种状态存在，一种是同蛋白质结合，以结合态存在；另一种是以游离态存在。

（四）矿物质

蛋类的矿物质主要集中在蛋黄内，以磷、钙、钾、钠含量较多，此外，还含有丰富的铁、镁、锌、硒等矿物质。蛋黄中的铁含量虽然较高，但由于是非血红素铁，并与卵黄高磷脂蛋白结合，生物利用价值仅为3%左右。

（五）维生素

蛋类维生素含量较为丰富，主要存在于蛋黄中，蛋白中的维生素含量较少。蛋类的维生素不仅种类齐全，而且含量丰富，其中以维生素 A、维生素 E、维生素 B_2、维生素 B_6 和烟酸为主，也含有一定的维生素 D、维生素 K 等。

三、加工、烹调、储存对蛋类营养价值的影响

蛋类的营养价值除了受到其种类的影响外，在很大程度上还受到蛋类的加工、烹调及储藏的影响。

（一）加工

蛋制品根据加工方法不同可分为四类，即再制蛋类、干蛋类、冰蛋类和其他类。市售常见的蛋制品包括皮蛋、咸蛋、糟蛋、干全蛋粉、干蛋白粉、干蛋黄粉、巴氏杀菌冻鸡全蛋、冻鸡蛋黄、冻鸡蛋白、蛋黄酱等。当把鸡蛋等蛋类食品加工成皮蛋时，营养成分变化表现在：维生素 A 含量变化不大，B 族维生素损失较大，如维生素 B_2 下降 70%，烟酸下降 50%；蛋白质含量稍有增加，脂肪含量略有降低，由于在腌制的过程中强碱的作用，皮蛋中的蛋白质与脂肪发生分解，易消化吸收；含硫氨基酸的总量下降，镁、铁等矿物质的吸收率下降，而钠的含量有所上升。糟蛋在糟渍的过程中产生醇类可使蛋黄和蛋清凝固变性，其蛋白质与脂肪较鲜蛋更容易消化吸收，同时，产生的醋酸导致蛋壳软化，使得蛋壳中的钙质渗透到蛋内，故糟蛋的含钙量特别高，超过鲜蛋的 40 倍，是补钙的佳品。冰蛋是液态蛋制品中的一大类。鲜蛋经冷冻、解冻后其黏度下降、外观呈水样，这种变化仅是组织结构变化，对于冰蛋的营养价值没有影响，可认为与鲜蛋白相同。干蛋粉与鲜蛋的营养价值基本相同，因经过干燥加工工艺，蛋白质、脂肪、矿物质、维生素、磷脂等营养素含量和吸收率均有所提高。蛋黄酱保留了蛋黄和精制食物油的营养价值，含有人体必需的亚油酸、维生素 A、B 族维生素、蛋白质及卵磷脂等成分，营养价值较高。总之，蛋类在加工过程中营养素损失不多，但加工方法不当，可影响消化吸收和利用。

（二）烹调

可采用煮、炒、煎、蒸等方法对蛋类进行烹调。煮蛋一般在水烧开后小火继续煮 5～6 分钟即可，时间过长会使蛋白质过度凝固，影响消化吸收，同时维生素也会大量损失；煎炒蒸蛋时火不宜过大，时间不宜过长，否则可使鸡蛋变硬变韧，既影响口感又影响消化。

（三）储存

鲜蛋存放温度以–1～0℃为宜，低温可抑制蛋内微生物和酶的活性，使鲜蛋呼吸作用减缓，水分蒸发减少，有利于保持鲜蛋营养价值和鲜度。鲜蛋能通过蛋壳的气孔不断进行呼吸，故当存放环境有异味时，鲜蛋有吸收异味的特性，如果鲜蛋在收购、调运、储藏过程中，与农药、化学药品、煤油、鱼、药材或某些药品等有异味的物质或腐烂变质的动植

物放在一起，就会带异味，影响食用及产品质量。因此，鲜蛋应该存放在干燥、清洁、无异味、温度偏低、湿度适宜、通气良好的环境中。目前，常用的鲜蛋储藏方法有冷藏法、液浸法（包括石灰水储藏法、水玻璃储藏法）、涂膜法（包括石蜡、矿物油、树脂、合成树脂等涂膜）、消毒法、气调法（包括用 CO_2、臭氧及化学保鲜剂等）及民间简易的干藏法（包括用谷糠、小米、豆类、草木灰）等。

四、蛋类的合理利用

蛋类的营养成分比较全面均衡，易于消化吸收，是理想的天然食品。但利用不当会使营养价值降低，部分还会对健康不利，因此合理利用尤为重要。

（一）合理搭配食物

蛋类中的磷很丰富，但钙相对不足，而乳类是人体钙质最好的来源，因此，蛋类最适宜与乳类搭配食用。蛋类的维生素 C 含量较少，应与富含维生素 C 的食物配合食用，实现维生素互补。

（二）合理烹调，保护蛋类食品的营养素

蛋清中含有抗生物素蛋白和抗胰蛋白酶。抗生物素蛋白能与生物素在肠道内结合，影响生物素的吸收，引起食欲不振、全身无力、毛发脱落、皮肤发黄、肌肉疼痛等生物素缺乏的症状；抗胰蛋白酶能抑制胰蛋白酶的活力，妨碍蛋白质消化吸收；故不可生食蛋清。烹调加热可破坏这两种物质，消除它们的不良影响。烹调蛋类，时间不宜过长，以防蛋白质过度凝固，影响其消化吸收。在炒蛋的过程中，有时会蛋类与糖一起烹饪，二者因高温作用生成糖基赖氨酸，不仅破坏了鸡蛋中对人体有益的氨基酸成分，还会因糖基赖氨酸有凝血作用对人体造成危害，因此，应在蛋类食物冷却后再加入糖。

（三）合理选择蛋类食物

尽管各种蛋类的营养相差不多，但也有各自的特点。其中鸡蛋的氨基酸组成与人体的需要最接近，蛋白质的利用率也最高。白壳鸡蛋和红壳鸡蛋的营养价值完全一样，前者更新鲜一些。鸭蛋蛋白质含量不及鸡蛋，但鸭蛋中维生素 B_1 含量略高一些，经常被制成咸蛋或皮蛋，其碳水化合物和铁的含量比鸡蛋高，适合老年人食用。鹅蛋的钙、铁含量较鸡蛋高，脂肪含量亦较高，但质地较粗糙，腥味较重，口感不及鸡蛋与鸭蛋。鹌鹑蛋含有蛋白质、胆碱、抗过敏蛋白、维生素等多种营养成分，尤其维生素 A 和维生素 D 含量较高，其功效与鹌鹑肉相似，有调节人的神经、增强人体免疫力等作用。鸽蛋的蛋白质和脂肪含量相对较低，适合高脂血症患者食用，其钙、磷含量也相对较高，非常适于婴幼儿食用。

蛋黄中含有较高的胆固醇，常被视为导致高血脂、冠心病、动脉粥样硬化症的危险因素。最新研究指出，鸡蛋中的胆固醇不会对血液中的胆固醇造成过多的影响，当胆固醇摄入量达到人体所需量时，多余的就分解排出体外，但如果代谢失调，多余的胆固醇长期停留在肠道，就会被重新吸收。因此，对于身体健康者，不论吃的食物含胆固醇高还是低，胆固醇都会维持在一个最佳的水平。如果代谢功能失调，不论食用的食物含胆固醇高还是低，都有可能得高脂血症。此外，蛋黄中还含有丰富的卵磷脂，可使血液中胆固醇和脂肪颗粒变小，并保持悬浮状态，妨碍了胆固醇和脂肪在血管壁的沉积，对动脉粥样硬化患者有益。但摄入过多蛋类食物不仅浪费了优质蛋白资源，蛋白质分解产物还会增加肾脏等器

官的负担。因此，吃鸡蛋要适量。《中国居民膳食指南（2016）》建议对于健康者来说，每人每天吃 1～2 个鸡蛋即可满足机体需求。

第七节　其他食品的营养价值

一、坚　果　类

坚果又称干果、壳果，是指富含油脂的种子类食物。一般将坚果类食物分成两个亚类：一类是树坚果，包括杏仁、腰果、榛子、山核桃、松子、核桃、板栗、白果（银杏）、开心果、夏威夷果等；另一类是种子，包括花生、葵花子、南瓜子、西瓜子等。杏仁、榛子、核桃和腰果并称为世界四大坚果，产量位于世界前列。除板栗外，坚果含有丰富的脂肪、糖类、蛋白质、多种维生素和矿物质及膳食纤维，以高油著称，因而香甜味美，不同坚果的营养素含量如表 9-21 所示。

表 9-21　不同坚果的营养素含量（/100g）

食物名称	能量（kJ）	蛋白质（g）	脂肪（g）	碳水化合物（g）	维生素 B_1（mg）	维生素 B_2（mg）	维生素 E（mg）	钙（mg）	铁（mg）	硒（mg）
杏仁	2419	22.5	45.4	23.9	0.08	0.56	18.53	97	2.2	15.65
松子仁	3003	13.4	70.6	2.2	0.19	0.25	32.79	78	4.3	0.74
榛子（干）	2348	20.0	44.8	14.7	0.62	0.14	36.43	104	6.4	0.78
山核桃（干）	2576	18.0	50.4	18.8	0.16	0.09	65.55	57	6.8	0.87
核桃（干）	2704	14.9	58.8	9.6	0.15	0.14	43.21	56	2.7	4.62
板栗（干）	1455	5.3	1.7	78.4	0.08	0.15	11.45	—	1.2	—
花生仁（生）	2400	24.8	44.3	21.7	0.72	0.13	18.09	39	2.1	3.94
西瓜子仁	2369	32.4	45.9	8.6	0.36	0.26	27.37	—	4.7	11.00
南瓜子仁	2408	33.2	48.1	—	0.2	0.09	13.25	16	1.5	2.78

（一）蛋白质

除板栗外，坚果的蛋白质含量为 12%～35%。腰果的氨基酸模式与人体氨基酸模式非常接近，其蛋白质的生物学价值高；其次，核桃、杏仁和榛子的氨基酸模式也与人体氨基酸模式较为接近，均好于小麦蛋白的氨基酸模式。坚果中限制性氨基酸多为赖氨酸、苏氨酸和蛋氨酸（表 9-22）。

表 9-22　常见坚果的氨基酸模式

坚果	赖氨酸	亮氨酸	异亮氨酸	蛋氨酸	苯丙氨酸	苏氨酸	色氨酸	缬氨酸
人	5.5	7.0	4.0	2.3	3.8	2.9	1.0	4.8
核桃	2.5	6.0	3.2	—	3.7	2.6	1.0	3.9
山核桃	1.7	5.0	3.9	0.7	5.3	1.9	1.0	3.1
杏仁	6.0	14.3	7.5	1.6	10.9	6.2	1.0	8.8
榛子	2.0	5.5	3.0	0.7	4.0	2.53	1.0	4.7
腰果	3.9	6.4	3.5	1.5	4.2	3.1	1.0	4.8
小麦	1.9	6.9	3.3	1.7	5.6	2.5	1.0	4.6

（二）脂肪

除板栗外，坚果中油脂含量为44%～70%，以不饱和脂肪酸为主。如常见的核桃脂肪含量在60%以上，其中亚油酸为47%～73%，也富含亚麻酸和油酸；榛子含脂肪50%～66%，其中不饱和脂肪酸的比例很高，有些品种达70%以上。

（三）碳水化合物

坚果的碳水化合物含量因不同种类而异，含量较高的如板栗为40.5%，其他较低，如核桃为9.6%，榛子为14.7%。

（四）矿物质

坚果中的矿物质比较丰富，如核桃、榛子、栗子等富含钾、钙、锌、铁等矿物元素，榛子的钾、钙、锌和铁等矿物质含量高于核桃、花生等，是矿物质的极佳膳食来源。

（五）维生素

坚果含有大量的维生素E，核桃、榛子、栗子等富含维生素E、B族维生素，葵花籽仁和花生仁中维生素B_1的含量分别为1.89 mg/100 g和0.72 mg/100 g，是常见食物中含量较高的，葵花籽仁中维生素B_6的含量高达1.25 mg/100 g，核桃仁为0.73 mg/100 g。

二、调味品类

（一）食盐

食盐（salt）按来源分为海盐、井盐、矿盐、池盐（湖盐）4种。按加工精度分为粗盐和精盐。目前，市场上的食盐多为强化营养盐。

钠和钾对维持人体体液平衡及物质交换起重要作用，过多或过少都会影响细胞的正常功能。氯为胃酸的成分之一，如果缺少会导致胃酸分泌减少，食欲不振。由于排汗、排尿的原因，每日都要补充一定的食盐。健康人每日应摄入食盐6～10 g，当人体出汗过多或腹泻、呕吐后，可适当增加食盐的摄入量。而对患有高血压、心脏病、肾脏病的患者，则应当限制食盐的摄入。

（二）食醋

食醋（vinegar）是我国传统的酸性调味品，我国酿醋自周朝开始已有2500多年的历史。食醋可划分为酿造醋、合成醋、再制醋三种，其中我国目前产量最多的是酿造醋。酿造醋中含有较为丰富的维生素B_1、维生素B_2、维生素C和矿物质钙、铁等，果醋兼有水果和食醋的营养保健功能，是集营养、保健、食疗等功效为一体的新型饮品。

食醋作为我国的传统酿造食品，不但具有调味功能，还具有一定的营养保健功能。研究表明食醋有一定的抗菌、杀菌及抗病毒的能力。每天服用一定量的食醋，具有降低总胆固醇、中性脂肪、血糖和血黏度的作用。食醋因含有酚类和黄酮类化合物而具有一定的抗氧化性能。食醋还可以抑制或者减少过氧化脂质的形成，从而起到延缓机体衰老的作用。食醋中的醋酸、甘油和醛类等成分，能促使血管扩张，增加皮肤血液循环，减少皮肤色素沉着，使皮肤光滑，从而达到一定的美容效果。醋可以调节人体体液pH，促进副肾皮激素分泌，提高人体抵抗力。在饮食中添加食醋可以提高钙的转化率，促进人体对钙的吸收，预防骨质疏松症的发生。另外，食醋还具有促进食欲和解酒护肝的功效。

（三）酱油

酱油（soya sauce）是一种常用的咸味调味品，以蛋白质和淀粉为原料经微生物发酵酿造而成，是一种具有特殊色、香、味的液体。酱油分为酿造酱油、配制酱油、化学酱油。酱油总含氮量为1.3%～1.8%，其中氨基酸态氮含量大于0.7%。酱油中含有少量的葡萄糖、麦芽糖、糊精等；还含有一定量的维生素B_1、维生素B_2和烟酸。酱油中氯化钠含量为12%～14%；还含有多种酯类、醛类和有机酸，其中的木质素经酵母发酵后生成4-乙基愈疮木酚、4-乙基苯酚等，这是酱油香气的主要成分之一。

由于酱油中高浓度盐分及pH和乙醇的存在，对食物中易引起食物中毒的微生物有一定的杀菌效果。在食品加工中，也是用酱油来腌制食品，酱油也能起到防腐的作用。酱油有促进消化的作用，酱油的色、香、味不仅能使人们在感官上得到满足，还能促进人们的食欲。酱油中含有多种调味成分（风味描述）酱油特殊香气、食盐咸味、氨基酸钠盐鲜味、糖，以及醇甜物质的甜味、有机酸的酸味、酪氨酸等爽适的苦味，还有天然的红褐色素，可谓是“咸、酸、鲜、甜、苦”五味调和、色香俱备的调味佳品。

（四）味精

常见有普通味精、强力味精和复合味精三种形式。普通味精的谷氨酸钠含量为75%～99.9%，其余由食盐填充，鲜味随谷氨酸钠浓度增加而增强，鲜味值可达100；强力味精是谷氨酸钠与肌苷酸、鸟苷酸的钠盐混合而成，鲜味值高达150～160；复合味精是在强力味精的基础上添加油脂、水解蛋白、牛肉粉（鸡肉粉、香菇粉）、香辛粉料等风味成分，有牛肉精、鸡精、香菇精等多个品种。

（五）酒类

酒类（wine）品种繁多，按酿造方法分为发酵酒、蒸馏酒和配制酒；按酒精度分为低度酒、中度酒和高度酒；按原料来源分为白酒、黄酒和果酒；按香型分为茅香型、泸香型、汾香型、凤香型和米香型等。

各类酒含有不同量的乙醇，每克乙醇可提供29.4 kJ的能量，所以，饮酒实际上是对人体热量的补充，有增强人体御寒的能力。酒是以粮食及水果为主要原料酿造而成，因此酒中含有多种人体健康所需要的营养成分，如碳水化合物、蛋白质、无机盐等，这些营养成分都能对人的胃产生刺激作用，因此进食之前适量饮用一点酒，能够增强食欲，有易于消化。酒中的酒精成分对人的大脑有一定的刺激作用，可以使中枢神经产生兴奋，促进血液循环。所以，在一些紧急情况下，人们常常给突然昏迷的人喝几口酒，就是因为酒有安神镇静的作用。酒还有舒筋活血的作用，此外，酒类还有解毒和防疫作用。在所有酒中，蒸馏酒营养价值最低。在黄酒、葡萄酒、啤酒等发酵酒类中含量较高，果酒中含量较低，而蒸馏酒中几乎不含氨基酸和短肽。酒类除了氨基酸和短肽外，还含有很多其他非营养成分，包括有机酸、酯、醇、醛、酮及酚类等，这些成分虽然含量不多，但对酒的品质和营养保健作用影响较大。

（六）食糖

食糖（sugar）主要分为白糖和红糖两类，其主要成分为蔗糖，由甘蔗和甜菜制成，其中白糖又分为白砂糖和绵砂糖两类。红糖含蔗糖84%～87%，还含有少量葡萄糖、果糖及铁、铬等矿物质。冰糖以白砂糖为原料，经加水溶解、除杂、清汁、蒸发、浓缩，冷却结晶制成。冰糖品质比砂糖更纯正。冰糖性温，有止咳化痰的功效，广泛用于食品和医药行业生产的高档补品和保健品。

（七）蜂蜜

蜂蜜（honey）由蜜蜂从开花植物的花中采得花蜜在蜂巢中酿制而成。其成分主要是葡萄糖和果糖，为 65%～80%，而蔗糖的含量极少，不到 5%，还含有多种维生素、矿物质、氨基酸和多种酶类，有较高的营养保健作用，具有滋养、润燥、解毒之功效。1 kg 的蜂蜜约含有 12.35 MJ 的热量。由于蜂蜜糖含量非常高，耐藏性非常好，常温下可长期保存。蜂蜜能改善血液的成分，有促进心脑血管的功能。蜂蜜对肝脏有保护作用，能为肝脏的代谢活动提供能量准备，能刺激肝组织再生，起到修复损伤的作用，对脂肪肝的形成有一定的抑制作用。食用蜂蜜能迅速补充体力，其中的葡萄糖不经过消化，可以很快被直接吸收利用，改善血液的营养状况，消除疲劳，增强对疾病的抵抗力。蜂蜜中的葡萄糖、维生素、镁、磷等能够调节神经系统，可缓解神经紧张，促进睡眠。蜂蜜富含多种酶类，可促进消化，润肠通便，治疗习惯性便秘，能调节胃酸，对胃和十二指肠溃疡、胃炎、胃下垂等有辅助功效。

三、新食品原料

根据我国 2013 年 10 月 1 日起施行的《新食品原料安全性审查管理办法》，新食品原料是指在我国无传统食用习惯的以下物品：动物、植物和微生物，从动物、植物和微生物中分离的成分，原有结构发生改变的食品成分及其他新研制的食品原料。新食品原料包括原材料和食品配料，有的产品具有双重性，既可直接食用或烹调后食用，也可作为食品配料用于生产食品。新食品原料应当具有食品原料的特性，符合应当有的营养要求，且无毒、无害，对人体健康不造成任何急性、亚急性、慢性或者其他潜在性危害。同时，规定新食品原料不包括转基因食品、保健食品及食品添加剂新品种。

新食品原料管理办法重点强调了其安全性。国家卫生和计划生育委员会通过对新食品原料的申报受理、安全风险评估、生产工艺、执行标准等过程的审查和许可，同时，向社会公开征求意见，以达到新食品原料既符合营养要求又安全可靠的目的。对新食品原料的管理方式的改变也体现了从产品管理向原料管理的过渡。

（一）普通食品、保健食品和新食品原料的区别

普通食品、保健食品和新食品原料都能提供人体必需的基本营养物质，都具有特定的色、香、味。普通食品指供人类食用的食品，不论是加工的、半加工的或未加工的可供人类食用的物质，普通食品不强调特定功能，不能添加卫生部批准的药食两用之外的药材和功能成分；保健食品具有普通食品的共性，能调节人体的机能，适于特定人群食用，但不以治疗疾病为目的，保健食品需经过卫生部门批准，具有保健食品标识和批号；新食品原料主要是无传统食用习惯的一些食物，传统食用习惯是指某种食品在省辖区域内有 30 年以上作为定型或者非定型包装食品生产经营的历史，并且为载入《中华人民共和国药典》的食品。有些新食品原料随食用时间的延长会转化成普通食品。新食品原料大都具有良好的保健功能，在防治疾病等方面具有重要作用。

（二）新食品原料的营养特点

1. 植物资源 植物的根、茎、叶富含蛋白质、糖类、维生素、矿物质和生物活性物质。常见的有芦荟、马齿苋、蒲公英、银杏叶、蕨根、玛咖等。以芦荟为例，因其具有一定的营养价值，并具有解毒保健的功能，已在食品行业中得到广泛应用。芦荟干品中所含粗蛋白质总量达 9.47%，在芦荟的新鲜叶汁中发现了人体所必需而又不能合成的 8 种必需氨基酸，且氨基酸的组成比例比较均衡；芦荟叶汁中含有多种维生素，如维生素 A、B 族维生素、维生素 C、维生素 E；芦荟鲜叶中含有镁、钙、锰、锌等矿物质元素；此外，芦荟中含有一些生物活性物质，如芦荟大黄苷、芦荟大黄素、蒽酚、芦荟苦素等羟基蒽酮类衍生物，此类活性物质具有杀菌、抑菌、分解毒素、消除炎症和促进伤口愈合的作用。

野生植物的果实如沙棘、刺梨等含有丰富的维生素，沙棘中胡萝卜素的含量高达 3840 μg/100 g，刺梨的维生素含量有 2585 mg/100 g，明显高于其他水果，开发潜力大。植物的花和花粉的氨基酸含量丰富，并含有多种生物活性成分，具有良好的食用价值。

海洋藻类含蛋白质 15%～30%，远高于一般蔬菜，海藻还是膳食纤维的丰富来源。藻类中只有在显微镜下才能分辨其形态的微小藻类称为微藻（microalgae），微藻的蛋白质含量很高，粗蛋白含量超过 60%，除此之外，微藻中富含多不饱和脂肪酸，且 DHA 和 EPA 含量配比适当，现已作为不同食品的原料，尤其在婴幼儿配方奶粉中使用很广泛。

2. 动物资源 昆虫（insect）类食品具有高蛋白、低脂肪、低胆固醇、维生素和矿物质丰富的特点，如蚂蚁、蚕蛹等。蚕蛹在我国资源丰富，干蚕蛹中蛋白质含量较高，约占 54.2%，而且蚕蛹蛋白质中必需氨基酸的含量和构成都较为合理。蚕蛹蛋白的氨基酸组成与猪肉蛋白在氨基酸组成上无明显差异，但蚕蛹蛋白含量远远高于猪肉蛋白，营养价值高。

海洋鱼类蛋白质极为丰富，可制成浓缩鱼蛋白（fish protein concentrate，FPC）和功能鱼蛋白（functional fish protein，FFP）等。

畜禽副产品（byproduct of stock and poultry）主要包括畜禽的血液、骨、皮、蹄等。目前已从畜禽血液中得到血红素、超氧化物歧化酶、肉品发色剂等；畜禽的皮还有丰富的胶原蛋白，可利用畜禽的皮生产胶原蛋白。

3. 微生物资源 微生物资源是新食品原料的一个重要组成部分，现已被广泛应用于乳制品、发酵食品、饼干、饮料、糖果等加工中。一些微生物如罗伊乳杆菌等益生菌，具有改善宿主微生态平衡，抑制病原菌生长，提高宿主免疫力和健康水平的作用。例如，单细胞蛋白（single cell protein，SCP）是指用发酵法培养微生物而获得的菌体蛋白，SCP 中除 50%以上的蛋白质外，还有脂肪、碳水化合物、核酸、维生素等。因其生产过程不受地区、气候影响，而且能利用非食用废弃资源如石油化工产品、废水废渣等作为培养基，具有良好的开发前景。

本章小结

本章重点是天然食品的营养价值，着重掌握谷类、豆类、蔬果类、畜禽类、水产品、奶类、蛋类的营养特性及其在日常膳食中的应用和合理搭配，注重合理营养，实现平衡膳食，做到吃动两平衡。

复 习 题

1. 谷类的限制氨基酸是（ ）。
2. 谷类是膳食维生素（ ）的重要来源。
3. （ ）是膳食中碳水化合物的存在形式。
4. 大豆中的抗营养因子包括（ ）。
5. 植物性食物中的优质蛋白质是（ ）。
6. 含有大豆粉的婴幼儿代乳食品，（ ）试验必须阴性。
7. 蔬菜和水果在烹调过程中主要损失（ ）和（ ）。
8. 野菜的营养特点是（ ）。
9. 肌肉中蛋白质约占（ ），从结构上可以分为（ ）、（ ）和（ ）。
10. 动物性食物的铁以（ ）的形式存在，是膳食铁的良好来源。蛋黄中的（ ）对铁的吸收具有干扰作用，因此蛋黄中的铁不易被吸收。
11. 鱼类含有丰富的多不饱和脂肪酸，其中最主要是（ ）和（ ），具有一定的预防动脉粥样硬化和冠心病的作用。
12. （ ）含钙量丰富且吸收率高，是钙的良好来源。
13. 牛奶中蛋白质以（ ）为主，碳水化合物主要是（ ）。
14. 牛奶含有丰富的钙，但（ ）含量较低，单用牛奶喂养婴儿时应注意加以补充。
15. 天然食物中蛋白质生物学价值最高的是（ ）。

参 考 文 献

迟玉杰. 2009. 蛋制品加工技术[M]. 中国轻工业出版社.
李勇. 2005. 营养与食品卫生学[M]. 北京：北京大学医学出版社.
吕晓华. 2005. 合理饮食与健康[M]. 成都：四川教育出版社.
孙长颢. 2012. 营养与食品卫生学[M]. 北京：人民卫生出版社.
孙长颢，王舒然. 2005. 营养与食品卫生学[M]. 北京：科学技术文献出版社.
孙秀发. 2011. 食品营养学[M]. 郑州：郑州大学出版社.
杨月欣，王光亚，潘兴昌. 2009. 中国食物成分表[M]. 北京：北京大学医学出版社.
中国营养学会. 2016. 中国居民膳食指南 2016[M]. 北京：人民卫生出版社.
Kumar P. 2015. Meat analogues：Health promising sustainable meat substitutes[J]. Crit Rev Food Sci Nutt，57（5）：923-932.

（杨海霞）

第三篇　营养学实践

第十章　食物的份量与食物成分计算

学习要求

掌握：1. 食物成分表的使用。2. 食物成分含量的计算方法。

熟悉：1. 常见食物的份量和重量估计。2. 食物成分表的基本内容。

核心概念

1. 食物份（portion）：是消费者日常膳食包括在家和在外就餐时，一次食物的摄入单位。

2. 食物份量（serving size）：指标准化的一份食物可食部分的数量。

3. 食物成分表（food composition table，FCT）或食物成分数据库（food composition database，FCD）：是记录食物成分数据的载体。

4. 食物的可食部：调查人员从市场上采集来的食物样品（称为“市品”），按照人们通常的加工、烹调方法和饮食习惯，去掉其不可食用的部分，剩余的即为食物的可食部。

第一节　食物份量和重量估计

膳食调查中对食物重量进行正确的估计是保证膳食调查质量的重要前提。采用称重法对食物进行称重，然后计算营养素摄入量，能获得准确、可靠的数据。以称重法为基础，对食物进行“量化”和“形象化”，达到食物定量的目的，可以帮助调查者在人数较多或无法实施称重法的膳食调查中较好地估计食物重量。

一、食物份和份量确定原则

食物份是消费者日常膳食包括在家和在外就餐时，一次食物的摄入单位。食物份量指标准化的一份食物可食部分的数量。利用食物份量，遵循简单的原则就可以进行食物之间的换算。进行食物换算时，首先确定代表性食物的份量，然后再用代表性食物换算所调查食物的份量。确定原则如下。

1. 能量一致原则　对于谷类、薯类、禽畜肉、蛋类、坚果、某些碳水化合物含量较高的鲜豆类和根茎类蔬菜、糖分高的水果等，食物之间以含有相同的能量进行折算。

2. 蛋白质等量原则 在能量一致的原则下，对于乳制品、豆类及豆制品和肉类，应考虑同类食物之间蛋白质的含量水平。例如，以液态奶为代表性食物，当与酸奶折算时，应在能量相当的情况下，根据蛋白质含量与酸奶进行折算。

二、量具和参照物

日常生活常用的食物量具有碗、盘、勺和杯子。《中国居民膳食指南（2016）》确定了常见标准量具式物品及手势作为参照物。调查者在进行膳食调查前可使用标准量具和手势，对常见的食物份量进行称重。在询问调查时，调查者可向询问对象展示标准量具或手势比画，帮助询问对象回忆食物的量，达到快速准确估计食物重量的效果。标准量具和参考手势的定义和用途见表 10-1 和表 10-2。

表 10-1 标准量具的定义和用途

名称及规格	尺寸	用途
直口碗	直径 11cm	一碗，主要用于衡量主食类食物的量
浅式盘	直径 22.7cm	一盘，主要用于衡量副食的量
圆柱形杯子	250ml	一杯，主要用于衡量奶、豆浆等液体食物的量
瓷勺	10ml	一勺，衡量油、盐的量
乒乓球		比较鸡蛋、奶酪和肉的大小
网球		比较水果大小

表 10-2 参考手势的定义和用途

名称	份量	用途
一捧	两手并拢可以托起的量	双手捧，衡量蔬菜类食物的量
一手	五指弯曲与手掌可以拿起的量	单手捧，衡量大豆、坚果等颗粒状食物
一把	食指与拇指弯曲接触可拿起的量	衡量叶茎类蔬菜的量；一手抓起或握起的量，衡量水果的量
一个掌心	一个掌心大小的量	衡量片状食物的大小
一拳	五指向内弯曲握拢的量	衡量球形、块状等食物的大小
两指	两指并拢的厚长	衡量肉类、奶酪等

注：表中的手以中等身材成年女性的手为参照。

三、食物标准份量和食物互换

《中国居民膳食指南（2016）》建议将食物分为 5 类和多个食物组，在每组食物中选取消费频率高或消费量大，对营养素贡献权重大的食物作为该类食物中的代表食物。如谷类食物标准份量为每份 50～60g，选择馒头、米饭作为代表性食物时，对应的熟食馒头每份 70～80g，米饭每份 100～120g。常见食物的标准份量可见表 10-3。《中国居民膳食指南（2016）》提供了常见食物标准份量的示意图以供参考。

确定了食物标准份量，就可以进行食物间的互换。谷类食物按 40g 碳水化合物等量原则进行代换，每份蛋白质约 5g。薯类按 20g 碳水化合物等量原则进行代换，能量相当于 0.5 份谷类，每份蛋白质约 2g。蛋类和大豆按 7g 蛋白质，乳类按 5～6g 蛋白质等量原则进行代换。畜禽肉类、鱼虾类以能量为基础进行代换。坚果类按 5g 脂肪等量原则进行代换，每份蛋白质大约 2g。

表 10-3　常见食物的标准份量

食物类别		份量（g）	能量（kcal）	备注
谷类		50～60	160～180	面粉 50g=70～80g 馒头 大米 50g=100～120g 米饭
薯类		80～100	80～90	红薯 80g=马铃薯 100g（能量相当于 0.5 份谷类）
蔬菜类		100	15～35	高淀粉类蔬菜，如甜菜、鲜豆类，应注意能量的不同，每份的用量应减少
水果类		100	40～55	100g 梨和苹果，相当于高糖水果如枣 25g，柿子 65g
畜禽肉类	瘦肉（脂肪含量<10%）	40～50	40～55	瘦肉的脂肪含量<10%
	肥瘦肉（脂肪含量 10%～35%）	20～25	65～80	肥瘦肉的脂肪含量 10%～35% 肥肉、五花肉脂肪含量一般超过 50%，应减少食用
水产品类	鱼类	40～50	50～60	
	虾贝类		35～50	
蛋类（含蛋白质 7g）		40～50	65～80	鸡蛋 50g
大豆类（含蛋白质 7g）		20～25	65～80	黄豆 20g=北豆腐 60g=南豆腐 110g=内酯豆腐 120g=豆干 45g=豆浆 360～380ml
坚果类（含油脂 5g）		10	40～55	淀粉类坚果相对能量低，如葵花籽仁 10g=板栗 25g=莲子 20g（能量相当于 0.5 份油脂类）
乳制品	全脂（含蛋白质 2.5%～3.0%）	200～250ml	110	200ml 液态奶=20～25g 奶酪=20～30g 奶粉 全脂液态奶，脂肪含量约 3%
	脱脂（含蛋白质 2.5%～3.0%）	200～250ml	55	脱脂液态奶，脂肪含量约<0.5%
水		200～250ml	0	

第二节　食物成分表概述

“食物成分表”或“食物成分数据库”是记录食物成分数据的载体。食物成分表是营养学研究、膳食指导、营养调查、营养标签、临床营养、食品生产和生活实践不可或缺的基础数据，亦是农业、食品工业等部门进行食物生产和加工、对外贸易和改进国民食物结构的重要依据。

日前，可用的食物成分表工具书有《中国食物成分表 2002》、《中国食物成分表（第 2 版）》和《中国食物成分表 2004》。《中国食物成分表 2002》以未加工的食物原料为主。《中国食物成分表（第 2 版）》是在 1991 年出版的《食物成分表》（全国代表值）和《中国食物成分表 2002》的基础上修订而成，仍以食物原料为主，包括了 1506 条食物的 31 项营养成分（含胆固醇）数据、657 条食物的 18 种氨基酸数据、441 条食物的 32 种脂肪酸数据、130 条食物的碘数据、114 条食物的大豆异黄酮数据，附录部分收录了 208 条食物的血糖生成指数数据。此外，《中国食物成分表（第 2 版）》在《中国食物成分表 2002》的基础上更新了能量等数值，并将“药食两用食物类”的内容移出。

《中国食物成分表 2004》是对《中国食物成分表 2002》的重要补充，以加工食品和常见食物为主，涉及 1992 年全国营养调查中居民消费量较高的前 100 种基本食物，1999～2000 年食物消费频率调查中消费量较高的前 20 类加工食品，还涉及一些新品种食物、工业产品及珍稀食品。《中国食物成分表 2004》给出了每条食物的特征描述，如主要原料、商品名称、包装规格、采样日期、采样地点、产地、样品的前处理方法等，有利于读者更准确地使用食物成分表所提供的数据。食物成分表中的营养成分包括能量、水分、灰分、膳食纤维，还有各类宏量营养素、维生素和矿物质。“食物氨基酸含量”表、“食物脂肪酸含量”表、“食物碘含量”表和“食物大豆异黄酮含量”表提供了食物氨基酸、脂肪酸、碘和大豆异黄酮的数据。此外，与《中国食物成分表2002》相比，《中国食物成分表2004》增加了食物中可溶性膳食纤维、不溶性膳食纤维、维生素 B_6、维生素 B_{12}、叶酸、胆碱、生物素、泛酸、维生素 K 和维生素 D 含量的数据。

除了传统的纸制工具书，一些电子类工具如营养计算器 V1.6 应用软件，以《中国食物成分表2002》为基础数据，可以进行食物成分查询、营养素摄入量的计算与评价、制备食谱等，帮助使用者即时高效地进行营养查询、计算、分析和评价。

本节以《中国食物成分表（第2版）》和《中国食物成分表2004》为基础，介绍食物成分表的基本内容和使用方法。

一、食物名称、分类及编码

（一）食物名称

食物成分表中食物名称由中文学名和别名组成，均在食物名称中列出。附录给出了全部食物的英文名称，部分食物的拉丁文名称和图片。为了帮助调查人员选择正确的食物数据，《中国食物成分表2004》在食物描述表中对食物的颜色、形状、质地、生产加工方式、地区来源及配方等做了较为详细的说明。

（二）食物分类

《中国食物成分表》采用“食物类和亚类”的双级分类法，将食物分为21大类，每一大类根据食物的属性和加工方法又分为不同的亚类，将难以分配到某一具体亚类的食物归入到相应食物类中的名为“其他”的亚类中。

（三）食物编码

食物编码是根据食物分类的规则进行的。编码采取6位数字，前2位是食物的类别编码，第3位是食物的亚类编码，最后3位是食物在亚类中的排列序号。在一个食物类中，亚类的编码范围为1～9，并规定数字9为“其他”亚类的编码。例如，编码为“04-3-105”的食物（番茄）即：

04	3	105
第04类食物	第3亚类	第105条食物

《中国食物成分表》给出了食物的编号、名称及条数，并保证食物成分数据的编码在各类食物成分表中具有唯一性，见表10-4。

表10-4 食物分类表

食物类编码	食物类名称	亚类编码	亚类名称
01	谷类及制品	1	小麦
		2	稻米
		3	玉米
		4	大麦

续表

食物类编码	食物类名称	亚类编码	亚类名称
		5	小米、黄米
		9	其他
02	薯类、淀粉及制品	1	薯类
		2	淀粉类
03	干豆类及制品	1	大豆
		2	绿豆
		3	赤豆
		4	芸豆
		5	蚕豆
		9	其他
04	蔬菜类及制品	1	根菜类
		2	鲜豆类
		3	茄果、瓜菜类
		4	葱蒜类
		5	嫩茎、叶、花菜类
		6	水生蔬菜类
		7	薯芋类
		8	野生蔬菜类
05	菌藻类	1	菌类
		2	藻类
06	水果类及制品	1	仁果类
		2	核果类
		3	浆果类
		4	柑橘类
		5	热带、亚热带水果
		6	瓜果类
07	坚果、种子类	1	树坚果
		2	种子
08	畜肉类及制品	1	猪
		2	牛
		3	羊
		4	驴
		5	马
		9	其他
09	禽肉类及制品	1	鸡
		2	鸭
		3	鹅
		4	火鸡
		9	其他
10	乳类及制品	1	液态乳
		2	奶粉
		3	酸奶

续表

食物类编码	食物类名称	亚类编码	亚类名称
		4	奶酪
		5	奶油
		9	其他
11	蛋类及制品	1	鸡蛋
		2	鸭蛋
		3	鹅蛋
		4	鹌鹑蛋
12	鱼虾蟹贝类	1	鱼
		2	虾
		3	蟹
		4	贝
		9	其他
13	婴幼儿食品	1	婴幼儿配方奶粉
		2	婴幼儿断奶期辅助食品
		3	婴幼儿补充食品
14	小吃、甜品	1	小吃
		2	蛋糕、甜点
15	速食食品	1	快餐食品
		2	方便食品
		3	休闲食品
16	饮料类	1	碳酸饮料
		2	果汁及果汁饮料
		3	蔬菜汁饮料
		4	含乳饮料
		5	植物蛋白饮料
		6	茶叶及茶饮料
		7	固体饮料
		8	棒冰、冰激凌类
		9	其他
17	含酒精饮料	1	发酵酒
		2	蒸馏酒
		3	露酒（配制酒）
18	糖、蜜饯类	1	糖
		2	糖果
		3	蜜饯
19	油脂类	1	动物油脂
		2	植物油
20	调味品	1	酱油
		2	醋
		3	酱
		4	腐乳
		5	咸菜类
		6	香辛料
		7	盐、味精及其他
21	其他		

二、食物的可食部

调查人员从市场上采集来的食物样品（称为“市品”），按照人们通常的加工、烹调方法和饮食习惯，去掉其不可食用的部分，剩余的即为食物的可食部，如水果去皮，鱼去鳞和内脏。食物成分表的“食部（%）”一栏中的数值表示某一食物中可食用部分占市品的百分比。一些食物从市场购回后可全部食用，如小麦、米、面等，可食部均为 100%。一些食物具有不可食部分，如食物成分表中给出的胡萝卜食部为97%，南瓜食部为74%。调查人员计算某种食物的营养素含量时，要将采购来的市品乘以相应的食部系数，得到可食部重量才能够进一步计算。食物可食部比例不是固定不变的，会由于运输、储藏和加工处理等各因素的变化而变化。调查人员若发现食物实际的可食部比例与食物成分表中给出的数值出入较大时，可采用自己实际测定的食物可食部比例来计算营养素含量。

食物可食部比例用于计算食物可食部分的重量，计算公式如下：

$$\text{食物的可食部（\%）}=\frac{\text{食物重量}-\text{废弃部分的重量}}{\text{食物重量}}\times 100$$

1000g 市品可食部营养素的计算公式如下：

$$X = A\times 10\times (EP/100)$$

其中：X：1000g 市售食物中某营养素的含量；A：食物成分表中每 100g 可食部中该种营养素的含量；EP：食物成分表中可食部比例。

以鸡蛋为例，如表 10-5 所示。

表 10-5　鸡蛋（红皮）的营养成分

编码	食物名称	食部（%）	水分（g）	能量		蛋白质（g）	脂肪（g）	碳水化合物（g）	……
				（kcal）	（kJ）				
11-1-103	鸡蛋（红皮）	88	73.8	156	653	12.8	11.1	1.3	
……									
……									

如果从市场上购买鸡蛋市品重为50g，按 88%的可食部计算，50g 鸡蛋提供的能量为：

（50/100g）×88%×156kcal=68.64kcal

鸡蛋其他营养成分含量的计算以此类推。

由于我国食物成分表提供的是食物原料的营养素含量，在实际调查时如果只能得到食物的熟重量，就需要通过食物的生熟比值将熟重量换算成生重量，再进一步计算营养素含量。

三、食物成分表中的食物成分

（一）能量

食物成分表中“能量”不是直接测定的，而是由供能营养素[蛋白质、碳水化合物、脂肪、酒精（乙醇）]的含量乘以相应的能量折算系数（表 10-6），求和而得。过去习惯地以 kcal 表示“能量”的计量单位，而现在国际通用的计量单位为 kJ。 因此，表中“能量”

一栏列出两种计量单位，即 kcal 和 kJ。《中国食物成分表 2004》中能量值不包括膳食纤维的能量值，即膳食纤维的能量值为 0。使用《中国食物成分表（第 2 版）》中的碳水化合物数据计算能量时，应先从碳水化合物中减去膳食纤维的数值，再乘以相应的折算系数。即：

能量值（kcal）=（碳水化合物–膳食纤维）×4+膳食纤维×2

表 10-6 能量折算系数

食物成分	kcal/g	kJ/g
蛋白质	4	17
脂肪	9	37
碳水化合物	4	17
膳食纤维	2	8.5
酒精（乙醇）	7	29

（二）宏量营养素

1. 蛋白质和氨基酸 食物蛋白质采用凯氏微量定氮法测量得到食物的总氮量，再乘以折算系数，从而得到食物蛋白质的量。多数食物中总氮占蛋白质的 16%，所以由总氮计算蛋白质含量的折算系数一般为 6.25（100/16）。还有一部分食物因其非蛋白质来源的氮含量不同，所以折算系数也不同。《中国食物成分表》采用联合国粮农组织和世界卫生组织（FAO/WHO）1973 年推荐使用的食物蛋白质折算系数（表 10-7）。

表 10-7 蛋白质折算系数

食物	折算系数	食物	折算系数
小麦		其他，如核桃、榛子等	5.30
全小麦粉	5.83	鸡蛋	
麦糠麸皮	6.31	鸡蛋（整）	6.25
麦胚芽	5.80	蛋黄	6.12
麦胚粉	5.70	蛋白	6.32
燕麦	5.83	肉类和鱼类	6.25
大麦、黑麦粉	5.83	动物明胶	5.55
小米	6.31	乳及乳制品	6.38
玉米	6.25	酪蛋白	6.40
大米及米粉	5.95	人乳	6.37
坚果、种子类		豆类	
巴西果	5.46	大豆	5.71
花生	5.46	其他豆类	6.25
杏仁	5.18	其他食物	6.25

2. 脂肪和脂肪酸 “食物一般营养成分”表中“脂肪”的数值代表粗脂肪，因为食物中除脂肪外，还有游离脂肪酸、蜡、磷脂、固醇、松脂及色素等脂溶性物质。

“食物脂肪酸含量”表中的数据包含了两种表达形式：一种是各单体脂肪酸占总脂肪酸的百分比；另一种是先通过脂肪酸折算系数（表 10-8）乘以粗脂肪含量计算出食物中总脂肪酸的含量，再利用饱和脂肪酸、单不饱和脂肪酸和多不饱和脂肪酸占总脂肪酸的百分比计算三类脂肪酸的含量，如某食物的饱和脂肪酸含量计算方法为：脂肪×脂肪酸的折算系数×全部饱和脂肪酸所占百分比。以牛肉（瘦）为例：牛肉（瘦）的脂肪含量为2.3g/100g可食部食物，其脂肪酸的折算系数为0.916。因此，牛肉（瘦）的总脂肪酸（TFA）含量：2.3×0.916=2.1g/100g可食部食物；饱和脂肪酸含量：51.8%TFA×2.1g=1.1g/100g可食部食物；单不饱和脂肪酸含量：43.1%TFA×2.1g=0.9g/100g可食部食物；多不饱和脂肪酸含量：5.0%TFA×2.1g=0.1g/100g可食部食物。

表10-8　脂肪酸折算系数

食物	折算系数	食物	折算系数
小麦、大麦和黑麦		牛肉（瘦）	0.916
全麦	0.720	牛肉（肥）	0.953
面粉	0.670	羊肉（瘦）	0.916
麦麸	0.820	羊肉（肥）	0.953
燕麦	0.940	猪肉（瘦）	0.910
大米	0.850	猪肉（肥）	0.953
豆类		家禽	0.945
大豆及制品	0.930	脑	0.561
其他豆类	0.775	心	0.789
蔬菜和水果	0.800	肾	0.747
鳄梨	0.956	肝	0.741
坚果	0.956	乳及乳制品	0.945
花生	0.951	蛋类	0.830
莲子	0.930	鱼	
油脂类		鱼肉（含油多）	0.900
油脂类（椰子油除外）	0.956	鱼肉	0.700
椰子油	0.942		

3. 碳水化合物　《中国食物成分表》使用减差法计算总碳水化合物，即：

碳水化合物（g）=100–（水分+蛋白质+脂肪+灰分）

计算出来的碳水化合物包括可利用的碳水化合物和膳食纤维两类。由于水分、蛋白质、脂肪和灰分等指标的检测存在误差，减差法计算出来的数据有一定的偏差。自1998年起，FAO/WHO的碳水化合物专家委员会推荐使用加和法计算总碳水化合物（淀粉+糖）。由于该方法增加工作量，《中国食物成分表》仍采用减差法计算碳水化合物。

膳食纤维包括很多组分，如纤维素、半纤维素、木质素、角质等不可溶纤维，还有果胶、树脂等可溶性纤维。食物成分表分别列出了总膳食纤维，不溶性膳食纤维和可溶性膳食纤维。根据FAO的建议，“膳食纤维”仅代表营养学的概念，而不是一种特定的成分，表示一类不被消化的碳水化合物。

（三）维生素

1. 维生素A（vitamin A）　维生素A的生物活性通常用视黄醇当量（retinol equivalent，RE）来表示。维生素A在食物中有多种化学形式，每种活性不同。为了计算总维生素A的生物活性，需要测定不同形式的维生素A。总维生素A的计算常使用下述公式：

维生素 A（μgRE）=视黄醇（μg）+β-胡萝卜素（μg）/6+其他类型的胡萝卜素（μg）/12

植物性食物中只有胡萝卜素，没有视黄醇，其测定没有分型，因此均按β-胡萝卜素计算，即乘以 1/6。国际单位（U）也是表示维生素 A 含量的一种单位，但不利于评价不同形式维生素 A 的吸收和利用。食物成分表中维生素 A 的含量采用视黄醇当量表示。视黄醇、胡萝卜素的国际单位与视黄醇当量间的转换关系如下：

1 μgRE 维生素 A=1μg 视黄醇
=3.33 U 维生素 A
=6μg β-胡萝卜素
=10 U β-胡萝卜素

2. 维生素 D（vitamin D） 具有两种生物活性形式：维生素 D_2（麦角固醇或钙化醇）和维生素 D_3（胆钙化醇）。维生素 D_2 主要由人工合成，维生素 D_3 是由表皮下 7-脱氢胆固醇经紫外线光照射而形成。《中国食物成分表》采用高效液相色谱法检测食物中维生素 D 的含量，单位为微克（μg），1U 维生素 D=0.025μg 维生素 D。

3. 维生素 E（vitamin E） 在食物中有多种存在形式，如α-生育酚、β-生育酚、γ-生育酚、δ-生育酚，α-三烯生育酚、β-三烯生育酚、γ-三烯生育酚、δ-三烯生育酚，其中 α-生育酚活性最高。膳食中的天然维生素 E 为 d-α-生育酚，其活性以 α-生育酚当量（α-tocopherol equivalent，α-TE）表示，1mg α-TE 相当于 1mg α-生育酚的活性。合成的维生素 E 为 dl-α-生育酚，其活性大大低于食物中天然存在的生育酚。

考虑生物利用率时，使用下列公式计算食物中 α-TE：

α-TE（mg）=1.0×α-生育酚（mg）+ 0.5×β-生育酚（mg）+ 0.1×γ-生育酚（mg）+ 0.3×三烯生育酚（mg）

食物成分表中维生素 E 的生物活性单位还可用国际单位表达，与 α-TE 当量的转换关系为：

1mg α-TE=1.49 U 维生素 E

《中国食物成分表 2004》维生素 E 的总和是各种形式维生素 E 的加和。即：

维生素 E（mg）= α-生育酚（mg）+ β-生育酚（mg）+ γ-生育酚（mg）+ δ-生育酚（mg）

《中国食物成分表（第 2 版）》因研究方法问题，采用下面公式计算食物中总维生素 E 的含量：

维生素 E（mg）= α-生育酚（mg）+（β+γ）-生育酚（mg）+ δ-生育酚（mg）

4. 维生素 C（vitamin C） 维生素 C 的天然形式为 *L* 型 α-异构体，可氧化成脱氧抗坏血酸，这两者具有相同的生理活性。*D* 型异构体的生理活性仅为 L 型的 10%，在加工食品中用作抗氧化剂。食物成分表中维生素 C 的数据由荧光测定法获得。

5. 叶酸 食物成分表中食物叶酸含量采用微生物测定法，测定的是食物中各种形式的叶酸总和，用 μg 表示。食物中的叶酸 3/4 是以叶酸的形式存在，其结构中谷氨酸分子越多，该食物的叶酸吸收率就越低。

6. 尼克酸 尼克酸又名烟酸，烟酰胺是烟酸的衍生物，是烟酸的生理活性形式。植物性食物如谷类富含烟酸，但其大部分（50%～70%）为结合型，人体不能利用。食物中色氨酸可在人体转变成烟酸，通常认为 60mg 色氨酸可转换为 1mg 烟酸。因此评估膳食烟酸摄入量时，应加上色氨酸的量，即：烟酸（mg）+色氨酸 mg/60。

（四）矿物质

《中国食物成分表》记录了食物中钙、磷、钾、钠、镁、铁、锌、硒、铜、锰和碘的含量。

四、食物成分表数据符号的表达

《中国食物成分表》数据表达所涉及的符号、标注的意义如表 10-9 所示。

表 10-9　《中国食物成分表》中数据表达涉及的符号、标注的意义

符号	意义
—	未检测：理论上食物中应该存在一定量的该种成分，但未实际检测
…或 Tr	微量：低于目前应用的检测方法的检出限或未检出
（0）	估计零值：理论上估计不存在该营养素，未实际检测
（　）	估计数值：参照相同或相似食物的给出值，未实际检测
$\bar{x}$	该条数据为几种相同食物数据的均值
*	估计值或计算数值，参考相似食物或原料数据而得
un	不能计算
a	中性洗涤剂法测定不溶性纤维
b	粗纤维测定法测定不溶性纤维
c	无原始数据，通过换算系数 4.184 进行能量值换算而得

第三节　食物成分的计算

每种食物有多种营养成分，熟练掌握食物营养成分的计算可以帮助调查者在膳食营养调查中进行营养素摄入的计算和评价。利用食物成分表进行食物成分的查找和计算是食物成分表最基本的应用。食物成分的计算可按如下步骤进行。

一、明确食物分类

查询某类食物时，首先确定所要查询的食物属于哪一食物类和亚类。例如，馒头属于谷类及制品，马铃薯属于薯类、淀粉及制品，鸡肉松属于禽肉类及制品等。在食物成分表中，可以按食物分类查找到食物在食物成分表中的位置，再根据食物状况确定其所属品种。例如，在食物成分表中“马铃薯”有多行关于此类食物的不同制品，要计算“马铃薯”的营养成分含量，就要先确定所调查的“马铃薯”的食物特征（表 10-10）。

表 10-10　食物成分表中的马铃薯

编码	食物名称	食部（%）	水分（g）	能量		蛋白质（g）	脂肪（g）	碳水化合物（g）
				（kcal）	（kJ）			
薯类								
02-1-104	马铃薯（土豆，洋芋）	94	78.6	79	329	2.6	0.2	17.8
02-1-105	马铃薯（烤）	100	80.8	70	293	1.8	0.1	16.4

续表

编码	食物名称	食部（%）	水分（g）	能量		蛋白质（g）	脂肪（g）	碳水化合物（g）
				（kcal）	（kJ）			
02-1-106	马铃薯（蒸）	100	80.6	69	289	3.0	Tr	15.3
02-1-107	马铃薯（煮）	100	81.5	65	272	3.2	Tr	14.2
02-1-108	马铃薯全粉	100	5.6	355	1486	8.4	0.5	82.7

二、查询食物营养素含量数据

每种食物有多种营养成分，调查者可根据自己感兴趣的营养素设计表格，通过查询食物成分表中相应的食物类别，就可以获得并记录某食物的营养素含量。以鲜玉米为例，调查者从市场上购买鲜玉米，市品重为2000g，想计算2000g鲜玉米的能量值。食物成分表中确定“玉米”位置，根据所购买的玉米特征，编码为“01-3-101 鲜玉米”中的能量数据就是调查者所需要的。

三、计算食物可食部和营养素含量

要计算食物营养素含量，必须先确定该食物的食部百分比。仍以鲜玉米为例，食物成分表中鲜玉米的食部为46%。因此，在计算鲜玉米的各类营养素含量之前，必须先计算其可食部重量，见表10-11。

表10-11　玉米的营养成分表

编码	食物名称	食部（%）	水分（g）	能量		蛋白质（g）	脂肪（g）	碳水化合物（g）
				（kcal）	（kJ）			
01-3-101	玉米（鲜）	46	71.3	112	469	4.0	1.2	22.8
01-3-102	玉米（白，干）	100	11.7	352	1474	8.8	3.8	74.7
01-3-103	玉米（黄，干）	100	13.2	348	1457	8.7	3.8	73.0
……								

2000g鲜玉米市品的可食部重量为：2000g×46%=920g。

根据食物成分表提供的数据，100g可食部鲜玉米可产生112kcal的能量，因此得到2000g鲜玉米市品产能为：920g/100g×112kcal=1030.4kcal。或者直接采用公式计算：（2000g/100g）×46%×112kcal=1030.4kcal。

按此方法，可以计算出鲜玉米的其他营养素含量（表10-12）。

表10-12　鲜玉米营养素含量记录表

食物名称	食物重量（g）	可食部重量（g）	能量（kcal）	蛋白质（g）	脂肪（g）	碳水化合物（g）	维生素 B_1（mg）	维生素 B_2（mg）
玉米（鲜）	2000	920	1030.4					
……								

本 章 小 结

在膳食调查中，食物重量估计是难点，也是营养素计算的基础。《中国居民膳食指南（2016）》提出“食物标准份量”和确定常见标准量具式物品及手势作为参照物，可以作为食物重量估计的方法。《中国食物成分表》记录了中国人群普遍食用的食物和加工食物的营养成分数据。利用食物成分表进行食物营养成分的计算，是营养素摄入调查、制定食谱和营养评价的基础。

复 习 题

1. 请计算并填写表 10-12 中鲜玉米其他营养素含量，补充 2000g 鲜玉米中镁、铁、锌、硒等矿物质的含量。

2. 购买蜜橘 500g，随机挑选 6 个称重，共重 150g，去皮后称重，皮重 36g，计算 500g 蜜橘可食部重量。

3. 分别查找并计算下列三组食物的蛋白质、维生素 A 和维生素 E 含量，按要求填入表中。

A 组：150g 馒头、挂面、木薯、柿子椒和鳝鱼中蛋白质的含量。

B 组：120g 牛肝、红色胡萝卜、鲜枣、酸奶和柑橘中维生素 A 的含量。

C 组：180g 茄子、空心菜、葡萄、杏仁和海虾中维生素 E 的含量。

A 组

食物名称	食物编码	可食部重量（g）	蛋白质（g/100g）	食物蛋白质含量（g）

B 组

食物名称	食物编码	可食部重量（g）	维生素 A（μgRE /100g）	食物维生素 A 含量（μgRE）

C 组

食物名称	食物编码	可食部重量（g）	维生素 A（mg /100g）	食物维生素 E 含量（mg）

参 考 文 献

郭军，王竹，杨月欣. 2005. 不同食物成分表或数据库中食物能量值的比较研究[J]. 卫生研究，34（5）：594-598.

姜培珍. 2013. 公共营养师[M]. 北京：中国劳动社会保障出版社.

孙长颢. 2012. 营养与食品卫生学[M] . 7 版. 北京：人民卫生出版社.

杨月欣. 2005. 中国食物成分表 2004[M]. 北京：北京大学医学出版社.

杨月欣，王光亚，潘兴昌. 2009. 中国食物成分表[M]. 2 版. 北京：北京大学医学出版社.

中国营养学会. 2016. 中国居民膳食指南[M]. 北京：人民卫生出版社.

（彭晓莉）

第十一章 食物营养价值评价

学习要求

掌握：1. 蛋白质营养价值评价指标。 2. 能量密度和营养质量指数的概念。

熟悉：1. 凯式定氮法测定粗蛋白含量的操作方法。 2. 利用食品标签数据计算食品能量密度。 3. 应用营养质量指数合理选择食物。

第一节 蛋白质的营养价值评价

食物蛋白质由于氨基酸组成的差别，营养价值不完全相同，一般来说，动物蛋白质的营养价值优于植物蛋白质。食物蛋白质的营养价值评价包括食物蛋白质含量、食物蛋白质消化率及食物蛋白质利用率。

为了满足人类营养和预防某些疾病的需要，某食品企业研制出一种大豆蛋白制品，即浓缩大豆蛋白。为了确定其产品质量及营养价值，拟对该产品进行营养学评价。

一、蛋白质含量测定

对上述浓缩大豆蛋白样品的营养成分进行了初步分析，除蛋白质外，其余营养成分分析结果如表 11-1 所示。

表 11-1 浓缩大豆蛋白样品的营养成分（%）

样品	蛋白质	脂肪	碳水化合物	水分	灰分
浓缩大豆蛋白		0.38	20.02	80.54	3.12
脱脂大豆蛋白		5.08	34.99	6.59	6.05
参考酪蛋白		0.12	0	10.44	1.11

食物蛋白质含量是评价食物蛋白质营养价值的一个重要方面。虽然食物蛋白质含量不等于质量，但是没有一定的数量，再好的食物蛋白质其营养价值也有限，所以食物蛋白质含量是食物蛋白质营养价值的基础。食物中蛋白质含量测定，一般采用凯氏定氮法测定食物中的氮含量，再乘以蛋白质的换算系数，即为蛋白质含量。

（一）实验原理

食品样品与硫酸和硫酸铜、硫酸钾一同加热消化，使蛋白质分解，的氨与硫酸结合生成硫酸铵，然后碱化蒸馏使氨游离，用硼酸吸收后以硫酸或盐酸标准滴定溶液滴定，根据酸的消耗量乘以换算系数，即为蛋白质含量。

反应过程分为以下三个阶段。

（1）消化：$2NH_2(CH_2)_2COOH+13H_2SO_4 \longrightarrow (NH_4)_2SO_4+6CO_2+12SO_2+16H_2O$

（2）蒸馏：$(NH_4)_2SO_4 + 2NaOH \longrightarrow 2NH_3 + Na_2SO_4 + 2H_2O$

$$2NH_3 + 4H_3BO_3 \longrightarrow (NH_4)2B_4O_7 + 5H_2O$$

（3）滴定：$(NH_4)_2B_4O_7 + 2HCl + 5H_2O \longrightarrow 2NH_4Cl + 4H_3BO_3$

（二）仪器和试剂

1. 仪器

（1）定氮蒸馏装置：如图 11-1 所示。

（2）25ml 酸式滴定管。

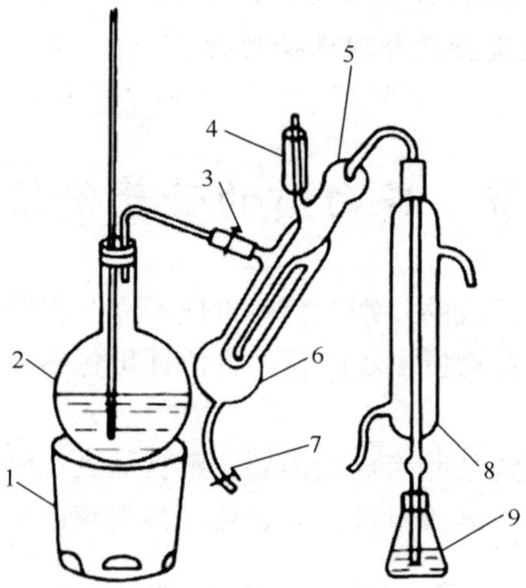

图 11-1　定氮蒸馏装置图

1. 电炉；2. 水蒸气发生瓶；3. 橡皮管；4. 进样口；5. 反应室；6. 反应室外层；7. 橡皮管；8. 冷凝管；9. 吸收瓶

2. 试剂　硫酸铜（$CuSO_4 \cdot 5H_2O$）；硫酸钾；浓硫酸；2%硼酸溶液；20%氢氧化钠溶液；0.01mol/L 盐酸标准液；混合指示液（0.2%甲基红乙醇溶液与 0.1%次甲基蓝-乙醇溶液）。

（三）实验步骤

1. 消化　称取 0.5～5g 样品，移入定氮瓶，加入 0.2g 硫酸铜，0.3g 硫酸钾及 5ml 浓硫酸，稍摇匀后于瓶口放一小漏斗，将瓶以 45°斜支于有小孔的石棉网上。小火加热，待内容物全部炭化，泡沫完全停止后，逐步加大火力，并保持瓶内液体微沸，至瓶内液体呈蓝绿色澄清透明后，再继续加热 0.5～1 小时。

取下烧瓶，放冷后，小心加水。然后移入容量瓶中，并用少量水将定氮瓶洗涤干净，洗液并入瓶中，定容，混匀备用。同时做试剂空白试验。

2. 蒸馏　按图 11-1 连接好定氮装置，于水蒸气发生瓶内装水至 2/3 处。加入数粒玻璃珠以防爆沸，加甲基红指示液数滴及数毫升硫酸，以保持水呈酸性，用调压器控制，加热煮沸水蒸气发生瓶内的水。

向接收瓶内加入 10ml 硼酸溶液及 1～2 滴混合指示液，并使冷凝管的下端插入液面下，准确吸取 10ml 试样处理液由小漏斗流入反应室，并以 10ml 水洗涤小烧杯使其流入反应室内，棒状玻璃塞塞紧，将10ml 氢氧化钠溶液（400g/L）倒入小玻璃杯，提起玻璃塞使其缓慢流入，观察反应。

3. 滴定　以盐酸标准滴定溶液（0.01mol/L）滴定至灰色或蓝紫色为终点。同时准确吸取试剂空白消化液，操作同样品滴定。

（四）结果计算

样品中蛋白质的含量按下式进行计算：

$$X=\frac{(V_1-V_2)\times C\times 0.0140\times F\times 100}{M\times 10/100}$$

式中：X为样品中蛋白质的含量（g/100g 或 g/100ml）；V_1为样品消耗硫酸或盐酸标准滴定液的体积（ml）；V_2为式样空白消耗硫酸或盐酸标准滴定液的体积（ml）；C为硫酸或盐酸标准滴定溶液浓度（mol/L）；0.0140：1.0ml 硫酸[C（$1/2H_2SO_4$）=1.000mol/L]或盐酸[C（HCL）=1.000mol/L]标准滴定溶液相当的氮的含量，单位为克（g）；M为样品的质量或体积（g/ml）；F：氮换算为蛋白质的系数。一般食物为 6.25，乳制品为 6.38，面粉为 5.70。

（五）注意事项

（1）本法也适用于半固体及液体样品检测。半固体样品一般取样范围为 2.00～5.00g；液体样品取样 10.0～25.0ml（相当于氮 30～40mg）。若检测液体样品，结果以每百毫升样品中蛋白质的克数表示。

（2）消化时，若样品含糖高或脂肪较多时，注意控制加热温度，以免大量泡沫喷出凯式烧瓶，造成样品损失。可加入少量辛醇、液状石蜡或硅消泡剂减少泡沫产生。

（3）消化时应注意旋转凯式烧瓶，将附着于瓶壁上的炭粒冲下，使样品彻底消化。若样品不易消化至澄清透明，可将凯氏烧瓶中溶液冷却，加入数滴过氧化氢后，再继续加热消化至完全。

（4）硼酸吸收液的温度不应超过 40℃，否则氨吸收减弱，造成检测结果偏低。可把接收瓶置于冷水浴中。

（5）目前已有自动凯氏定氮仪，自动凯氏定氮仪更节能、环保、节省空间及实验成本。仪器可对多个样品同时进行消化，并自动完成加酸、加碱、蒸馏、滴定、结果计算和输出打印等程序，无须人工干预。对实验过程和分析时间可进行预编程以保证获得准确一致的结果，而不受人为影响。

二、蛋白质消化率

食物蛋白质消化率是指在消化道内吸收的蛋白质占摄入蛋白质的百分数。不仅反映了蛋白质在消化道内被分解的程度，同时还反映了消化后的氨基酸和肽被吸收的程度。蛋白质消化率是评价食物蛋白质营养价值的指标之一，一般采用动物或人体实验测定，根据是否考虑内源粪代谢氮因素，可分为表观消化率和真消化率两种。

（一）蛋白质的真消化率

动物单笼饲养，分别喂饲各自的实验饲料。动物自由摄食和饮水。在实验期间尽可能保持实验组动物与参考（标准）酪蛋白组动物的全部环境条件一致。检测实验期内摄入的摄氮量、粪氮和粪代谢氮（肠道内源性氮），按下式计算蛋白质真消化率。

$$\text{蛋白质真消化率（\%）}=\frac{\left[\text{摄入氮}-\left(\text{粪氮}-\text{粪代谢氮}\right)\right]}{\text{摄入氮}}\times 100$$

（二）蛋白质的表观消化率

在实际工作中，往往不考虑粪代谢氮，这种消化率为表观消化率。

$$蛋白质表观消化率（\%）=\frac{摄入氮-粪氮}{摄入氮}\times 100$$

浓缩大豆蛋白的表观消化率、真消化率如表 11-2 所示。

表 11-2　浓缩大豆蛋白样品的蛋白质消化率（%）

样品	表观消化率	真消化率
浓缩大豆蛋白	77.54	84.33
脱脂大豆蛋白	68.62	75.42
参考酪蛋白	83.87	91.22

三、蛋白质的利用率

食物蛋白质利用率是指食物蛋白质消化吸收后被机体利用的程度。食物蛋白质利用率的指标主要有生物价（BV）、蛋白质净利用率（NPU）、蛋白质功效比值（PER）、氨基酸评分（AAS）等。

（一）生物价

生物价是反映食物蛋白质消化吸收后，被机体利用程度的指标。生物价是评价食物蛋白质营养价值较常用的方法。

1. 实验动物及分组　要求用同一来源、同一品系、鼠龄相近的成年健康雄性大鼠（鼠龄 100 天）。各组动物数量应相等，一般 10～20 只，每只动物单笼饲养，分别喂各组实验饲料。

2. 动物饲料配方

（1）无氮饲料：纯淀粉 70%，蔗糖 10%，植物油 14%（葵花油、芝麻油各半），鱼肝油 2%，混合无机盐及混合维生素制剂（其种类、用量与配制方法见蛋白质功效比值测定）。

（2）实验饲料：在无氮饲料的基础上，实验饲料含蛋白质 10%，方法是用实验食物的量取代纯淀粉量（如实验食物 20%，纯淀粉 50%），其他成分不变。

3. 实验过程

（1）实验第一阶段——无氮饲料饲养期：饲喂无氮饲料，前两天为适应期，不进行任何处理，第三天进入正式实验阶段，共 5～7 天，每天称量饲料消耗量、收集尿液、分离粪便。

（2）实验第二阶段——实验饲料饲养期：此阶段的试验期及正式实验阶段的天数、处理与实验第一阶段完全相同。

在实验期间，动物自由摄食和饮水，每天称量体重并进行记录。

4. 样品收集

（1）粪便收集：为标识与收集粪便，需在每个正式实验阶段的第一天和下一阶段的第一天饲喂混有洋红的饲料（每克食物中混有 20mg 洋红，按此比例混合全天的饲料）。以无氮饲料饲养期为例，在两天适应期之后正式实验的第一天（即饲喂无氮饲料的第三天和进入实验饲料饲养期的第一天）的饲料中混有洋红，此后每天观察每只动物所排出粪便，直至见到深红色粪便时开始收集，收集的粪便放于盛有10ml 0.1%硫酸溶液的50ml称量瓶内（用无钩镊子选取粪便）。加盖后储存于冰箱中。在出现红色粪便之后的数日内是无红色的粪便，仍然如此法收集与处理，直至收集到再次出现红色粪便为止（第二次的红色粪便不予收集）实验第二阶段收集粪便的处理，与前一阶段完全相同。每实验阶段的粪便，最后以0.1%硫酸溶液搅拌成均匀稀便作为定氮分析用的粪样。

（2）尿液收集：收集正式实验的尿液。在饲喂正式试验用饲料时，即开始收集尿液，直到该实验阶段结束的最后一天为止。在此期内每天定时收集一次，用0.1%硫酸溶液冲洗代谢笼下部的收尿漏斗（每次冲洗酸液用量控制在10ml左右）到尿液收集瓶（50ml三角瓶）中，转倾入相应编号的100ml具塞量筒中，再加入5滴甲苯后加塞存放于冰箱中。最后，以0.1%硫酸溶液稀释至100ml。经混合后作为分析尿液。各实验阶段的尿液，必须分别处理与存放，不得相混。

5. 样品测定　测定无氮饲料与实验饲料实验期的粪便、尿液中氮含量。按下式计算生物价：

$$\text{生物价}(\%)=\frac{\text{储留氮}}{\text{吸收氮}}\times 100$$

$$\text{吸收氮}=\text{食物氮}-(\text{粪氮}-\text{粪代谢氮})$$

$$\text{储留氮}=\text{吸收氮}-(\text{尿氮}-\text{尿内源性氮})$$

（二）蛋白质净利用率

蛋白质净利用率是指摄入氮在体内存留的百分数，表示如下：

$$\text{蛋白质净利用率（\%）}=\text{消化率}\times\text{生物价}=\frac{\text{储留氮}}{\text{食物氮}}\times 100$$

（三）蛋白质功效比值

蛋白质功效比值（PER）是反映蛋白质生物利用率最常用的指标，是指在严格规定的条件下，处于生长发育期的幼龄动物每摄入1g待测蛋白质所增加的体重克数。本方法是美国分析化学家协会（AOAC）推荐的测定食物蛋白质营养价值的官方标准之一，国际上广泛应用。本方法方便、具体，但由于没有考虑维持生命所需蛋白质的量，因此所得值不成比例，例如，PER为2的食物中蛋白质并不是PER为1的食物蛋白质功效的2倍（动物摄入的蛋白质克数与体重增加之间并不成线性关系），因此常用已经标定的酪蛋白（标准参照蛋白）的PER为2.5，以此校正测得的PER。本方法适用于含氮量高于1.8%的物质。

1. 实验动物及分组　要求用同一来源、同一品质、年龄相近、刚断奶（出生21～28天）的雄性大鼠。实验室应保持各种环境条件适宜于大鼠的正常生长发育（室温22～24℃，相对湿度50%～65%，室内空气要流通）。动物在实验室适应3～7天才能投入实验使用。

每一种待测样品设一个实验组，外加一个参考（标准）酪蛋白组（阳性对照组）。大鼠按体重随机分组，每组动物不少于10只，每组动物数相同。各组动物平均体重组间差不大于5g，组内个体差不大于10g。

2. 动物饲料配方　PER实验用合成饲料，基础饲料中各种成分用量如下。

（1）样品量X（g）：9.09×100/样品蛋白质含量（%）。

（2）植物油（棉籽油或豆油）(g)：8–X×样品乙醚浸出物（%）。

（3）混合无机盐（g）：5–X×样品灰分（%）。

（4）混合维生素：1g。

（5）纤维素（g）：1–X×样品粗纤维（%）。

（6）水分（g）：5–X×样品水分（%）。

（7）最后加玉米淀粉或蔗糖至100g，充分混匀。

在配制饲料前，应先测定样品中各种营养素的含量（蛋白质、脂肪、水分、纤维素和灰分），以使各种实验饲料及参考酪蛋白组饲料间各种营养素相等（达到AOAC标准），其中蛋白质含量控制在9.09%，使各组之间具有可比性。实验组蛋白质来源为待测样品，对照组（参考酪蛋白）的蛋白质来自参考酪蛋白。

参考酪蛋白：国外用ANRC（商品名称）酪蛋白，此物已标准化，其PER=2.50。如无ANRC酪蛋白，也可用经过标准化的酪蛋白作为参考蛋白。

混合盐[《美国药典》（USP）]：称取NaCl 139.3g，取其一部分置于乳钵中，加入0.79g KI，研磨，过60目筛，放入棕色瓶中。将余下的NaCl及下列成分置于乳钵中研磨：①$KH_2PO_4$389.0g；②$CaCO_3$381.4g；③$MgSO_4$（无水）57.3g；④$FeSO_4 \cdot 7H_2O$ 27.0g；⑤$MnSO_4 \cdot H_2O$ 4.01g；⑥$CuSO_4 \cdot 5H_2O$ 0.447g；⑦$ZnSO_4 \cdot 7H_2O$ 0.54G；⑧$CoCl \cdot 6H_2O$ 0.023g。研匀后过60目筛，与已制备的NaCl-KI混合，棕色瓶储存备用。

混合维生素：维生素A（干燥稳定）2000U；维生素E（干燥稳定）10U；维生素K 0.5mg；胆碱200mg；对氨基苯甲酸10mg；肌醇10mg；盐酸4mg；维生素$B_2$0.8mg；维生素$B_1$0.5mg；泛酸钙4mg；维生素B_6 0.5mg；叶酸0.2mg；生物素0.04mg；维生素B_{12}0.003mg；加葡萄糖或淀粉至1000mg。

3. 实验步骤 实验期为28天，在此期间，动物单笼饲养，分别喂各组实验饲料。动物自由摄食和饮水。在实验期间尽可能保持实验组动物与参考（标准）酪蛋白组动物的全部环境一致。实验期间应记录实验开始时每只大鼠的体重（精确至0.1g）、每天各只大鼠的饲料摄取量、定期（最多4天）称量每只大鼠的体重，实验最后一天记录大鼠的体重和摄食量。

4. 实验结果处理及PER计算

（1）计算每只动物28天内体重增重（g）。

（2）计算每只动物28天内蛋白质摄入量（g）。

（3）计算PER。

$$\text{PER} = \frac{\text{实验期间动物体重增加克数（g）}}{\text{实验期间蛋白质摄入量（g）}}$$

$$\text{相对PER（\%）} = \frac{\text{待测样品PER}}{\text{本实验参考酪蛋白PER}} \times 100$$

$$\text{校正PER} = \frac{\text{待测样品PER}}{\text{本实验参考酪蛋白PER}} \times 2.5$$

浓缩大豆蛋白样品的蛋白质利用率见表11-3。

表 11-3 浓缩大豆蛋白样品的蛋白质利用率

样品	BV	NPU	PER
浓缩大豆蛋白	79.80	67.39	2.00
脱脂大豆蛋白	70.99	53.55	1.72
参考酪蛋白	84.28	76.33	2.60

第二节 食物营养质量指数的计算及评价

一、食物能量密度

食物的能量密度，指的是每克食物所含的能量。不同的食物能量差别极大，为直观表示食物所提供的能量的多少，可采用能量密度进行评估。选用 100 g 食物为计量单位，根据食品标签的能量数值或者计算的能量数值，查询成人的能量推荐摄入量，用公式求出能量密度。

$$能量密度=\frac{一定量食物提供的能量值}{能量的推荐摄入量}$$

不同种类食物的能量密度各不相同，食物能量密度只是了解不同食物能量高低，满足人体需要程度的一个简单分析方法。长期食用低能量和能量密度低的食物，会影响儿童生长发育；长期食用高能量和能量密度高的食物，则容易造成超重或肥胖。

二、食物营养质量指数

具体内容详见第八章。

三、食物营养质量指数评价标准

根据 INQ 的定义，INQ＞1 表明食物提供营养素的能力大于提供能量的能力，当能量满足需要时，营养素可有盈余。INQ=1 表示食物提供营养素的能力与提供能量的能力相当，二者满足人体需要的程度相等。INQ＜1 意味着营养素尚未满足需要时能量已经得到满足，为满足营养素需要必须摄入过量能量，而这常常是不利于健康的。一般认为 INQ≥1 的食物营养价值高，INQ＜1 的食物营养价值低。INQ 的优点在于它可以根据不同人群的需求来分别进行计算，同一食物对不同人群的营养价值是不同的。

四、应 用 举 例

（一）例一

根据表 11-4 小明的营养需要，对酱牛肉的营养价值进行评价。酱牛肉的营养成分见表 11-5。

表 11-4　小明的营养素参考摄入量（/d）

营养素	参考摄入量
能量（kcal）	2250
蛋白质（g）	65
脂肪（g）	70
碳水化合物（g）	300
维生素 A（μgRE）	700
维生素 B_1（mg）	1.4
钙（mg）	800
铁（mg）	12

1. 计算步骤　100g 酱牛肉能量密度＝246/2250＝0.11；蛋白质的营养素密度＝31.4/65＝0.48；脂肪的营养素密度＝11.9/70＝0.17；碳水化合物的营养素密度＝3.2/300＝0.01；维生素 A 的营养素密度＝11/700＝0.02；维生素 B_1 的营养素密度＝0.05/1.4＝0.04；钙的营养素密度＝20/800＝0.03；铁的营养素密度＝4/12＝0.33；100g 酱牛肉蛋白质 INQ＝0.48/0.11＝4.4；脂肪 INQ＝0.17/0.11＝1.55；碳水化合物 INQ＝0.01/0.11＝0.09；维生素 A INQ＝0.02/0.11＝0.18；维生素 B_1 INQ＝0.04/0.11＝0.36；钙 INQ＝0.03/0.11＝0.27；铁 INQ＝0.33/0.11＝3.0。

2. 评价　酱牛肉的蛋白质和铁的 INQ＞1，说明酱牛肉富含蛋白质和铁，就蛋白质和铁来说，酱牛肉属于营养质量合格的食物；酱牛肉脂肪和碳水化合物、维生素 A、维生素 B_1 和钙 INQ＜1，提示酱牛肉不是这些营养素的来源，应该注意从其他来源丰富的食物进行补充。

（二）例二

已知从事轻体力劳动的成年女性，能量 RNI 为 1800kcal，蛋白质 RNI 55g，钙 RNI 800mg。分析豆浆、豆奶、牛奶、豆腐脑中蛋白质和钙的营养价值（营养成分见表 11-5），并按照从高到低的顺序排列。

表 11-5　食物营养成分表（/100g）

食物名称	能量（kcal）	蛋白质（g）	脂肪（g）	碳水化合物（g）	维生素 A（μgRE）	维生素 B_1（mg）	维生素 C（mg）	钙（mg）	铁（mg）
酱牛肉	246	31.4	11.9	3.2	11	0.05	—	20	4.0
豆浆	14	1.8	0.7	1.1	15	0.02	—	10	0.5
豆奶	30	2.4	1.5	1.8	—	0.02	—	23	0.6
牛奶	54	3.0	3.2	3.4	24	0.03	1	104	0.3
豆腐脑	15	1.9	0.8	0	—	0.04		18	0.9

1. 豆浆的 INQ　100g 豆浆的能量密度＝14/1800＝0.007 8；蛋白质的营养素密度＝1.8/55＝0.033；钙的营养素密度＝10/800＝0.0125；豆浆蛋白质 INQ＝0.033/0.007 8＝4.20；豆浆钙 INQ＝0.012 5/0.007 8＝1.60。

2. 豆奶的 INQ　100g 豆奶的能量密度＝30/1800＝0.017；蛋白质的营养素密度＝2.4/55＝0.044；钙的营养素密度＝23/800＝0.028 8；豆奶蛋白质的 INQ＝0.044/0.017＝2.59；豆奶钙的 INQ＝0.028 8/0.017＝1.69。

3. 牛奶的 INQ 100g 牛奶的能量密度=54/1800=0.03；蛋白质的营养素密度=3.0/55=0.055；钙的营养素密度=104/800=0.13；牛奶蛋白质的 INQ=0.055/0.03=1.81；牛奶钙的 INQ=0.13/0.03=4.33。

4. 豆腐脑的 INQ 100g 豆腐脑的能量密度=15/1800=0.008；蛋白质的营养素密度=1.9/55=0.035；钙的营养素密度=18/800=0.023；豆腐脑蛋白质的 INQ=0.035/0.008=4.32；豆腐脑钙的 INQ=0.023/0.008=2.88。

蛋白质的 INQ 从大到小排列为：豆腐脑＞豆浆＞豆奶＞牛奶。

钙的 INQ 从大到小排列为：牛奶＞豆腐脑＞豆奶＞豆浆。

复 习 题

1. 请测定实验样品与酪蛋白的蛋白质含量。

2. 请写出 PER 实验的实验设计（包括饲料配方）。

3. 请根据提供的浓缩大豆蛋白与脱脂大豆蛋白的实验数据，对其营养价值进行综合评价。

4. 以轻体力劳动成年女性为参照，计算并评价大豆蛋白质、维生素 A、维生素 B_1 的 INQ（表 11-6）。

表 11-6 数据表

项目	能量（kcal）	蛋白质（g）	维生素 A（μgRE）	维生素 B_1（mg）
轻体力劳动成年女性参考摄入量	1800	55	700	1.2
大豆	359	35.1	37	0.41

5. 已知轻体力劳动成年男性能量 RNI 为 9410kJ，蛋白 RNI 为 65g，维生素 A RNI 为 800μgRE，维生素 B_1 RNI 为 1.4mg，维生素 B_2 RNI 为 1.4mg。100g 鸡蛋提供能量 653 kJ、蛋白质 12.8 g、维生素 A 194μgRE、维生素 B_1 0.13 mg，则鸡蛋蛋白质、维生素 A 和维生素 B_1 的 INQ 分别是多少？

参 考 文 献

李勇. 2007. 营养与食品卫生学实习指导[M]. 北京：人民卫生出版社.

孙长颢. 2012. 营养与食品卫生学[M]. 7 版. 北京：人民卫生出版社.

杨月欣. 2012. 中国食物成分表 2002[M]. 2 版. 北京：北京医科大学出版社.

（任 源）

第十二章　营养缺乏病病案讨论

学习要求

掌握：1. 营养缺乏病的病因及诊断方法。　2. 蛋白质-能量营养不良、维生素 A 缺乏病、维生素 D 缺乏病等常见营养缺乏病的临床表现、发生原因及膳食补充建议。

了解：常见营养缺乏病的临床诊断方法。

核心概念

1. 营养缺乏病（nutritional deficiency）：长期严重缺乏一种或多种营养素而造成机体出现各种相应的临床表现或病症。

2. 蛋白质-能量营养不良（protein energy malnutrition，PEM）：膳食中蛋白质和热量摄入不足引起的营养缺乏病，临床表现为消瘦、水肿等。

第一节　营养缺乏病概述

营养缺乏病指长期严重缺乏一种或多种营养素而造成机体出现各种相应的临床表现或病症，如缺铁性贫血、维生素 D 缺乏性骨质疏松、维生素 A 缺乏导致的角质软化症等。营养缺乏病的许多症状和体征的病因并不具有特异性，且在大多数情况下，发现一种营养素缺乏表现时，常提示亦伴有其他营养素不足的可能。

营养缺乏病的发病过程通常经历储存不足、生理生化改变、功能异常和组织形态改变 4 个阶段。在功能变化阶段以前，患者主诉或体检不易发现明显的异常，属于亚临床缺乏。营养缺乏病根据其病因分类可分为原发性营养缺乏病和继发性营养缺乏病。原发性营养缺乏病通常仅由营养素摄入不足而引起，包括综合性的多种营养素摄入不足及个别营养素摄入不足；继发性营养缺乏病是指由于其他疾病因素而引发和（或）加重的营养素缺乏，可能除营养素摄入不足外，还包括消化、吸收、利用功能降低，以及需要量增加等因素的影响。

一、病　　因

膳食营养素的供给和机体组织需要之间的不平衡是造成营养缺乏病的本质原因。根据营养缺乏病的种类，可能对人体的生长发育、功能维持、正常活动等造成重要的影响。

（一）食物供给不足

由于自然灾害的原因可造成食物短缺。一些发展中国家由于人口众多、土地减少、生产力落后等，也可发生食物的生产和供应不足。食物供应不足通常导致以宏量营养素缺乏为主的多种营养素缺乏病。

（二）膳食中营养素缺乏

在食品供应量充足的情况下，因天然食物中某些营养素缺乏、膳食结构不合理、食物加工烹调过程中某些营养素的损失，也可能导致营养缺乏病。如在某些内陆地区食物中碘含量较低导致的碘缺乏病、蔬菜水果摄入少导致的维生素 C 缺乏、仅食用精制粮食导致的维生素 B_1 缺乏等。

（三）营养素吸收利用障碍

健康机体通常对每一种营养素有一个正常的生理性吸收范围。大部分营养素的吸收也受个体营养状态及生理状况的影响。一般情况下，当某种营养素缺乏时，机体对其吸收效率将提高，反之吸收降低，如铁、锌等。食物中存在的抗营养因子、机体的胃肠道功能、药物等均可干扰营养素的吸收与利用。

天然食物中存在干扰营养素吸收和利用的物质，如茶和咖啡中的多酚降低铁的吸收、谷物中的植酸抑制了钙的吸收；膳食纤维可干扰脂溶性维生素的吸收。营养素之间也存在相互竞争拮抗作用，如过量钙可以抑制铁和锌的吸收、过量锌抑制铜的吸收等。

口腔、胃肠、胰腺、胆道等消化系统疾病可影响食物的消化，使蛋白质、脂肪、维生素等的吸收率降低。系统性全身疾病可能导致机体酶活性降低、载体功能降低，从而影响蛋白质、矿物质等营养素的吸收。

药物可直接影响营养素的吸收利用，如磺胺类可对抗叶酸，并抑制其吸收；秋水仙碱造成小肠绒毛的结构缺陷和酶的损害，使脂肪、乳糖、维生素 B_{12}、矿物质等吸收率降低。

（四）营养素需要量增加

人体在某些特定的生命时期对某些营养素的需要量可明显增加，在生长发育旺盛期及妊娠、哺乳等生理过程中，大部分营养素需要量明显增加。营养素的丢失增加也相应地导致机体对营养素的需求增加，例如，高能量代谢状态如甲状腺功能亢进、高热消耗期患者对营养素的需要量增加；慢性消耗性疾病如结核病及某些肿瘤患者对营养素的需要量增加。营养素的丢失增加有时是机体多方面损害的结果。铁丢失的增加可因外伤或身体其他部位的出血所致，如胃和十二指肠溃疡、月经过多、分娩、血吸虫病等均可诱发缺铁性贫血。

二、诊　断

营养缺乏病通常可综合疾病的主要临床症状及体征、膳食史及饮食习惯、人体测量、生化检查等做出诊断。

（一）膳食史

在怀疑营养缺乏病的情况下，应了解患者的饮食习惯、膳食结构及近期每日食物的摄入量，以判断各类营养素是否缺乏。如需较准确地掌握患者食物摄入量，可通过 24 小时回顾法进行调查，并根据营养素推荐摄入量（RNI）来评价每人每天各种营养素的实际摄入水平。

（二）人体测量

最常用的人体测量指标为体质指数（body mass index，BMI），BMI 可作为青少年、正常成年人和老年人营养状况评价的指标。人体测量更多用于评价儿童生长发育和营养状况，可通过年龄身高、年龄体重、头围等指标评价消瘦或发育不良。

（三）实验室检查

营养缺乏病在出现症状前即所谓亚临床状态时，往往先有生理和生化改变。正确选择相应的实验室检测方法，可尽早发现人体营养储备低下的状况。评价营养状况的实验室检测可大致分为以下几类：①测定生物样本（如血液、指甲等）中的营养成分或其标志物水平；②测定尿中营养成分或其代谢产物的排出量；③测定体液中与营养素代谢或功能相关的酶或其他成分活性的改变；④测定体液中因营养素缺乏而出现的异常代谢产物；⑤进行负荷、饱和及同位素实验。营养状况的实验室检查目前常测定的样品为血液、尿液等。

采用实验室方法检测血液营养素水平对于发现营养缺乏有一定作用，但血液中的营养素水平不能准确反映组织中的营养素水平。由于组织中的营养物质比血液中的营养物质消耗得快，测量红细胞和白细胞中营养素的水平比测定血浆或血清营养素的水平更能反映组织的营养状况。对某些营养素而言，测量生理功能的方法比分析体液的生化水平更有效，因为生理功能检测反映营养缺乏影响生化反应改变的程度，例如，红细胞对过氧化氢引起的溶血作用的抵抗力可反映红细胞膜上维生素 E 的含量。

（四）临床症状与体征

部分营养缺乏病具有典型的临床症状，可提示特定营养素缺乏。在实际工作中，主要观察的症状与体征包括以下几个方面：①头发：头发颜色黯淡，发质变细、干、脆提示蛋白质-能量营养不良，严重缺乏时头发易脱落、发根易断裂。②眼：维生素 A 缺乏时可表现为眼睛干燥、夜盲，维生素 B_2 缺乏可引起角膜周围的结膜下血管充血，眼角发红、怕光。③皮肤：维生素缺乏常可出现皮肤及毛囊体征，如维生素 A 缺乏出现毛囊角化性丘疹，维生素 C 缺乏也表现为毛囊周围的充血、肿胀、出血点，烟酸缺乏导致癞皮病的典型症状之一是在暴露部位和压迫处的皮肤变厚、变干、出现红斑。④口腔：口角炎是维生素 B_2 缺乏的症状。舌乳头萎缩有时与烟酸缺乏或铁缺乏有关。烟酸缺乏还可表现为牛肉舌。⑤牙齿：婴幼儿营养缺乏常使出牙时间延缓和出牙部位不良，成人缺钙也可出现牙齿脱钙的症状。牙龈易出血提示维生素 C 缺乏。⑥神经精神症状：维生素 B_1 缺乏伴有周围神经性无力和感觉异常，维生素 B_{12} 缺乏可引起脊髓的亚急性退化性变，癞皮病常伴有精神症状。常见营养缺乏病的临床症状及体征见表 12-1。

表 12-1　常见营养缺乏病的临床症状及体征

营养缺乏病	临床症状及体征
蛋白质-能量营养不良	婴幼儿：消瘦、生长发育迟缓、皮下脂肪减少、皮肤干燥、无弹性、水肿、肝脾大、头发稀少等 儿童和成人：皮下脂肪减少或消失、BMI 低于正常值、精神萎靡、消瘦或水肿等
维生素 A 缺乏	结膜干燥、夜盲症、结膜毕脱氏斑、皮肤干燥、毛囊角化、角膜混浊、软化等
维生素 D 缺乏	婴幼儿佝偻病，成年人骨质软化、骨痛、骨质疏松等
维生素 K 缺乏	皮肤、黏膜出血、内脏出血，新生儿出血症
维生素 B_1 缺乏	周围神经炎，皮肤感觉异常或迟钝，体弱、疲倦、失眠；可出现心力衰竭和水肿等
维生素 B_2 缺乏	口腔-生殖综合征。口角炎、唇炎、舌炎，口腔黏膜溃疡，脂溢性皮炎，阴囊皮炎及会阴皮炎等

续表

营养缺乏病	临床症状及体征
烟酸缺乏	皮炎、腹泻、抑郁或痴呆
维生素 C 缺乏	牙龈炎、牙龈出血；皮肤瘀点、瘀斑，毛囊过度角化、周围出血，骨关节骨肉疼痛、全身无力，小儿可因骨膜下出血而致下肢假性瘫痪、肿胀、压痛明显，髋关节外展、膝关节半屈、足外旋、蛙样姿势
钙缺乏	儿童长期钙缺乏生长发育迟缓、骨软化、骨骼变形、严重者致佝偻病；成年人缺钙引起骨质疏松症、牙齿脱钙、易患龋齿
锌缺乏	生长迟缓、食欲降低、皮肤创伤不易愈合。性成熟延迟、第二性征发育障碍、性功能减退、精子产生过少等
铁缺乏	贫血表现
碘缺乏	地方性甲状腺肿：甲状腺增生肥大，可出现压迫症状；地方性克汀病：生长发育障碍、智力低下

（五）营养素试验性治疗

在临床症状难以确诊，而生化检查暂时无法进行时，可采用试验性治疗，即给患者补充某种疑似缺乏的营养素，观察其临床症状有无好转。如维生素 B_1 或维生素 B_2 缺乏常与 B 族维生素或其他水溶性维生素的缺乏并存，且临床症状并不特异，故确诊较难，若采用适宜剂量的维生素 B_1 或维生素 B_2 试验性治疗一段时间后，患者相应临床症状明显改善或消失，即可诊断为该种营养素缺乏。

三、防　治

（一）营养缺乏病的预防

营养缺乏病的发生与社会经济、文化教育、饮食习惯、宗教信仰、食品生产供应状况、食物品种和加工、储运、烹调、销售以及营养知识普及教育等都有密切关系。在个人层面，预防营养缺乏病应遵循中国营养学会颁布的《中国居民膳食指南》及《中国居民膳食营养素膳食参考摄入量》，注重各个时期的营养素的需求，平衡膳食，纠正不良饮食习惯，并进行常规的体检和营养筛查。

（二）营养缺乏病的治疗

营养缺乏病的治疗主要包括针对营养素缺乏的病因治疗、营养素的适宜补充治疗、及时对症治疗三个方面。营养治疗是整体治疗方案的组成部分，与其他治疗措施相辅相成。营养缺乏病治疗的注意事项包括以下几点：①应针对病因，继发性营养缺乏应注意原发病的治疗，原发性缺乏也要考虑去除导致摄入不足的因素。②营养缺乏病治疗所采用的补充剂量要适宜，尤其对生理作用剂量带与毒性作用剂量带较接近的营养素更应注意；应进行个案分析，根据临床症状和生化检查结果来决定。③营养缺乏病治疗时除考虑主要缺乏的营养素以外，还应全面考虑营养素之间的相互关系。如治疗蛋白质-能量营养不良的同时，除补充蛋白质外，还应相应补充能量和维生素。④营养缺乏病的治疗一般应充分利用食物，采用适合于疾病特点的治疗膳食。当患者摄食困难时，可考虑匀浆膳或要素膳。无法实施肠内营养，可通过静脉营养。但患者病情好转以后，应尽早恢复正常的膳食治疗。⑤因营养缺乏状态的纠正需循序渐进，且常见效较缓慢，营养素缺乏病的治疗一般需坚持一段时间，并在日常饮食中纠正不良的饮食习惯。

第二节　蛋白质-能量营养不良

一、概　　述

蛋白质缺乏和能量缺乏往往同时存在，蛋白质营养不良和能量营养不良也往往同时出现。蛋白质–能量营养不良（protein energy malnutrition，PEM）是指由于能量和蛋白质摄入不足引起的营养缺乏病。除了能量和蛋白质缺乏以外，往往也缺乏维生素和矿物质，病人常伴有感染。该病在成人和儿童均可发生，但以婴幼儿最为敏感，约有一半的蛋白质–能量营养不良患儿很难活到 5 岁，在发展中国家其死亡率为欧洲和北美洲国家的 20～50 倍，目前已成为世界上许多发展中国家一个重要的公共卫生问题。

水肿型营养不良（kwashiorkor）指蛋白质严重缺乏而能量勉强满足需要时出现的疾病，1933 年由 Cicely Williama 将 kwashiorkor 名词引入医学界，是对生活在阿克拉（加纳首都）的加族人所患疾病的命名。kwashiorkor 的原意是指当第二个孩子出生时，大孩子不能得到母亲全心照顾而患的疾病，意指忽略了较大孩子断乳期的营养。这种疾病其后在德国、印度支那、墨西哥、东非都相继有报道。1956 年 Hansen 等人用含有 18 种氨基酸、无维生素、无矿物质的混合物对典型的水肿型营养不良患儿进行治疗，其中一部分基本治愈。

干瘦型营养不良性（marasmus）指能量和蛋白质均长期严重缺乏时出现的疾病，该名词来源于希腊语，意指消耗、衰弱。严重的干瘦型营养不良儿童似“皮包骨”（skin and bone）、“小老头”，酷似成人长期饥饿后发生的情况。

二、病 案 分 析

（一）病历摘要

基本信息：患者性别女，年龄为 10 月龄。

主诉：反复腹泻、体重不增 2 个月余，患者近 1 个月来反复腹泻、每日十余次。

既往史：无过敏史。无黄疸史及特殊服药史。

喂养情况：食欲尚可，进食易泻，母乳喂养至 5 个月，添加牛奶、米粉及蔬菜泥。家人怀疑因牛奶导致腹泻，近 1 个月牛奶喂养减少，未添加其他膳食补充剂。

体重、身长、头围：足月顺产，出生体重 3. 2 kg。目前体重 6.5kg，身长 72cm，头围 42cm。

家族史：无，母孕期无疾病史。

体格检查：精神欠佳，消瘦，皮下脂肪少、无水肿，皮肤松弛、弹性差，腹壁皮下脂肪少；前囟 1cm×1cm，稍凹陷；头发稀少、干枯；肠鸣音亢进；无其他阳性体征。

辅助检查：大便常规示黄色稀便；血常规示血红蛋白（88g/L）偏低，其他各项指标均正常；血生化示总蛋白（48g/L）、血浆白蛋白（27g/L）均较正常值低，肝肾功能指标正常；电解质 K^+（3.5mmol/L）、Na^+（130mmol/L）均在正常范围内偏低。

特殊检查：无。

（二）病史归纳及诊治思路

患儿 10 月龄，明显消瘦，主诉体重不增，症状、体格检查提示营养不良。血常规、血生化提示轻度贫血及低蛋白血症，血电解质钾、钠均为正常低值可能与反复腹泻有关。结合以淀粉为主的喂养史及反复腹泻病史可诊断为蛋白质-能量营养不良。应进一步分析其一天内热量、蛋白质、脂肪和碳水化合物摄入量、调整喂养方案，补充能量和蛋白质，并针对腹泻病因进行治疗。

（三）诊断

蛋白质-能量营养不良（该患儿以消瘦为主，伴低蛋白血症，无明显水肿）。

（四）治疗方案

采取综合措施，及时给予饮食和对症治疗。该患儿主要是供给足量的优质蛋白和能量，并控制腹泻。

膳食建议：继续牛奶喂养，适量添加肝脏、蛋黄等辅食，优质蛋白质要达到3～4g/kg，不宜大量补充蛋白质。

第三节　维生素缺乏

维生素在人体的生长、代谢、发育中发挥着不可或缺的作用，维生素缺乏症状与其在人体中发挥的功能是相互对应的，如维生素A是构成视觉细胞中感受弱光的视紫红质的成分，故其缺乏症状可表现为夜盲症等一系列的眼部症状；维生素D主要以类激素的形式调节钙的内稳态，其缺乏症状主要表现为佝偻症、骨质软化等；维生素 B_1 的功能主要与能量代谢相关，其缺乏症状也表现在对能量缺乏敏感的神经系统。维生素可分为脂溶性维生素与水溶性维生素，脂溶性维生素通常在长期摄入缺乏或长期不能满足机体需要的情况下出现症状，常见的如维生素A缺乏引起的角质软化症、维生素D缺乏引起的佝偻病；水溶性维生素出现症状的时期通常较短，常见的如维生素 B_1 缺乏引起的脚气病、维生素C缺乏引起的坏血病、叶酸和（或）维生素 B_{12} 缺乏引起的巨幼红细胞性贫血等。

一、维生素A缺乏

（一）概述

维生素A缺乏可因膳食中含量不足，肠道功能失常导致的吸收不良，或肝脏转化功能不良及慢性疾病消耗所导致。眼部的症状和体征是维生素A缺乏病的早期表现及较为特异性的症状。夜盲症往往最早出现，暗适应力减退的现象持续数周后开始出现干眼症的变化，眼结膜和角膜干燥，失去光泽，自觉痒感，泪减少，眼部检查可见结膜近角膜边缘处干燥起皱褶，角化上皮堆积行程泡沫状白斑，称结膜干燥斑或毕脱斑，继而角膜发生干燥、混浊、软化、自觉畏光、眼痛、常用受手揉搓眼部导致感染，严重时可发生角膜溃疡、坏死，以致穿孔，虹膜、晶状体脱出，导致失明。本病常见于3～4岁以下儿童，常累及双眼。临床眼部表现分为4期：夜盲期、结膜干燥前期、干燥期、角膜软化期。婴幼儿维生素A缺乏最常见于腹泻和慢性消化道疾病及人工喂养的婴幼儿。维生素A缺乏还可引起皮肤干燥、毛囊角化、生长发育障碍，呼吸道黏膜受损、抗感染能力降低等症状。维生素A缺乏的主要诊断依据是维生素A缺乏史、典型皮疹、眼部症状、暗适应检查和血浆维生素 A 测定。

（二）病案分析

1. 病历摘要

基本信息：患者性别女，年龄为 2 岁。

主诉：双眼红、脓性分泌物增多 3 个月余。

喂养情况：母乳喂养 6 个月后改人工牛乳粉喂养；辅食添加主要是米粉、蔬菜，不经常添加猪肝、蛋黄等。

膳食补充剂摄入：未曾给予鱼肝油或其他膳食补充剂。

体重、身高、头围：体重 9.0kg，身高 80.2cm，头围 44.2cm，均在正常范围内偏低。

既往史：无过敏史。无黄疸史及特殊服药史。就诊前 1 个月曾因呼吸道感染、反复高热予以抗生素治疗。

家族史：无。

体格检查：患儿神志清楚、精神较萎靡，全身皮肤干燥、头发枯黄，声音嘶哑。

辅助检查：尿常规正常；血常规示白细胞轻微升高，血红蛋白在正常范围内偏低；血生化示总蛋白、血浆白蛋白均在正常范围内偏低。

特殊检查：眼部检查示眼红、脓性分泌物增多、眼内白膜，双眼睑痉挛充血、轻度肿胀，球结膜干燥充血，在睑裂部结膜上出现特殊的银白色泡沫状三角形斑（毕脱氏斑），双眼角膜中央约 5mm 直径的白色混浊灶、上有脓苔，双眼眼内结构不清。

2. 病史归纳及诊治思路 患儿 2 岁，因“双眼红、脓性分泌物增多”就诊。患儿的眼部症状及体征、喂养史、生长发育迟缓及高热呼吸道感染病史均提示该患儿维生素 A 摄入不足、高热消耗等原因导致了眼部症状的发生发展，并伴有皮肤干燥、声音嘶哑、呼吸道感染等维生素 A 缺乏导致黏膜受损的症状，目前可诊断为维生素 A 缺乏导致的角膜软化症，如要确诊，可进一步检测血清维生素 A 含量，目前应予以抗生素对症及维生素 A 补充治疗。

3. 诊断 维生素 A 缺乏导致的角膜软化症。

4. 治疗方案

（1）角膜软化症的治疗原则是对症治疗，补充维生素 A，防止严重并发症。大量补充维生素 A（肌内注射或口服），同时注意补充 B 族维生素，局部可滴清鱼肝油，适当选用抗生素眼药水及眼膏，以防止角膜继发感染。

（2）膳食建议：添加富含维生素 A 的猪肝、蛋黄等动物性食物的摄入，并增加深色蔬菜水果等含维生素 A 原的食物摄入，对该患儿还应增加优质蛋白的摄入，纠正营养不良。

（3）其他建议：参加儿童保健，定期复诊。

二、维生素 D 缺乏

（一）概述

维生素 D 缺乏性佝偻病为新形成的骨基质钙化障碍，是以维生素 D 缺乏导致钙、磷代谢紊乱和临床以骨骼的钙化障碍为主要特征的疾病，维生素 D 是人体所必需营养素，是体内钙稳态的最重要的调节因子之一。维生素 D 不足导致的佝偻病，是一种慢性营养缺乏病，发病缓慢，影响生长发育，多发生于 3 个月至 2 岁的幼儿。维生素 D 缺乏性佝偻病的诊断主要根据营养缺乏史、血生化和 X 线表现。成人维生素 D 缺乏的主要症状为骨质软化症和骨质疏松症。

（二）病案分析

1. 病历摘要

基本信息：患者性别男，年龄为 11 月龄。

主诉：夜间睡眠易惊醒 3 个月余，患儿近 3 个月来睡眠欠佳、哭闹易激惹，有惊醒、多汗等症状。

既往史：无过敏史。无黄疸史及特殊服药史。近 2 个月反复发生不明原因腹泻 2 次，每次持续一周左右，未服药自愈。

家族史：无，母孕期无疾病史。

喂养情况：足月顺产，出生体重 3.5kg。母乳与牛奶混合喂养，5 个月后逐渐添加蛋黄、蔬菜泥、铁强化米粉等，现每天喂少量蔬菜汁、水果，出生后至 6 月龄间断服用维生素 D 滴剂，户外活动少。未添加其他膳食补充剂。

食欲：食欲正常。

体重、身长、头围：体重 10.5kg，身长 80cm，头围 45cm。

体格检查：生长发育指标在正常范围内，枕秃较明显，尚未出牙，无特殊面容、胸廓未见畸形、无手镯及脚镯征，神志清楚。

辅助检查：尿常规正常；血常规正常；血生化示总蛋白、血浆白蛋白、胆红素均在正常范围内，肝脏转氨酶正常，肾功能指标正常；电解质 Ca^{2+}（1.90mmol/L）、磷（1.0mmol/L）、碱性磷酸酶（98IU/L）、K^+（3.9mmol/L）、Na^+（142mmol/L）均在正常范围内；血浆 25-羟基维生素 D_3[25（OH）D_3]为 39nmol/L 偏低。

特殊检查：X 线检查示尺桡骨远端呈毛刷样及杯口样改变，干骺端骨皮质疏松、临时钙化带消失，软骨间隙增宽。

2. 病史归纳及诊治思路　患儿 11 月龄，有夜惊症状、体格检查发现枕秃，X 线检查有骨质疏松、骨龄落后等佝偻病表现。结合血生化中显示血清钙、磷在正常范围内，血浆 25（OH）D 偏低，可诊断为维生素 D 缺乏佝偻病，可采用维生素 D 制剂治疗。

3. 诊断　维生素 D 缺乏性佝偻病。

4. 治疗方案

（1）维生素 D 补充：可给予维生素 D 滴剂 400～600U/d，后期视情况可酌情减量，但应保证每日维生素 D 摄入量到达 400U，同时应注意钙剂的补充，并避免补充过量。

（2）膳食建议：继续母乳喂养，适量添加肝脏、蛋黄等辅食。

（3）其他建议：患儿不要久坐或久站，预防骨骼畸形；多做户外活动，保证一定的日晒时间。

三、维生素 B_1 缺乏

（一）概述

维生素 B_1 缺乏引起的脚气病是一种全身性疾病，分为干性脚气病和湿性脚气病，干性脚气病以神经系统表现为主，表现为上升性对称性周围神经炎，感觉和运动障碍，肌力下降。湿性脚气病以心力衰竭表现为主，导致的水肿特点为下肢先出现，严重者可全身水肿，并可出现心包、胸腔积液、腹水，累及心脏常发生心力衰竭，如不及时治疗，严重者可致死。

脚气病的诊断主要根据营养缺乏史和临床表现，必要时可根据治疗反应，血丙酮酸浓度增高和红细胞转酮酶活性降低等实验室检查有助于诊断。根据患者病史和临床表现，以及维生素 B_1 试验性治疗后水肿迅速好转，可确诊为脚气病。

（二）病案分析

1. 病历摘要

基本信息：患者性别女（孕 18 周），年龄 32 岁。

主诉：下肢水肿逐渐蔓延至全身水肿。

现病史：孕 12 周起出现下肢水肿逐渐蔓延至全身水肿，无其他明显症状。

既往史：既往体健，无过敏史。

家族史：无。

食欲与进食：食欲较差，孕早期孕吐反应明显，孕早期三餐进食量较孕前少。

饮食习惯：无不良饮食习惯。

膳食补充剂摄入情况：孕早期自行服用蛋白质粉。

体重、BMI、孕期体重变化：目前体重 56.5kg，孕前 BMI 21.5 正常，孕期体重增重正常。

体格检查：血压 110/88mmHg；水肿以大腿以下明显，呈凹陷性水肿；无其他阳性体征。

辅助检查：尿常规示尿蛋白（±），其余正常；血常规正常；血生化示总蛋白、血浆白蛋白、血脂均在正常范围内，肝肾功能指标正常；凝血功能正常。

特殊检查：心电图未见异常；胸部 X 线片未见异常；B 超示腹部未见异常、胎儿正常，心脏彩超未见异常；其他：甲状腺激素正常、孕期各性激素均在正常范围内。

2. 病史归纳及诊治思路 女性患者，32 岁，孕 18 周，多项辅助检查正常，肾功能正常，尿蛋白轻微阳性，下肢发起的凹陷性水肿提示心源性水肿，孕早期反复呕吐时仅补充了蛋白质，再排除其他原因引起的水肿，可考虑微量元素尤其是维生素 B_1 缺乏而引发的水肿，可测定尿液中硫胺素/肌酐比率及测定血中丙酮酸和乳酸含量作为辅助诊断，并可进行维生素 B_1 试验治疗，观察症状是否缓解。

3. 诊断与鉴别诊断

（1）鉴别诊断：①器质性心源性水肿，右心衰竭的表现。但患者无心脏病史，无相应的临床症状，无肝脏增大，心电图、心脏彩超检查正常，故暂可排除。②肾源性水肿，常以重度全身性水肿、大量蛋白尿、低白蛋白血症等为特征，该患者尿蛋白轻微，血白蛋白、血脂正常，肾功检测正常，可排除此病因。③肝源性水肿，肝脏衰竭在腹水出现之前常先有轻度下肢浮肿，全身水肿常提示严重的肝功能损害与营养不良存在。该患者肝功能正常，血浆白蛋白、胆红素正常，腹部 B 超显示肝脏正常，可排除肝源性水肿。④甲状腺功能异常：甲状腺功能减退多数可伴有全身水肿，水肿特点为非凹陷性，患者水肿为凹陷性，且甲状腺激素正常，可排除。⑤妊娠高血压综合征：一般发生在妊娠 20 周后，高血压、水肿、蛋白尿是主要临床表现，患者发病时为孕 12 周，血压正常，仅有轻微尿蛋白，暂时可排除。⑥其他水肿：患者孕前无水肿史，可排除特发性水肿；患者水肿呈持续性，且未接触过敏原，可排除过敏性水肿。

（2）诊断：进一步检查发现尿液中硫胺素/肌酐比率下降、血中丙酮酸和乳酸含量升高，可初步诊断为维生素 B_1 缺乏引起的脚气病；维生素 B_1 试验性治疗后水肿迅速好转，可确诊为脚气病。

4. 治疗方案

（1）维生素 B_1 试验性治疗：给予维生素 B_1 针肌内注射试验性治疗，观察尿量的增加和水肿的消退。有效后逐渐过渡到维生素 B_1 或 B 族维生素复合补充剂口服。

（2）膳食建议：粗细搭配，多吃粗杂粮，如小米、豆类等食物，还应适当增加膳食中肉类的比例。少吃油条、油饼等高温加碱油炸食品。孕期可持续性服用 B 族维生素补充剂。

第四节　矿物质缺乏

矿物质在人体成分组成及机体代谢、功能调节中作用重大，矿物质缺乏的症状通常也具有一定的特异性，与其在机体的功能密切相关。多种矿物质在体内通常有一定的竞争拮抗机制（如铁、锌、镁等），且矿物质的吸收和利用易被膳食中的抗营养因子（如草酸影响钙吸收）及其他膳食因素（如维生素 C 促进铁吸收）影响，故矿物质缺乏的病因和膳食因素需要综合分析。常见的矿物质缺乏包括缺钙引起的骨质疏松、缺铁性贫血、缺碘性甲状腺疾病、缺锌引起的异食癖和生长发育障碍等。

一、铁　缺　乏

（一）缺铁性贫血概述

需铁量增加而铁摄入不足、铁吸收障碍或铁丢失过多均可造成缺铁性贫血。缺铁性贫血多见于婴幼儿、青少年、妊娠和哺乳期妇女，育龄妇女的发病也较常见。缺铁性贫血在的发生发展可分为三个阶段。缺铁期：储存铁下降，出现血清铁蛋白下降；红细胞生成缺铁期：储存铁更进一步减少，铁蛋白减少，血清铁和转铁蛋白饱和度下降，总铁结合力增高和游离原卟啉升高，出现轻度贫血的系统症状；缺铁性贫血期：在铁缺乏得不到改善的情况下，尚有明显红细胞和血红蛋白降低，表现出系统组织缺血症状，如头晕、心悸、注意力不集中、儿童生长发育迟缓等。缺铁性贫血的诊断主要依据临床症状和血常规及血清铁蛋白、转铁蛋白受体浓度等予以确诊，并应重视病因诊断和治疗。

（二）缺铁性贫血病案分析

1. 病历摘要

基本信息：患者性别女，年龄 35 岁。

主诉：头晕、活动后心悸 1 年余。

既往史：月经过多史。

家族史：无。

食欲与近期进食情况：食欲较差，近期进食量尚可。

饮食习惯：不喜吃红肉类。

膳食补充剂摄入情况：未服用任何膳食补充剂。

体重、BMI、孕期体重变化：目前体重 45.5kg，BMI 19.0（正常范围内偏低）。

体格检查：血压 90/70mmHg、脉搏 90 次/分；神志清楚、精神尚可；毛发较黄、指甲脆裂、唇及黏膜色淡，皮肤无出血点；无其他阳性体征。

辅助检查：尿常规正常；血常规示红细胞计数（3.2×10^{12}/L）降低、红细胞平均体积（60fl）降低、血红蛋白（79g/L）降低、红细胞平均血红蛋白浓度（22%）降低、网织红细胞计数（1.2%）正常、血小板计数（225×10^{9}/L）正常、白细胞计数（9×10^{9}/L）正常；血生化示血浆白蛋白（33g/L）偏低，总蛋白、胆红素、血脂均在正常范围内，肝脏转氨酶正常，肾功能指标正常；血清铁蛋白（10μg/L）降低，血清铁（7.74μmol/L）降低，总铁结合力（80μmol/L）上升；凝血功能正常。

特殊检查：心电图未见异常；腹部 B 超未见异常；甲状腺激素正常、各性激素均在正常范围内。

2. 病例特点分析及诊治思路 女性患者，35 岁，因“头晕、活动后心悸 1 年余”就诊，既往有月经过多史、不喜食红肉。患者的临床症状“头晕、活动后心悸”及毛发较黄、指甲脆裂、唇及黏膜色淡，体征符合贫血的诊断，血常规呈小细胞低色素性贫血，血红蛋白降低较红细胞减少更为明显，白细胞、血小板计数和网织红细胞正常，血清铁蛋白、血清铁降低，总铁结合力上升，且有月经过多史的铁丢失过多的诱因，可较确切的诊断为缺铁性贫血。

3. 诊断与鉴别诊断

（1）鉴别诊断：①地中海贫血，通常有家族史、有溶血表现。血象中可见多量靶形红细胞。血清铁蛋白、血清铁和铁饱和度不低且常增高，故不考虑。②慢性病性贫血，慢性炎症、感染或肿瘤等引起的铁代谢异常性贫血。储存铁（血清铁蛋白和骨髓小粒含铁血黄素）增多，血清铁、血清铁饱和度、总铁结合力减低，患者无慢性疾病史，无储存铁增高，此病因暂可排除。③巨幼细胞性贫血，由于脱氧核糖核酸（DNA）合成障碍所引起的一种贫血，主要是体内缺乏维生素 B_{12} 和（或）叶酸所致，亦可因遗传性或药物等获得性 DNA 合成障碍引起。特点是呈大红细胞正色素性贫血，血象往往呈现全血细胞减少，本例患者呈小细胞低色素性贫血，可排除。

（2）诊断：缺铁性贫血。

本患者属于由于慢性长期铁丢失（月经量过多）而得不到纠正造成的缺铁性贫血。

4. 治疗方案

（1）治疗建议：积极找出月经过多的原因并予以调节；口服补充铁剂（可同时服用维生素 C 促进铁吸收）并定期复查。

（2）膳食建议：纠正不良饮食习惯，适当增加红肉、肝脏等食物的摄入，并同时增加富含维生素 C 的蔬果类的摄入，避免在用餐前后饮用咖啡、浓茶等降低铁吸收率的物质。

二、骨 质 疏 松

（一）钙缺乏概述

儿童长期缺钙和维生素 D 不足可导致生长发育迟缓，骨软化、骨骼变形、严重缺乏时可导致佝偻病。中老年人随年龄增加，骨骼脱钙，易引发骨质疏松的症状，并可影响牙齿质量，易患龋齿、牙齿松动、脱落等。

绝经后骨质疏松症是一种与衰老及缺钙有关的常见病，主要发生在绝经后妇女，由于雌激素缺乏导致钙吸收减少，从而导致骨量减少及骨组织结构变化，出现骨脆性增加易于骨折，以及由骨折引起的疼痛、骨骼变形、合并症，乃至死亡等问题，可严重影响中老年女性的身体健康及生活质量。

（二）骨质疏松病案分析

1. 病例摘要

基本信息：患者性别女，年龄 62 岁。

主诉：腰痛 3 个月余。

既往史：绝经年龄 50 岁。

家族史：无。

食欲及进食情况：食欲正常，进食量正常。

膳食补充剂服用：未服用任何膳食补充剂。

体重及 BMI：体重 55.5kg，BMI 24.5（超重）。

体格检查：血压 110/90mmHg，脉搏 80 次/分；胸腰段后凸畸形，胸 12 至腰 4 段棘突压痛、叩痛明显，椎旁肌压痛，胸、腰椎活动受限；无其他阳性体征。

辅助检查：尿常规正常；血常规正常；血生化：总蛋白、血浆白蛋白、血脂均在正常范围内，肝肾功能指标正常；血中 Ca^{2+}、磷、K^+、Na^+均在正常范围内。

特殊检查：胸腰椎 X 线检查示骨质密度减低，骨小梁变细，胸 12 至腰 4 段椎体有轻度双凹现象或楔形改变；骨标志物：骨钙素（32.80μg/L）、β-胶原（1.25μg/L）升高，总Ⅰ型胶原（175.50μg/L）升高，骨密度值较该年龄性别人群 T 值< –2.5；激素：血浆 25 羟维生素 D_3[25（OH）D_3]、降钙素、甲状旁腺激素在正常范围，雌二醇<12.5pg/ml，血清骨源性碱性磷酸酶（45.00μg/L）升高。

2. 病例特点分析及诊治思路 患者 62 岁，因“腰痛 3 个月余”入院检查，患者已绝经 10 余年，雌激素水平低。血常规、血生化正常，钙、磷正常，血浆 25（OH）D，胸腰椎 X 线示骨密度降低和骨质疏松表现，胶原标志物升高，骨密度值较正常参考值低，血清骨源性碱性磷酸酶升高。患者腰痛的临床症状及胸腰段压痛、叩痛、活动受限等体征，结合患者血清骨标志物、骨密度值、胸腰椎 X 线的检查结果一致表明患者腰痛的主要原因是骨质疏松，可初步诊断为绝经后雌激素减少致骨钙降低而引起的骨质疏松。

3. 诊断与鉴别诊断

（1）鉴别诊断：①维生素 D 缺乏导致的骨软化症，常有血钙、血磷低下，血碱性磷酸酶增高，尿钙、磷减少，该患者血清钙、磷较正常，血 25（OH）D_3 含量也在正常范围内，故可排除；②肾性骨变，多见于肾小管病变，如同时有肾小球病变时，血磷可正常或偏高。由于血钙过低、血磷过高，多有继发性甲状旁腺功能亢进症，该患者肾功能正常，暂不考虑；③癌性骨病变，临床上有原发性癌症表现，血及尿钙常增高，伴尿路结石。X 线可见骨质有侵袭，暂不考虑本病。

（2）诊断：绝经后骨质疏松症。

4. 治疗方案

（1）在确定该患者无乳腺癌等不适应证的前提下，单独应用雌激素或与孕激素联合应用促进骨钙的沉积，并通过膳食补充剂摄入钙和维生素 D。

（2）膳食建议：每日饮奶；可适量服用含大豆异黄酮的食物，如豆浆等；增加蔬菜水果等富含维生素 C 的食物的摄入。

（3）其他建议：不要久坐或久站，适宜户外活动。

复 习 题

1. 请依据以下病案描述做出诊断，并描述诊断治疗思路和膳食建议。

病历摘要

基本信息：患者性别女，年龄 3 岁。

主诉：甲状腺肿大。

家庭地理分布：内陆山区。

食欲及进食情况：食欲正常，进食量正常。

膳食补充剂服用：未服用任何膳食补充剂。

体格检查：生长发育及智力发育略低于该年龄组正常儿童；甲状腺触诊 2 度肿大，无其他阳性体征。

辅助检查：尿常规正常；血常规正常；血生化示总蛋白、血浆白蛋白均在正常范围内，肝肾功能指标正常；血中 Ca^{2+}、磷、K^+、Na^+均在正常范围内。

特殊检查：激素：T_3及 T_4升高，TSH 升高。

2. 请依据以下病案描述做出初步诊断，并建议下一步诊断和治疗思路。

病历摘要

基本信息：患者性别男，年龄 65 岁。

主诉：牙龈易出血、疼痛反复发作 3 个月余。

既往史：无。

家族史：无。

食欲、进食情况及饮食习惯：食欲正常，进食量正常，诉因“牙不好”，不喜吃蔬菜水果，主要饮食为米面制品。

膳食补充剂服用：未服用任何膳食补充剂。

体重及 BMI：体重 60.5kg，BMI 20.5（正常）。

体格检查：牙龈乳头肿大肥厚，表面发红发紫，容易出血，牙龈边缘轻微糜烂，上臂有毛囊出血点和瘀斑。

辅助检查：尿常规正常；血常规正常；血生化示总蛋白、血浆白蛋白、血脂均在正常范围内，肝肾功能指标正常；血中 Ca^{2+}、磷、K^+、Na^+均在正常范围内。

参 考 文 献

葛可佑. 2013. 中国营养师培训[M]. 北京：人民卫生出版社.

中国营养学会. 2016. 中国居民膳食指南（2016 版）[M]. 北京：人民卫生出版社.

中国营养学会. 2014. 中国居民膳食参考摄入量（2013 版）[M]. 北京：科学出版社.

（陈锦瑶）